2016—2020年
中国碘缺乏病监测

主　审　孙殿军　严　俊

主　编　刘　鹏　申红梅

副主编　范丽珺　苏晓辉

U0245995

人民卫生出版社
·北 京·

图书在版编目（CIP）数据

2016—2020 年中国碘缺乏病监测 / 刘鹏，申红梅主编 . -- 北京 ： 人民卫生出版社，2024. 6. -- ISBN 978-7-117-36404-1

 Ⅰ. R591.1

中国国家版本馆 CIP 数据核字第 2024Z137M1 号

人卫智网	www.ipmph.com	医学教育、学术、考试、健康，购书智慧智能综合服务平台
人卫官网	www.pmph.com	人卫官方资讯发布平台

2016—2020 年中国碘缺乏病监测

2016—2020 Nian Zhongguo Dianquefabing Jiance

主　　编：刘　鹏　申红梅
出版发行：人民卫生出版社（中继线 010-59780011）
地　　址：北京市朝阳区潘家园南里 19 号
邮　　编：100021
E - mail：pmph @ pmph.com
购书热线：010-59787592　010-59787584　010-65264830
印　　刷：鸿博睿特（天津）印刷科技有限公司
经　　销：新华书店
开　　本：889×1194　1/16　印张：28
字　　数：867 千字
版　　次：2024 年 6 月第 1 版
印　　次：2024 年 8 月第 1 次印刷
标准书号：ISBN 978-7-117-36404-1
定　　价：100.00 元

打击盗版举报电话：**010-59787491**　E-mail：WQ @ pmph.com
质量问题联系电话：**010-59787234**　E-mail：zhiliang @ pmph.com
数字融合服务电话：**4001118166**　E-mail：zengzhi @ pmph.com

《2016—2020年中国碘缺乏病监测》编写委员会

主　审　孙殿军　严　俊

主　编　刘　鹏　申红梅

副主编　范丽珺　苏晓辉

编　委

申红梅	中国疾病预防控制中心地方病控制中心
刘　鹏	中国疾病预防控制中心地方病控制中心
苏晓辉	中国疾病预防控制中心地方病控制中心
范丽珺	中国疾病预防控制中心地方病控制中心
孟凡刚	中国疾病预防控制中心地方病控制中心
吕春鹏	中国疾病预防控制中心地方病控制中心
王建强	中国疾病预防控制中心营养与健康所
李阳桦	北京市疾病预防控制中心
侯常春	天津市疾病预防控制中心
贾丽辉	河北省疾病预防控制中心
张向东	山西省地方病防治研究所
郭宏宇	内蒙古自治区综合疾病预防控制中心
左媛媛	内蒙古自治区综合疾病预防控制中心
王健辉	辽宁省疾病预防控制中心
赵景深	吉林省地方病第二防治研究所
尹世辉	黑龙江省疾病预防控制中心
臧嘉捷	上海市疾病预防控制中心
王培桦	江苏省疾病预防控制中心
王晓峰	浙江省疾病预防控制中心
李卫东	安徽省疾病预防控制中心
陈志辉	福建省疾病预防控制中心
上官俊	江西省疾病预防控制中心
蒋　雯	山东省地方病防治研究所
杨　金	河南省疾病预防控制中心
石　青	湖北省疾病预防控制中心
庄世锋	湖南省疾病预防控制中心
杨　通	广东省疾病预防控制中心
廖　敏	广西壮族自治区疾病预防控制中心
吴红英	海南省疾病预防控制中心

目　录

2016 年全国碘缺乏病监测

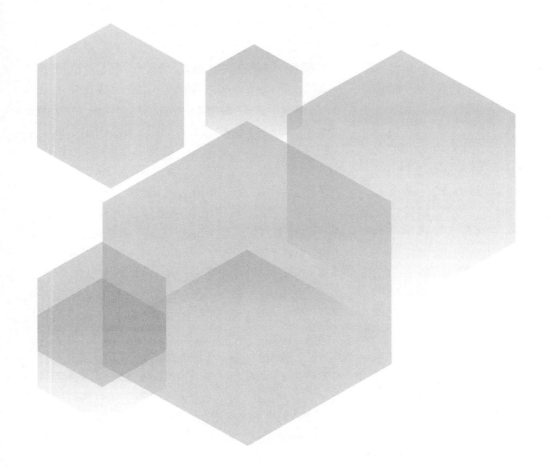

2016年全国碘缺乏病监测报告

摘要 为进一步了解人群碘营养状况,及时掌握县级人群碘营养水平及碘缺乏病病情的消长趋势,积极推进因地制宜、分类指导和科学补碘的防控策略,2016年国家卫生计生委依据新的碘缺乏病监测方案部署开展了2016年全国碘缺乏病监测工作。本年度碘缺乏病监测在全国的31个省(自治区、直辖市)(以下简称"省份")及新疆生产建设兵团(以下简称"兵团")的三分之一县进行,剩余三分之二县将在两年内陆续开展监测工作。本次监测对全国的31个省份及兵团1 310个县的265 015名儿童和129 406名孕妇的尿碘含量、254 701名儿童和128 088名孕妇家中食用盐碘含量、39 490户居民户食用盐碘含量进行了检测,并检测了全国28个省份及兵团890个县的175 576名儿童的甲状腺容积。

2016年全国8~10岁儿童B超法甲状腺肿大率(以下简称"甲肿率")为2.2%,28个省份和兵团甲肿率均<5%;890个监测县中102个县(占11.5%)儿童甲肿率超过5%。全国8~10岁儿童尿碘中位数为210.4μg/L,省级水平上,31个省份及兵团中,14个省份尿碘中位数在100~199μg/L之间,17个省份及兵团尿碘中位数在200~299μg/L之间;县级水平上,1 310个监测县中,12个县儿童尿碘中位数低于100μg/L,565个县儿童尿碘中位数在100~199μg/L之间,669个县儿童尿碘中位数在200~299μg/L之间,64个县儿童尿碘中位数在300μg/L以上。全国孕妇尿碘中位数为165.5μg/L,省级水平上,31个省份及兵团中,10个省份尿碘中位数在100~149μg/L之间,21个省份及兵团尿碘中位数在150~249μg/L之间;县级水平上,1 310个监测县中,68个县孕妇尿碘中位数<100μg/L,443个县孕妇尿碘中位数在100~149μg/L之间,729个县孕妇尿碘在150~249μg/L之间,67个县尿碘中位数在250~499μg/L,3个县孕妇尿碘中位数>500μg/L。全国碘盐覆盖率为96.6%,31个省份及兵团中有25个省份及兵团碘盐覆盖率>95%,天津、河北、上海、浙江、福建和宁夏碘盐覆盖率<95%;县级水平上,1 310个县中1 132个县碘盐覆盖率高于95%,178个县碘盐覆盖率低于95%。全国合格碘盐食用率为91.7%,31个省份及兵团中有22个省份及兵团合格碘盐食用率达到了90%及以上,天津、河北、山西、上海、浙江、山东、河南、青海和宁夏9个省份合格碘盐食用率低于90%;县级水平上,1 310个县中1 031个县合格碘盐食用率>90%,279个县合格碘盐食用率<90%。全国加碘盐盐碘均数为24.7mg/kg,变异系数为14.9%,除上海加碘盐变异系数为21%外,其他省份加碘盐变异系数均<20%;县级水平上,1 310个县中955个县加碘盐均数低于各自省份选择的碘盐浓度均值标准,224个县加碘盐均数高于各自省份选择的碘盐浓度均值标准。

本次监测表明,我国碘缺乏病在国家水平上处于持续消除碘缺乏病状态。全国儿童甲肿率为2.2%;碘盐覆盖率为96.6%,合格碘盐食用率为91.7%;8~10岁儿童尿碘中位数为210.4μg/L,尿碘<50μg/L的比例为3.5%,各项指标满足国家层面上碘缺乏病消除标准的要求。结合2014年、2011年、2005年的监测结果可以看出,我国自2005年以来始终处于可持续消除碘缺乏病状态。

本次监测结果虽然在国家层面上处于碘缺乏病消除状态,然而,监测中还发现一些问题。福建、河南、山西和浙江等23个省份有102个调查点甲肿率≥5%,12个县儿童尿碘中位数<100μg/L,68个县孕妇尿碘中位数<100μg/L,178个县碘盐覆盖率<95%,279个县合格碘盐食用率<90%。因此,需要突出重点,进一步落实因地制宜、分类指导、科学补碘的防控策略。本次监测是我国第一次以县为单位的碘缺乏病监测,也是盐业体制改革方案出台后的第一次监测工作,将为我国"十三五"规划的考评提供参考和科学依据,同时也为我国盐业体制改革后县级碘缺乏病的变化情况提供基本数据。

1　背景

我国是世界上碘缺乏病流行广泛的国家之一，我国通过实施食盐加碘为主的综合防治措施，人群碘营养状况总体得到改善。近年来，随着我国经济社会的快速发展，人民生活水平和膳食营养状况发生了较大变化。为进一步了解人群的碘营养状况，及时掌握县级人群碘营养状况及病情的消长趋势，适时采取针对性防治措施，积极推进因地制宜、分类指导和科学补碘的防控策略，2016 年国家卫生计生委依据新的碘缺乏病监测方案部署开展了以县为单位的碘缺乏病监测工作。

2　材料与方法

2.1　抽样方法

以县(市、区、旗)为单位，每个监测县按东、西、南、北、中划分 5 个抽样片区，在每个片区各随机抽取 1 个乡镇/街道(至少包括 1 个街道)，每个乡镇/街道各抽取 1 所小学校，每所小学抽取 8~10 岁非寄宿学生 40 人(不足 40 人可在邻近的学校补齐)。每个监测县在所抽取的 5 个乡中每乡抽取 20 名孕妇(人数不足可在邻近乡镇补齐)。要求监测对象是监测点居民户及居住半年以上常住人口中的 8~10 岁儿童和孕妇。即每个监测县总计调查 200 名儿童和 100 名孕妇。本年度碘缺乏病监测工作在全国的 31 个省份及兵团的 1/3 非高碘县进行，剩余县将在两年内陆续开展以县为单位的碘缺乏病监测工作。

2.2　现场调查和实验室检测方法

2.2.1　儿童甲肿率。采用 B 超法进行检测。按 WS 276—2007《地方性甲状腺肿诊断标准》判定。检测工作由从事甲状腺 B 超检查的专业人员进行。

2.2.2　盐碘测定。采用直接滴定法测定，川盐及其他强化食用盐采用仲裁法(氧化还原滴定法)(GB/T 13025.7—2012《制盐工业通用试验方法　碘的测定》)。检测工作由县级疾控中心或地病所完成。

2.2.3　尿碘测定。采用过硫酸铵消化——砷铈催化分光光度测定方法(WS/T 107 系列)。检测工作由县级疾控中心或地病所完成，如县级疾控中心或地病所不具备检测能力，则由省级专业机构根据国家外质控考核结果统一安排完成。

2.2.4　收集孕妇甲状腺功能(以下简称"甲功")、新生儿甲功、抗体结果。与妇幼部门合作，收集监测县新生儿甲状腺功能减退(以下简称"甲减")筛查促甲状腺素(thyroid-stimulating hormone，

TSH)结果、甲减筛查复检的新生儿甲功和抗体检测结果以及孕妇甲功和抗体检测结果。该项目为选测项目。

2.3　评价标准

本次监测结果的评价标准主要是中华人民共和国国家标准：GB 16006—2008《碘缺乏病消除标准》《重点地方病控制和消除评价办法(2019 版)》、WS 276—2007《地方性甲状腺肿诊断标准》和 GB 26878—2011《食品安全国家标准　食用盐碘含量》，并参照国内外的其他推荐标准或相关规定：①甲状腺肿的判定：8 岁儿童甲状腺容积>4.5ml，9 岁儿童甲状腺容积>5.0ml，10 岁儿童甲状腺容积>6.0ml；②合格碘盐判定，选择盐碘浓度为 25mg/kg 的省份，盐碘含量在 18~33mg/kg 之间为合格，选择盐碘浓度为 30mg/kg 的省份，盐碘含量在 21~39mg/kg 之间为合格，选择盐碘浓度为 25mg/kg 和 30mg/kg 的省份，盐碘含量在 18~39mg/kg 之间为合格。陕西、海南、湖北、广西、江西、安徽、云南、山西、江苏、福建、内蒙古、山东、浙江、吉林选择 25mg/kg，兵团、四川、甘肃、贵州、新疆、青海、湖南、重庆、河南、宁夏、西藏、天津、上海选择 30mg/kg，黑龙江、辽宁、河北、北京、广东选择 25 30mg/kg 和 30mg/kg 两个盐碘浓度；③未加碘食盐判定：<5mg/kg；④碘营养水平的评价：儿童尿碘中位数<100μg/L 为碘不足，100~199μg/L 为适宜，200~299μg/L 为大于适宜量，≥300μg/L 为碘过量；孕妇尿碘中位数<150μg/L 为碘不足，150~249μg/L 为适宜，250~499μg/L 为大于适宜量，≥500μg/L 为碘过量；⑤新生儿 TSH 水平评价：新生儿足跟血 TSH 升高的比例不超过 3% 表示该地区不存在碘缺乏。

2.4　质量保障

2.4.1　国家卫生计生委疾控局组织召开了由各省份碘缺乏病监测负责人参加的启动会议，中国疾病预防控制中心地方病控制中心(以下简称"地病中心")在会上对 2016 年度碘缺乏病监测方案等相关内容进行培训并对监测工作细节进行了规范。

2.4.2　地病中心和国家碘缺乏病参照实验室分别举办了甲状腺容积 B 超检测技术培训班和实验室检测技术培训班，对各省份专业技术人员进行了系统的培训。

2.4.3　国家碘缺乏病参照实验室开展了对各省盐碘、尿碘测定的外部质量控制考核工作。

2.5　统计学处理

以 Excel 建立数据库，SPSS 进行统计分析。尿

碘采用中位数表示,盐碘采用均数、标准差表示,甲状腺肿患病情况、碘盐覆盖情况、合格碘盐食用情况等采用率表示。

3　结果与分析

本次监测对全国 31 个省份及兵团 1 310 个县的 265 015 名 8~10 岁儿童和 129 406 名孕妇进行了尿碘检测,对 254 701 名 8~10 岁儿童和 128 088 名孕妇进行了家中食用盐碘含量的检测,对 39 490 户居民户食用盐进行了盐碘含量的检测,并对全国 28 个省份及兵团 890 个县的 175 576 名儿童进行了甲状腺容积的检测。

2016 年监测主要结果中,各项指标的省级和全国结果由中国疾病预防控制中心 2015 年各省份人口数据进行标准化。全国儿童 B 超法甲肿率为 2.2%;儿童尿碘中位数为 210.4μg/L,孕妇尿碘中位数为 165.5μg/L;碘盐覆盖率为 96.6%,合格碘盐食

用率为 91.7%,加碘盐的盐碘均数为 24.7mg/kg,变异系数为 14.9%。见表 1。

3.1　8~10 岁儿童甲肿率

2016 年,除上海、甘肃、青海外,其余有 28 个省份及兵团检测了儿童甲状腺容积(上海、甘肃、青海将在未来两年内完成全部县级儿童甲状腺容积检测工作),全国 8~10 岁儿童总甲肿率为 2.2%。28 个省份及兵团甲肿率均在 5% 以下,见表 1、图 1。

全国共检测了 890 个县儿童甲状腺容积,其中 102 个县儿童甲肿率超过 5%,占总数的 11.5%。在 102 个甲肿率≥5% 的县中,16 个县甲肿率在 10%~20% 之间,3 个县甲肿率在 20% 以上,见表 2。甲肿率≥5% 的县所占比例较高的省份有福建(13 个,占监测总县数的 41.9%)、黑龙江(4 个,占 30.8%)、浙江(9 个,占 30.0%)、北京(4 个,占 25.0%)、山西(8 个,占 20.0%)和兵团(1 个,占 20%)。

表 1　2016 年全国各省份及兵团碘缺乏病监测的主要结果

省份	B 超法甲肿率/%	尿碘中位数/(μg·L⁻¹)		碘盐覆盖率/%	合格碘盐食用率/%	加碘盐盐碘均数/(mg·kg⁻¹)	加碘盐盐碘变异系数/%
		儿童	孕妇				
北京	4.2	178.1	142.7	95.7	92.5	24.0	15.8
天津	3.7	169.2	148.1	83.8	78.7	28.6	17.8
河北	2.9	213.0	175.2	91.4	84.2	23.2	17.2
山西	3.7	212.8	174.0	96.7	87.9	23.8	16.3
内蒙古	1.7	204.4	170.8	97.7	90.4	23.2	15.4
辽宁	1.9	169.3	137.0	98.6	96.3	24.1	12.6
吉林	0.5	182.3	166.5	99.9	96.5	24.0	13.4
黑龙江	3.5	183.5	182.2	99.1	95.2	24.7	12.6
上海	—	209.3	147.8	81.9	71.1	26.4	21.0
江苏	1.7	217.4	168.4	98.9	96.2	23.4	12.4
浙江	3.7	179.0	129.3	88.6	83.4	23.5	15.7
安徽	2.7	257.4	198.8	99.9	98.1	24.2	10.7
福建	4.1	180.9	125.6	94.8	92.1	23.4	12.2
江西	0.8	180.1	157.9	99.5	94.4	24.0	14.4
山东	2.4	182.6	150.1	96.0	88.2	23.4	16.6
河南	2.1	240.1	213.3	96.4	88.5	26.5	16.8
湖北	1.0	281.7	185.2	99.6	94.7	24.4	15.7
湖南	1.1	205.3	163.4	99.5	93.7	26.5	15.2
广东	2.0	186.2	138.7	98.3	96.4	24.9	12.9
广西	0.6	178.7	147.3	98.1	92.8	23.9	17.2
海南	0.3	183.7	132.4	97.9	96.2	25.7	10.3
重庆	2.2	281.0	189.1	99.1	92.7	27.4	16.4
四川	2.2	212.1	175.5	99.3	94.7	27.3	14.7
贵州	1.7	232.6	173.6	99.6	93.9	27.6	16.9

续表

省份	B 超法甲肿率/%	尿碘中位数/(μg·L⁻¹) 儿童	尿碘中位数/(μg·L⁻¹) 孕妇	碘盐覆盖率/%	合格碘盐食用率/%	加碘盐盐碘均数/(mg·kg⁻¹)	加碘盐盐碘变异系数/%
云南	1.6	204.1	151.3	98.2	92.3	24.0	17.1
西藏	0.4	205.7	164.2	97.4	91.3	26.9	14.0
陕西	2.0	243.0	182.6	99.4	96.0	24.4	13.2
甘肃	—	192.3	162.4	99.0	92.5	25.5	14.2
青海	—	211.6	155.4	95.2	84.3	26.8	17.0
宁夏	2.2	188.0	145.5	90.7	74.5	23.4	17.5
新疆	1.8	205.1	175.4	97.6	91.4	27.5	17.1
兵团	2.3	217.4	161.9	99.7	98.9	29.8	12.8
合计	2.2	210.4	165.5	96.6	91.7	24.7	14.9

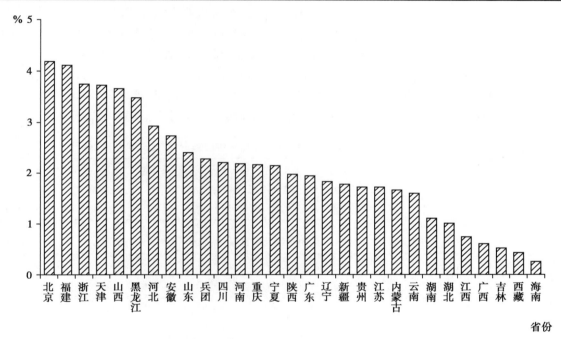

图 1　2016 年全国 28 个省份及兵团 8~10 岁儿童 B 超法甲肿率

表 2　2016 年全国各省份及兵团 8~10 岁儿童县级甲肿率超过 5% 的县数

省份	监测人数/人	监测县数/个	甲肿率超过 5% 的县数/个	省份	监测人数/人	监测县数/个	甲肿率超过 5% 的县数/个	省份	监测人数/人	监测县数/个	甲肿率超过 5% 的县数/个
北京	3 303	16	4	安徽	8 101	41	8	四川	12 484	62	6
天津	1 210	6	1	福建	6 341	31	13	贵州	1 239	30	4
河北	11 424	58	6	江西	6 600	33	2	云南	8 513	42	2
山西	8 046	40	8	山东	8 044	40	6	西藏	4 815	20	0
内蒙古	6 181	31	3	河南	11 840	59	7	陕西	9 483	45	2
辽宁	6 873	34	0	湖北	6 737	34	1	甘肃	—	—	—
吉林	5 015	25	0	湖南	8 223	41	4	青海	—	—	—
黑龙江	2 769	13	4	广东	3 027	15	1	宁夏	1 600	8	1
上海	—	—	—	广西	7 413	38	2	新疆	6 525	32	3
江苏	7 034	35	4	海南	2 602	13	0	兵团	1 002	5	1
浙江	6 114	30	9	重庆	3 018	13	0				

3.2 儿童尿碘结果

2016 年，按监测方案应完成 1/3 县的尿碘监测工作，即应监测的县数为 947 个，实际完成监测县数为 1 310 个，北京、上海、江苏、浙江、安徽、海南、陕西、青海 8 个省份本年度完成了全部县的尿碘监测工作。2016 年全国共检测了 1 310 个县的 265 015 名 8~10 岁儿童随意一次尿碘含量，尿碘中位数为 210.4μg/L，湖北最高，为 281.7μg/L，天津最低，为 169.2μg/L。本次监测中有 14 个省份尿碘中位数在 100~199μg/L 之间；17 个省份及兵团尿碘中位数在 200~299μg/L 之间，见表 3。未见儿童尿碘中位数低于 100μg/L 或超过 300μg/L 的省份，也未见儿童尿碘中位数<100μg/L 的比例超过 50% 或<50μg/L 的比例超过 20% 的省份。

2016 年监测结果显示，尿碘含量<20μg/L、20~49μg/L、50~99μg/L、100~199μg/L、200~299μg/L、300~499μg/L、500~799μg/L、800~999μg/L 和≥1 000μg/L 的儿童所占比例分别为 0.8%、2.7%、10.3%、35.4%、28.2%、18.1%、3.7%、0.4% 和 0.4%，可见 9 组儿童中以 50~99μg/L、100~199μg/L、200~299μg/L、300~499μg/L 中间 4 组儿童居多，所占百分比达 92.0%。尿碘<100μg/L 的比例为 13.8%，>300μg/L 的比例为 22.6%。

县级水平上，12 个县儿童尿碘中位数<100μg/L，565 个县儿童尿碘中位数在 100~199μg/L 之间，669 个县儿童尿碘中位数在 200~299μg/L 之间，64 个县儿童尿碘中位数>300μg/L。儿童尿碘中位数<100μg/L、100~199μg/L、200~299μg/L 和>300μg/L 的县分别占监测总县数的 0.9%、43.1%、51.1% 和 4.9%，儿童尿碘中位数<100μg/L 的 12 个县分布于甘肃（3 个，占监测总县数的 10.0%）、浙江（2 个，占 2.2%），以及黑龙江、江苏、江西、河南、湖南、广西和西藏（后 7 个省份每省各一个）；儿童尿碘中位数>300μg/L 的 64 个县主要分布于湖北（8 个，占监测总县数的 22.8%）、河南（12 个，占 16.4%）、安徽（14 个，占 13.5%）、河北（5 个，占 8.6%）、陕西（8 个，占 7.4%）、江苏（4 个，占 4.1%），见表 4。

表 3　2016 年全国各省份及兵团 8~10 岁儿童尿碘中位数分类（按尿碘从低到高）

尿碘中位数	省份
100~199μg/L	天津、辽宁、北京、广西、浙江、江西、福建、吉林、山东、黑龙江、海南、广东、宁夏、甘肃
200~299μg/L	云南、内蒙古、新疆、湖南、西藏、上海、青海、四川、山西、河北、江苏、兵团、贵州、河南、陕西、安徽、重庆、湖北

表 4　2016 年 31 个省份及兵团县级儿童尿碘中位数（μg/L）分布情况

省份	监测人数/人	尿碘监测总县数/个	<100	100~	200~	>300
北京	3 321	16	0	12	4	0
天津	1 207	6	0	5	1	0
河北	11 424	58	0	30	23	5
山西	8 071	40	0	18	21	1
内蒙古	6 735	34	0	15	19	0
辽宁	6 876	34	0	27	7	0
吉林	5 014	25	0	21	4	0
黑龙江	9 003	43	1	27	17	0
上海	3 397	16	0	9	7	0
江苏	19 449	97	1	28	64	4
浙江	18 542	90	2	60	28	0
安徽	20 635	104	0	4	86	14
福建	6 341	31	0	17	14	0
江西	6 600	33	1	19	13	0
山东	8 042	40	0	25	15	0
河南	14 291	73	1	26	34	12
湖北	6 764	35	0	4	23	8
湖南	8 241	41	1	16	24	0

续表

省份	监测人数/人	尿碘监测总县数/个	县数/个			
			<100	100~	200~	>300
广东	8 228	41	0	21	18	2
广西	7 422	37	1	23	13	0
海南	4 208	22	0	16	6	0
重庆	3 018	13	0	0	10	3
四川	12 474	62	0	31	28	3
贵州	6 001	30	0	5	24	1
云南	8 710	43	0	18	25	0
西藏	4 515	20	1	13	5	1
陕西	22 515	108	0	23	77	8
甘肃	6 108	30	3	12	15	0
青海	8 747	43	0	20	21	2
宁夏	1 600	8	0	5	3	0
新疆	6 514	32	0	15	17	0
兵团	1 002	5	0	2	3	0
合计	265 015	1 310	12	565	669	64

3.3 孕妇尿碘结果

全国 31 个省份及兵团共检测了 1 310 个县的 129 406 名孕妇随意一次尿样尿碘含量,尿碘中位数为 165.5μg/L,总体处于国际组织界定的碘营养适宜范围内。以省级为单位结果显示,河南孕妇尿碘中位数最高,为 213.3μg/L,福建孕妇尿碘中位数最低,为 125.6μg/L。全国有 10 个省份尿碘中位数在 100~149μg/L 之间;21 个省份及兵团尿碘中位数在 150~249μg/L 之间,见表 1、表 5。

全国孕妇尿碘含量以<20μg/L、20~49μg/L、50~99μg/L、100~149μg/L、150~249μg/L、250~499μg/L、500~799μg/L、800~999μg/L 和≥1 000μg/L 划分 9 组,所占比例分别为 1.3%、5.7%、17.0%、20.8%、31.7%、20.3%、2.6%、0.3% 和 0.3%,其中 50~99μg/L、100~149μg/L、

150~249μg/L 和 250~499μg/L 4 组孕妇所占比例最多,4 组孕妇共占检测总人数的 89.8%。

以县级为单位,68 个县孕妇尿碘中位数<100μg/L,443 个县孕妇尿碘中位数在 100~149μg/L 之间,729 个县孕妇尿碘在 150~249μg/L 之间,67 个县尿碘中位数为 250~499μg/L,3 个县尿碘中位数>500μg/L,分别占监测总县数的 5.2%、33.8%、55.6%、5.2% 和 0.2%(见表 6)。孕妇尿碘中位数低于 100μg/L 的 68 个县主要分布于西藏(10 个,占监测总县数的 50.0%)、青海(6 个,占 14.0%)、广西(5 个,占 13.5%)、福建(4 个,占 12.9%)、浙江(10 个,占 11.1%)、广东(4 个,占 9.8%);孕妇尿碘中位数高于 500μg/L 的 3 个县分别为河南辉县(854.4μg/L)、湖北大悟县(660.0μg/L)和河北故城县(564.3μg/L),见表 6。

表 5　2016 年全国各省份及兵团孕妇尿碘中位数分类(按尿碘从低到高)

尿碘中位数	省份
100~149μg/L	福建、浙江、海南、辽宁、广东、北京、宁夏、广西、上海、天津
150~249μg/L	山东、云南、青海、江西、兵团、甘肃、湖南、西藏、吉林、江苏、内蒙古、贵州、山西、河北、新疆、四川、黑龙江、陕西、湖北、重庆、安徽、河南

表 6　2016 年 31 个省份及兵团县级孕妇尿碘中位数(μg/L)分布情况

省级名称	尿碘数量/份	监测县数/个	县数/个				
			<100	100~	150~	250~	500~
北京	1 712	16	1	9	6	0	0
天津	601	6	0	4	2	0	0
河北	5 628	58	2	20	31	4	1

续表

省级名称	尿碘数量/份	监测县数/个	县数/个				
			<100	100~	150~	250~	500~
山西	3 903	40	0	12	28	0	0
内蒙古	3 288	34	1	5	27	1	0
辽宁	3 404	34	2	22	10	0	0
吉林	2 511	25	0	9	15	1	0
黑龙江	4 028	43	2	11	25	5	0
上海	1 716	16	2	9	5	0	0
江苏	9 717	97	1	31	56	9	0
浙江	9 150	90	10	55	25	0	0
安徽	10 319	104	0	8	81	15	0
福建	3 099	31	4	22	5	0	0
江西	3 279	33	3	9	20	1	0
山东	4 095	40	2	18	18	2	0
河南	6 684	73	0	11	49	12	1
湖北	3 480	35	3	8	23	0	1
湖南	4 101	41	2	17	22	0	0
广东	4 121	41	4	21	15	1	0
广西	3 702	37	5	22	10	0	0
海南	2 127	22	2	16	3	1	0
重庆	1 332	13	0	1	11	1	0
四川	5 843	62	2	17	41	2	0
贵州	2 998	30	1	8	19	2	0
云南	4 419	43	1	20	22	0	0
西藏	870	20	10	3	5	2	0
陕西	11 343	108	0	13	88	7	0
甘肃	3 019	30	1	8	21	0	0
青海	4 303	43	6	16	21	0	0
宁夏	800	8	0	4	4	0	0
新疆	3 311	32	1	12	18	1	0
兵团	503	5	0	2	3	0	0
合计	129 406	1 310	68	443	729	67	3

3.4　碘盐结果

全国的 31 个省份及兵团共检测了 1 310 个县的 422 279 份盐样,其中 254 701 份儿童家中盐样,128 088 份孕妇家中盐样,39 490 份居民户盐样。

3.4.1　碘盐覆盖情况

2016 年全国碘盐覆盖率为 96.6%。上海最低,为 81.9%;安徽最高,为 99.9%。31 个省份及兵团中有 25 个省份及兵团碘盐覆盖率>95%,福建、河北和宁夏碘盐覆盖率在 90%~95% 之间,天津、上海和浙江碘盐覆盖率<90%,见表 1。全国监测共发现未加碘食盐 11 880 份,未加碘食盐率为 3.4%。未加碘

食盐率>5% 的省份从高到低为上海(18.1%)、天津(16.2%)、浙江(11.4%)、宁夏(9.3%)、河北(8.6%)和福建(5.2%),见图 2。

县级水平上,1 310 个县中,碘盐覆盖率≥95%的县共有 1 132 个,占总数的 86.4%,碘盐覆盖率低于 95% 的县有 178 个,占总数的 13.6%。在碘盐覆盖率<95% 的 178 个县中有 43 个县碘盐覆盖率低于 80%。碘盐覆盖率低于 95% 的县主要分布于上海(16 个,占监测总县数的 100%)、浙江(48 个,占 53.3%)、河北(19 个,占 32.8%)、山东(11 个,占 27.5%)、河南(15 个,占 20.5%)。

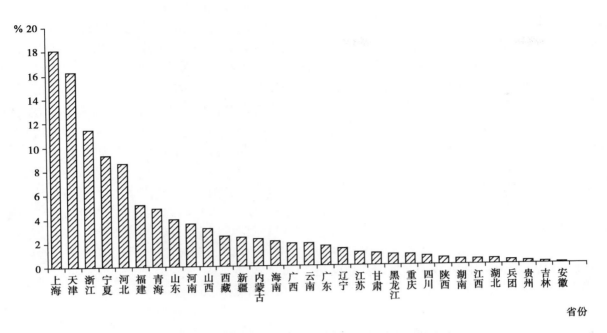

图 2　2016 年全国各省份及兵团居民户层次未加碘食盐率

3.4.2　合格碘盐食用情况

2016 年全国合格碘盐食用率为 91.7%。上海最低,为 71.1%;兵团最高,为 98.9%。31 个省份及兵团中有 22 个省份及兵团合格碘盐食用率达到了 90% 及以上。合格碘盐食用率在 90% 以下的省份分别是上海、宁夏、天津、浙江、河北、青海、山西、山东和河南 9 个省份,见表 1、图 3。

县级水平上,合格碘盐食用率>90% 的县有 1 031 个,占监测总县数的 78.7%,合格碘盐食用率低于 90% 的县有 279 个,占监测总县数的 21.3%。在合格碘盐食用率低于 90% 的 279 个县中有 66 个县合格碘盐食用率低于 70%。合格碘盐食用率低于 90% 的县主要分布于上海(16 个,占监测总县数的 100%)、浙江(48 个,占 53.3%)、河北(29 个,占 50.0%)、青海(21 个,占 48.8%)、山东(18 个,占 45%)、河南(26 个,占监测总县数的 35.6%)和山西(14 个,占 35.0%)。

3.4.3　加碘盐盐碘水平

全国加碘盐盐碘均数为 24.7mg/kg。兵团最高,为 29.8mg/kg;河北和内蒙古最低,均为 23.2mg/kg。监测的 31 个省份及兵团加碘盐盐碘均数均在 20~30mg/kg 之间,见表 1。各省加碘盐均数按选择的

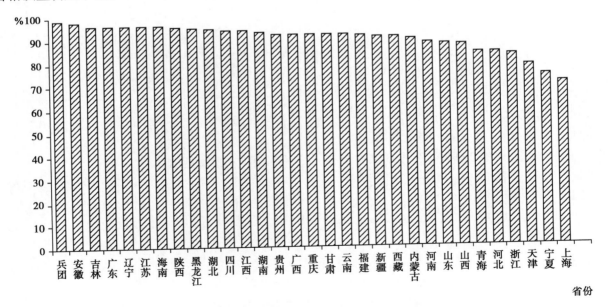

图 3　2016 年全国各省份及兵团居民户层次合格碘盐食用率

盐碘浓度标准的分布情况见图 4。从频数分布看，全国 422 279 份盐样中，盐碘含量<5mg/kg（未加碘食盐）、低于合格标准碘盐、合格碘盐、高于合格标准碘盐分别占 2.8%、3.9%、92.1%、1.2%。其中宁夏、上海、青海和河南盐碘含量低于合格线盐样所占百分比较其他省份高，其比例分别为 14.3%、10.6%、7.5% 和 7.2%。

县级水平上，1 310 个县中，955 个县加碘盐盐碘均数低于各自省份选择的碘盐浓度均值标准，其中 2 个县加碘盐盐碘均数低于各自的合格碘盐标准下限，分别为内蒙古自治区多伦县、宁夏回族自治区沙坡头；224 个县加碘盐均数高于各自省份选择的碘盐浓度均值标准，其中陕西泾阳县加碘盐盐碘均数高于本省的合格碘盐标准上限。

3.4.4　盐碘、尿碘综合分析结果

县级水平上，对尿碘和盐碘水平进行综合分析，结果显示，随着碘盐覆盖率和合格碘盐食用率的升高，8~10 岁儿童和孕妇尿碘水平都呈现上升的趋势，见表 7；同时，8~10 岁儿童和孕妇食用未加碘食盐、低于合格标准碘盐、合格碘盐、高于合格标准碘盐的情况下，尿碘水平也呈现逐渐升高的趋势，见表 8。

3.5　孕妇服用碘剂情况

2016 年，全国 31 个省份及兵团共对 150 504 名孕妇服用碘制剂情况进行了调查，其中 1 364 名孕妇服用过含碘制剂，占总数的 0.9%。西藏和新疆孕妇主要以服用碘油丸为主，服用率分别为 54.1% 和 18.5%。提示西藏和新疆按照国家在碘缺乏病高危地区开展应急补碘的相关规定服用了碘油丸。此外，上海孕妇服用含碘制剂的比例为 1.6%，其他省份孕妇服用含碘制剂的比例不足 1%。

3.6　孕妇甲状腺疾病患病情况

全国共收集了 150 853 名孕妇甲状腺疾病患病情况，其中 751 名孕妇患有甲状腺疾病，占总数的 0.5%，所患甲状腺疾病主要为甲状腺功能减退、甲状腺功能亢进、甲状腺结节等。31 个省份及兵团中，上海、浙江和天津孕妇甲状腺疾病患病率分别为 4.2%、2.0% 和 1.8%，其他省份及兵团孕妇甲状腺疾病患病率均<1%。

3.7　新生儿足跟血 TSH 筛查调查结果

2016 年，天津、河北、山西、辽宁、福建、山东、河南、湖北、湖南、广东、重庆、四川、陕西、甘肃和青海 15 个省份收集了 171 个县 611 983 名新生儿足跟血 TSH 筛查的数据。结果显示，171 个调查县中，6 个县（分别为河北省景县、枣强县，广东省湘桥县、五华县、郁南县，四川省绵阳市安州区）新生儿 TSH 升高的比例超过 3%，占调查总县数的 3.5%；611 983 名新生儿中，2 608 名 TSH 升高，占总数的 0.4%。

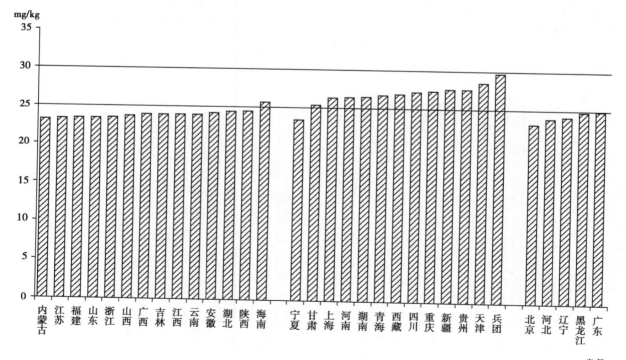

图 4　2016 年各省份及兵团加碘盐盐碘均数与选择的盐碘浓度标准的分布情况
（按选择盐碘浓度为 25mg/kg，30mg/kg 和 25mg/kg、30mg/kg 进行分组）

表 7　碘盐覆盖率和合格碘盐食用率不同的地区儿童和孕妇尿碘情况

不同地区		儿童/($\mu g \cdot L^{-1}$)		孕妇/($\mu g \cdot L^{-1}$)	
		尿碘中位数	四分位数间距	尿碘中位数	四分位数间距
碘盐覆盖率	>95%	211.3	176.6~245.6	163.4	136.5~193.5
	80%~95%	197.0	164.4~219.2	146.0	122.0~173.8
	<80%	178.0	155.0~207.2	121.0	101.1~152.3
合格碘盐食用率	>90%	212.0	177.1~246.1	164.0	136.9~194.1
	70%~90%	199.0	166.6~226.0	149.3	124.2~174.4
	<70%	188.7	159.8~219.4	135.3	103.8~177.9

表 8　不同食用盐含碘量儿童和孕妇尿碘的变化情况

盐碘含量不同的食用盐	儿童			孕妇		
	数量	尿碘中位数/($\mu g \cdot L^{-1}$)	四分位数间距/($\mu g \cdot L^{-1}$)	数量	尿碘中位数/($\mu g \cdot L^{-1}$)	四分位数间距/($\mu g \cdot L^{-1}$)
未加碘食盐	7 682	165.0	102.2~248.3	3 097	119.0	69.0~193.6
低于合格线碘盐	10 393	198.0	130.0~284.0	4 704	154.4	90.7~233.6
合格碘盐	234 934	205.0	136.5~292.0	118 449	164.0	104.3~244.5
高于合格线碘盐	2 692	207.0	137.7~295.0	1 529	168.0	103.8~255.0

4　讨论

近年来,随着我国经济社会的快速发展,人民生活水平和膳食营养状况发生了较大变化。同时我国碘缺乏病防治工作已经取得了阶段性成果,工作模式也从"广泛干预"向"精准防控"的过渡。为进一步了解县级重点人群尿碘、盐碘水平以及甲肿率等情况,及时掌握县级人群碘营养状况及病情的消长趋势,为适时采取针对性防治措施和科学调整干预策略提供依据,2016 年,国家卫生计生委组织制定了新的《全国碘缺乏病监测方案》(2016 版)。按照新的监测方案要求,2016 年全国各省份及兵团选择有能力完成工作的三分之一的县按照新方案开展监测工作,未来两年,另三分之二的县按照新方案完成监测工作。本年度开展碘缺乏病监测工作的三分之一县的选择是非随机的,受尿碘测定能力的影响,选择的可能是经济较好的县,因此,总体结果可能有偏差。另外,1995—2014 年碘缺乏病监测采取的是按人口比例概率抽样方法,因此,本年度与历年监测指标的对比可能存在不可比问题。

4.1　病情情况

2016 年,全国儿童 B 超法甲肿率为 2.2%,略低于 2014 年碘缺乏病病情监测结果的 2.6%。2016 年,进行甲状腺容积检测的 28 个省份及兵团中,所有省份甲肿率均在 5% 以下。与 2014 年碘缺乏病病情监测结果相比,14 个省份和兵团儿童甲肿率上升,14 个省份儿童甲肿率下降。其中下降幅度最大的是山东,由 2014 年的 5.6% 以上下降至 2.4%。本次监测中,在县级水平上有 102 个县儿童甲肿率超过 5%,其中 3 个县儿童甲肿率超过 20%。甲肿率偏高的 102 个县尿碘中位数均在 100μg/L 以上,而且碘盐覆盖情况较好。分析监测县甲肿率偏高的原因,可能和部分监测县检测技术及在测量过程中存在一定误差有关,此外,还可能与部分地区经济水平较高,儿童营养充足,体格发育较好,导致甲状腺容积较大有关。

4.2　碘营养情况

2016 年,我国 31 个省份及兵团的 8~10 岁儿童尿碘中位数为 210.4μg/L,儿童尿碘水平略高于 100~200μg/L 的适宜范围,与碘盐浓度调整前的 2011 年(238.6μg/L)相比有所下降,与调整后的 2014 年(197.9μg/L)相比略有波动。2016 年 14 个省份儿童尿碘中位数在 100~199μg/L 之间,较碘盐浓度调整前 2011 年的 10 个增加了 4 个,较 2014 年的 19 个省份减少了 5 个;2016 年 17 个省份和兵团尿碘中位数在 200~299μg/L 之间,较 2011 年减少了 4 个,较 2014 年的 12 个省份和兵团增加了 5 个。2016 年 8~10 岁儿童尿碘水平低于 100μg/L 的儿童比例为 13.8%,略高于 2011 年的 12.2%,低于 2014 年的 16.6%。2016 年 8~10 岁儿童尿碘水平超过 300μg/L 的儿童比例为

22.6%,低于 2011 年的 29.8%,高于 2014 年的 18.8%。可见,随着 2012 年盐碘浓度调整,儿童尿碘水平虽然略有波动,但比碘盐浓度调整前呈下降趋势,全国和省级儿童碘营养整体水平处于基本适宜状态。在县级水平上,2016 年儿童尿碘低于 $100\mu g/L$ 的县有 12 个,占整个监测县的 0.9%,这 12 个监测县中有 5 个县进行了儿童甲状腺容积的检测,其儿童甲肿率不超过 5%,碘盐覆盖率、合格碘盐食用率和加碘盐均数均较高。全国有 64 个监测县儿童尿碘高于 $300\mu g/L$,这 64 个县有 21 个县未调查甲状腺肿情况,其余 43 个县中有 6 个县儿童甲肿率超过了 5%(分别为河南内黄县、江苏句容县、河南清丰县、四川剑阁县、河北故城县、河南长垣县),除剑阁县外,这些县大部分县内存在高碘乡、村或位于高碘县周边。

2016 年,孕妇尿碘中位数为 $165.5\mu g/L$,与 2014 年病情监测中的 $154.6\mu g/L$ 相比略有增高,与碘盐浓度调整前(2011 年为 $174.4\mu g/L$)相比有所下降。2016 年,有 10 个省份孕妇尿碘中位数 $<150\mu g/L$。碘盐浓度调整前的 2011 年,天津、上海、福建、广东、广西和西藏 6 个省份的孕妇尿碘中位数 $<150\mu g/L$。可见,从全国水平上,随着盐碘浓度调整,孕妇尿碘中位数也有所下降。县级水平上,全国 1 310 个县中,68 个县(占总数的 5.2%)孕妇尿碘中位数 $<100\mu g/L$,443 个县(占总数 33.8%)孕妇尿碘中位数在 $100\sim149\mu g/L$ 之间。孕妇尿碘中位数 $<100\mu g/L$ 的 68 个县主要分布在浙江、西藏、青海、福建和广西 5 个省份,其尿碘中位数较低的原因可能是部分孕妇食用未加碘食盐或者不合格碘盐。另外,对于 443 个孕妇尿碘中位数在 $100\sim149\mu g/L$ 之间的县,参照国际组织提出的"当普及食盐加碘有效开展 2 年以上,即居民户合格碘盐食用率 $>90\%$,且孕妇尿碘中位数 $>100\mu g/L$ 时,可以认为这些地区的碘能满足了育龄妇女、孕妇和哺乳妇女的需求,不必额外补碘",443 个县中有 387 个县满足要求上述条件(2014 年、2015 年碘盐监测中合格碘盐食用率均 $>90\%$),54 个县不满足条件(另有 2 个县无以往碘盐监测数据),不满足的原因是以往一年或两年合格碘盐食用率 $<90\%$,其中 21 个县 2014 年合格碘盐食用率 $<90\%$,16 个县 2015 年合格碘盐食用率 $<90\%$,17 个县 2014 年和 2015 年合格碘盐食用率均 $<90\%$。不满足要求的区县应该在今后监测中作为重点防治地区,加大关注力度。

4.3　防治措施情况

2016 年,全国碘盐覆盖率为 96.6%,与 2015 年碘盐监测结果的 98.4% 相比有所下降。2016 年,25 个省份及兵团碘盐覆盖率超过 95%,与 2015 年的 28 个省份和兵团相比减少了 3 个省份。省级水平共有 24 个省份碘盐覆盖率出现下滑,前 4 位依次为浙江、宁夏、河北和天津,下滑幅度分别为 8.0 个百分点、7.3 个百分点、6.8 个百分点和 5.2 个百分点。7 个省份及兵团碘盐覆盖率有所上升,上海上升了 2.8 个百分点。县级水平上,2016 年 86.4% 的县碘盐覆盖率 $>95\%$,比 2015 年的 94.0% 下降了 7.6 个百分点。

2016 年,合格碘盐食用率为 91.7%,与 2015 年碘盐监测结果的 94.6% 相比也有所下降。2016 年,合格碘盐食用率 $>90\%$ 的省份有 22 个省份及兵团,与 2015 年的 27 个省份及兵团相比减少了 5 个。省级水平上共有 25 个省份合格碘盐食用率下降,下降幅度较大的省份包括宁夏、河北、浙江和内蒙古,分别下降了 19.0 个百分点、11.0 个百分点、9.9 个百分点和 6.7 个百分点。6 个省份及兵团有所升高,升高较大的是西藏和上海,分别升高了 9.2 个百分点和 4.2 个百分点。县级水平上,2016 年 78.4% 的县合格碘盐食用率 $>90\%$,比 2015 年的 93.1% 下降了 14.7 个百分点。

部分省份和部分区县出现了碘盐覆盖率和合格碘盐食用率的明显下滑,分析其原因:①未加碘食盐销售点的增加,未加碘食盐更容易购买和获取,导致未加碘食盐率上升;②沿海地区受到不良舆论影响,部分居民选择食用未加碘食盐;③西部部分经济欠发达省份,碘盐销售网络不完善。合格碘盐食用率下滑尤为明显,除上述原因外,可能是调整碘盐浓度后的监测一直采用过渡期标准,而过渡期合格碘盐范围较宽,而本年度全部采用较严格的新合格碘盐标准进行评价。另外,可能和部分地区居民碘盐和未加碘食盐混合食用也有一定关系。

本次监测中,72.9% 的县加碘盐均数低于各自省份选择的碘盐浓度均值标准,其中 2 个县加碘盐盐碘均数低于各自的合格碘盐标准下限;17.1% 的县加碘盐盐碘均数高于各自省份选择的碘盐浓度均值标准,其中 1 个县加碘盐均数高于本省份的合格碘盐标准上限。本次监测发现多数区县加碘盐盐碘均数比各自选择的碘盐浓度标准低,其原因可能一是采集的盐样是居民户水平,保存过程中可能有一定的损失;二是加碘盐生产设备不断升级,加碘技术更加精细化,有些企业为节约成本,在略低于各省碘盐标准下生产也能保证出厂的碘盐在允许的范围之内。本次监测中加碘盐整体较均匀，但仍有部分省份碘盐变异系数略高，其原因有待进一步调查。

4.4　孕妇甲状腺疾病患病及新生儿足跟血 TSH 筛查数据收集情况

2016 年碘缺乏病监测工作增加了孕妇甲状腺疾病患病及新生儿足跟血 TSH 筛查数据收集这两个指标。31 个省份及兵团均开展了孕妇甲状腺疾病患病数据收集工作，但由于部分省份调查不够深入和细致，加之使用 Excel 录入数据等原因，孕妇甲状腺疾病患病情况数据质量不高，下一年度需进一步加强培训，保障数据质量，使之可以应用于碘营养评价。本年度有 15 个省份 171 个县开展了新生儿足跟血 TSH 筛查数据收集工作，其中 6 个县新生儿 TSH 异常率超过 3%。新生儿 TSH 异常率高的 6 个县儿童尿碘中位数均在 100μg/L 以上（广东和四川的 4 个县儿童尿碘中位数在 100~199μg/L 之间，河北的两个县儿童尿碘中位数在 300μg/L 以上），其中 4 个县调查了 8~10 岁儿童甲状腺肿患病情况，儿童甲肿率均在 5% 以下。对于 TSH 与尿碘和甲状腺肿患病这种分离现象应进一步探究。

4.5　重点省份问题分析

西藏：西藏本年度儿童尿碘中位数为 205.7μg/L，孕妇尿碘中位数为 164.2μg/L，较 2014 年病情监测中儿童和孕妇尿碘中位数有较大提升（2014 年分别为 140.0μg/L 和 129.2μg/L）。西藏本年度碘盐覆盖率为 97.4%，较 2014 年的 90.7% 有较大幅度的提升，合格碘盐食用率本年度为 91.3%，也较 2014 年的 86.9% 有所上升。西藏碘缺乏病防治取得的进步和西藏自治区政府实施碘盐价格补贴的政策，使贫困人口能够吃上碘盐有关。西藏自治区经不断努力近年来碘缺乏病防治技术也取得了较大进步，从原来的无法进行盐碘定量检测到本年度完成了县级尿碘检测，但部分区县检测能力还需加强，另外部分区县检测样本量较少，可能对结果有所影响。

浙江：2016 年浙江孕妇尿碘中位数为 129.3μg/L，低于国际组织推荐的 150μg/L 的标准，与 2014 年孕妇尿碘中位数 134.1μg/L 相比略有下降。浙江碘盐覆盖率由 2015 年的 96.6% 下降至 2016 年的 88.6%，合格碘盐食用率由 2015 年的 93.3% 下降至 2016 年的 83.4%，分别下降了近 10 个百分点。分析上述结果产生的原因，可能由于受未加碘食盐销售点增加以及沿海地区不缺碘等舆论的影响，居民选择碘盐的比例有所下降，导致碘盐覆盖率和合格碘盐食用率下降，进而导致孕妇尿碘水平下降。

宁夏：宁夏 2016 年碘盐覆盖率为 90.7%，合格碘盐食用率为 74.5%。宁夏本年度碘盐覆盖率和合格碘盐食用率之间相差超过 10 个百分点，差距较大。宁夏低于合格标准的盐样占总盐样的比例达到 14.3%。碘盐覆盖率和合格碘盐食用率的较大差距。

4.6　碘缺乏病消除状态评估

按照 GB 16006—2008《碘缺乏病消除标准》，碘盐覆盖率≥95%，合格碘盐食用率>90%，儿童甲肿率<5% 和儿童尿碘<100μg/L 的比例<50%，且低于 50μg/L 的比例<20% 的条件，我国目前总体上处于消除状态。

县级水平上，按照 2019 年国家卫生健康委发布的《重点地方病控制和消除评价办法（2019 版）》中碘缺乏病消除评价判定标准的技术指标，即合格碘盐食用率>90%、8~10 周岁儿童甲肿率<5% 和 8~10 周岁儿童尿碘<100μg/L 的比例<50%，且低于 50μg/L 的比例<20%，孕妇尿碘中位数≥150μg/L 的条件（如果该地区近 2 年合格碘盐食用率>90%，则孕妇尿碘中位数在 100~150μg/L 之间也可），2016 年度进行碘缺乏病监测的 1 310 个县中，896 个县达到了碘缺乏病消除状态，414 个县未达到消除评价标准。其中，118 个县由于合格碘盐食用率<90% 未达标，50 个县由于孕妇尿碘较低未达标，42 个县由于儿童甲肿率>5% 未达标，204 个县两项或两项以上指标未达标。

5　问题与建议

5.1　全国仍有 102 个区县甲肿率>5%，局部地区甲状腺肿病情需要核查

在本次监测的全国 890 个监测县中，有 102 个监测县 8~10 岁儿童甲肿率>5%，其中福建、浙江、安徽、山西、河南 5 个省份就有 45 个监测县甲肿率≥5%。河南有 1 个县儿童甲肿率>50%。建议对这些监测县 8~10 岁儿童甲肿率进行复核和督导。另外，甲肿率>5% 的地区儿童尿碘水平并不低（仅一个县儿童尿碘中位数为 97.1μg/L，其他县尿碘中位数均>100μg/L），因此除了认真复核甲肿病情外，对于甲肿率确实较高的地区要认真查找原因。

5.2　部分区县儿童尿碘水平较高，应根据水碘分布进行分类指导

本次监测中，全国仅有 12 个县处于碘营养不

足状态,而有 669 个县处于碘营养大于适宜量水平,64 个县处于碘营养过量状态。目前,局部地区儿童碘营养较高可能与饮用水水碘含量较高有关。我国目前正在进行以乡和村为单位的全国饮用水水碘调查,应根据水碘调查结果落实防治措施,加强分类指导。同时加强健康教育,发布大众版补碘指导性文件,在人群中尤其是碘缺乏病的重点人群中普及预防碘缺乏病的知识。

5.3 近一半区县孕妇尿碘中位数偏低,应尽快制定我国孕妇尿碘标准

2016 年,有 68 个县孕妇尿碘中位数低于 100μg/L,443 个县孕妇尿碘中位数在 100~149μg/L 之间,按照世界卫生组织、联合国儿童基金会和国际控制碘缺乏病理事会联合推荐标准,本次全国共 511 个县孕妇尿碘中位数处于碘不足状态。也就是说,我国近一半的孕妇处于碘营养轻度不足的状态。如果结合上述县前两年的合格碘盐食用率结果,则仅有 9.4% 的县孕妇处于碘营养不足的状态。因此,要加强科学研究,尽快制定适用于我国孕妇的尿碘参考值范围。在我国标准尚未建立前,应关注孕妇碘营养不足问题,对孕妇给予特殊的补碘并重点实施健康教育措施。同时,建议妇幼部门给予孕妇指导,积极重视碘营养。

5.4 县级水平碘盐覆盖率和合格碘盐食用率下降,碘缺乏病评价标准亟待调整

2016 年,全国有 178 个县碘盐覆盖率低于 95% 的消除标准,279 个县合格碘盐食用率低于 90% 的消除标准。本次监测也反映出当碘盐覆盖率不足 95%、合格碘盐食用率不足 90% 时,儿童尿碘也可达到适宜水平。目前,市场上未加碘食盐极易获得,另外,随着人们生活水平的提高,获得碘的途径也在增加,采用合格碘盐食用率和碘盐覆盖率作为一项重要指标评价碘缺乏病消除情况已经不再适宜,碘营养水平和病情才是评价是否消除的一线指标。因此,建议尽快出台碘缺乏病消除的新标准,科学评价我国碘缺乏病消除进程。

5.5 多数地区碘盐覆盖率和合格碘盐食用率相差较大,低于合格标准盐样比例偏高

本次监测发现,部分地区碘盐覆盖率和合格碘盐食用率差距较大,低于合格标准的碘盐较多,说明各省加碘盐均数与各自选择的盐碘浓度标准相比,存在较大差距,多数省份加碘盐盐碘均数比各自选择的盐碘浓度标准低。建议有关部门加强监管,保证盐业生产部门严格按照标准生产碘盐。

5.6 加强区县级实验室检测能力,保证碘缺乏病监测数据质量

本次监测第一次由县级检测并上报尿碘和甲状腺容积数据,有的省份尿碘和甲状腺 B 超检测工作由市级完成,总体来说,数据质量较好。本年度首次由县级承担尿碘检测工作,然而,部分县级尿碘检测能力不足,部分县级无法进行尿碘检测。因此,下一步要继续加强县级尿碘实验室检测能力,增加县级人员的尿碘培训工作。另外,由于新建设的碘缺乏病信息系统服务器采购时间滞后,本次监测数据采用 Excel 的方式进行上报,部分省份在数据录入、数据审核、数据清洁等环节尚存在一些问题,个别省份出现了较大的失误,如甲状腺容积指标填写串行,尿碘、盐碘数据填反,未按要求填报数据等现象,还有部分省份数据上报较晚,以致延误了数据分析与汇总的进程。新建立的碘缺乏病信息系统具有审核、校验等功能,可以对数据质量进行把关,所以下一步应进一步加强碘缺乏病信息化建设,充分利用已建立的"碘缺乏病信息系统",保证数据质量。此外,选测项目的开展过程中也存在一定问题,比如部分地区妇幼部门配合度不好,部分地区对选测项目的调查方案理解不到位,导致调查内容与调查方案不相符,下一步要加强各级疾控机构对碘缺乏病监测方案的理解,必要时下发选测项目调查说明。

5.7 扎实认真开展碘缺乏病监测,及时调整碘缺乏病防治策略

本次监测查清了我国三分之一的县的人群碘营养水平、病情现状及防治措施落实情况,未来的两年内将陆续查清全国所有县碘缺乏病防治现状。2016 年县级水平碘缺乏病监测意义重大,2016 年处于"十三五"规划的开局之年,本次监测将为我国"十三五"规划的考评提供参考和科学依据,同时也为我国盐业体制改革后县级水平人群碘营养的变化情况提供本底资料。

在巩固碘缺乏病防治成就的基础上,针对上述问题找出原因,积极应对,建立持续消除碘缺乏病措施。此外,还需要加强科学研究,因地制宜调整防控策略,进一步落实因地制宜、分类指导的科学补碘策略。

6 结论

6.1 全国 8~10 岁儿童甲肿率为 2.2%,8~10 岁儿童尿碘中位数为 210.4μg/L,孕妇尿碘中位数为 165.5μg/L,碘盐覆盖率为 96.6%,合格碘盐食用率为

91.7%,尿碘低于 50μg/L 的比例为 3.5%。表明我国自 2005 年以来碘缺乏病防治处于持续消除状态。

6.2　全国县级水平上,88.3% 的县儿童甲肿率<5%;99.1% 的县儿童尿碘中位数>100μg/L;61.0%的县孕妇尿碘中位数>150μg/L,94.8% 的县孕妇尿碘中位数>100μg/L;86.4% 的县碘盐覆盖率>95%,78.7% 的县合格碘盐食用率>90%。按照现行缺乏病消除评价判定标准,在县级水平上,我国碘缺乏病防治工作滑坡,主要体现在 39.0% 的孕妇尿碘低于适宜水平,21.3% 的县合格碘盐食用率<90%。

6.3　通过本次监测发现以下问题:①全国尚有 102 个监测县 8~10 岁儿童甲肿率>5%;②部分监测县儿童和孕妇尿碘中位数偏低,部分县儿童和孕妇尿碘中位数超过适宜水平,甚至出现碘过量情况;③部分县碘盐覆盖率和合格碘盐食用率明显下滑。

（参加单位:31 个省份和新疆生产建设兵团防治碘缺乏病的卫生行政及专业机构）

2016年全国碘缺乏病实验室外部质量控制网络考核结果报告

1 背景

为持续保持省级和地市级碘缺乏病实验室盐碘、尿碘和水碘检测整体水平和加速提高县级实验室尿碘检测水平,及时掌握各实验室间检测水平存在的差异,中国疾病预防控制中心营养与健康所国家碘缺乏病参照实验室受国家卫生计生委疾控局血吸虫和地方病防治处的委托,于2016年组织全国省、市、县三级实验室开展了尿碘、盐碘和水碘的实验室外部质量控制考核工作,现将考核结果通报如下。

2 主要结果

2.1 尿碘考核结果。全国31个省级和新疆生产建设兵团实验室的反馈率和合格率均为100%。向343个地市级(含新疆生产建设兵团2个师)实验室发放了尿碘考核样,反馈率和合格率分别为99.4%(341/343)和98.3%(337/343)。来自16个省(市)的495个县级实验室参加了尿碘考核,反馈率和合格率分别为100%和98.0%(485/495),见表9。

2.2 盐碘考核结果。全国31个省份和兵团实验室的反馈率和合格率均为100%。向349个地市级(含新疆生产建设兵团14个师)实验室发放了盐碘考核样,反馈率和合格率分别为99.7%(348/349)和99.4%(347/349)。1 634个县级实验室参加了盐碘考核,反馈率和合格率分别为98.5%(1 610/1 634)和98.3%(1 606/1 634),见表10。

2.3 水碘考核结果。全国31个省份和兵团实验室的反馈率和合格率均为100%。有336个地市级(含新疆生产建设兵团2个师)实验室参加水碘考核,反馈率和合格率分别为99.4%(334/336)和98.2%(330/336)。来自5个省的161个县级实验室参加了本年度水碘考核,反馈率和合格率分别是100%和95.0%(153/161),见表11。

截止到2016年,全国省级实验室盐碘和尿碘的反馈率和合格率已连续14年均达到100%;地市级已连续12年反馈率达到95%以上,合格率达到90%以上。全国省级实验室水碘的反馈率和合格率连续三年均达到100%,地市级实验室的反馈率连续三年超过98%,合格率连续三年超过95%。

3 存在问题

部分基层实验室特别是中西部地区县级实验室检测能力有待进一步提高。2017年全国仅有1 139个县级机构实验室(约占总数的40%)通过国家尿碘实验室外部质量考核。基层实验室检测能力不足,制约了碘缺乏监测覆盖范围进一步扩大。

表9 2016年县级尿碘实验室外质控考核结果

省份	发放质控县数/个	反馈县数/个	反馈率/%	合格县数/个	合格率/%	省份	发放质控县数/个	反馈县数/个	反馈率/%	合格县数/个	合格率/%
陕西	15	15	100	15	100	海南	19	19	100	16	84.2
甘肃	11	11	100	10	90.9	河南	35	35	100	35	100
天津	13	13	100	13	100	浙江	30	30	100	30	100
福建	11	11	100	10	90.9	河北	73	73	100	73	100
四川	43	43	100	40	93.0	山西	40	40	100	40	100
北京	16	16	100	16	100	山东	49	49	100	49	100
辽宁	19	19	100	17	89.5	广西	27	27	100	27	100
上海	9	9	100	9	100	总计	495	495	100	485	98.0
江苏	85	85	100	85	100						

注:合格率=合格县数/发放质控县数×100%。

表 10　2016 年全国县级实验室盐碘质控结果

省份	发放数/个	反馈县数/个	反馈率/%	合格县数/个	合格率/%	省份	发放数/个	反馈县数/个	反馈率/%	合格县数/个	合格率/%
黑龙江	30	30	100	30	100	贵州	30	30	100	30	100
吉林	52	52	100	52	100	四川	89	89	100	89	100
辽宁	98	98	100	98	100	重庆	39	39	100	39	100
内蒙古	34	34	100	34	100	湖南	30	30	100	30	100
北京	16	16	100	16	100	湖北	30	30	100	30	100
天津	18	18	100	18	100	广东	30	30	100	30	100
河南	147	147	100	147	100	广西	79	79	100	79	100
河北	30	30	100	30	100	海南	19	19	100	19	100
山东	30	30	100	30	100	福建	83	83	100	83	100
山西	119	119	100	119	100	上海	17	17	100	17	100
陕西	36	36	100	36	100	浙江	30	30	100	30	100
甘肃	84	84	100	84	100	江苏	94	94	100	94	100
宁夏	19	19	100	19	100	江西	30	30	100	30	100
青海	30	30	100	29	96.7	安徽	87	87	100	87	100
新疆	94	94	100	94	100	兵团	30	30	100	29	96.7
西藏	37	13	35.1	11	29.7	总计	1 634	1 610	98.5	1 606	98.3
云南	43	43	100	43	100						

注:反馈率=反馈县数/发放质控县数×100%;合格率=合格县数/发放质控县数×100%。

表 11　2016 年全国碘缺乏病实验室县级水碘考核结果

省份	发放质控县数/个	反馈县数/个	反馈率/%	合格县数/个	合格率/%	省份	发放质控县数/个	反馈县数/个	反馈率/%	合格县数/个	合格率/%
甘肃	4	4	100	4	100	江苏	64	64	100	64	100
河南	44	44	100	44	100	海南	19	19	100	14	73.7
四川	30	30	100	27	90.0	总计	161	161	100	153	95.0

2016 年各省（自治区、直辖市）碘缺乏病监测

2016 年北京市碘缺乏病监测报告

为做好中央补助地方公共卫生专项资金地方病防治相关项目工作,按照国家卫生计生委与中国疾病预防控制中心的要求,北京市分别制定了《2016年北京市医改地方病防治项目实施方案》《2016年健康素养促进行动项目北京市实施方案》,以保证本次项目工作的科学性与可行性,力求项目工作的完成效果与质量以及项目调查数据的准确性,以期更好地为北京市及全国的地方病防控决策提供有效地依据。在北京市卫生计生委的重视与领导下,经过北京市各级疾病控制机构的共同努力,项目工作现已按要求顺利完成。现将项目工作总结分析如下:

1 项目组织管理

1.1 项目管理

按照国家卫生计生委与中国疾控中心的有关要求,北京市于2016年4月成立项目领导小组与技术指导小组,并将本次项目工作完成情况纳入目标责任管理。

1.2 项目计划

根据本次项目的具体内容,结合北京市实际情况,北京市疾控中心制定了《2016年北京市医改地方病防治项目实施方案》《2016年健康素养促进行动项目北京市实施方案》,并积极组织全市各区县工作人员学习项目相关方案,为保证本次项目工作的顺利完成打下了良好的基础。

1.3 项目启动

北京市疾控中心于2016年4月28~29日召开了项目启动会,在会议上,重点进行领导宣贯,要求全市各区重视央补地方病防治项目工作,克服困难,务必保证2016年度央补项目工作的顺利完成。

1.4 项目培训

在项目启动会议上,对北京市各区疾控中心的工作人员进行了项目工作培训和地方病防控技能培训,共培训78人。本次培训采取授课与集体讨论的方式开展培训,围绕国家卫生计生委下发的项目工作方案的主要内容逐条进行解读。并邀请了国家碘缺乏病参照实验室刘列钧教授讲授实验室检测方法及质量控制,天津医科大学的钱明教授讲授碘营养的国内外研究进展。通过培训,使项目执行者理解、掌握央补项目方案的要求,能够正确的按照各项要求开展调查工作,并填报相关工作表格与数据库,确保项目执行进度和完成质量。

1.5 督导检查

2016年4月起,各项目区开始项目方案的逐级培训并逐步开展项目调查工作,在此期间北京市疾控中心根据项目工作开展情况,对所有项目均派人进行项目督导工作,督导采用现场督导、电话回访、资料查阅、实验室质量控制等多种形式,覆盖调查采样、实验室检测、数据处理及报送、信息反馈等项目工作的全过程。项目技术指导小组累计督导20余人次,对项目工作进行指导、检查工作进度,确保项目完成质量。

2 项目经费使用与管理

2.1 中央财政项目资金落实情况

按照财政部、原国家卫生计生委《关于提前下达2016年公共卫生服务补助资金预算指标的通知》和财政部、原国家卫生计生委《关于下达2016年公共卫生服务补助资金预算指标的通知》的要求,北京市疾控中心向北京市卫生计生委上报了各项目区工作内容及经费分配需求,北京市卫生计生委分别于2015年11月和2016年7月制定了项目经费分配方案,项目资金共计46万元,分两次全部及时足额到位。北京市疾控中心按照项目要求与相关财务要求,使用项目经费,确保专款专用。

2.2 地方财政配套资金落实情况

随着央补项目经费方案的下发,北京市卫生计生委向市财政申请了相应的配套资金,各项目区的财政也提供了相应的配套经费,地方财政配套资金落实到位,保证了项目工作的顺利开展。

3　项目实施完成情况

按照原卫生部《全国碘缺乏病监测方案》（2016版）（以下简称《监测方案》）的要求，北京市顺利完成2016年度居民食用盐碘含量随机抽样监测以及监测质量控制工作。现将本次监测与质量控制结果汇报如下：

按照《监测方案》要求，北京市疾控中心在北京市16个区100%均开展了有效监测，共监测儿童和孕妇家庭食用盐食盐4 805件，其中碘盐4 630件，碘盐覆盖率96.36%，不含碘食盐175件，不含碘食盐率3.64%，碘盐之中合格碘盐4 460件，碘盐合格率97.33%，合格碘盐食用率92.82%。全市合格碘盐食用率均超90%（国家控制标准），说明作为防治碘缺乏病主要措施的食盐加碘工作在北京市得到了持续有效的落实。

3.1　监测结果

北京市居民合格碘盐食用率整体情况令人满意，达到了国家控制标准（合格碘盐食用率>90%）。但与近2年数据对比，不含碘食盐检出件数由125件增加到175件，呈逐年增加趋势。进一步调查不含碘食盐来源，提示居民主动购买未加碘食盐是北京市不含碘食盐检出件数增加的主要原因。

3.2　2016年监测结果

在新的食盐市场环境下，北京市的碘缺乏病健康教育工作需要进一步加强，确保北京市居民具备保证自身和家人合理碘营养的能力；同时重点做好不同领域/行业间的沟通：首先，临床领域与公共卫生领域的沟通，只有两个领域确定统一的宣传策略与宣传核心信息，才能够保证正确防控知识的传达，并产生知-信-行的实际效果，否则必然造成广大居民认知的混乱，给不正确信息的传递创造条件；其次，卫生行业与盐业行业的沟通，了解未加碘食盐市场放开后，盐业部门的职责变化情况，确保相关监测信息的有效沟通，保证政府对于盐业市场的有效管理，确保不同地区的合理化碘盐品种的市场配置，最终实现广大居民在开放的市场环境中正确的保证自身碘营养健康；再次，联合工商管理部门做好碘盐流通环节管理，加强市场管理，保障碘盐的广覆盖；最后，与食品药品监管局做好沟通，碘盐作为一种食品，碘含量作为添加剂管理内容，应进行有效监管。

3.3　监测质量控制

3.3.1　现场质量控制。按照要求，北京市分别对朝阳区、大兴区、昌平区、门头沟区4个区现场督导，进行监测质量控制，累计督导12人次。督导工作主要包括：督导人员直接参与被督导区县疾病预防控制中心碘盐监测样品采集工作，检查核实采样地点是否与抽样名单相一致，各类原始表单是否填写完整，现场半定量监测结果登记情况；在完成现场采样工作后，北京市疾控中心对被督导区相关记录、程序文件及样品保留情况进行检查；并根据送检记录，检验报告对数据报送的完整性和准确性进行抽查；此外，北京市疾控中心还通过电话对采样及检验结果反馈情况进行了解，同时听取居民对本次监测采样的意见与建议。

3.3.2　实验室质量控制。在本次监测开展前，北京市疾控中心组织全市各区检测实验室参加了中国疾病预防控制中心碘缺乏病参照实验室的碘缺乏病检测质量控制盲样考核，全市各区均顺利通过；在样品检测工作完成后，北京市疾控中心对3个区进行了检测结果复判，每个区各抽检30件盐样由北京市疾控中心复核检测碘含量，并对比辖区与北京市疾控中心检测结果。复核结果显示3个区的检测工作均准确有效。

3.3.3　质量控制工作结论。在本次监测过程中北京市疾控中心开展了一系列的质量控制工作，督导结果显示，各区疾控中心严格按照方案和抽样结果开展监测工作，并按照技术要求对样品进行了检测。本次监测获得的数据真实可靠，能客观地反映北京市城乡居民食用盐碘含量情况。

4　项目执行过程中存在问题与有关建议

4.1　项目执行过程中存在问题

4.1.1　健康教育方面。目前甲状腺疾病的高发现象尚不能解释，老百姓存在有意识选择未加碘食盐的行为，且部门临床医生对碘缺乏病的宣传持不同态度，以至于碘缺乏病健康教育工作开展有一定阻力。

4.1.2　监测方面。随着盐业市场的开放、碘盐覆盖率存在下降趋势；学生甲状腺B超的开展有一定困难；基层地方病防控人员流动大等。

4.2　有关建议

加强与其他部门的联合，为地方病防控工作提供保障。

（撰稿人：黎新宇　李阳桦）

2016年天津市碘缺乏病监测报告

2016年1月—2017年3月,天津市疾病预防控制中心根据《国家卫生计生委办公厅关于印发全国碘缺乏病监测方案的通知》要求,开展了碘缺乏病监测工作,现将具体监测结果汇报如下:

1 监测范围

南开区、津南区、东丽区、宁河区、蓟州区和滨海新区大港随机按东、西、南、北、中划分5个抽样片区,在每个片区各随机抽取1个乡(镇、街道办事处)。

2 监测结果

2.1 儿童碘营养情况

2.1.1 儿童家庭盐碘情况。共收集1 211份儿童家庭食用盐,其中合格碘盐953份,未加碘食盐195份,碘盐覆盖率为83.90%,合格碘盐食用率为78.70%,盐碘中位数为28.38mg/kg。

2.1.2 儿童尿碘水平。收集儿童尿样1 207份,儿童尿碘中位数为161.43μg/L,重度缺乏比例为4.23%,中重度缺乏共20.47%,达到GB 16006—2008《碘缺乏病消除标准》(以下简称《标准》)要求。

2.1.3 儿童甲状腺肿患病情况。共对1 210名儿童进行甲状腺B超检测,其中甲状腺肿患者40人,甲肿率为3.31%,达到《标准》要求。

2.2 孕妇碘营养情况

2.2.1 孕妇家庭食用盐情况。共采集孕妇家庭食用盐601份,其中合格碘盐502份,未加碘食盐68份,碘盐覆盖率88.69%,合格碘盐食用率为83.53%,盐碘中位数为28.79mg/kg。

2.2.2 孕妇尿碘水平。共采集601份孕妇尿样,尿碘中位数为141.76μg/L,略低于孕妇碘营养适宜值(150μg/L)。

2.3 新生儿TSH结果

共收集新生儿49 188名,全部采用足跟采血,其中男孩25 336人,女孩23 852人,TSH中位数为1.84(P25-P75=1.07-3.06)mU/L。

3 结果分析

3.1 2016年天津市碘缺乏地区8~10岁学龄儿童家庭食用盐碘盐覆盖率和合格碘盐食用率虽低于《标准》要求,但儿童尿碘中位数、儿童甲肿率和尿碘<50μg/L及100μg/L的比例均符合《标准》要求,儿童碘营养处于适宜水平。

3.2 碘缺乏地区孕妇碘营养水平略低于适宜值,6个监测地区中仅有2个地区孕妇尿碘中位数>150μg/L。

3.3 碘缺乏地区新生儿TSH中位数为1.84(P25-P75=1.07-3.06)mU/L,位于新生儿TSH正常值范围内。

4 建议

4.1 加强健康宣传,提高孕妇知晓率

针对天津市孕妇碘营养略有不足的情况,建议卫生计生部门、盐业管理部门、宣传部门联合联动,着力加强孕妇人群食用碘盐必要性的宣传工作,提高广大市民尤其是特殊人群预防碘缺乏病的意识,指导群众科学补碘。

4.2 优化监测指标,突出监测重点

受多种因素影响,碘盐覆盖率和合格碘盐食用率指标,与人群碘营养水平关系不密切。尿碘水平是机体碘营养水平内暴露指标,可代表人群的碘营养状况。建议取消食盐指标的监测,用更合理的尿碘指标代替。

(撰稿人:侯常春 王洋)

2016年河北省碘缺乏病监测报告

为进一步了解人群的碘营养状况，积极推进因地制宜、分类指导和科学补碘的防控策略，确保全省持续保持消除碘缺乏病目标，根据《全国碘缺乏病监测方案》(2016版)要求，河北省5月下旬及时制定下发了《河北省碘缺乏病监测方案(2016版)》，按照方案要求，2016年在全省三分之一的县开展碘缺乏病监测，河北省除去5个高碘县外，在166个碘缺乏县的三分之一县即58个县开展了监测工作，现总结如下。

1 监测的质量控制

1.1 人员培训

对各级监测相关人员开展培训，确保监测方法统一、技术规范和协调有序。从事甲状腺B超检查的专业人员，须培训合格后开展监测工作。尿碘、盐碘检测和甲状腺检查数据录入技术统一由省级组织培训，培训人员经考核合格后，方可开展监测工作。

1.1.1 举办全省地方病监测技术培训班。5月18~20日，省疾控中心在石家庄市举办了全省地方病监测技术培训班。来自全省60余名地方病业务人员参加培训。对《河北省碘缺乏病监测实施方案(2016版)》进行了全面解读，介绍了全国碘缺乏病信息管理系统，讲解了甲状腺B超检测技术，并组织学员进行现场实际操作。理论与实践相结合的教学方式使学员们的业务能力得到了有效提高。

1.1.2 举办全省地方病检验质控考核培训班。9月26~28日在石家庄举办全省地方病检验质控考核培训班。来自全省11个设区市、2个省直管县(市)及33个重点县(区)疾控中心地方病检验相关业务人员50余人参加了此次培训。颁发2016年全国碘缺乏病实验室质控考核工作合格证书，并先后对食用盐中海藻盐、川盐的监测方法、生活饮用水中碘的测定方法、尿碘的砷铈催化分光光度法测定及县级尿碘实验室建设规范(讨论稿)，此次培训既有地方病相关实验理论方面的知识，也有实验的实践

部分，通过培训提高了全省地方病检测能力。

1.2 样品采集及实验室检测

河北省疾控中心组织承担监测任务的市、县级疾病预防控制(地方病防治)机构参加国家碘缺乏病参照实验室的质量控制考核，经考核合格的实验室，方可开展实验室检测工作。每批样品测定须同时检测标准物质，进行实验室内部质量控制。省疾控中心对县级检测的尿样、盐样随机抽检5%的样品进行了实验室复核检测工作，复核率达到85.2%。

1.3 督导检查

河北省疾病预防控制中心对11个监测县(市、区)和22个监测乡镇/街道进行现场督导。督导检查的重点包括是否严格按照方案执行、样本采集和抽样方法是否规范、检测技术是否通过考核、资料收集是否完整、可靠等。

2 监测结果

2016年5月，河北省启动了此项工作。由于时间紧，任务重，市县级仪器设备不足，人员缺乏，河北省疾控中心利用半年时间对全省11个市及定州、辛集市进行了甲状腺B超、尿碘实验室检测技术的督导、指导、培训，帮助基层提高了能力。

全省58个县参加了今年的监测工作，其中，国家级贫困县13个，沿海3个县，平原35个县，山区20个县，属丘陵地貌的3个县。B超检查8~10岁儿童患甲状腺肿11 437人，甲肿率2.82%，采集11 407份儿童尿样，儿童尿碘中位数为193.57μg/L，表明碘营养状况良好。其中魏县、任丘、故城、景县和枣强5个县的儿童尿碘中位数>300μg/L，可能与这5个县与高点地区相邻有关。检测孕妇尿样5 638份，尿碘中位数为161.8μg/L，表明2013年碘盐浓度下调后，重点人群碘营养总体处于适宜水平。其中尿碘中位数在100~200μg/L的县有47个，其中双桥区、故城、景县和枣强4个县的孕妇尿碘>300μg/L，晋州、柏乡2个县的尿碘中位数<100μg/L。

166 个非高碘地区县检测食盐 48 582 份,合格碘盐 42 906 份,未加碘食盐 2 983 份,碘盐覆盖率为 93.86%,碘盐合格率为 94.1%,合格碘盐食用率为 88.32%,其中碘盐覆盖率>90% 的有 142 个县,<80% 的县有 14 个,有 10 个县的碘盐覆盖率在 80%~90% 之间。

11 个市 39 个县开展了新生儿 TSH 筛查工作,筛查总数达到 223 398 人,异常人数 827 人,异常率为 0.37%;7 个市 23 个县进行了新生儿甲减筛查复检 5 169 人,结果异常人数 52 人,异常率为 1%,6 个市 11 个县检查孕妇 38 223 人,异常 1 450 人,异常率 3.8%。全部完成了监测任务。

河北省目前发现存在有水源性高碘的县(市、区)有 30 个,根据国家碘盐监测方案的要求,2016 年全部开展了未加碘食盐监测工作。在 30 个县(市、区)的 172 个高碘乡(镇)共监测居民户盐 6 838 份,未加碘食盐 6 486 份,未加碘食盐率达到 94.9%,与去年基本持平。30 个县的未加碘食盐供应情况整体良好,大部分未加碘食盐率在 90% 以上。监测结果表明,盐业和工商等部门加强了未加碘食盐供应的监督管理工作,河北省高碘地区的老百姓吃上了正规渠道供应的未加碘食盐。

（撰稿人:贾丽辉 尹志娟）

2016 年山西省碘缺乏病监测报告

山西省曾是全国碘缺乏病流行比较严重的省份之一,通过实施食盐加碘为主的综合防治措施,人群碘营养状况总体得到改善。近年来,随着山西省经济社会的快速发展,人民生活水平和膳食营养状况发生了较大变化。为进一步了解人群的碘营养状况,积极推进因地制宜、分类指导和科学补碘的防控策略,根据《全国碘缺乏病监测方案》(2016 版)及《山西省碘缺乏病监测方案》,在山西省 11 个市的 40 个县(市、区)开展了碘缺乏病监测的现场及实验室工作,现将监测结果报告如下:

1 监测结果

1.1 居民户食用盐监测结果

1.1.1 全省情况。全省 40 个非高碘县共检测居民户食用盐 11 980 份,盐碘中位数为 23.70mg/kg。全省共检出碘盐 11 660 份,碘盐覆盖率 97.33%,未加碘食盐率 2.67%,碘盐合格率 92.71%,合格碘盐食用率 90.23%。

全省不合格碘盐共有 850 份,占到了 7.10%。在 5~18mg/kg 之间的有 589 份,占所有不合格碘盐的 69.29%(589/850),>33mg/kg 的有 261 份,占到了 30.71%(261/850)。

1.1.2 各市(地级)情况。各市盐碘中位数在 21.60~25.64mg/kg 之间,除太原市外碘盐覆盖率均在 95% 以上,碘盐覆盖率维持在较高的水平。晋中市、临汾市、朔州市、忻州市、运城市、长治市 6 个市的合格碘盐食用率在 90% 以上,大同市、晋城市、吕梁市、阳泉市 4 个市的合格碘盐食用率在 85%~90% 之间,仅太原市的合格碘盐食用率<80%,为 77.42%。

1.1.3 各县情况。从县级层面看,40 个碘缺乏病监测县的盐碘中位数在 18.40~27.90mg/kg 之间,最低的为迎泽区,最高的为灵丘县。有 32 个县的碘盐覆盖率在 95% 以上,7 个县的碘盐覆盖率在 90% 以上,仅离石区的碘盐覆盖率略低于 90%,为

89.67%,碘盐覆盖率维持在较高的水平。有 25 个县的合格碘盐食用率≥90%,6 个县的合格碘盐食用率在 85%~90% 之间,从高到低分别为盂县、潞城市、中阳县、左云县、平定县、和顺县,7 个县的合格碘盐食用率在 80%~85% 之间,从高到低分别为山阴县、南郊区、平陆县、尖草坪区、大同县、万柏林区、离石区,2 个县的合格碘盐食用率在 80% 以下,分别为陵川县(76.32%)、迎泽区(53.67%)。

1.2 8~10 岁儿童尿碘结果

1.2.1 全省情况。全省共检测儿童尿样 8 014 份,尿碘中位数为 203.0μg/L,略高于适宜量。其中,<100μg/L 的占 14.90%,100~199μg/L 的占 33.87%,200~299μg/L 的占 29.47%,≥300μg/L 的占 21.76%。

全省 8 岁组儿童尿碘中位数为 201.1μg/L,9 岁组儿童尿碘中位数为 199.0μg/L,10 岁组儿童尿碘中位数为 207.8μg/L,8~10 岁儿童尿碘中位数各年龄组差异没有统计学意义(F=1.002,P=0.367)。

1.2.2 各市(地级)情况。各市尿碘中位数在 167.8~250.0μg/L 之间,最低的为临汾市,最高的为运城市。大同市、临汾市、朔州市 3 个市的碘营养状态为适宜,其余 8 个市的碘营养状态为高于适宜量。

1.2.3 各县情况。40 个碘缺乏病监测县的尿碘中位数在 149.2~407.8μg/L 之间,最低的为山阴县,最高的为绛县。其中,碘营养处于适宜区间的县有 18 个,超适宜的有 21 个,过量的有 1 个。

1.3 8~10 岁儿童甲状腺容积结果

1.3.1 全省情况。全省共检查 8~10 岁儿童甲状腺 8 006 人,甲状腺肿患者 291 人,甲肿率为 3.63%。在不同碘营养状态的人群中,尿碘值处于碘营养不足区间的儿童甲肿率为 3.11%(37/1 190),处于碘营养适宜区间的儿童甲肿率为 3.73%(101/2 708),处于碘营养超适宜区间的儿童甲肿率为 3.81%(90/2 361),处于碘营养过量区间的儿童甲肿率为 3.56%(62/1 744),但经统计学检验,各率之间无显著差异。

1.3.2　各市（地级）情况。全省 11 个市儿童甲肿率在 1.06%~11.86% 之间，最低的为晋城市，最高的为朔州市。大同市、晋城市、临汾市、吕梁市、太原市、忻州市、运城市、长治市 8 个市的儿童甲肿率<5%，晋中市、朔州市、阳泉市 3 个市的儿童甲肿率>5%。

1.3.3　县级情况。40 个碘缺乏病监测县的儿童甲肿率在 0.50%~21.81% 之间，有 33 个县的儿童甲肿率<5%，7 个县的儿童甲肿率>5%，从低到高分别为左权县（6.00%）、吉县（6.00%）、和顺县（6.50%）、寿阳县（6.50%）、榆社县（8.50%）、盂县（11.76%）、山阴县（21.81%）。

1.4　孕妇尿碘结果

1.4.1　全省情况。全省共检测孕妇尿样 3 902 份，尿碘中位数为 174.2μg/L，处于适宜区间。其中，尿碘值<150μg/L 的占 40.44%，150~249μg/L 的占 34.01%，250~499μg/L 的占 23.35%，≥500μg/L 的占 2.20%。

1.4.2　各市（地级）情况。各市孕妇尿碘中位数在 155.7~197.7μg/L 之间，均处于适宜区间，最低的为大同市，最高的为阳泉市。

1.4.3　各县情况。40 个碘缺乏病监测县的孕妇尿碘中位数在 102.9~247.0μg/L 之间，最低的为汾西县，最高的为平陆县。其中，碘营养处于不足区间的有 12 个，适宜的县有 28 个，超适宜区间及过量的均为 0 个。

2　结果分析

2.1　碘盐监测情况

山西省的合格碘盐标准为：盐碘含量为 18~33mg/kg。监测结果显示，全省的盐碘中位数为 23.70mg/kg。全省总体上碘盐覆盖率、碘盐合格率、合格碘盐食用率均维持在较高的水平。

从市级层面看，11 个市的盐碘中位数在 21.60~25.64mg/kg 之间，除太原市外碘盐覆盖率均在 95% 以上，碘盐覆盖率维持在较高的水平。晋中市、临汾市、朔州市、忻州市、运城市和长治市 6 个市的合格碘盐食用率在 90% 以上，大同市、晋城市、吕梁市、阳泉市和太原市 5 个市的合格碘盐食用率<90%，距离消除碘缺乏病标准 90% 还有一定差距。

从县级结果看，有 32 个县的碘盐覆盖率在 95% 以上，7 个县的碘盐覆盖率在 90% 以上，仅离石区的碘盐覆盖率略低于 90%，为 89.67%。有 25 个县的合格碘盐食用率≥90%，6 个县的合格碘盐食用率在 85%~90% 之间，7 个县的合格碘盐食用率在 80%~85% 之间，2 个县的合格碘盐食用率在 80%

以下，距离消除碘缺乏病标准 90% 还有一定差距。

分析原因一是近年来，私盐对盐业市场冲击较大，商贩流动性强，部分群众贪图便宜购买私盐；二是边远山区经济条件较差，部分老年人群思想顽固，碘缺乏病防治意识淡薄，仍然购买不合格碘盐食用；三是少部分群众因目前甲状腺疾病高发，认为是食用碘盐所致，故自购食用未加碘食盐；四是发现有些城区超市有未加碘食盐出售的现象。

卫生计生部门将及时向这些地区的盐业部门进行反馈，在这些合格碘盐食用率<90% 的地区及周边开展相关调查，净化盐业市场，尽快扭转合格碘盐食用率低的局面，确保山西省居民的安全用盐，为山西省持续消除碘缺乏病提供重要保证。

2.2　碘营养状况监测

本次调查山西省的儿童尿碘中位数为 203.0μg/L，略高于适宜量。但是本次调查的儿童尿碘中位数较 2011 年（食盐加碘浓度调整前）下降了 71.6μg/L，较 2014 年（新旧碘盐过渡期）下降了 21.6μg/L，虽然仍处于碘超适宜的范围，但是已经接近其下限，说明碘盐浓度调整对 8~10 岁儿童为代表的一般人群的碘营养的影响结果是理想的、符合预期的。食盐加碘浓度的调整在改善以 8~10 岁儿童为代表的一般人群的碘营养方面取得了显著的效果。

山西省儿童尿碘<100μg/L 的比例为 14.90%，<50μg/L 的比例为 3.62%，符合《碘缺乏病消除标准》中规定的"8~10 岁儿童尿碘中位数≥100μg/L，<50μg/L 的比例不超过 20%"，说明从儿童尿碘的指标看山西省的碘缺乏病处于持续消除状态。

本次调查显示，孕妇的碘营养水平处于适宜状态，但是处于适宜状态的偏低水平，且尿碘值<150μg/L 的占到了 40.44%，而以 8~10 岁儿童为代表的一般人群的碘营养状况为略高于适宜量，说明普通人群碘营养充足时，特需人群仍可能碘摄入不足，在缺碘地区对孕妇等重点人群应采取与一般人群不同的补碘措施，按照我国以碘盐为主的补碘策略，在碘盐供应不足的情况下，要对重点人群进行额外补碘。

对儿童、孕妇的尿碘与盐碘相关分析结果显示：尿碘水平与其家中食用盐盐碘含量均呈弱正相关。说明食盐加碘仍然是改善人群碘营养水平的重要手段，食盐加碘策略必须长期坚持。新时期面对新的热点问题时，我们应对的方法应该是对食盐加碘策略的不断完善。

2.3　病情监测

本次调查全省儿童的甲肿率为 3.63%，符合《碘缺乏病消除标准》中规定的"8~10 岁儿童甲肿率 <5%"的要求。从病情指标讲,山西省的碘缺乏病仍处于持续消除状态。但是,从市级层面看,晋中市、朔州市、阳泉市 3 个市的儿童甲肿率>5%,朔州市的儿童甲肿率甚至达到了 11.86%。从县级情况看,有 7 个县的儿童甲肿率>5%,从低到高分别为左权县(6.00%)、吉县(6.00%)、和顺县(6.50%)、寿阳县(6.50%)、榆社县(8.50%)、盂县(11.76%)、山阴县(21.81%)。分析原因可能与这些地区的儿童碘营养水平有关。另外,甲状腺容积随着身高、体重等的增加而增大,因此仅仅将儿童甲肿率作为碘缺乏病的病情指标值得进一步研究与探讨。

3　下一步的主要工作

目前,碘盐的质量、供应及市场监管出现了一些令人忧虑的问题,私盐、假盐又重新露头,对碘缺乏病防治工作提出了严峻挑战。卫生计生部门要根据当前面临的形势和问题,尽快制定应对措施,与盐业部门共同探索新的有效协作模式。

食盐加碘作为持续消除碘缺乏病、改善人群碘营养水平的重要手段,将是我国长期坚持的一项国策,山西省碘缺乏病防治下一步的主要工作是:对一些大型超市及便利店所销售的食盐进行调查,加强盐业市场监管及碘盐监测,最大限度地减少未加碘食盐及不合格碘盐的冲击;加强 8~10 岁儿童及孕妇碘营养监测,在持续消除碘缺乏病的前提下,追求各个不同人群的碘营养适宜状态;加强病情监测,掌握病情动态;开展健康教育活动,加大宣传教育力度,提高群众对食用不合格碘盐对身体危害的认识,为山西省持续消除碘缺乏病目标而努力。

(撰稿人:张向东　郭百锁)

2016 年内蒙古自治区碘缺乏病监测报告

内蒙古自治区是碘缺乏病历史重病区,全区 12 个盟市 103 个旗县(市、区)均存在着不同程度的碘缺乏病流行,多年来,通过实施食盐加碘为主的综合防治措施,2010 年所有旗县实现消除碘缺乏病目标。近年来,随着经济社会的快速发展,人民生活水平和膳食营养状况发生了较大变化。为进一步了解全区人群的碘营养状况,积极推进因地制宜、分类指导和科学补碘的防控策略,根据国家《全国碘缺乏病监测方案》(2016 版),开展了 2016 年全区碘缺乏病监测,现总结如下。

1 质量保障

1.1 内蒙古综合疾控中心对 12 个盟市的旗县监测相关人员开展项目培训,确保监测方法统一、技术规范和协调有序。从事甲状腺 B 超检查的专业人员,内蒙古统一培训合格后开展监测工作。

1.2 各级碘缺乏病实验室参加了国家碘缺乏病参照实验室组织的外质控样考核,考核实验室全部合格。每批样品在检测时都带有国家标准物质,进行实验室内部质量控制。

1.3 内蒙古统一下发 Excel 表格,进行数据录入上报,自治区、盟市疾病预防控制(地方病防治)机构负责数据质量复核。

1.4 盟市疾病预防控制(地方病防治)机构对旗县(市、区)检测的尿样、盐样随机抽检 5% 的样品进行实验室复核检测工作。

2 结果

2.1 碘缺乏病监测

本次监测在全区范围内对 12 盟市 33 个县(市、区、旗)8~10 岁儿童进行了甲状腺容积、家中食用盐碘含量和尿碘含量检测,孕妇进行家中食用盐碘含量和尿碘含量检测。

2.1.1 8~10 岁儿童监测结果。全区共采集儿童尿样 6 740 份,尿碘中位数为 201.3μg/L;共采集盐样 6 748 份,盐碘中位数为 23.2mg/kg,未加碘食盐率为 1.9%,合格碘盐食用率为 92.4%;儿童甲肿率为 1.92%。

2.1.1.1 甲肿率情况。全区 8~10 岁学龄儿童 B 超法检查甲肿率为 1.92%。其中,乌兰察布市甲肿率为 6.67%,>5%。31 个旗县中,有 3 个旗县甲肿率≥5%,分别为乌兰察布市的凉城县(5%)、卓资县(9.5%)、化德县(5.5%)。

2.1.1.2 家中食用盐盐碘情况。全区共检测儿童家中食用盐 6 748 份,盐碘中位数为 23.2mg/kg,未加碘食盐率 1.9%,碘盐覆盖率为 98.1%,合格碘盐食用率为 92.4%,见表 2。未加碘食盐率最高的盟市为呼伦贝尔市(5.4%);合格碘盐食用率<90% 的盟市为呼伦贝尔市(87.6%)、通辽市(89.4%)。旗县 8~10 岁学龄儿童家中食用盐盐碘含量分布。未加碘食盐率最高旗县为海拉尔区(15.5%);合格碘盐食用率<90% 的旗县有 7 个,分别为呼伦贝尔市的满洲里市(87.6%)、海拉尔区(82%)、牙克石市(83.8%),赤峰市的元宝山区(82%)、松山区(56.9%)、红山区(75%),通辽市的奈曼旗(74%)。

2.1.1.3 尿碘情况。共检测 6 740 名 8~10 岁儿童随意一次尿碘含量,尿碘中位数为 201.3μg/L,其中 3 个盟市儿童尿碘中位数在 100~200μg/L 之间,9 个盟市在 200~300μg/L 之间。旗县 8~10 岁学龄儿童尿碘含量分布,见附表 2。尿碘中位数在 100~199μg/L 之间的旗县有 12 个,200~299μg/L 之间的旗县有 21 个。从频数分布看,碘含量<20μg/L 的比例为 0.4%,20~49.9μg/L 的比例为 1.4%,50~99.9μg/L 的比例为 6.3%,100~199μg/L 的比例为 41.3%,200~299μg/L 的比例为 29.4%,300μg/L 及以上的比例为 21.3%。

2.1.2 孕妇监测结果。全区共采集孕妇尿样 3 288 份,尿碘中位数为 180μg/L;共采集盐样 3 307 份,盐碘中位数为 23.3mg/kg,未加碘食盐率为 2.0%,合格碘盐食用率为 92.8%。

2.1.2.1　家中食用盐盐碘情况。全区共检测孕妇家中食用盐 3 307 份，盐碘中位数为 23.3mg/kg，未加碘食盐率 2%，碘盐覆盖率为 98%，合格碘盐食用率为 92.8%。未加碘食盐率最高的盟市为呼伦贝尔市（8.4%）；合格碘盐食用率<90% 的盟市为呼伦贝尔市（89.2%）、赤峰市（77.7%）、通辽市（88%）。旗县孕妇家中食用盐盐碘含量分布，见附表 3。未加碘食盐率最高的旗县为海拉尔区（28.4%）；合格碘盐食用率<90% 的旗县有 6 个，分别为赤峰市松山区（42.6%）、红山区（79.2%）、元宝山区（89%）、呼伦贝尔市的海拉尔区（69.6%），通辽市的奈曼旗（69%），呼和浩特市的赛罕区（87%）。

2.1.2.2　尿碘情况。共检测 3 288 名孕妇随意一次尿碘含量，尿碘中位数为 180μg/L。其中 3 个盟市孕妇尿碘中位数在 100~150μg/L 之间，9 个盟市在 150~250μg/L 之间。旗县孕妇尿碘含量分布。其中，尿碘中位数<100μg/L 的旗县有 1 个，巴彦淖尔市临河区（99.4μg/L）；100~149μg/L 之间的旗县有 5 个，分别为赤峰市松山区（139.9μg/L）、乌海市海勃湾区（108.8μg/L）、锡林郭勒盟二连浩特市（125.8μg/L）、呼和浩特市新城区（134.3μg/L）和清水河县（101.1μg/L）；150~249μg/L 之间的旗县有 26 个，250~500μg/L 之间的旗县有 1 个。从频数分布看，碘含量<20μg/L 的比例为 0.9%，20~49.9μg/L 的比例为 4.4%，50~99.9μg/L 的比例为 13%，100~149μg/L 的比例为 18.9%，150~249μg/L 的比例为 36.8%，250~499μg/L 的比例为 22.6%，500μg/L 及以上的比例为 3.4%。

2.2　碘盐监测

2.2.1　碘盐质量。2016 年全区随机抽样检测 20 397 户居民盐样，合格碘盐 19 667 份，不合格碘盐 517 份，未加碘食盐 213 份，盐碘中位数 25.4mg/kg。未加碘食盐率 1.0%，碘盐覆盖率、碘盐合格率和合格碘盐食用率分别为 99.0%、97.4%、96.4%。12 个盟市碘盐覆盖率均在 95% 以上；赤峰市、兴安盟碘盐合格率、合格碘盐食用率在 90% 以上，<95%，其余 10 个盟市均在 95% 以上。碘盐覆盖率≥95% 的县数为 64 个，合格碘盐食用率≥90% 的县数为 63 个。

2.2.2　未加碘食盐情况。全区共检测出 213 份未加碘食盐，12 盟市均有分布。

2.2.3　不合格碘盐分布。全区共检测出 517 份不合格碘盐，12 盟市均有分布，主要分布在赤峰市、呼伦贝尔市、呼和浩特市、兴安盟和鄂尔多斯市。

3　讨论

内蒙古自治区于 1995 年实施食盐加碘为主的综合防治措施以来，全区 12 个盟市连续多年碘盐覆盖率、碘盐合格率和合格碘盐食用率均保持在较高水平，居民碘营养状况得到明显改善，碘缺乏病防治工作成效显著。

2016 年监测结果显示，8~10 岁学龄儿童、孕妇、居民户碘盐覆盖率均在 95% 以上，合格碘盐食用率均在 90% 以上；8~10 岁儿童尿碘中位数为 201.3μg/L，碘含量 100μg/L 以下的比例为 8.1%，50μg/L 以下的比例为 1.8%，B 超法检查 8~10 岁儿童甲肿率为 1.92%，三项主要指标达到国家碘缺乏病消除标准。全区总体上处于持续消除碘缺乏病状态。

8~10 岁儿童甲肿率整体上仍处于较低水平，内蒙古甲肿率多年来保持在碘缺乏病消除标准内，无地方性克汀病新发病例。乌兰察布市 3 个旗县甲肿率>5%，经自治区复核，甲肿率均<5%。超标原因主要是由于当地仪器老化、显像不清晰、测量不准造成的。

儿童、孕妇和居民户碘盐监测结果显示，盐碘中位数均在 20~30mg/kg 之间，全区碘盐覆盖率、碘盐合格率和合格碘盐食用率仍能保持较高水平。反映出全区盐业市场总体上较稳定，碘盐质量较好，土私盐对全区盐业市场的冲击较小，居民能够购买到和食用合格的碘盐。近年来，由于甲状腺结节在内蒙古地区发现率的增加，未加碘食盐销售点增加，选择食用未加碘食盐的居民户增加，造成未加碘食盐率逐年递增。不合格碘盐数量急剧上升，主要有以下原因：相当一部分居民自身、家人患有甲状腺疾病或者担心碘补多了，碘盐和未加碘食盐混合一起食用；进入市场的碘盐浓度不够的问题，未达到合格碘盐的浓度要求；加碘盐浓度虽在合格碘盐浓度标准范围，但是接近下限，部分居民家中食用盐购买时间过长，储存不当，造成碘盐浓度进一步降低，低于合格碘盐浓度范围。

总体上，儿童和孕妇的尿碘中位数均处于 WHO/UNICEF/ICCIDD 推荐的碘营养水平适宜范围。从频数分布来看，儿童尿碘中位数在 100~300μg/L 占 70.7%，孕妇尿碘中位数在 100~150μg/L、150~500μg/L 分别占 18.9%、59.4%，两类重点人群碘营养水平处于适宜及足量的占绝大多数；另外，儿童、孕妇的盐碘中位数和频数分布一致，表明内蒙古当前选择使用的碘盐浓度范围合适，能够满足人群碘营养需求。部分旗县孕妇碘营养水平偏低，要加强孕期课堂碘缺乏病防治知识的宣传,避免胎儿期碘缺乏危害。

4　问题与建议

4.1　加强对盐业生产部门和市场的监管,严把产品质量关,杜绝不合格碘盐上市,确保合格碘盐的供应。

4.2　应关注孕妇的碘营养状况,加强同妇幼部门合作,加大健康教育力度,孕妇食用富含碘的食物或营养补充制剂,纠正孕妇碘营养不足。

4.3　切实加强碘缺乏病健康教育工作,尤其要加强对重点人群防治知识的普及。近年来学校环节的碘缺乏病健康教育工作出现滑坡,教育部门支持和认同度差。碘缺乏病健康教育工作仍需常抓不懈,多部门联合,社会广泛参与。

5　结论

2016 年监测结果表明,内蒙古以食盐加碘为主的碘缺乏病综合防治措施成效显著,处于持续消除碘缺乏病状态。当前食用盐碘含量能够满足 8~10 岁儿童和孕妇的基本碘营养需求。应继续坚持食盐加碘防治碘缺乏病策略,加强重点人群碘营养监测,加大碘缺乏病健康教育力度,切实把握好"因地制宜、分类指导、科学补碘"的原则,努力实现持续消除碘缺乏危害。

(撰稿人:郭宏宇　左媛媛)

2016 年辽宁省碘缺乏病监测报告

辽宁省是碘缺乏病流行比较广泛的地区之一。多年来,通过实施食盐加碘为主的综合防治措施,人群碘营养状况总体得到改善,碘缺乏病防治取得显著成效。为进一步了解重点人群碘营养状况和碘盐食用率情况,积极推进"因地制宜、分类指导、科学补碘"的防控策略,省疾病预防控制中心于 2016 年 5 月—2017 年 3 月组织完成了碘缺乏病监测,现将监测结果报告如下。

1 监测范围

1.1 所有县(市、区)以县为单位开展孕妇和 8~10 岁儿童家庭的碘盐食用情况和食用盐含碘量监测。

1.2 按 2016 年重大公共卫生地方病防治项目任务安排,抽取 34 个县开展孕妇和 8~10 岁儿童碘营养监测。

2 质量控制

2.1 人员培训

辽宁省疾控中心聘请中国医科大学内分泌科、超声科的专家集中对市、部分县疾控机构的监测人员进行了监测方案和甲状腺疾病临床及超声诊断与鉴别诊断等内容的技术培训,确保全省监测技术规范、方法统一、诊断标准一致,各项工作协调有序。

2.2 甲状腺超声检查

超声检查人员经全省超声检查技术培训,50% 以上超声检查诊断人员具有医学影像专业执业医师资格。尿碘、盐碘实验室检测人员以往经过省级统一培训,本年度由市级分别组织了实验室检测技术培训。

2.3 承担检测实验室均是获得全国碘实验室外部质量控制考核合格资质的实验室,省疾控中心对承担尿碘检测实验室的检测结果按批号进行了抽检,相对误差不达标实验室检测的样品全部由市级进行了重新测定。市级疾病预防控制(地方病防治)

机构对县级检测的盐样抽检 5% 的样品进行了实验室复核检测。保证了实验室检测质量。

2.4 质量督导检查

省级疾病预防控制中心对 9 个地市、14 个碘营养监测县(市、区)进行现场督导检查,并抽查了 23 个疾控机构的尿碘和盐碘检测实验室。重点检查了样本采集、抽样方法、样品检测的质量控制及结果准确性等内容。基本保证了监测结果的可靠性。

2.5 数据审核

国家 CDC 的"全国碘缺乏病信息管理平台"网络直报系统收报数据功能尚未竣工。辽宁省采用 Excel 数据库进行全省数据的收集并进行了数据审核、清洁和修正(儿童录入年龄与身份证年龄不符)。对个别监测点的超龄儿童的甲状腺超声检查数据予以不采用处置,但在碘盐食用情况监测对超龄儿童数据予以保留。

3 监测结果

辽宁省 100 个县(市、区)合计抽查 500 个乡(镇、街道),调查 8~10 岁儿童 20 196 人,孕妇 10 012 人。

3.1 重点人群合格碘盐食用情况

3.1.1 儿童碘盐食用情况。采集儿童家庭食盐样品 20 196 份。检出未加碘食盐 292 份,不合格碘盐 647 份,合格碘盐 19 157 份;8~10 岁儿童碘盐覆盖率为 98.6%,合格碘盐食用率为 94.9%,食用盐含碘量均值为 24.1mg/kg ± 4.7mg/kg,变异系数为 19.5%。91% 的县(市、区)儿童合格碘盐食用率高于 90%,达到碘缺乏病消除标准要求。

3.1.2 孕妇碘盐食用情况。本年度调查孕妇 10 013 人,采集孕妇食用盐样品 10 013 份。检出未加碘食盐 92 份,不合格碘盐 1 473 份,合格碘盐 8 448 份,孕妇合格碘盐覆盖率为 84.4%,食用盐含碘量为 24.2mg/kg ± 4.2mg/kg。各县(市、区)孕妇合格碘盐食用率在 32.0%~100.0% 之间,55% 的县(市、区)孕妇合格碘盐食用率在 90% 以上,45% 的县（市、区）孕妇合格碘盐食用率<90%。

综合孕妇和儿童的合格碘盐食用情况，辽宁省2016 年居民合格碘盐食用率为 91.4%。71% 的县（市、区）居民合格碘盐食用率≥90%，符合碘缺乏病消除标准要求。29% 的县（市、区）居民合格碘盐食用率<90%。部分地区居民合格碘盐食用率降低，导致保持持续消除碘缺乏病的县（市、区）数量有大幅下降。

3.2　尿碘水平

按国家重大公共卫生资助项目任务安排，辽宁省 34 个县（市、区）完成了重点人群碘营养监测。

3.2.1　儿童尿碘水平。本次共采集 8~10 岁儿童尿样 6 876 人份，儿童尿碘中位数为 167.8μg/L，尿碘值<50μg/L 的比例为 2.97%，儿童碘营养总体水平适宜。以县（市、区）为单位统计，没有碘过量和碘缺乏的县（市、区），79.4% 的监测县（市、区）处于碘营养适宜水平，29.6% 的县（市、区）碘营养超适宜水平。超适宜水平的县（市、区）主要分布在本溪、阜新、大连和朝阳地区。

3.2.2　孕妇尿碘水平。本次共监测孕妇 3 404 人，孕妇尿碘中位数 135.8μg/L，孕妇总体处于碘缺乏状况。监测县（市、区）中，没有碘过量和碘营养超适宜的县（市、区）；10 个县（市、区）孕妇碘营养处于适宜水平，但接近适宜下限切点值，占监测县的 29.4%；24 个县（市、区）孕妇尿碘水平偏低，碘摄入不足。其中，大洼、兴城市（县）孕妇尿碘中位数 77.3μg/L 和 76.4μg/L，碘缺乏严重。

3.3　儿童甲状腺肿情况

14 个市疾控机构完成了 34 个县（市、区）6 874 名 8~10 岁儿童甲状腺超声检查。甲状腺容积正常儿童 6 763 人，甲状腺容积>同年龄正常值上限的儿童 111 人，甲肿率为 1.6%。

调查发现罹患甲状腺结节（含囊肿、腺瘤、囊性结节、实性结节）儿童 226 人，检出率为 3.3%。大连、本溪、营口、朝阳、丹东、锦州、盘锦、沈阳市的监测儿童均检出甲状腺结节。大连儿童的甲状腺结节检出率最高，为受检儿童的 21.1%。金州新区儿童甲状腺结节检出率高达 34.2%。

鉴于各市儿童甲状腺结节检出率差别较大，我们对 14 个市甲状腺超声检查人员执业情况进行了调查分析。甲状腺超声检查由 12 位疾控机构和临床医院的医学影像执业医师或公共卫生执业医师资格人员和 1 位助理执业医师完成。按超声检查人员执业资质分为医学影像执业医师和公共卫生执业医师且在市级二甲以上医院甲状腺超声室脱产学习工作 2 个月以上组（1 组），无医学影像执业医师资格（无二甲以上医院甲状腺超声工作学习经历）或无执业医师资格组（2 组）。发现两组人员检查儿童甲状腺肿患病结果基本相同（P>0.05），甲状腺结节检出结果有显著统计学差异（P<0.05），第一组医生的甲状腺结节检出率显著高于第二组医生的检出率。提示，甲状腺超声检查应由具有医学影像执业医师资格和临床甲状腺超声检查工作经验的专业人员完成，才能保证监测结果准确性和合法性。建议各市疾控机构聘用有临床执业医师资格专业人员完成甲状腺超声检查和诊断。

3.4　新生儿促甲状腺激素筛查

2016 年 3~7 月，阜新、盘锦、朝阳市疾控中心收集了当地妇幼机构采用时间分辨荧光免疫分析法（广州丰华生物公司试剂盒）完成的 14 217 名新生儿全血促甲状腺素（TSH）筛查数据，发现 TSH 异常升高新生儿 13 人，召回复检后 9 人甲状腺功能（TSH、FT_4、FT_3）正常，为"一过性"高 TSH 血症；4 人 TSH 升高，FT_4 低于正常切点值，符合先天性甲状腺功能减退诊断。抽样地区新生儿高 TSH 血症检出率 9.14/万，先天甲减检出率 2.81/万。新生儿高 TSH 血症检出率显著高于全国新生儿 TSH 筛查异常水平。这可能与孕妇碘营养水平普遍偏低有密切关系。

3.5　孕妇甲状腺功能和抗体筛查

本溪市疾控机构收集了 175 名孕妇甲状腺功能监测数据。175 名筛查甲功孕妇（5 名孕妇孕前有甲状腺疾病史），检出甲状腺功能异常孕妇 11 人，异常率 6.3%。筛查结果支持甲亢诊断孕妇 3 人、亚甲亢 4 人、亚甲减 1 人，甲减 1 人，低 T_4 血症 2 人。由于样本量小，无法做进一步评价。

3.6　高危地区县（市、区）地方性克汀病搜索

34 个碘营养监测县（市、区）中，各县（市、区）儿童尿碘中位数均在 100μg/L 以上，兴城市、大洼县孕妇尿碘中位数低于 100μg/L，大洼县和兴城市历史都不曾是地方性克汀病流行区，故没有需要启动高危地区地方性克汀病搜索的县（市、区）。

4　主要结论

从 100 个县（市、区）碘缺乏病监测结果，辽宁省孕妇和 8~10 岁儿童人群的合格碘盐食用率为 91.4%。8~10 岁儿童尿碘中位数为 167.8μg/L，尿碘低于 50μg/L 儿童比例为 3.0%，儿童碘营养总体水平适宜。没有

碘过量和碘缺乏的县，高于适宜县占碘营养监测县的 20.6%。孕妇尿碘中位数为 135.8μg/L，孕妇碘营养总体水平偏低。大洼县和兴城市孕妇尿碘中位数仅为 77.3μg/L 和 76.4μg/L。29.4% 的监测县孕妇碘营养在适宜水平，70.6% 的监测县孕妇碘缺乏，没有碘过量和高于适宜的县（市、区）。盘锦、锦州、营口、鞍山市孕妇碘缺乏相对较高，需加强孕妇碘营养干预，改善孕妇碘营养水平。

从儿童尿碘水平及其对应食用盐含碘量情况看，普通碘盐加碘量在符合国家标准情况下可以继续适当下调，使更多地区的儿童尿碘水平保持适宜水平。

结合重点人群合格碘盐食用率、尿碘水平，儿童甲肿率，应用《重点地方病控制和消除评价办法（2019 版）》评价监测结果，持续消除碘缺乏病县（市、区）的数量较"十二五"全国地方病防治规划终期考核评估结果略有下降。

5　成绩和存在的问题

5.1　在各级卫生计生委的领导下，辽宁省三级疾病预防控制机构投入大量人力、物力，全面完成了对 100 个县、500 个乡（镇、街道）、3 万余名儿童和孕妇的碘缺乏病监测，客观地评价了各地碘缺乏病防治措施落实情况、重点人群碘营养状况、病情的消长趋势、病区控制效果和取得的巨大防治成效，为进一步开展防治工作提供了科学依据。

5.2　食用加碘盐情况下，儿童碘营养总体保持在适宜水平，辽宁省应继续落实食盐加碘为主的综合防治措施，重点推进"因地制宜，分类指导、科学补碘"的防控策略。

5.3　辽宁省碘缺乏病防治工作取得明显效果，但防治工作也存在问题。辽宁省孕妇碘营养水平偏低，亟须各地盐业部门做好孕妇专用碘盐（加碘量 30mg/kg）的生产供应，妇幼保健机构加强对孕妇碘营养和甲状腺功能监测，对缺碘孕妇予以补碘干预或指导，使孕妇都保持适宜的碘营养水平，共同推进科学补碘、精准防治。

6　建议

6.1　明确责任，履行职责。各级政府要深刻认知食盐加碘对碘缺乏病防治工作的重要性，相关部门加强碘盐生产供应管理，保障孕妇专用碘盐和普通碘盐的生产供应，保障各地不同人群特别是孕妇都能吃上合格碘盐，确保重点人群合格碘盐覆盖率符合《辽宁省盐业体制改革实施方案》的要求。

6.2　增加投入，开展定期监测。加强碘缺乏病防治工作投入，定期开展碘缺乏病监测、孕妇甲状腺功能监测和新生儿促甲状腺激素水平筛查，数据共享，及时发现防治工作和防治措施落实方面出现的问题，才能巩固碘缺乏病防治成果，科学指导碘缺乏病防控工作。

6.3　加强健康教育，提高公众防病意识。通过健康教育和健康促进，加大宣传力度，提高居民自我保健意识，使重点人群选择适宜浓度碘盐，推进"因地制宜，分类指导、科学补碘"的碘缺乏病防控策略。

6.4　加强基层地方病防治技术人员培训。基层地方病防治人员岗位更替频繁，定期开展培训，使基层地方病防治专业人员的培训持续化、常态化。加大县级地方病防治机构能力建设，使其有能力去开展地方病监测的相关工作，为消除碘缺乏病提供技术支持。

（撰稿人：王健辉　冯晓伟）

2016 年吉林省碘缺乏病监测报告

　　为全面了解吉林省碘缺乏病病情变化趋势,掌握重点人群碘营养水平,为吉林省碘缺乏病防治工作提供科学依据,并对已采取的防治措施效果进行评价。按照国家卫生计生委及国家地病中心的部署,在吉林省卫生计生委的组织和领导下,吉林省地方病第二防治研究所按照国家统一技术要求,组织并开展了 2016 年碘缺乏病病情调查。现将调查结果报告如下:

1 组织领导与实施

　　本次监测工作由省卫生计生委统一领导,为保证此次碘缺乏病病情监测的质量,对各市(州)、各县(市、区)疾控中心的工作人员进行了项目工作培训,包括工作布置与实施、实验室检测与甲状腺超声测量与操作培训,采取授课与集中讨论的方式培训共 150 余人次。并对国家下发的《全国碘缺乏病监测方案》(2016 版)和《吉林省碘缺乏病监测方案》的主要内容逐条进行解读。吉林省地方病第二防治研究所负责本次监测项目培训、现场督导、实验室结果和数据复核、分析,地市级和县级疾病预防控制中心负责调查点的选择、现场调查、实验室检测和数据录入、复核、分析。

2 质量控制

　　2.1　对参加监测的各级工作人员进行技术培训,统一技术标准。

　　2.2　现场调查、样品收集、登记、表格填写、实验室检测质量控制等工作由专人负责。

　　2.3　保证每个被调查者的尿样、盐样、甲状腺检查以及其他调查资料等一一对应。

　　2.4　实验室检测严格按照说明书中的操作规程进行。

3 调查结果

　　3.1　根据 2016 年碘缺乏病病情监测结果,吉林省 8~10 岁儿童、孕妇合格碘盐食用率分别为 96.28%、96.34%。

　　3.2　全省范围内各监测项目县(市、区)8~10 岁儿童尿碘中位数均高于 100μg/L,但个别乡镇调查点中有尿碘中位数<100μg/L 的情况。如,西安区、东丰县、和龙市、靖宇县,8~10 岁儿童尿碘<100μg/L 的分别为 93 人、75 人、74 人、56 人;占县、区调查总数的 46.50%、37.50%、35.41%、28.00%。

　　3.3　全省孕妇尿碘中位数 162.30μg/L,碘营养基本处于适宜状态,但部分监测项目县(市、区)存在孕妇尿碘中位数低于 150μg/L 的情况。如,桦甸市、双辽市、东丰县、通化县、江源区、靖宇县、龙井市、安图县、宁江区孕妇尿碘中位数均低于 150μg/L,其中,靖宇县最低为 105.83μg/L。

　　3.4　8~10 岁儿童甲状腺肿患病情况,全省 25 个县(市、区)及长白山管委会,共做 8~10 岁儿童甲状腺超声 5 010 例,其中洮南县甲肿率较高,为 3.00%。

4 结论

　　4.1　从 8~10 岁儿童 B 超检测结果看,2000 年以来,历次检测结果甲状腺 B 超甲肿率均<5%。本次调查大部分地区甲肿率仍<5%,表明吉林省碘缺乏病病情一直保持稳定。

　　4.2　吉林省目前仍属于缺碘地区,自从 2012 年执行吉林省碘盐浓度新标准以来,经过多年的碘盐防治,居民碘营养水平相对稳定。近些年监测结果表明居民碘营养均处于适宜水平,居民碘缺乏得到有效控制。从全省 2016 年 8~10 岁儿童、孕妇尿碘监测结果来看,此次监测尿碘中位数处于适宜标准。说明吉林省目前居民碘营养水平是相对充足的。但也有一些监测项目县(市、区)孕妇尿碘中位数低于国际推荐碘营养水平,提示碘营养不足,应引起重视。龙井市调查发现的 7 例碘含量为 "0" 的未加碘食盐,为当地民族饮食习惯所使用的泡菜盐,不含碘。同时,也应注意到盐碘仍是吉林省居民碘营养的主要来源,盐碘水平直接影响吉林省居民的碘营养水平,孕妇等特需人群碘营养水平有待提高,应加强特需人群补碘,或实行不同人群盐碘浓度。

5　存在问题

2016 年按照《全国碘缺乏病监测方案》(2016版)要求,吉林省首次以县(市、区)为单位开展碘缺乏病病情监测。全省有 25 个县(市、区)及长白山管委会开展了碘缺乏病病情监测工作,从目前监测结果看,监测结果可能存在一些偏差,原因可能有以下几个方面。

5.1　8~10 岁儿童和孕妇尿碘检测结果。全省开展监测项目的 25 个县(市、区),尿碘实验室能力建设不到位。目前,只有个别少数县(市、区)能够独立开展尿碘实验室检测工作,绝大部分县(市、区)不具备检测能力,均依靠市(州)级疾控中心来完成;25 个县(市、区)及长白山管委会均未参加实验室外质控考核工作;尿碘检测从业人员培训不到位;再加之样品采集、运输、贮存过程中可能存在不规范,或尿样未做到及时检测导致尿样检测结果出现偏差。

5.2　8~10 岁儿童超声检测结果。25 个县(市、区)8~10 岁儿童甲状腺超声检测所采用设备不统一,有台式、便携式,有 B 超,有彩超;8~10 岁儿童超声检测从业人员来自不同岗位,有从事临床的,有从事体检的,有的参加了全省统一培训的,有的没有参加培训;有的县(市、区)8~10 岁儿童年龄段掌握得不够准确,导致 8~10 岁儿童甲肿率出现偏差。

总之,2016 年全省有 25 个县(市、区)及长白山管委会承担了碘缺乏病病情监测工作,在检测设备、实验室能力建设、人员培训不健全的情况下,监测结果势必会出现一些偏差,随着今后监测工作的逐步完善,监测技术水平逐步提高,监测数据会逐渐科学可靠。

(撰稿人:赵景深　李维)

2016年黑龙江省碘缺乏病监测报告

1 组织实施

按照《全国碘缺乏病监测方案》(2016版)有关要求,黑龙江省疾控中心地方病所在哈尔滨召开了项目启动会和岗位培训班,会议总结了2016年全省碘缺乏病各项工作情况,部署了2017年质控考核、碘盐监测工作的具体要求。

2 监测结果

全省132个县(市、区)全部按方案要求完成了监测任务。监测盐样36 861份,盐碘中位数为25.08mg/kg,检出未加碘食盐514份,不合格碘盐2 407份。盐碘覆盖率98.6%、盐碘合格率为93.38%、合格碘盐食用率为92.08%。监测8~10岁儿童尿碘分数9 016份,8~10岁儿童尿碘中位数为183.5μg/L,其中<20μg/L的份数为100份占总数监测分数的1.1%,<50μg/L份数为339占总数监测分数的3.8%。监测孕妇尿碘份数4 034份,中位数为175.5μg/L。其中<20μg/L的份数为77份占总数监测分数的1.9%,<50μg/L份数为245占总数监测分数的6.1%,孕妇家中盐碘中位数为24.3mg/kg。

3 监测管理

3.1 人员培训

全省13个地市都组织了与碘盐监测有关的技术培训或工作会议,确保了监测方法的统一和技术的规范。

3.2 督导

黑龙江省疾控中心地病所对13个地市的30个县(区)进行了碘盐监测工作的现场督导。具体方法是:听取工作汇报、查阅档案资料、现场考察。

3.3 全国碘盐监测信息管理平台运行情况

由于2016年新的平台系统一直处在搭建过程中尚未正常上线投入使用,黑龙江省采用国家地病中心统一下发的表格格式由各地市上报数据汇总后上报,监测所要求的各类数据是按公式要求计算后得出数据。

4 成绩

4.1 各级卫生行政部门重视,协调和支持力度加大,各级疾控中心严格执行《全国碘缺乏病监测方案》(2016版)的各项技术和质量控制措施,进一步加强了碘盐监测工作的质量控制,包括监测点的确定、样品的采集、以及实验室检测数据的可靠性等各个环节,确保了碘盐监测结果的科学性和真实性。

4.2 从全省2016年碘盐随机监测结果看出,黑龙江省8~10岁儿童尿碘、孕妇尿碘中位数均在适宜范围,合格碘盐食用率92.08%,儿童甲肿率<5%,各项指标均达到了国家消除碘缺乏病标准。其中合格碘盐食用率的数据比上一年下降了5个百分点,这也是对盐业体制改革以来的首次大幅下降,说明今后的工作力度、难度将随着盐市场开放而加大。

4.3 监测资料的完整性和有效性继续得到提升,没有监测盲区。

4.4 加强监测质量控制、培训和督导工作。今年黑龙江省参加全国外质控样考核的县区全部合格,使黑龙江省数据的可靠性得到保证。

5 问题和建议

5.1 个别地区上报数据不及时,从而导致全省数据无法及时统计上报。请各市督促所辖区县严格按照规定时间上报数据,并对所上报的数据检查核实严格把关。

5.2 建议今后各级从业人员进一步提高监测信息管理水平,对各种原始资料及时分类、归档,对上报的资料进行数据导出、备份。

5.3 部分地区与盐业部门沟通不够。建议各部门间及时通报监督、监测结果,建立健全信息发布和沟通机制,针对工作中发现的问题,查找原因,积极会商,适时采取相应的防范措施,努力做到监测有序、信息通畅、及时响应、措施到位。

5.4　继续做好碘缺乏病的健康教育工作,使广大群众充分了解碘缺乏病的防控方法,做到科学补碘。完善政府领导、部门协作、群众参与的碘缺乏病预防控制的长效工作机制。

5.5　继续加强尿碘实验室的建设,以确保黑龙江省能更加全面、及时地掌握人群碘营养的动态。

（撰稿人:邢智锋　康敬）

2016年上海市碘缺乏病监测报告

碘是人体必需的微量元素之一,是合成甲状腺激素的重要物质,长期碘缺乏会造成不同形式的碘缺乏病。成人碘缺乏会引起地方性甲状腺肿,胎儿缺碘会造成呆小症。碘缺乏对人类健康有很大危害。20世纪90年代前,我国碘缺乏病曾广泛流行。1994年我国开始实施普通食盐加碘以来,碘缺乏病病情得到了有效控制。上海自1996年4月开始全面供应加碘盐,根据原卫生部碘缺乏病病情监测工作要求,分别于1995年、1997年、1999年、2002年、2005年、2011年和2015年开展了7次碘缺乏病监测工作。2011年我国颁布了《食用盐碘含量标准》,上海根据本地人群历年碘营养水平采用了30mg/kg±30%的碘盐浓度作为标准,并于2012年3月15日开始执行。为掌握新标准实施后本地孕妇和学龄儿童的碘营养状况,根据《国家卫生计生委办公厅关于印发全国碘缺乏病监测方案的通知》文件要求,上海市于2016年开展了重点人群碘营养状况监测。

1 监测结果

1.1 尿碘水平

1.1.1 8~10岁学龄儿童。共完成尿碘含量测定3 399份,尿碘中位数为191.0μg/L(P25=127.2μg/L,P75=269.0μg/L),碘含量<100μg/L的比例为16.2%,其中<20μg/L和50μg/L的比例分别为1.2%和3.5%,碘含量>300μg/L的比例为14.2%,其中>500μg/L的比例为2.5%。

1.1.2 孕妇。共完成孕妇尿碘含量测定1 717份,尿碘中位数为142.0μg/L(P25=85.4μg/L,P75=226.0μg/L),碘含量<150μg/L的比例为53.5%,其中<20μg/L和50μg/L的比例分别为2.9%和7.3%,碘含量>500μg/L的比例为3.6%。

1.2 居民户食用盐碘含量

共检测居民户家中食用盐样5 119份,其中碘盐4 151份,合格碘盐3 535份,碘盐覆盖率为81.1%,碘盐合格率为85.2%,合格碘盐食用率为69.1%,碘含量中位数为25.0mg/kg,四分位数范围为18.5~28.5mg/kg。

2 讨论

2.1 儿童碘营养水平适宜

8~10岁儿童尿碘中位数为191.0μg/L,处在世界卫生组织/联合国儿童基金会/国际控制碘缺乏病理事会推荐的碘营养适宜范围内,表明本市8~10岁学龄儿童碘营养适宜。2002年、2005年、2011年和2015年本市8~10岁儿童尿碘中位数为173.3μg/L、198.1μg/L、181.7μg/L和171.4μg/L均显示该人群碘营养处于适宜范围,与本次调查结果相当,表明碘盐浓度调整本市选择的浓度符合本市该部分人群的需求。

2.2 孕妇碘营养状况不足

孕妇尿碘中位数为142.0μg/L,处在世界卫生组织/联合国儿童基金会/国际控制碘缺乏病理事会推荐的碘营养不足的范围内,表明本市孕妇可能存在碘营养不足的风险。2015年本市孕妇尿碘中位数为126.53μg/L,与本次调查结果一样均显示该人群碘营养存在不足的风险,因本市碘盐浓度调整选择的浓度是国家推荐的最高标准,故建议有必要加强该部分人群上海孕妇碘营养状况现状及碘缺乏对母体及子代危害的相关健康教育,引导孕妇在孕期适当的多食用一些含碘量高的食物。

2.3 儿童家中食用盐碘含量

本次对8~10岁儿童家中食用盐检测显示碘盐覆盖率为81.1%,合格碘盐食用率为69.1%,均较2002年(94.7%和91.8%)、2005年(98.6%和98.4%)、2011年(92.3%和88.2%)和2015年(85.6%和72.5%)有所下降,特别是合格碘盐食用率。碘含量中位数为25.0mg/kg。

上海市历来都是非碘缺乏病流行区,上海市于1996年开始实施了食盐加碘以消除碘缺乏危害的综合防治措施,分别于2000年、2007年和2011年通过了国家消除碘缺乏病阶段目标、中期评估和终期评估。从 2002 年、2005 年、2011 年、2015 年和 2016 年四次调查结果来看,通过食盐加碘消除碘缺乏病危害工作取得了良好的成效。检测结果显示一方面要继续加强人群碘营养监测,加强健康教育宣传,特别是对孕妇的宣传教育和指导,避免碘缺乏对胎儿脑发育和儿童智力的损伤,另一方面也需要加强与盐务局沟通,提高食盐中碘含量,使食盐中碘含量达到最优水平。

(撰稿人:臧嘉捷　汪正园)

2016 年江苏省碘缺乏病监测报告

按照《江苏省 2016 年度第一批中央补助地方病防制项目和省级地方病防制项目技术实施方案》要求,在全省所有县(市)开展县(市、区)级人群碘营养监测,各地人群碘营养监测时间进度由各市具体安排。2016 年开展碘营养儿童 B 超甲状腺监测的市辖区名单由各省辖市于 2016 年 2 月 10 日前上报江苏省疾控中心。在开展零售店碘盐监测的 13 个县(市、区)(含江宁区、江阴市、新沂市、武进区、常熟市、灌云县、淮阴区、亭湖区、江都区、扬中市、如皋市、兴化市、泗洪县)每年开展一次三日日人均摄盐量、三日日人均摄酱油量监测及人群碘营养监测。现将 2016 年全省人群碘营养监测工作总结如下:

1 项目组织管理

2016 年 1 月在苏州召开 2015 年江苏省地方病防制工作年会,总结 2015 年全省"十二五"地方病防制规划终期评估及重点地方病控制与消除评价工作与 2015 年各项目工作。2016 年 3 月召开全省监测培训会,学习《全国碘缺乏病监测方案》(2016 版)同时发布 2016 年的工作方案,并进行业务培训,重点是对各市业务技术人员进行甲状腺容积 B 超检测培训,为全省儿童甲状腺容积 B 超检测打下基础。10 月各地完成相关数据上报。项目的及时启动和方案的有效实施确保了人群碘营养监测工作开展的进度和质量。

2 监测方法和内容

除监测方案规定的内容和方法外,本年度增加了三日日人均摄盐量以及三日日人均摄酱油量监测。在进行零售店碘盐监测的 13 个县(市、区)中各选择 1 个乡(镇、街道)(名单确定后报省疾控中心,并在今后的监测中保持相对稳定),随机抽取 10 户学龄儿童调查家庭户,采用三日称量法调查其家庭成员三日日人均摄盐量。三日日人均摄酱油量监测同上。三日日人均摄酱油量监测需要同时记录酱油品种,产地等信息。

3 质量控制

使用有密封盖的聚乙烯塑料瓶采集尿样。先用水和洗涤剂清洗,以除去灰尘、油垢,再用自来水冲洗干净,用 10% HCl 浸泡 8 小时,取出沥干,先用自来水漂洗干净,用蒸馏水充分荡洗三次,最后用去离子水冲洗干净。尿碘检测和试剂配制用水要求较高,必须采用去离子水。

尿样和盐样分别由专人采集并分开存放,防止采样及运输过程中盐样对尿样的污染,绝不能用采集盐样的器具或手触摸尿样采集瓶(尤其是瓶口)。尿样采集后实验室应放在 4℃冰箱保存,在 1 个月内检测完毕。盐样采集后在室温干燥避光处保存,不能放在冰箱里以防碘挥发和盐样潮解。

尿碘检测实验室严禁摆放高碘药品(如碘伏、华素片等),服用高碘药物和涂抹碘伏的人员不得进入尿碘实验室。盐碘和水碘、尿碘同在一个实验室的,应遵循先做水碘、尿碘,再做盐碘的原则,因盐碘浓度高,浓度数量级相差千倍。如果在开展尿碘检测之前本实验室曾经开展过盐碘或高浓度碘检测的,必须对实验室环境进行处理:采用硫代硫酸钠溶液对桌面进行擦拭,地面进行清拖,实验室开窗通风。

4 项目实施及完成情况

全省各监测点严格按照方案要求,认真组织,精心筹划,细致安排,有序开展,严格质量控制,加强配合协作,人群碘营养监测工作顺利开展实施;省疾控中心及时组织进行督导,确保了项目完成的质量。主要监测结果如下:

4.1 8~10 岁儿童尿碘及盐碘监测

对全省 97 个县(市、区)实施了监测,共调查了 8~10 岁学龄儿童 19 461 名,获取 19 449 例尿碘样品及 19 447 份儿童家庭盐碘样品,全省被调查儿童家庭的盐碘均数为 23.29mg/kg±4.31mg/kg，尿碘中位数 212.40μg/L，全省尿碘中位数仅盐城阜宁县低于 100μg/L，其余均>100μg/L。碘盐三率中，合格碘盐食用率有 9 个县低于或者等于 90%。

4.2　孕妇尿碘及盐碘监测及甲状腺触诊

在 97 个县（市、区）共检测孕妇 9 718 例，均收集其尿碘及盐碘样品。全省孕妇家庭的碘盐样本的盐碘均数：23.45mg/kg±4.14mg/kg，尿碘中位数 165μg/L。在被调查的县（市、区）中，<100μg/L 的有 1 个，在 100~150μg/L 的有 31 个，150~249μg/L 的有 56 个，250~499μg/L 的有 9 个，无>500μg/L 的县（市、区）。其中无锡、常州、扬州全市孕妇尿碘中位数低于 150μg/L。另外触诊孕妇 1 388 例，未见有甲状腺肿患者。碘盐三率中，合格碘盐食用率有 9 个县低于或者等于 90%，和儿童盐碘数据基本吻合。

4.3　儿童甲状腺肿患者触诊及 B 超调查

2016 年完成共计 7 397 名学龄儿童的甲状腺触诊，触诊甲肿率 0.42%，共计 80 例，仅在南京秦淮区见一例Ⅱ度肿大。共计 35 各县进行了 7 034 位学龄儿童 B 超甲状腺检测，甲肿率为 1.83%。其中吴江区、工业园区、金湖县、宝应县和句容市的 B 超甲肿率≥5%，扬州市全市 B 超甲肿率>5%。

4.4　三日日人均摄盐量和三日日人均摄酱油量监测情况

在开展零售店碘盐监测的 13 个县（市、区）（含江宁区、江阴市、新沂市、武进区、常熟市、灌云县、淮阴区、亭湖区、江都区、扬中市、如皋市、兴化市、泗洪县）开展了三日日人均摄盐量、三日日人均摄酱油量监测。

5　分析与讨论

5.1　全省非高碘地区人群尿碘总体情况

非高碘地区学龄儿童尿碘中位数全省为 212.4μg/L，高于 2015 年的 205.24μg/L，处于略高于适宜量水平；孕妇尿碘中位数全省为 165μg/L，与 2015 年 164.69μg/L 基本持平处于适宜水平。

5.2　非高碘地区县区层次人群尿碘情况

分县区来看，尽管个体尿碘值有<100μg/L 的情况，但各县区儿童仅有 1 个县尿碘中位数<100μg/L；有 94.8%（92/97）的县区处于基本适宜水平 100~299μg/L 之间；应注意有 4.1%（4/97）的县区儿童尿碘中位数>300μg/L，提示这些地区人群碘营养可能过多，应加强监测，观察食盐加碘含量下调后的变化；分县区的孕妇尿碘中位数显示，仅有 1 个县区

尿碘中位数<100μg/L，提示该地区人群碘营养可能不足，应引起重视；其余县区的孕妇尿碘中位数均>100μg/L。但是有 31 个县在 100~150μg/L 之间，尚未达到理想的碘营养水平，存在碘营养不足的风险。

5.3　孕妇与学龄儿童尿碘的比较

孕妇全省尿碘中位数低于学龄儿童（165μg/L<212.4μg/L），与去年类似；以上提示全省孕妇的尿碘水平低于学龄儿童，可能与其中的孕妇少盐饮食导致的尿碘偏低有关，但仍需进一步分析和探讨。

5.4　全省分人群碘盐三率情况

学龄儿童和孕妇的碘盐三率中，合格碘盐食用率较之 2015 年均有下降。全省的碘盐覆盖率保持在一个比较大的水平，但是碘盐合格率比较低，因而合格碘盐食用率在个别地区出现明显下降的情况。全省有 9 个县（市、区）的合格碘盐食用率<90%。主要原因可能为盐业市场的放开，以及公众对碘摄入相关知识关注增加但是却缺乏筛选辨别能力，而导致的主动摄入未加碘食盐以及混盐造成的。

5.5　儿童甲肿率

儿童甲肿率中，全省的触诊甲肿率保持在比较低的水平，但是 B 超甲肿率显示有部分县区甲肿率≥5%。且与盐碘三率降低的地区有一定重叠，提示加强该地区儿童碘营养状况的监测和盐碘市场的监管。

5.6　摄盐量和摄酱油量情况

摄盐量影响人群的碘摄入量和碘营养状况。本次调查显示全省人均食盐日摄入量在每人 8g/d 之间，大部分高于中国居民膳食指南推荐标准。各地摄盐量水平不同，可能与饮食习惯差异有关。此次还调查了摄酱油量，酱油摄入量约为 4.62g/（人·d）。对应的学生尿碘中位数均>100μg/L。目前对酱油中碘的含量尚未做检测。且儿童尿碘中位数和该地的碘盐、酱油消耗量并不呈现正相关关系，可能与样本量过小，以及工作中膳食调查不够详尽有关。此项工作仍处于探索和逐步完善阶段，将进一步完善监测工作和数据分析，对不同摄盐量和摄酱油量对碘营养状况的影响作探讨。

6　问题与建议

6.1　项目工作量增加较大，需适应期

2016 年是"十三五"开局之年，相对于"十二五"期间的工作内容，"十三五"期间无论是工作覆盖的地区，还是每个地区的调查人数和调查工作，都有着

不少增加。尤其是增加了儿童甲状腺 B 超的检测工作,为既往调查不具有的内容,因此对于基层工作人员,项目开展的压力增加较大。

6.2　B 超仪器和检测人员配备

由于全省范围内,各市独立开展甲状腺 B 超监测是新增内容,因此在 B 超仪器和检测人员配备上,资源略显紧张。通过年初的 B 超甲状腺检测培训,为全省检测技术统一上把了一次关,同时通过部分的资金资助,为盐城和镇江配备了便携式 B 超仪器,其余各市也通过各种方式为自己科室购买了 B 超仪,或者通过租赁或和体检科室合作的形式完成今年的 B 超监测任务。

6.3　数据上报的规范性有待进一步加强

监测方案要求采用规定表格进行填报,由市对所辖各县(市、区)汇总后统一上报。但在数据上报过程中,部分地区的表格未使用最新版本,或者数据上报缺漏和错误较多,没有审核。相对于往年,今年的市级对数据的审核相对于往年有所加强,所有的地区数据都经过了初步的整合和统计。但是对数据的审核方面,依旧需要进一步加强,省疾控中心也将积极研究制定更科学有效的上报数据方式,以期规范数据上报,提高数据质量。

6.4　来自盐业市场改革和大众媒体信息误导的冲击

随着盐业市场流通的放开,以及苏锡常地区未加碘食盐供应点的增多,可以预期在"十三五"期间,合格碘盐食用率至少在苏南一带会有比较明显的下降。同时在 2015—2016 期间,微信等新网络媒体的信息流通以及大众对甲状腺疾病的持续上涨关注,网络上对于碘盐的负面言论,和缺乏有力的科学舆论引导,造成了部分地区工作对碘盐摄入不必要的恐慌和对未加碘食盐的有意识的选择性消费。因此在对碘盐市场流通加强监管的同时,应当注重对于大众观念的引导,要重视新媒体在传播信息方面的重要性,联合临床医师,对群众进行碘营养方面的知识的科学宣传。

(撰稿人:王培桦　叶云杰)

2016年浙江省碘缺乏病监测报告

我国是世界上碘缺乏病流行最严重的国家之一,除上海市没有发现地方性甲状腺肿患者,台湾省病情不详外,其余30个省、市均有不同程度的流行。全国约有7.2亿人口受到碘缺乏病的威胁,占世界受威胁人口的46%。浙江省曾在1984年开展了大规模的调查,确定52个县市,1 247个乡为碘缺乏病区。为及时了解和掌握浙江省人群碘营养状况,评价以食盐加碘为主导的干预措施落实情况及防治效果,观察碘缺乏病消长趋势,为防治工作提供科学的决策依据。按照《全国碘缺乏病监测方案》(2016版)有关要求,在全省90个县开展学龄儿童和孕妇的碘营养水平监测工作,30个县开展碘缺乏病病情监测以及在11个市和30个县开展碘缺乏病实验室外质控样品检测工作,现将结果报告如下:

1 背景

碘是人体必需的一种微量元素,也是合成甲状腺激素的必需成分,参与调节甲状腺的生长与分泌功能。甲状腺激素调节机体的物质和能量代谢,尤其在神经系统代谢、生长和发育成熟中起十分重要的作用。即碘是通过甲状腺激素来发挥作用的。适宜的碘营养水平对维持机体内环境稳态至关重要。

碘缺乏病是由于自然环境碘缺乏造成机体碘营养不良所导致的一组疾病的总称,缺碘可以严重影响大脑的发育和正常生理功能。全世界有130个国家,22亿人口受到碘缺乏病的威胁。由于分布广泛,受害人数众多和危害严重,碘缺乏病已不再是一个单纯的疾病问题,它被列为与维生素A缺乏病和缺铁性贫血并列的急需预防的三大世界性营养缺乏症,是全球重要的公共卫生问题。

2 项目实施及结果分析

各项目县按要求均制定了2016年碘缺乏病监测实施方案或具体实施计划与进度安排,有关防治内容、数量、质量和时间要求均满足国家和省级要求。详细结果分析如下:

2.1 全省90个市(县/区)重点人群碘营养水平监测

2.1.1 8~10周岁儿童尿碘水平。共检测全省90个市(县/区)18 525名8~10周岁学生的尿碘,全省尿碘中位数为176.7μg/L,尿碘中位数水平适中;尿碘水平在100μg/L以下的比例<50%,达到国家要求标准。

2.1.2 孕妇尿碘水平。共检测全省90个市(县/区)9 175名孕妇的尿碘,全省孕妇尿碘中位数为127.2μg/L,尿碘中位数水平低于WHO/ICCIDD/UNICEF标准(150μg/L);尿碘水平在150μg/L以下的县区有67个,占74.4%。

2.1.3 新生儿甲减筛查数据收集情况。2016年,全省共计从妇幼部门收集了381 020条新生儿甲减筛查数据,14 945条新生儿甲减筛查复检数据。

2.2 碘盐监测工作

各地在规定的时限内完成项目培训、采样、检测、督导、以及国家碘盐监测新软件平台网络数据上报工作。监测已于2015年6月全部完成,省级盐样复核检测在进行中。

全省11个市共90个县(市、区)开展了碘盐随机监测,全省没有监测盲点,碘盐监测工作覆盖率和有效监测率均达100%。全省共检测居民食用盐样26 598份,其中碘盐23 865份,合格碘盐22 424份,未加碘食盐2 733份,碘盐覆盖率为89.72%,合格碘盐食用率为84.31%。合格碘盐食用率>90%的县(市、区)有88个,较去年有所降低(2015年90个)。从全省水平看,近年来居民户层次合格碘盐食用率保持在90%以上。

在市级水平上,全省有10个市的碘盐覆盖率、合格碘盐食用率均>90%。市级水平上有1个市的居民合格碘盐食用率>90%,<90%的有1个市。

在县级水平上,全省有2个县的居民合格碘盐食用率<90%;有1个县居民碘盐覆盖率<80%。其

中沿海地区碘盐覆盖率低的问题比较严重，岱山县的合格碘盐食用率只有 51.67%。2016 年部分县市碘盐覆盖率、合格碘盐食用率与 2015 年情况相似（2015 年 2 个县居民的合格碘盐食用率<90%，有 1 个县居民的碘盐覆盖率仅 50%）。

2.3　30 个县 8~10 周岁学生碘缺乏病病情监测

30 个县 8~10 周岁学生碘缺乏病病情监测的详细结果分析如下：全省 2016 年 30 个监测县 8~10 周岁学生甲肿率监测（B 超法），共检查 8~10 周岁在校学生 6 179 名，检出甲状腺弥漫性肿大者 229 名，甲肿率为 3.71%，总体达到<5%的国家碘缺乏病消除标准。

3　取得的成绩和经验

3.1　圆满完成全省 90 个县的 8~10 周岁儿童和孕妇的尿碘检测、居民食用盐的监测；圆满完成全省 30 个项目县的 8~10 周岁儿童病情监测；圆满完成了全省本级、11 个市级和 30 个县（市、区）的碘缺乏病实验室外质控样品检测工作。

3.2　2015 年监测了 5 个项目县的 8~10 周岁儿童和孕妇的尿碘，而在 2016 年已扩大到全省 90 个县的 8~10 周岁儿童和孕妇的碘营养监测工作；2016 年不仅对 30 个县碘缺乏病实验室尿碘进行了外质控检测工作，还对 30 个项目县盐碘以及本省级和 11 个市级进行了外部质控工作。2016 年还增加了从妇幼部门收集新生儿甲减筛查情况以及对全省 11 个市孕妇进行了知信行调查工作。

3.3　初步反映了不同地区碘盐食用情况、碘缺乏病的重点人群的碘营养状况。

4　存在的主要问题

4.1　可持续消除碘缺乏病的工作机制有待加强

有关部门各司其职，不同部门之间的联系、配合不充分；以盐业部门保证供应合格碘盐、卫生计生部门加强防治与监测、人民群众自觉抵制未加碘食盐的格局在浙江省尚未很好地形成。

4.2　碘盐卫生监督执法不力、未加碘食盐冲销现象

随着卫生体制和盐业体制改革的不断深入，卫生监督和疾病预防控制机构分离，食盐生产批发区域限制也发生了前所未有的改变。目前各地疾病预防控制中心已经无法开展对碘盐加工厂的监督执法工作，疾控中心一家已经完全不可能做到与碘缺乏病防治工作的要求。

4.3　学龄儿童碘营养适宜但是孕妇碘营养不足

从全省层次来看，学龄儿童尿碘中位数水平达到 WHO/ICCIDD/UNICEF 以及国家标准，但是孕妇的尿碘中位数低于 WHO/ICCIDD/UNICEF 标准，提示本省一般人群的碘营养适宜；但是孕妇碘营养处于不足。分析其主要原因，主要是由于：孕妇是碘缺乏病的重点人群，因其生理状态的特殊性，孕期所需碘营养略高于一般人群；孕期尿量显著增加可能会稀释尿样中碘含量水平；尚缺乏本土孕期碘营养评价标准，对于国际评价标准是否适用于本土孕期碘营养评价仍需要进一步深入研究。

4.4　实验室人员更换频繁、实验室日常内部质量控制缺乏

市、县级尤其县级从事地方病实验室工作的人员往往身兼数职，既从事地方病实验室工作，又从事其他检测工作，加上人员变动频繁，使实验室的检测工作处于一个不稳定状态，有的实验室实验水平有待提高和稳定。绝大多数实验室一年只进行一、二次样品检测，不能进行很好的日常实验室内部质量控制，临时做样品检测，对实验中是否存在影响因素心中没数。

5　工作建议

5.1　建议加强对家庭主妇尿碘水平的监测，将家庭主妇尿碘的监测结果作为碘盐低覆盖地区的预警指标。家庭主妇，尤其是孕妇、哺乳期妇女的尿碘水平，是反映胎儿、0~3 岁婴幼儿体内碘营养水平的敏感标志，可以为紧急响应措施的是否启动提供快速的决策依据。

5.2　加强碘盐网络建设。落实政府责任制，盐业部门调整完善碘盐生产、销售和价格体系，加强产盐地区碘盐销售网络建设，尤其是边远贫困地区，保证村村有碘盐零售店，便居民能够方便地买到碘盐。

5.3　提高碘缺乏病防治工作的重视程度。提高各级政府对碘缺乏病防治工作的重视程度，将防治任务分解到乡镇卫生服务中心。

5.4　各卫生行政部门应协调各相关部门，加强对项目实施的组织领导和协调工作。

5.5　加强部分地区各级领导及相关部门对实验室外质控考核工作的重视程度；加强对新进实验人员的培训。希望各级实验室重视外质控考核，也希望有关部门加强实验室管理、改善环境和仪器设备，搞好网络运行，提高检测质量。

（撰稿人：莫哲　毛光明）

2016 年安徽省碘缺乏病监测报告

为了及时掌握安徽省碘缺乏病的消长趋势,评价防治工作的效果,安徽省 16 个市及所属各县(市、区)于 2016 年开展了本年度碘缺乏病病情监测工作,现将各地监测工作总结如下。

1 碘缺乏病病情监测

1.1 8~10 岁儿童甲肿率

本次共触诊 8~10 岁儿童 12 442 人,其中男生 6 332 人,占 50.89%,女生 6 110 人,占 49.11%。检出甲状腺肿患者 79 人,全为 I 度甲状腺肿,甲肿率为 0.36%。B 超检测 8~10 岁儿童 8 196 人,其中男生 4 077 人,占 49.74%,女生 4 119 人,占 50.26%。检出甲状腺肿患者 249 人,甲肿率为 3.03%。

1.2 儿童尿碘水平

本次共检测 8~10 岁儿童尿样 20 635 份,尿碘中位数为 256.76μg/L,<50μg/L 的有 275 人,占 1.33%;16 个市 8~10 岁儿童尿碘中位数均为 200~300μg/L。

1.3 孕妇尿碘水平

本次共检测孕妇尿样 10 319 份,孕妇尿碘中位数为 194.3μg/L。孕妇尿碘<50μg/L 的有 363 人,占 3.52%;15 个市的孕妇尿碘浓度中位数均处于适宜水平(150~250μg/L)。宿州市孕妇尿碘中位数低于 150μg/L。有 8 个县(市、区)的孕妇尿碘浓度中位数低于 150μg/L。

2 问题和建议

2.1 2016 年安徽省以县为单位儿童尿碘水平处于或略高于 WHO 推荐的适宜水平,说明安徽省 8~10 岁儿童碘营养充足。全省有 14 个县(市、区)尿碘浓度中位数>300μg/L,说明部分县区儿童存在碘营养过剩现象。

2.2 2016 年安徽省以市为单位孕妇尿碘浓度中位数处于适宜水平,说明安徽省孕妇总体碘营养充足。但是全省仍有 8 个县(市、区)孕妇尿碘浓度低于适宜水平,存在碘缺乏病威胁风险,提示需进一步加强对当地孕妇的健康教育,结合自身实际采取相应的补碘措施,以保护胎儿智力发育。

2.3 调查中甲状腺 B 超检查结果与触诊结果差别较大,可能是由于 2016 年首次由市级开展 B 超检查,部分市级 B 超操作人员技术和标准掌握不完全准确所致。因此 2017 年工作中需要进一步查找 B 超监测导致甲肿率偏高的原因,加强 B 超检查和甲状腺触诊技术的培训,提升各市碘缺乏病监测人员的技术水平。

(撰稿人:许娴 田翠翠)

2016年福建省碘缺乏病监测报告

为动态观察碘盐新标准执行后福建省重点人群碘营养状况，积极推进因地制宜、分类指导和科学补碘的防控策略，按照国家新修订的《全国碘缺乏病监测方案》（2016版）以及《福建省2016年碘缺乏病监测方案》要求，福建省疾控中心组织开展了福建省2016年碘缺乏病监测工作，现将监测结果报告如下：

1 监测范围

三元、永安、明溪、大田、建瓯、延平、邵武、政和、晋安、闽清、长乐、台江、鲤城、南安、永春、石狮、东山、芗城、漳浦、华安、蕉城、霞浦、福鼎、新罗、漳平、武平、荔城、城厢、翔安、集美、平潭综合试验区31个县（市、区）。

2 监测结果

2.1 盐碘

2.1.1 8~10岁学生家中盐碘监测情况。全省31个监测县（市、区）共监测学生家中食盐6 341份，合格碘盐5 781份，不合格碘盐178份，未加碘食盐382份，碘盐覆盖率为94.0%，碘盐合格率为97.0%，合格碘盐食用率为91.2%，盐碘中位数为23.2mg/kg。表明福建省以食盐加碘为主的碘缺乏病综合防治措施得到有效落实。但是在市级水平上漳州市、莆田市的碘盐覆盖率、合格碘盐使用率均<90%；在县级水平上荔城区、东山县、漳浦县、平潭综合实验区4个县（市、区）的碘盐覆盖率和合格碘盐使用率均低于90%，城厢区、翔安区、建瓯市、政和县合格碘盐使用率低于90%。表明碘盐防治措施要继续加强不能松懈。

2.1.2 孕妇家中盐碘监测情况。在31个监测县（市、区）共监测孕妇家中食盐3 103份，合格碘盐2 915份，不合格碘盐70份，未加碘食盐118份，盐碘中位数为23.4mg/kg。碘盐覆盖率96.2%，碘盐合格率97.7%，合格碘盐使用率93.9%，均达到国家消除碘缺乏病的标准，但漳州市、东山县、平潭综合实验区碘盐覆盖率和合格碘盐使用率均低于90%。东山县、平潭综合实验区碘盐覆盖率和合格碘盐使用率均在60%左右。

2.2 尿碘

2.2.1 8~10岁儿童尿碘。31个监测县（市、区）共检测6 341份尿样，尿碘中位数为187.3μg/L，其中尿碘含量100μg/L以下的比例为20.0%，50μg/L以下的比例为6.1%，各监测县（市、区）的尿碘中位数也都在100~200μg/L之间，表明总体上学生的碘营养水平处于适宜状态。

2.2.2 孕妇尿碘。31个监测县（市、区）共检测3 103份孕妇尿样，尿碘中位数为125.8μg/L，31个监测县除了华安县、三元区、明溪县、大田县尿碘中位数>150μg/L外，其他各县（市、区）均低于150μg/L。表明福建省孕妇碘营养处于不足状态，必须引起高度的重视。

2.3 甲状腺检查情况

2.3.1 8~10岁儿童甲状腺肿患病情况。采用B超法测量甲状腺容积，共检测8~10岁学生6 341名，甲状腺肿患者237人，甲肿率为3.7%。表明福建省在总体水平上，儿童的甲肿率降到国家消除碘缺乏病标准的水平上。但是在市级水平上，福州市儿童的甲肿率>5%，台江区、晋安区、长乐区、闽清、东山县、漳浦县、华安县、三元区、永安市、蕉城区10个县（市、区）儿童的甲肿率均>5%，与往年相比病情有所反弹，必须高度重视。

2.3.2 8~10岁儿童甲状腺结节检出情况。共检测8~10岁学生6 341名，检出甲状腺结节737人，甲状腺结节检出率为11.6%。其中厦门市和平潭综合实验区学生甲状腺结节检出率最高，分别为20.0%和20.3%，具体原因还要进一步研究。

3 存在的主要问题

3.1 福建省在省级水平上碘盐覆盖率、碘盐合格率及合格碘盐食用率均达到碘缺乏病消除指标，但漳州、莆田碘盐覆盖率和合格碘盐使用率均<90%，荔城、翔安、东山、漳浦、平潭等县碘盐覆盖率和合格碘盐使用率均<90%，特别是东山县、平潭综合实验区碘盐覆盖率和合格碘盐使用率较低；往年合格碘盐使用率较高的山区县建瓯市和政和县今年的合格碘盐使用率也<90%。

3.2　碘盐浓度调整后，福建省 8~10 岁儿童尿碘中位数大多在 100~200μg/L 之间，说明 8~10 岁儿童碘营养状况是适宜的。但是孕妇的尿碘水平均未达到 150μg/L 以上，存在碘营养不足。儿童的甲肿率总体上降到 5% 以下达到消除碘缺乏病的目标，但福州市的甲肿率>5%，台江、晋安、长乐、闽清、东山、漳浦、华安、三元、永安、蕉城等 10 个县（市、区）甲肿率均>5%，病情出现反弹。

3.3　全省学生甲状腺结节检出率为 11.6%，但厦门市和平潭综合实验区学生的甲状腺结节检出率在 20% 以上。

4　下一步工作建议

4.1　围绕持续消除碘缺乏危害、人群碘营养水平总体保持在适宜状态的工作目标，加强碘盐质量和食用情况监测，要积极协调配合各有关部门，认真履行职责，依法做好碘盐生产、流通、销售等环节的质量监管工作，减少未加碘食盐的冲击。

4.2　进一步提高碘盐和碘营养水平监测工作质量。各地要严格按照国家和省碘缺乏病监测方案开展碘缺乏病监测工作，认真落实各项技术规范，强化质量控制，切实提高采样点选择、样品采集、实验室检测、数据汇总、信息上报等各个环节工作质量。市级要加强对所辖县级监测的技术指导和工作督导，做好样品复核，及时发现问题并予纠正，确保监测数据及时、准确、可靠。

4.3　进一步加大重点地区碘缺乏病防控措施落实力度。要将 2016 年在监测中发现的不合格碘盐、未加碘食盐情况及时向有关部门通报。开展碘缺乏病防治知识健康教育，确保各项指标不反弹，巩固地方病防治成果。

4.4　今后要进一步研究、探讨甲状腺结节发生的影响因素，为预防甲状腺结节的发生提供帮助。

（撰稿人：陈志辉　叶莺）

2016 年江西省碘缺乏病监测报告

根据国家卫生计生委下发的《全国碘缺乏病监测方案》（2016 版）的要求，2016 年全省疾病预防控制机构碘缺乏病防治专业人员按照方案认真开展了碘缺乏病监测工作，现将监测结果报告如下：

1 监测工作范围及内容

1.1 重点人群碘营养监测

按照方案要求，全省 11 个设区市共有 33 个县（市、区）开展了重点人群碘营养监测工作，占全省县（市、区）总数的 33%，33 个县（市、区）分别开展了 8~10 岁儿童甲状腺容积、尿碘和盐碘含量检测，孕妇尿碘、盐碘含量检测。

1.2 居民碘盐监测

全省 11 个设区市的 67 个县（市、区）开展了居民碘盐随机抽样监测工作，占全省县（市、区）总数的 67%。

2 监测结果

2.1 重点人群碘营养监测

2.1.1 8~10 岁儿童甲状腺容积检测：全省 33 个县（市、区）共抽取 165 个乡（镇）的 165 所小学，采用 B 超法检测 8~10 岁儿童 6 601 名，甲状腺肿患者 63 名，各年龄组儿童甲肿率分别为 0.73%（5/682）、1.44%（45/3 120）和 0.46%（13/2 799），平均甲肿率为 0.95%（63/6 601）。

2.1.2 8~10 岁儿童盐碘、尿碘含量检测

2.1.2.1 全省共采集 6 600 名 8~10 岁学生家中的食盐进行盐碘含量测定，其中合格碘盐为 6 266 份，301 份不合格碘盐，未加碘食盐 33 份，盐碘中位数为 23.88mg/kg，碘盐覆盖率为 99.50%，碘盐合格率为 95.42%，合格碘盐食用率为 94.94%。

2.1.2.2 全省 165 所小学共检测 6 601 份 8~10 岁儿童尿样，尿碘中位数为 178.92μg/L，其中<100μg/L 的尿样占检测样品总数的 16.65%，其中<50μg/L 的尿样占检测样品总数的 3.85%，≥300μg/L 的尿样占

12.86%，33 个县（市、区）中尿碘水平适宜的有 32 个县（市、区），高于适宜量的县（市、区）1 个，分别占调查县（市、区）总数的 96.97%、3.03%。

2.1.3 孕妇盐碘、尿碘含量检测：①全省共采集 3 300 名孕妇家中的食盐进行盐碘含量测定，其中合格碘盐为 3 123 份，不合格碘盐 158 份，未加碘食盐 19 份，盐碘中位数为 24.06mg/kg，碘盐覆盖率为 99.42%，碘盐合格率为 95.18%，合格碘盐食用率为 94.64%。②全省 33 个县（市、区）165 个乡镇共采集孕妇尿样共计 3 300 份（经调查上述对象在本年度均未服用碘油胶丸），尿碘中位数为 163.00μg/L，<150μg/L 的样品占 44.27%，≥500μg/L 的样品占 1.12%。

2.2 居民碘盐监测

全省 11 个设区市的 67 个居民碘盐监测县（市、区）共在 335 个乡镇 1 340 个行政村采集并检测居民户食用盐 20 100 份，其中合格碘盐 19 284 份，不合格碘盐 739 份，未加碘食盐 77 份，碘盐覆盖率为 99.62%，碘盐合格率为 96.31%，合格碘盐食用率为 95.94%；盐碘中位数为 23.81mg/kg。739 份不合格碘盐中盐碘含量<18mg/kg 的 545 份，占 73.75%，194 份盐碘含量>33mg/kg，占 26.25%，未加碘食盐 77 份，未加碘食盐率为 0.38%。

3 监测结果分析

3.1 2016 年，全省 33 个人群碘营养监测县（市、区）8~10 岁儿童甲状腺容积检测结果显示儿童甲肿率较 2015 年地方病防治"十二五"规划终期评估时的 1.68% 下降了 0.73 个百分点。

3.2 全省 33 个县（市、区）8~10 岁儿童尿碘含量检测结果显示，尿碘中位数为 178.92μg/L，33 个县（市、区）中尿碘中位数在 100~199μg/L 之间的有 32 个，占监测县（市、区）总数的 96.37%，中位数为 204.23μg/L 的县（市、区）1 个，表明监测地区儿童尿碘水平处于适宜状态。

值得注意的是,全省 33 个县(市、区)孕妇尿碘中位数为 163.00μg/L,<150μg/L 的样品占 44.27%,似乎表明该人群中存在碘摄入不足现象,提示我们在今后工作中应采取有针对性的措施予以纠正。

3.3　全省 67 个居民碘盐监测县(市、区)及 33 个重点人群碘营养监测县(市、区)共计采集食盐 30 000 份,检测结果显示,其中合格碘盐 28 673 份,不合格碘盐 1 198 份,未加碘食盐为 129 份,碘盐覆盖率为 99.57%,碘盐合格率为 95.98%,合格碘盐食用率为 95.58%,未加碘食盐率为 0.43%。

全省合格碘盐食用率<90.00% 的县(市、区)4 个,分别为广丰区为 86.00%、吉水县为 87.00%、青原区为 88.00% 和袁州区为 89.67%,结果说明在江西省少数地区加碘食盐的供应有出现波动的迹象。

综上所述,2016 年全省碘缺乏病监测结果证实,江西省处于持续消除碘缺乏病状态,人群碘营养保持适宜水平。但通过监测也暴露出江西省存在的问题,孕妇碘摄入不足,碘盐供应出现滑坡现象,警示我们在今后的防治与监测工作中应有针对性的调整和完善相关措施,持续巩固江西省碘缺乏病防治成果。

(撰稿人:上官俊　严月康)

2016 年山东省碘缺乏病监测报告

为了及时掌握山东省缺碘地区居民户碘盐普及情况,动态评价人群碘营养状况及病情的消长趋势,为适时采取针对性防治措施和科学调整干预策略提供依据。根据《2016 年度山东省碘缺乏病病情监测方案》要求,山东省在全省 44 个碘缺乏县(市、区)内开展了碘缺乏病病情监测。现将监测情况汇报如下:

1 调查结果

根据方案要求,在山东省 44 个县(市、区)开展调查。B 超检测 8~10 岁儿童甲状腺容积 8 871 人,并定量测定其家中食盐碘含量及儿童尿碘各 8 871 人份;检测孕妇尿样及盐样各 4 424 份。

1.1 碘盐监测结果

本次监测共测定儿童及孕妇盐样 13 191 份,全省碘盐中位数为 22.4mg/kg,比 2014 年度 PPS 监测(最近的一次大范围调查)中 23.6mg/kg 略有下降。2016 年全省碘盐覆盖率为 91.01(2014 年为 91.76%),44 个监测点中,35 个点达到 90% 以上,<90% 的有 9 个。合格碘盐食用率为 83.77%(2014 年为 86.64%),22 个监测点合格碘盐食用率<90%,22 个监测点合格碘盐食用率达到 90% 以上。

1.2 8~10 岁儿童尿碘监测

本次监测中,全省 8~10 岁儿童尿碘中位数为 184.2μg/L(2014 年 PPS 监测儿童尿碘中位数 214.71μg/L)。在 100~200μg/L 的有 27 个县(市、区);在 200~300μg/L 的有 17 个县(市、区)。没有低于 100μg/L 或>300μg/L 的县。

1.3 8~10 岁儿童甲肿率

本次监测全部采用 B 超检测结果。8~10 岁儿童甲状腺共检出甲状腺肿患者 322 人,甲肿率为 3.63%。甲肿率≥5% 的有 8 个监测点,其中有 5 个监测点超过 10%;分别为济宁市鱼台县(26.19%)、青岛市崂山区(22.61%)、滨州市无棣县(15%)、威海市荣成市(11.56%)、济宁市金乡县(11.17%)。

1.4 孕妇尿碘含量

本次监测,孕妇尿碘含量中位数为 152.22μg/L,孕妇尿碘含量中位数 <100μg/L 的有 3 个监测县,分别为淄博市沂源县(86.65μg/L)、济南市章丘区(92.08μg/L)、威海市环翠区(94.6μg/L);尿碘中位数为 100~150μg/L 的监测点有 19 个;尿碘中位数为 150~250μg/L 的监测点有 20 个;尿碘中位数>250μg/L 的监测点有 2 个。

2 讨论

2.1 碘盐监测

山东省总体监测结果已达到消除碘缺乏病目标,碘盐覆盖率和合格碘盐食用率较 2014 年均有下降,本次监测中盐碘中位数为 22.4mg/kg,比 2014 年度 PPS 监测中 23.6mg/kg 略有下降,近年来,山东省盐碘浓度呈逐渐降低的趋势,碘盐质量呈下降趋势,碘盐覆盖情况渐趋萎缩。加大市场流通中碘盐的监测和管理是保证居民食用合格碘盐的重要环节。

2.2 儿童尿碘

监测结果显示山东省儿童尿碘水平符合碘缺乏病消除标准。本次监测中位数为 184.2μg/L 较 2014 年的 214.71μg/L 有所降低,与 2011 年的 185.95μg/L 基本持平。没有出现尿碘中位数<100μg/L 的监测点。

2.3 8~10 岁儿童甲肿率

8~10 岁儿童甲肿率一直是我们衡量人群碘营养状况的一个重要指标。本次监测采用 B 超测量法,结果显示,山东省总体儿童甲肿率为 3.63%,较 2014 年的 5.44% 有所回落,降至 5% 以内。一方面,这说明碘缺乏病的防治工作还有进一步控制的空间,应该坚持进行碘缺乏病相关知识的宣传,加强碘缺乏病监测的力度,力争进一步缩小防治的空白点。另一方面,由于人群中正常存在着一定比例的甲状腺肿患者,既有生理性原因,也有病理性因素,这也会对监测造成一定的干扰。随着监测技术的提高，建议在将来的监测中进行更为细致的辨识和区分。

2.4　孕妇尿碘

根据国家方案的要求，在此次监测中对特需人群孕妇进行了尿碘检测。根据世界卫生组织的推荐，孕妇尿碘中位数正常值为 150~249μg/L。本次监测中有 22 个（50%）监测点孕妇尿碘中位数低于这一标准，其中 3 个点低于 100μg/L。孕妇碘营养水平对婴幼儿智力发育起着至关重要的作用，如果这一人群碘营养水平不能得到满足，将直接影响下一代人整体素质。就山东省目前的监测结果来看，随着碘盐浓度调整，孕妇的碘营养水平需要进行特别关注，补碘措施需特别对待，保证其碘营养水平的正常。

3　结论

随着碘缺乏病防治的日臻完善，对防治目标有了更高的要求，对防治方法有了更细致的探讨。随着国家科学补碘口号的提出，随着适应居民碘营养状况的新碘盐标准的制定，碘缺乏病防治必将推向一个更为精准化，多样化的阶段。本次监测的结果既肯定了山东省前期工作的成绩，也明确了今后防治工作的方向。结合山东省以村为单位水碘调查、全省不同水碘含量地区居民碘营养调查工作的开展，在社会各界和各级党委政府的共同参与下，山东省碘缺乏病防治将进一步本着因地制宜、分类指导、科学补碘的原则持续开展下去。

（撰稿人：蒋雯　王晓明　梁娜）

2016年河南省碘缺乏病监测报告

河南省是历史上碘缺乏病流行广泛省份之一，共有156个县(市、区)为缺碘地区，实施食盐加碘为主的综合防治措施。为进一步了解人群的碘营养状况，积极推进因地制宜、分类指导和科学补碘的防控策略，按照《国家卫生计生委办公厅关于印发全国碘缺乏病监测方案的通知》精神，河南省制定了《2016年河南省碘缺乏病监测计划》，现将工作总结如下。

1 工作情况

1.1 监测计划培训

2016年3月22~24日，在全省地方病防控工作会议上，对碘缺乏病监测工作开展了培训。各省辖市、省直管县(市)疾控中心的主管领导、地方病科长、地方病业务技术骨干和检验科长及省疾控中心地方病所相关项目负责及各项业务工作人员共110人参加了本次会议。通过培训，学员们明确了工作内容和程序，对工作开展有了整体把控。

1.2 甲状腺容积B超检测技术培训

由于今年监测内容增加8~10岁学龄儿童B超甲状腺容积检测，我们邀请国家专家对全省专业人员开展了甲状腺容积B超检测技术培训。培训班于2016年5月26~29日在许昌举办，来自省辖市、省直管县(市)疾控中心的专业人员共87人参加了培训。通过培训和实习，学员们掌握了甲状腺容积检测技术，对监测工作的执行奠定了良好基础。

1.3 监测工作设备购置

利用国家能力建设项目，河南省今年申请购置便携式B超仪器8台，用于全省碘缺乏病监测工作使用。

1.4 开展监测工作督导

今年6月份，分别对许昌市、焦作市和长垣县开展了碘缺乏病监测工作督导。

1.5 监测结果

共156个县(市、区)按计划完成了工作，其中病情监测62个县(市、区)，超出国家计划指定的全省1/3县(市、区)病情监测任务，监测覆盖率为100%。共检测儿童、孕妇盐样46 925份，儿童尿样13 781份、B超测量儿童甲状腺12 440人；孕妇尿样6 799份，超额完成了国家计划工作任务。

1.5.1 碘盐监测。全省156个县(市、区)完成碘盐监测工作，共检测儿童、孕妇盐样46 925份，盐碘中位数为26.2mg/kg，碘盐覆盖率为96.6%，碘盐合格率为91.6%，合格碘盐食用率为88.3%。在省辖市层次上，碘盐覆盖率<90%的有2个，分别为开封市和濮阳市；碘盐合格率<90%的有5个，分别为安阳市、济源市、鹤壁市、信阳市和新乡市；合格碘盐食用率<90%的有9个，分别为安阳市、鹤壁市、济源市、濮阳市、开封市、新乡市、信阳市、洛阳市和平顶山市。在县级层次上，碘盐覆盖率<90%的有12个，碘盐合格率<90%的有42个，合格碘盐食用率≤90%的有59个。

1.5.2 儿童尿碘及病情。共检测71个县(市、区)8~10岁学生尿样13 781份，尿碘中位数为217.2µg/L，表明河南省儿童碘营养总体水平处于碘充足状态。从县级层次来看，有1个县尿碘水平低于100µg/L，处于碘营养不足状态，有11个县(市、区)尿碘水平>300µg/L，处于碘过量状态。

全省共对62个县(市、区)12 440名8~10岁学生开展B超检查甲状腺病情。儿童甲肿率为4.9%，达到国家消除标准。

1.5.3 孕妇尿碘水平。全省共有69个县(市、区)开展孕妇碘营养监测，检测孕妇尿样6 799份，尿碘中位数194.1µg/L，总体处于碘适宜状态。从县级层次来看，有10个县(市、区)尿碘水平低于150µg/L，处于碘营养不足状态，有1个县尿碘水平>500µg/L，处于碘过量状态。

1.5.4 新生儿甲减筛查是今年工作的选做项目，经过今年各省辖市的了解，明确了工作流程，为明年开展此项工作奠定了基础。

1.5.5　因不符合地方性克汀病搜索条件,未启动该项工作。

2　成绩和经验

2.1　加强培训,注重工作计划和程序的细节落实及操作技术的准确把握,从而保证工作质量。

2.2　由于今年国家试行新的监测方案,监测内容新增 B 超测量甲状腺容积,为满足硬件需求,地病所提前申请购置了部分 B 超仪并开展了培训,为高质量完成监测工作打下了物质基础。

2.3　一些地区工作态度积极,超额完成任务,例如三门峡市,6 个县(市、区)均做了病情监测工作;南阳市所有县(市、区)均做了尿碘监测工作。

3　问题及不足之处

3.1　由于新方案首次采用 B 超测量甲状腺容积,一些地区可能存在操作技术不熟练问题,需要通过省级现场督导和指导来保证监测工作质量。

3.2　一些地方数据质量存在问题。主要为抽样人数不够、采样量不足及数据瑕疵。

3.3　河南省一些地区碘营养水平不平衡,无论是儿童还是孕妇,均存在碘过量和碘不足现象。

4　建议

对于一些地区的碘过量和碘不足现象,应加强研究,建议试行孕妇用盐和普通居民用盐两种碘浓度,以纠正河南省的碘营养水平不平衡现象。

(撰稿人:李小烽　杨金)

2016年湖北省碘缺乏病监测报告

2016年,湖北省卫生计生委根据国家方案的要求制定下发了《湖北省2016年中央财政地方病防治项目实施方案》,并认真组织实施。湖北省2016年中央财政地方病项目工作共有包括碘缺乏病防治的六个子项。为保证项目进度和工作质量,省卫生计生委疾控处和省疾控中心适时对项目进行了督导,及时解决项目实施中存在的问题,确保项目顺利进行。现将湖北省实施2016年中央财政地方病防治项目工作情况总结如下。

1 项目内容

完成103个县(市、区)居民户碘盐监测和35个县病情监测。

2 保障措施

2.1 健全项目组织领导机构

湖北省卫生计生委和各项目县(市)政府高度重视地方病的防治工作,把防治地方病纳入为病区群众办实事、致富奔小康的大事来抓,纳入建设社会主义新农村的重要内容,成立了项目领导小组,并以政府或地方病防治领导小组名义下发项目工作实施方案。各地已形成政府领导、相关部门密切配合、地病办主抓和病区群众积极参与的工作格局。省卫生计生委成立了项目领导小组,负责全省项目工作的领导、组织、协调和督导等工作。各项目县在当地政府的领导下,成立了项目工作领导小组,地病办负责组织、协调、督导,卫生行政部门具体抓,疾控中心承担有关的技术指导、咨询、健康教育、检测和技术培训等工作;财政部门负责落实和管理项目经费。

2.2 制定下发了项目实施方案

根据财政部、国家卫生计生委制定的地方病防治项目管理方案和地方病防治项目技术方案的要求,为确保中央财政转移支付项目的顺利实施,结合湖北省实际,2016年10月湖北省卫生计生委制定下发了《湖北省2016年度中央财政地方病防治项目实施方案》,对项目内容、工作任务、经费分配、保障措施、考核验收等都提出了明确要求。各项目县(市、区)结合当地的实际制定了实施方案,并认真组织实施。

2.3 召开培训会安排部署工作

2016年10月在全省2016年中央财政地方病防治项目启动培训会上,省疾控中心认真总结了2015年中央财政地方病防治项目工作取得的成绩和经验,分析工作中存在的不足,并对做好下一年度项目工作提出了明确要求。各项目县市召开了相应会议,安排部署工作。

2.4 实行目标任务责任制

湖北省卫生计生委与各项目市、州卫生局也签订了目标管理责任书,各市州与各项目县、县与各乡镇、村,层层签订了目标管理责任书,责任书明确规定了各自的职责和任务。

2.5 加强项目督导,严格工作程序

各项目县(市)按照省卫生计生委和省财政厅的要求,严格执行《实施方案》,并结合当地实际,制定下发了技术方案,各个项目的各种原始登记和报表齐全,督导有督导记录,工作完成后有工作总结。

3 碘缺乏病项目工作完成情况

3.1 碘盐监测

2016年,全省在103个县(市、区)开展了碘盐监测,共抽取515个乡(镇、街道办事处),2 060个行政村(居委会);抽取监测盐样30 900份,所有监测单位监测点抽取及监测份数均符合《监测方案》要求,并全部按时上报监测结果,监测覆盖率100%,有效监测率为100%。

在全省监测的30 900份食盐中,实验室有效盐样30 622份,其中碘含量合格份数的29 096份,不合格1 441份,未加碘食盐85份,未加碘食盐率0.3%,碘盐合格率95.5%,合格碘盐食用率95.1%;各监测单位将碘盐监测结果及时反馈给了当地盐务局。以县级为单位的监测结果表明,全省今年所有

县级监测完成率和上报率均为 100%。除鄂州市因为住读学生自带食盐不符合实验室监测标准，导致有效盐样减少 182 份，部分盐样因受潮等原因合格碘盐食用率在 90% 以下外，其他市州碘盐合格率均保持在 90% 以上；恩施市、来凤县、咸宁市等地区因为海藻盐生产交换时的混杂食盐，使用国标法检测结果不准确，同时还有大量居民户为保存方式不当造成碘含量不合格，结果已反馈给各相关部门。

3.2　病情监测

全省 35 个县开展碘缺乏病病情监测，共对 6 779 名 8~10 岁儿童甲状腺进行了检查，B 超法检测出甲状腺肿 58 人，甲肿率 0.86%。无 Ⅱ 度甲状腺肿。8、9、10 岁年龄组甲肿率分别为 0.9%、1.04%、0.62%。共测定 8~10 岁儿童尿样 6 803 份，尿碘中位数为 263.92μg/L。其中，尿碘<50μg/L 的 148 份，占 2.18%；50~99μg/L 的 373 份，占 5.48%；100~199μg/L 的 1 661 份，占 24.42%；200~299μg/L 的 1 914 份，占 28.13%；≥300μg/L 的 2 707 份，占 39.79%。8、9、10 岁年龄组儿童的尿碘中位数分别为 257.46μg/L、265.8μg/L、264.2μg/L。男、女童的尿碘中位数分别为 300.00μg/L、255.80μg/L。

采集孕妇尿样 3 500 份，尿碘中位数为 165.2μg/L。其中，尿碘<150μg/L 的 155 份，占 44.29%（尿碘<100μg/L 的 910 份，占 25.63%）；150~249μg/L 的 982 份，占 28.06%；250~499μg/L 的 749 份，占 21.4%；≥500μg/L 的 219 份，占 6.26%。

本次监测采集学生家中食用盐 21 417 份作定量分析，盐碘含量在 18~33mg/kg 的有 20 104 份，盐碘中位数为 23.9mg/kg，合格碘盐食用率 93.87%，不合格碘盐 1 173 份，未加碘食盐 140 份，孕妇家中食盐 9 750 份作定量分析，盐碘含量在 18~33mg/kg 的有 8 886 份，盐碘中位数为 24.1mg/kg，合格碘盐食用率 91.14%，不合格碘盐 836 份，未加碘食盐 28 份。

4　主要做法和经验

4.1　领导高度重视，组织机构健全

省委省政府历来高度重视地方病防治工作，1984 年成立省地方病防治领导小组以来，省委省政府主要领导为组长，领导换届时都及时进行了调整，把地方病防治工作作为提高人口素质的大事来抓，纳入国民经济和社会发展的总体规划，纳入小康社会和社会主义新农村建设，列入议事日程，召开会议，下发文件，研究解决防治工作中的重大问题，从 2011 年开始将地方病防治工作列入全省实施的"健康湖北"全民行动规划之中。

4.2　部门履职尽责，工作密切配合

地方病防治工作涉及面广，工作难度大，需要各级各部门密切配合，齐抓共管。湖北省地方病防治工作在各级党委政府的领导下，各有关部门按照职责分工，切实落实各项防治措施。省发改委将地方病防治工作列入社会发展总体规划。省财政厅每年安排全省地方病防治经费 350 万元，保证了全省地方病防治工作的正常开展。全省各县（市、区）疾控中心每年完成居民户碘盐监测工作后，及时将监测结果反馈给当地盐业主管部门。省内碘盐生产企业按照有关规定生产新标准碘盐，全省盐业系统内建立了三级质量监督检测网，分别是生产企业现场化验室、全省盐业产品质量监督检验站和销区产品质量化验室，层层跟踪把关，生产和销售合格碘盐；盐业、卫生、工商、公安等部门共同做好碘盐市场的监管，确保全民食用合格碘盐，近几年碘盐监测结果表明，全省碘盐覆盖率和合格碘盐食用率均达到 95% 以上，食盐加碘防治碘缺乏病措施得到较好落实。教育、广电部门在卫生计生部门指导下，采取多种形式向病区群众宣传地方病防治相关知识，将地方病防治知识纳入中小学健康教育内容。民政部门对符合医疗救助条件的地方病患者实施医疗救助。

4.3　强化健康教育，普及防治知识

各地采取多种方式，广泛宣传地方病的危害和防治方法。碘缺乏病健康教育以每年"防治碘缺乏病日"为契机，广泛开展防治碘缺乏病的宣传活动。5 月 15 日前后，各地电视台、广播电台、有线电视、有线广播、报刊都播放和刊载了碘缺乏病防治知识，电视台在黄金时间还播放了有关防治碘缺乏病知识的动态字幕。5 月 15 日当天，各地卫生计生和盐业部门组织有关人员在繁华地段设立宣传点，放录音录像，摆放展板，展示合格碘盐和劣质盐，发放宣传资料，地方病专家现场义诊咨询，解答群众提出的问题；出动宣传车在城乡巡回宣传，张贴碘缺乏病防治宣传画，书写永久性标语，办墙报和专栏进行宣传。通过开展碘缺乏病的健康教育，食用碘盐已成为群众的自觉行动。

4.4　健全专业机构，加强人员培训

健全的地方病专业机构和专业技术人员队伍是做好地方病防治工作的基础。多年来，全省各地十分注重地方病防治专业机构和专业技术人员队伍的建设和发展。市（州）疾病预防控制中心均设有专门的地方病科（所），县疾病预防控制中心配备有地方病防治专业技术人员。省疾病预防控制中心地

方病防治部充分发挥全省地方病防治的技术指导中心的作用，加强对市、县两级地方病专业人员培训，特别是实施中央财政地方病项目以来，更是加大了对地方病专业人员的岗位培训力度，通过举办各种类型的技术培训班，培训全省各地专业技术人员近千人次。全省上下已建立起了一支事业心强、技术过硬、工作扎实的地方病防治专业技术人员队伍，为全省地方病防治工作提供了有力的技术支撑。

5   今后工作打算及建议

5.1   认真总结工作经验，继续加强领导

全省地方病防治工作通过多年的努力，已取得了显著的成绩，我们要认真总结多年的防治工作经验，充分认识地方病防治工作的重要性、长期性、艰巨性，进一步加强领导，建立和完善地方病防治的领导机制和协调机制，继续把地方病防治工作纳入社会经济发展规划，认真落实各有关部门的职责，落实防治专项经费，确保地方病防治工作的可持续发展。

5.2   切实落实防治措施，巩固防治成果

落实有效的防治措施是巩固和扩大地方病防治成果的根本所在。碘缺乏病防治继续坚持全省普及碘盐供应，按照科学补碘的原则，在完成湖北省居民碘营养状况评价后，适时调整湖北省碘盐浓度，针对碘缺乏病防治重点人群建议生产供应专用碘盐（含碘量为 30mg/kg），95% 以上的县（市、区）保持消除碘缺乏病状态。

5.3   加强专业机构建设，提高防治水平

地方病专业机构是做好地方病防治工作的基础。今后要继续加强各级地方病专业机构和专业队伍建设，配备与地方病防治工作相适应的防治人员，积极开展地方病防治专业人员在职教育和培训工作，不断提高人员素质，建立一支精干高效的地方病防治专业队伍。建议中央财政加大对地方病实验室仪器设备装备的投入力度，根据地方病防治工作的需要，给市、县级疾病预防控制中心配备必要的检验监测设备，建立地方病实验室网络，努力提高检验监测能力。加强科研工作，针对湖北省地方病防治工作中的难点问题，组织力量进行联合攻关，力争有所突破。

5.4   认真做好各种监测，科学指导防治

结合公共卫生体系和公共卫生信息网络建设，在全省建立不同的地方病监测点，了解防治措施落实情况及防治效果，分析和预测地方病病情和流行趋势，为完善防控策略、制订防治规划、评估防治效果提供科学依据。

5.5   加强健康教育工作，普及防治知识

结合地方病防治工作实际，根据当地人群的特点、受教育程度、知识掌握等情况，采取群众喜闻乐见的形式开展健康教育工作，普及地方病防治知识，改变病区群众不健康的生产、生活方式，提高群众自我防护能力，引导群众主动参与防治工作，有效预防各种地方病的危害。

（撰稿人：石青   张碧云）

2016 年湖南省碘缺乏病监测报告

按照《全国碘缺乏病监测方案》(2016 版)要求,为掌握湖南省居民户碘盐食用情况,评价人群碘营养状况,为持续消除碘缺乏病策略提供依据,在省卫生计生委的领导和支持下,湖南省各级卫生行政和疾控部门认真组织实施,圆满地完成了今年的碘缺乏病监测工作任务,现将监测结果报告如下:

1 监测范围

根据方案要求,抽取全省 1/3 的县(市、区)进行碘缺乏病病情监测,其余 2/3 的县(市、区)进行碘盐监测。经过随机抽选,进行了碘缺乏病病情监测的县(市、区)有 41 个,进行了碘盐监测的县(市、区)有 82 个,共覆盖全省 123 个县(市、区),全省监测覆盖率为 100%。

2 监测结果

2.1 碘盐监测

全省共检测居民户食用盐 24 605 份,覆盖了全省 14 个市(州)的 82 个县(市、区)。盐碘均值为 26.83mg/kg ± 4.82mg/kg,中位数为 26.65mg/kg,变异系数为 17.96%。全省发现未加碘食盐 154 份,未加碘食盐率为 0.63%。发现不合格碘盐 1 177 份,合格碘盐 23 274 份,碘盐合格率为 95.19%,碘盐覆盖率为 99.37%,合格碘盐食用率为 94.59%。

2.1.1 碘盐覆盖率。全省 82 个县(市、区)中碘盐覆盖率低于 95% 的是凤凰县和张家界市永定区,其碘盐覆盖率分别为 89.60% 和 91.33%。其余 80 个县(市、区)碘盐覆盖率均≥95%。

2.1.2 未加碘食盐率。本次监测中全省有 16 个县(市、区)未加碘食盐率大于或等于 1%,其中未加碘食盐率最高的三个县(市、区)分别是凤凰县(10.40%)、张家界市永定区(8.67%)、耒阳市(5.00%)。

2.1.3 碘盐合格率。本次监测中全省有 5 个县(市、区)碘盐合格率低于 90%,分别是凤凰县(77.53%)、嘉禾县(79.60%)、花垣县(87.33%)、中方县(89.00%)和桃源县(89.56%),其余县(市、区)碘盐合格率均>90%。

2.1.4 合格碘盐食用率。全省 82 个县(市、区)中有 8 个合格碘盐食用率小于或等于 90%,分别是凤凰县(69.46%)、嘉禾县(79.33%)、花垣县(87.33%)、泸溪县(87.67%)、桃源县(88.67%)、中方县(89.00%)、永州市零陵区(89.67%)和张家界市永定区(90.00%)。

2.1.5 变异系数。该指标能够反映各地盐碘含量的变异程度。全省盐碘含量变异系数为 17.96%;排除未加碘食盐干扰后为 16.22%。本次监测的 82 个县(市、区)中有 13 个盐碘变异系数>20%,变异系数最高的三个县(市、区)是凤凰县、张家界永定区和耒阳市,分别为 42.09%、35.62% 和 26.61%;排除未加碘食盐干扰后有 6 个县(市、区)变异系数>20%,分别为凤凰县(26.91%)、衡阳市蒸湘区(22.40%)、嘉禾县(21.70%)、桃源县(21.05%)、岳阳市君山区(21.02%)和沅陵县(20.18%)。

2.2 病情监测

全省 41 个病情监测县(市、区)共调查 8~10 岁学生 8 241 人,均采集了尿样和盐样,并进行了甲状腺容积 B 超检测;共调查孕妇 4 101 人,均采集了尿样和盐样。

2.2.1 尿碘检测结果

2.2.1.1 学生尿碘。全省学生尿碘中位数为 195.91μg/L,41 个县(市、区)中尿碘中位数最大值和最小值分别为长沙市开福区(271.24μg/L)和张家界市武陵源区(97.39μg/L),武陵源区也是唯一一个学生尿碘中位数低于 100μg/L 的县(市、区)。41 个县(市、区)中有 16 个县(市、区)儿童尿碘中位数处于 WHO 推荐儿童尿碘适宜范围 100~200μg/L 内,占比 39.0%。41 个病情监测县(市、区)中有 1 个区(县)8~10 岁儿童尿碘 100μg/L 以下比例≥50% 的是张家界市武陵源区,其比例为 55%。41 个病情监测县(市、区)中没有 8~10 岁儿童尿碘 50μg/L 以下比例≥20%

的,比例最高的是桂阳县和江永县,均为 5.5%。

2.2.1.2   孕妇尿碘。全省孕妇尿碘中位数为 162.38μg/L,41 个县(市、区)中尿碘中位数最大值和最小值分别为衡南县(224.75μg/L)和蓝山县(90.35μg/L),蓝山县和武陵源区孕妇尿碘中位数<100μg/L。孕妇尿碘中位数低于 150μg/L 的监测县(市、区)有 19 个,占比为 46.3%,其余监测县(市、区)(22 个)孕妇尿碘中位数均处于 WHO 推荐孕妇适宜尿碘 150~250μg/L 范围内,占比为 53.7%。

2.2.2   盐碘检测结果。41 个病情监测县(市、区)共收集非寄宿学生家中和孕妇家中盐样 12 344 份,26.49mg/kg ± 4.68mg/kg,盐碘中位数为 26.44mg/kg,变异系数为 17.67%。其中发现未加碘食盐 56 份,未加碘食盐率为 0.45%。发现不合格碘盐 677 份,合格碘盐 11 611 份,碘盐合格率为 94.49%,碘盐覆盖率为 99.55%,合格碘盐食用率为 94.06%。41 个病情监测县(市、区)碘盐覆盖率均≥95%,有 7 个县级合格碘盐食用率 <90%,分别为常德市武陵区(69.01%)、隆回县(83.28%)、麻阳县(86.00%)、保靖县(86.00%)、桂阳县(86.00%)、蓝山县(86.33%)和湘乡市(89.67%)。常德市武陵区的变异系数和未加碘食盐率是 41 个病情监测县中最高的,分别为 37.12% 和 3.19%,其碘盐合格率也是最低的,为 71.29%。

2.2.3   甲状腺容积 B 超检测结果。41 个病情监测县(市、区)共检测 8~10 岁学生甲状腺容积 B 超 8 239 人(有两名儿童年龄超过 10 周岁),检出甲状腺肿 103 人,甲肿率为 1.3%。41 个病情监测县(市、区)中甲肿率>5% 的有 4 个,分别为辰溪县(7.0%)、芷江县(7.0%)、长沙市开福区(5.9%)和常德市武陵源区(5.5%)。

3   评价与分析

3.1   从省级指标层面来看,2016 年湖南省居民户碘盐质量和食用状况良好,盐碘含量和变异程度较往年处于同一水平,未加碘食盐数量有小幅增加,在省级指标上达到了碘缺乏病消除标准。

3.2   汇总了碘盐监测和病情监测数据以后,在全省开展监测的 123 个县(市、区)中有 19 个县(市、区)未达到碘缺乏病消除标准,占比 15.4%。此次是首次同时采用盐碘、尿碘和甲状腺容积三项指标来判断县级是否达到了碘缺乏病消除标准,较之往年仅以盐碘的碘盐覆盖率和合格碘盐食用率指标判定来说,结果更加真实和精确。湖南省的碘缺乏病消除工作在县级指标层面还有较大上升空间,特别是在食用盐市场开放以后,如何持续保持全省碘缺乏病消除状态将面临更多困难与挑战。

3.3   全省学生尿碘中位数和孕妇尿碘中位数均处于 WHO 推荐适宜范围之内,由此推测湖南省各人群碘营养处于适宜水平,有利于持续消除碘缺乏病。但各县级学生尿碘中位数和孕妇尿碘中位数处于 WHO 推荐适宜范围内的比例分别只有 39.0% 和 53.7%,且学生尿碘和孕妇尿碘中位数均处在 WHO 推荐适宜范围内的县(市、区)仅有 7 个,如果再套用消除碘缺乏病标准,全省仅有 4 个县既达到了消除碘缺乏病标准,同时各人群尿碘中位数还处于适宜范围,这显然与湖南省消除碘缺乏病现状不符。由此再次证明 WHO 推荐人群尿碘适宜范围并不适用于湖南省乃至我国人群碘营养水平的评估,通过该指标来解读湖南省消除碘缺乏病工作状态并不合适。

3.4   本次监测发现了几个值得追踪调查的县(市、区),其中最有代表性的就是张家界市武陵源区,该区多项指标同时出现异常,如该区是唯一一个学生尿碘中位数 <100μg/L 的县(市、区),同时也是唯一一个 8~10 岁儿童尿碘 100μg/L 以下比例≥50% 的区县,并且其学生甲肿率 >5%,孕妇尿碘中位数也在 100μg/L 以下,其盐碘中位数排在全省第四,属于正常范围内的较高水平,且该区盐碘指标未见明显异常。碘盐供应和质量稳定,但碘营养水平偏低,甚至有甲状腺指标异常,具体情况值得进一步调查与分析。另外病情监测县中学生尿碘中位数最高的长沙市开福区,其学生甲肿率 >5%,其盐碘指标未见异常。开福区作为省会长沙市的一个市区,其碘盐供应和人群碘营养水平应该是相对稳定的,为何会出现此种结果也值得进一步调查。

4   结论与建议

4.1   应继续加强对“食用合格碘盐是防治碘缺乏病的最有效途径”的宣传,推广“科学补碘、按需补碘”的健康生活理念,增强广大人民群众对加碘盐的认知度,同时积极推广新媒体新平台,做好碘盐及甲状腺疾病的科普宣传工作,与谣言伪科学抢夺话语权,争取舆论主动权,努力营造一个“防治碘缺乏病,全民共同参与”的良好氛围,进一步提高湖南省的碘缺乏病防治工作质量,巩固碘缺乏病防治成果。

4.2   针对监测中发现的各指标异常进行分析,

针对发现的问题分门别类，并制定工作计划和整改方案，争取落实到下一年度工作中，切实提高碘缺乏病监测的效能和成果。建议通报本监测结果给未达到碘缺乏病消除标准的县级卫生行政部门，以提高重视，督促他们做好今后的碘缺乏病防治工作。

4.3　国家对盐业制度的改革，形成了碘缺乏病防治的新形势。应继续呼吁卫生主管部门加强对碘缺乏病防治的重视，积极配合盐业企业和行政部门工作，配套出台新的碘缺乏病防治策略或法规文件，才能确保碘缺乏病的持续消除，保证人民身体健康。

4.4　各级疾控中心要进一步加强碘缺乏病流调人员和实验室检验人员能力建设，严格质量控制措施，增强业务人员的工作责任心，对发现的问题要及时查因和整改，造成不良后果的要把责任要落实到人，全面提高碘盐监测工作的准确性和真实性，为全省持续消除碘缺乏病提供更准确、更科学的监测数据。

4.5　从 2018 年起碘缺乏病监测中 B 超检测和尿碘检测将成为每年每县开展的常规监测项目，建议上级卫生主管部门增加资金和设备投入，给各级疾控中心配备 B 超机和尿碘快速检测设备，以提高基层开展项目工作的积极性，提高工作的效率和准确性，降低工作的难度和不确定性。特别是如果在无法落实资金和设备的情况下，强烈呼吁国家级能够在政策层面为基层设备采购打开口子，在红头文件中能够提及要求各级疾控中心自行采购 B 超和碘元素快速检测设备/仪器等条文，为碘缺乏病监测工作的顺利开展增加便利。

4.6　多次的人群尿碘检测结果均反映出 WHO 推荐尿碘适宜范围并不是衡量我国人群碘营养水平的良好指标，在历次碘缺乏病监测的数据储备下出台我国自己的人群碘营养正常值标准已属稳妥可靠，该正常值标准的尽快发布对于指导下一步碘缺乏病防治工作的开展，合理评价和利用监测数据，都有很重要的意义，建议有关部门加快此项工作进度，为在"十三五"期间顺利完成预定的碘缺乏病消除目标提供有力保障。

（撰稿人：庄世锋　赵林娜）

2016年广东省碘缺乏病监测报告

按照《关于安排2016年卫生计生事业发展专项资金公共卫生服务管理方向的通知》《关于安排第二批中央补助公共卫生服务项目资金的通知》《广东省卫生计生委办公室关于印发广东省省级财政补助疾病预防控制类项目实施方案（2016年版）和工作任务表的通知》和《关于印发2016年公共卫生服务地方病防治工作任务的通知》的有关要求，在省卫生计生委的领导下，广东省各级疾控机构积极开展地方病监测工作，经过大家共同的努力，很好地完成了2016年各项任务。现将2016年广东省地方病监测结果报告如下：

1 项目工作

1.1 管理与技术培训

为加强对项目的管理，确保项目工作顺利完成，省卫生计生委下发项目实施方案，明确提出项目目标和管理要求。省疾病预防控制中心制定《2016年中央、省级财政补助广东省地方病防治项目技术实施方案》（以下简称《方案》），对项目的工作范围、监测内容和方法、数据上报等各方面进行统一安排。2016年广东省地方病防治项目工作内容包括碘缺乏病等，范围覆盖全省县（市、区）。中央、省财政补助项目资金分别为62万元和50万元。

2016年5月17日，省疾控中心在广州市召开项目方案和技术培训，培训对象是市及部分县级疾控中心专业技术人员。为适应新时期地方病防治的发展要求和精细化管理，在2016年11~12月期间，省疾控中心分别举办了地级市技术人员参加的"甲状腺容积检测技术"培训班一期、县级技术人员参加的"县级尿碘检测技术"培训班两期（东片和西片区），共培训146人，夯实了市、县级专业人员的技术水平。

1.2 督导检查

为掌握各地开展项目工作的进度和质量，及时发现实施过程存在的问题，按项目管理的要求，省卫生计生委疾控处和省疾控中心制订了督导计划。根据实际情况，督导工作以地市级为主，省级抽查为辅的形式。截至2016年底，各市基本能按《方案》要求完成现场技术督导任务。

省疾控中心对梅州市、东莞市、清远市、乐昌市和大埔县5个单位开展现场技术督导。督导结果显示各地能按《方案》要求开展抽样监测，现场监测抽样表、实验室原始记录等资料保存较完整，但在质量控制等方面有待加强。督导组将发现的问题现场反馈给当地疾控中心，要求及时改进，严格按方案保质保量完成项目工作。

1.3 碘缺乏病监测

1.3.1 家庭碘盐监测。全省119个县（市、区）和中山、东莞市完成了学生家庭和孕妇家庭碘盐监测并上报结果，监测覆盖全省范围，监测完成率100%。结果如下。

1.3.1.1 学生家庭碘盐。全省共监测学生家庭食用盐24 214份，其中合格碘盐23 312份，不合格碘盐532份，未加碘食盐370份，碘盐覆盖率98.5%（23 844/24 214），碘盐合格率97.8%（23 312/23 844），合格碘盐食用率96.3%（23 312/24 214），盐碘含量中位数为24.6mg/kg（接近广东省选定的25mg/kg盐碘浓度）。与2015年相比，三个率分别下降了0.3、0.6和0.9个百分点。各个县（市、区）的碘盐覆盖率在89%~100%之间，≥95%的县占92.6%（112/121），<95%的为麻章区、惠阳区、宝安区、海丰县、雷州市、饶平县、福田区、潮阳区和龙岗区9个县区。各个县（市、区）的合格碘盐食用率在79.5%~100%之间，>90%的县占95.9%（116/121），≤90%的为雷州市、麻章区、盐田区、惠阳区和潮阳区5个县区。

1.3.1.2 孕妇家庭碘盐。全省共监测孕妇家庭食用盐12 095份，其中合格碘盐11 781份，不合格碘盐184份，未加碘食盐130份，碘盐覆盖率98.9%（11 965/12 095），碘盐合格率98.5%（11 781/11 965），合格碘盐食用率97.4%（11 781/12 095），盐碘含量中位数为24.8mg/kg。各个县(市、区)的碘盐覆盖率在88%~100%之间,≥95%的县占95.9%(116/121),<95%的为惠东区、麻章区、宝安区、霞山区和雷州市5个县区。各个县(市、区)的合格碘盐食用率在88%~100%之间,>90%的县占95.9%(116/121),≤90%的为惠东区、麻章区、廉江市、鼎湖区和信宜市5个县区。

1.3.2　学生和孕妇尿碘及儿童甲状腺容积监测。按计划,2016年全省应开展尿碘和甲状腺容积监测有39个县(市、区)和东莞、中山市。应监测单位均完成学生和孕妇尿碘监测并上报结果,监测完成率100%。因B超仪未采购到位的原因,只有广州、深圳、珠海、韶关、梅州、中山和肇庆7个市(珠海、中山和肇庆市靠借仪器使用)完成15个县(市、区)的儿童甲状腺容积监测,完成率36.6%(15/41);《全国碘缺乏病监测方案》(2016版)规定,儿童甲状腺容积监测每县三年开展1次,今年未开展监测的县须于2017年或2018年完成。

1.3.2.1　学生尿碘。监测8~10岁学生尿样共8 228份,尿碘中位数为182.0μg/L。与2015年全省的170.0μg/L比较,尿碘中位数稍有增高,差异有统计学意义(P<0.01),但仍在碘摄入量适宜水平范围(100~199μg/L)内;造成差异的原因可能是监测覆盖面不一致造成(2015年121个监测单位合计,今年只得41个,下同)。各个县(市、区)尿碘中位数范围在100.1~333.6μg/L之间,在100~199μg/L范围的县占51.2%(21/41),在200~299μg/L范围(碘摄入量超适宜)的县占43.9%(18/41),>300μg/L(碘摄入超量)有2个县。

1.3.2.2　孕妇尿碘。监测孕妇尿样共4 121份,尿碘中位数为135.7μg/L,为碘摄入量不足。与2015年全省监测结果(128.3μg/L)比较,差异无统计学意义(P=0.06);自2011年开展孕妇尿碘监测以来,广东省的孕妇整体尿碘中位数都是接近此水平,均低于WHO推荐标准的碘摄入量适宜范围(150~249μg/L)。各个县(市、区)尿碘中位数范围在79.0~256.2μg/L之间,<150μg/L(碘摄入量不足)的县占61.0%(25/41),在150~249μg/L范围的县占36.6%(15/41),≥250μg/L(碘摄入量超适宜)有1个县。

1.3.2.3　8~10岁儿童甲状腺容积。监测8~10岁儿童甲状腺容积共3 028人,甲状腺容积诊断为肿大有48人,甲肿率为1.6%。各县(市、区)的甲肿率在0~6.0%之间,在碘缺乏病消除标准范围(<5%)

内的县占93.3%(14/15),甲肿率≥5%的有天河区。

1.3.3　选择项目结果的收集。按计划,上述41个监测县在开展尿碘和甲状腺容积监测的同时,有能力和条件的应收集3个选择项目(新生儿甲减筛查TSH、甲减筛查复检的新生儿甲功和抗体检测、孕妇甲功和抗体检测)的结果。只有部分县完成数据收集及收集的数据符合要求,全省上报的只是部分有效收集的数据。各地反映未完成有效收集的原因是当地妇幼部门未开展该项目检测或部门协调不畅等。

统计10个数据收集较好县的新生儿甲减筛查TSH结果,TSH异常/阳性率全省合计为22.8‰(1 366/59 984),与文献报道碘营养正常的发达国家先天甲减检出率(1/5 000~1/3 500)还存在较大的差距。各个县(市、区)异常/阳性率为:吴川市1.7‰(2/1 149)、新兴县4.0‰(8/2 007)、高明区6.3‰(24/3 823)、普宁市6.3‰(19/3 026)、郁南县7.9‰(9/1 143)、阳东区8.3‰(7/846)、顺德区16.0‰(57/3 569)、中山市23.6‰(962/40 803)、五华县52.3‰(26/497)、湘桥区80.7‰(252/3 121)。上述10个县收集的数据应该不够齐全,虽然未能完全反映出当地新生儿先天甲减检出率的真实情况,但已具有一定的参考意义。

1.3.4　尿碘复核检测。为加强监测的质量控制,省疾控中心按《方案》要求对各地的尿样随机抽取5%进行复核检测。全省共复核检测615份尿样,偏差±10%以内的样品数占70.1%,偏差±20%以内的样品数占87.3%。总体偏差以市级检测结果偏低为多见,占64.4%(396/615);其中,偏差>±20%的78份样品中,市级结果偏低也占53.8%(42/78)。各市的样品初检结果与省复核结果的偏差还应存有进一步缩小的空间,偏差较大的市有中山、阳江和汕头等。现时尿碘检测有砷铈催化分光光度法和电感耦合等离子体质谱法(ICP-MS)2个卫生行业标准方法,今年多数市检测样品是使用砷铈催化分光光度法,个别市偏差的原因不完全排除检测方法不同的影响外,还应认真从本实验室中寻找原因,因为砷铈催化分光光度法的操作步骤、使用设备多,水、试剂、实验室环境和人员要求高。此外,今后按国家的要求尿碘由县级疾控中心实验室负责检测,多数县级的实验室条件和专业人员的熟练程度比市级应更弱,出现的偏差可能会更大。

1.3.5　结果评价

1.3.5.1　全省碘缺乏病防治措施出现下滑迹

象。监测结果显示,全省合格碘盐食用率等出现不同程度的下降,个别县下滑较明显;原因最主要的应是群众补碘意识趋淡和盐业市场监管力度松懈。广东省近 10 年来,在较高碘盐覆盖率的前提下,全省居民碘营养一直处于适宜状态,儿童甲肿率又控制在低水平,容易让居民产生不需继续吃碘盐的错觉,不清楚环境缺碘难以根本改变和补碘需长期性的地球化学性疾病特点,补碘意识逐渐淡薄。而且,近年为了方便不宜食用碘盐的患病群众,各地增加了许多未加碘食盐的销售点,部分不了解补碘知识的非患病群众也购买并食用未加碘食盐,引致碘盐覆盖率下降。我国从 2016 年 4 月公布盐业体制改革方案,对各地盐业销售企业和盐政执法机构的积极性可能造成影响,一些地区的盐业市场管理力度出现松懈,部分沿海地区未加碘食盐冲销问题可能会进一步严重。

1.3.5.2　全省孕妇碘摄入量不足未能有效解决。近年监测结果显示,全省孕妇为碘摄入量不足,且广东省开展的应用性研究证明,轻度碘摄入量不足孕妇的游离甲状腺素水平偏低。广东省曾要求盐业企业于 2012 年在市场投放孕妇专用加碘盐预防孕妇碘不足,但从目前看实际效果并不理想。

1.3.5.3　监测能力和监测质量有待提高。部分市因无 B 超未能同步完成辖区的儿童甲状腺容积监测,县级未建立尿碘检测实验室,多数县级未完成选择项目结果的有效收集,尿碘检测结果准确性有待进一步提高。建议各地卫生行政部门加强碘缺乏病监测工作的领导,争取各级财政投入专项经费,购置相关设备建立起符合国家要求的监测能力,指导疾控和妇幼部门之间的沟通和协调,尽力完成选择项目结果的收集。加强培训,提高监测质量。

2　地方病防治现场调查

2.1　轻度碘摄入量不足对孕妇甲状腺功能及自身抗体影响的调查

2.1.1　目的和方法。调查轻度碘摄入量不足孕妇的甲状腺功能和自身抗体状态,比较与碘摄入量适宜孕妇之间的差异,同时比较两组孕妇日常富碘膳食摄入率和补碘知识行为等,为指导孕妇科学补碘提供依据,并期望找出预防孕妇缺碘的合适策略和有效健康教育方法以供参考。

根据预调查孕妇尿碘结果的不同,选择遂溪县为调查点(轻度碘摄入量不足),乐昌市为对照点(碘摄入量适宜),于 2015 年 12 月—2016 年 3 月抽取当地常住孕妇和 8~10 岁学生为调查对象。测定孕妇尿碘、甲状腺功能和自身抗体 5 项:促甲状腺素(TSH)、游离甲状腺素(FT_4)、游离三碘甲状腺原氨酸(FT_3)、甲状腺过氧化物酶抗体(TPOAb)和甲状腺球蛋白抗体(TgAb);测定学生智商;调查孕妇补碘意识和行为、富碘食物摄入频率等。

2.1.2　调查结果

2.1.2.1　孕妇尿碘。调查组孕妇尿碘中位数为 113.0μg/L,处于轻度碘摄入量不足状态;对照组孕妇尿碘中位数为 172.1μg/L,处于碘摄入量适宜状态。两组孕早、孕中、孕晚期孕妇的尿碘中位数均呈逐渐下降趋势。调查组、对照组孕妇尿碘水平和频数分布构成比差异均有统计学意义(P 均<0.05)。两组分孕早、孕中和孕晚期分别比较,尿碘水平差异均有统计学意义(P 均<0.05)。

2.1.2.2　孕妇甲状腺激素。为排除患有自身免疫性甲状腺疾病孕妇对整体激素水平的影响,除外甲状腺自身抗体阳性的孕妇后,调查组与对照组孕妇血清 TSH、FT_4 和 FT_3 水平随着孕期的增加,TSH 呈逐渐升高趋势,FT_4 和 FT_3 呈逐渐下降趋势。甲状腺激素水平比较,调查组 FT_4 低于对照组,TSH、FT_3 无差异。进一步分孕期分别比较,三种激素水平在孕早、孕中期的差异均无统计学意义;孕晚期时,TSH 和 FT_4 水平调查组低于对照组;FT_3 无差异。

2.1.2.3　孕妇甲状腺功能异常发生率。除外甲状腺自身抗体阳性的孕妇,调查组与对照组孕妇甲状腺功能异常发生率合计分别为 13.6% 和 10.8%;随着孕期增加两组合计发生率均有逐渐升高趋势。两组的合计发生率、低 FT_4 血症和亚甲减等各类功能异常的发生率差异均无统计学意义;进一步分孕早、孕中和孕晚期分别比较也无差异。

2.1.2.4　孕妇甲状腺自身抗体阳性率。调查组与对照组孕妇甲状腺自身抗体阳性率分别为 12.0% 和 10.6%,其中 TPOAb 阳性率分别为 9.3% 和 9.4%,TgAb 阳性率分别为 7.2% 和 5.4%。两组抗体阳性率差异均无统计学意义;进一步分孕早、孕中和孕晚期分别比较,差异均无统计学意义。

2.1.2.5　8~10 岁学生智商结果。调查组和对照组 8~10 岁学生智商值均值分别为 105.0 和 106.6,两组的整体智商水平差异有统计学意义(P<0.05),调查组低于对照组;智商等级的分布构成比差异无统计学意义(P=0.18)。

2.1.2.6　孕妇对补碘知识的知晓情况及途径。在本调查前,孕妇主动或被动了解过碘缺乏病知识的比例,调查组占 27.6%(92/333),对照组占 35.6%(118/331),差异有统计学意义。了解碘缺乏病知识的途径主要是"医生""宣传栏/单"和"媒体"。

2.1.2.7 孕妇了解碘缺乏病知识后行为改变的趋向。当孕妇从调查员处了解碘缺乏病防治知识,清楚碘的重要性后,调查组和对照组表示"肯定会将此信息传递给亲人和朋友"的比例分别为 77.8%(259/333)和 84.3%(279/331),表示"肯定会"在孕期主动补碘的构成比分别为 69.1% 和 71.9%;表示今后会"选小包装加碘盐"的构成比分别为 91.9% 和 94.2%,比了解防治知识前分别提高了 5.1 和 16 个百分点,差异均有统计学意义。

2.1.2.8 孕妇富碘食物摄入频率。调查孕妇怀孕期间各种富碘食物摄入情况,分"每天吃""常吃""少吃"和"不吃"4 种频率统计,比较"每天吃"和"常吃"的合计构成比。调查组和对照组孕妇海带和紫菜的摄入频率为 11.7% 和 12.7%,差异无统计学意义;海产品摄入频率为 74.2% 和 10.9%,差异有统计学意义,调查组高于对照组;牛奶类摄入频率为 44.4% 和 63.4%,禽畜肉及蛋类摄入频率为 88.9% 和 93.4%,差异均有统计学意义,调查组低于对照组;含碘保健品或药物摄入频率为 0.6% 和 0.9%,差异无统计学意义。

2.1.3 结果评价

2.1.3.1 遂溪县孕妇尿碘中位数在 100~149μg/L 水平,依据 WHO 等推荐的孕妇尿碘评价标准为碘摄入量不足;研究结果表明对孕妇的甲状腺功能和自身抗体未造成明显的影响,但孕妇 FT4 水平低于对照组,值得关注。近年广东省孕妇尿碘中位数在此水平,2015 年全省 70.2% 的县孕妇尿碘中位数是在 100~149μg/L 范围。鉴于本研究结果,建议类似地区尽量使孕妇尿碘水平达到或接近 WHO 推荐的 150μg/L 为宜。

2.1.3.2 通过调查比较孕妇的富碘食物摄入频率、补碘意识和行为等,认为影响调查组孕妇尿碘水平低于对照组的主要原因是碘盐消费量差异(遂溪县居民饮食口味较乐昌市偏淡,且部分家庭有同时食用加碘盐及未加碘食盐习惯)。2014 年遂溪县和乐昌市小包装碘盐销售量分别约 1.3kg/人和 3.7kg/人)。建议孕妇科学补碘的有效策略,首先是通过加强盐业市场的管理和宣传居民摒弃食用未加碘食盐习惯,确保较高的碘盐覆盖率为前提;其次是从主要宣传渠道和采取有效的健康教育方法,提高孕妇的碘缺乏病防治知识知晓率。"知晓率"和"医

生"是孕妇碘缺乏病健康教育的促进因素和强化因素。今后健康教育工作应充分利用孕妇信任"临床医生"的人际传播重要途径,在婚检或孕妇第一次产检时,医生的访谈内容增加孕妇补碘的知识,提高孕妇知晓率;考虑孕妇因妊娠综合征等可能会在孕期减少食盐的摄入,在宣传孕妇食用碘盐的同时,还经常适量食用些富碘食物。

2.2 广东省食盐加碘对甲状腺结节影响的调查

2.2.1 目的和方法。调查广东省未普及碘盐地区(覆盖率低于 10% 乡镇)和普及碘盐地区、原不同程度缺碘地区补碘后人群甲状腺结节的患病情况,通过比较分析了解食盐加碘对甲状腺结节的影响。

采取分层和整群抽样法,随机抽取徐闻县、中山市和乐昌市为调查地区,在每个市(县)又根据调查目的各抽取 2 个典型乡镇,然后随机抽取 2 个自然村(社区或村民小组)为调查点;以自然村常住 8~60 岁居民为调查对象;调查内容包括居民合格碘盐食用率、水碘、尿碘、甲肿率和甲状腺疾病(结节、自身免疫性疾病和甲状腺功能减退症)。

2.2.2 结果

2.2.2.1 居民的合格碘盐食用率、水碘、尿碘、甲肿率结果。徐闻县角尾乡属沿海又是广东省最大的盐场所在地,居民容易免费获得未加碘海盐,基本未食用过加碘盐,本次调查其碘盐覆盖率仅为 2.0%,龙塘镇由于受到沿海未加碘食盐的冲销,碘盐覆盖率仅是 65.6%;2 个调查点居民尿碘中位数均<100μg/L。乐昌市是重度缺碘山区,其中大源镇在 20 世纪 70 年代曾有地方性克汀病流行;中山市是轻度缺碘的珠三角冲积平原;两地的碘盐覆盖率均保持较高,居民碘营养充足。

2.2.2.2 甲状腺结节调查结果。三个调查区共调查居民 1 930 名,检出患甲状腺结节 405 人,患病率为 21.0%。分别比较中山市、徐闻县、乐昌市的甲状腺结节患病率,差异均无统计学意义;同一个地区的两个乡镇患病率互相比较,差异也均无统计学意义。

2.2.2.3 甲状腺功能减退症调查结果。中山市、徐闻县和乐昌市的甲状腺功能减退症分别为 0.6%、3.4% 和 2.2%,徐闻县和乐昌市的患病率均高于中山市。通过对患者的病史和案例分析,差异主要与 2 个因素有关:一是徐闻县农村地区的历史甲状腺功能亢进症患者,多采用 131I 放射性治疗,引起继发性甲状腺功能减退;二是部分居民长期碘缺乏,

容易引起原发性甲状腺功能减退症发生。

2.2.3 结果评价。补碘地区与未补碘地区、轻度缺碘地区与重度缺碘地区补碘后的甲状腺结节患病率无差异,表明食用碘盐不是目前甲状腺结节增加的原因。据国内外的研究报道结果及世界卫生组织国际癌症研究机构认为,近年许多国家和地区居民的甲状腺结节检出率显著上升和发达国家近 20 年来甲状腺癌高发,主要与甲状腺疾病筛查、高分辨率 B 超的广泛应用、过度医疗与诊断有很大关系。

3　工作成效和建议

3.1　工作成效

在各级卫生行政部门领导和疾控机构共同努力下,广东省顺利地完成了 2016 年地方病监测工作。通过项目的实施,进一步完善了广东省地方病监测体系,及时、准确、全面地掌握全省地方病各项防治措施落实现状和防控效果。监测发现了碘缺乏病防治措施出现下滑迹象等问题,为今后防控效果评价和精细化管理,以及突出"十三五"期间地方病防控工作重点提供参考。

开展碘缺乏病防治现场调查,发现轻度碘摄入不足会引起孕妇游离甲状腺素偏低,进一步阐明食盐加碘不是目前甲状腺结节增加的原因。研究成果拓宽食盐加碘预防碘缺乏的理论基础,有利于科学补碘工作持续发展,也为广东省孕妇科学补碘提供指导意见。

3.2　工作建议

3.2.1　采取综合措施应对碘缺乏病防治面临的挑战。

3.2.1.1　要遏制全省碘缺乏病防治措施出现下滑迹象,须充分发挥"政府领导、部门合作、群众参与"的地方病防治有效工作机制,共同努力才可能实现。建议各级政府积极推进盐业体制改革,尽快建立起改革新形势下的盐政执法体系,加强盐业市场的监管;进一步强化科学补碘的健康教育,全面提高居民碘缺乏病防治意识,使食用碘盐成为自主行

为至关重要。唯有如此才能保持广东省合格碘盐食用率在 90% 以上,居民整体碘营养处于适宜状态,巩固已取得的防治成效。

3.2.1.2　各地克服困难,基本完成了今年繁重的监测任务,但也要清楚认识到,部分市、县级的监测能力建设离国家要求还有差距,监测工作质量仍有待提高。建议省级专项经费能继续加大投入,安排经费予以经济欠发达地市和县级采购 B 超及尿碘实验室设备,珠三角地区的市、县(区)级财政也落实相关专项经费,全省争取 2018 年实现国家要求的市、县级碘缺乏病监测能力目标。另一方面,省、市级继续加强技术培训和督导,提高监测质量。

3.2.1.3　开展"轻度碘摄入量不足对孕妇甲状腺功能及自身抗体影响"和"广东省食盐加碘对甲状腺结节影响的调查"项目的研究,并取得了预期成果;研究成果既能拓宽防治理论基础,又为防治实践探索可行的策略。因此,建议今后在广东省防治工作中,积极将研究成果应用于防治实践,推动广东省碘缺乏病防治工作开启新的阶段。对于多数地区现有防治策略未能有效解决孕妇碘摄入量不足的事实,如果能够落实研究所提的具体策略,有望解决广东省整体孕妇碘摄入量不足的现状,取得更大的防治成效。

3.2.2　增加项目工作经费。国家财政补助公共卫生项目资金从 2016 年起采用因素法分配,全省地方病防治经费总额从 2015 年的 179 万元降至 62 万元。2016 年起,国家卫生计生委要求全国实施新碘缺乏病监测方案,任务量和监测难度均比之前增加,但经费补助却大幅减少。在广东省多数地区尤其是经济欠发达地区,市、县级财政基本没安排地方病防治配套经费,一直来靠国家补助经费支撑地方病防治工作,如果项目经费现状得不到改善,可能会影响到监测工作的质量或任务完成,建议在分配国家财政补助项目经费时,适当增加地方病防治项目的经费额度。

(撰稿人:杨通)

2016年广西壮族自治区碘缺乏病监测报告

根据《国家卫生计生委办公厅关于印发全国碘缺乏病监测方案的通知》《自治区卫生计生委关于印发2016—2018年广西碘缺乏病监测方案的通知》和《自治区卫生计生委关于印发2016年中央补助广西重大公共卫生专项资金疾病预防控制项目实施方案的通知》的要求,广西疾控中心组织全区各相关市、县认真开展碘缺乏病监测工作,在相关部门的密切配合下,按质、按量完成了2016年碘缺乏病监测任务。现将2016年广西碘缺乏病监测工作情况总结如下。

1 组织和实施

1.1 下发文件

1.1.1 2016年1月初,广西疾控中心下发了《自治区疾控中心关于印发〈2016年广西重点地方病防治与监测工作指导意见〉的通知》,提前对广西碘缺乏病监测项目工作进行任务布置。

1.1.2 2016年2月初广西卫生计生委下发了《自治区卫生计生委关于印发2016年中央补助广西重大公共卫生专项资金疾病预防控制项目实施方案的通知》,对广西碘缺乏病监测进行任务布置,提出工作要求,确保广西按时、按质完成2016年的碘缺乏病监测工作任务。

1.1.3 2016年5月中旬,广西原卫生计生委下发《自治区卫生计生委关于印发2016—2018年广西碘缺乏病监测方案的通知》,2016年,全区1/3的县区按照新的碘缺乏病监测方案开展碘缺乏病监测项目工作。

1.2 组织实施

2016年3月底,在南宁举办了"2016年广西重点地方病防治项目技术培训班",对全区14个地市和109个县(市、区)的相关技术人员开展了技术培训,并进行碘缺乏病监测项目的项目启动。培训班后,全区14个市陆续对所辖相关县(市、区)进行了工作布置和指导,各县(市、区)随即开始开展现场

采样和实验室检测工作,4~8月份,各市、县(市、区)开始进行对碘缺乏病监测资料进行整理、数据核对、录入,上报自治区疾控中心,随后,自治区针对碘缺乏病监测工作中发现的问题,对部分县(市、区)的碘缺乏病监测工作进行了督导,并对全区数据进行检查和确认。由于2016年国家将启用新的碘缺乏病数据录入系统,目前系统尚未正式启用,故数据尚未上报全国碘缺乏病监测数据管理平台,并影响2016年碘缺乏病监测结果上报。

2 碘缺乏病监测

2.1 监测范围及资料上报情况

根据监测方案要求,2016年广西1/3的县(市、区)(即37个县区)按照《2016—2018年广西碘缺乏病监测方案》开展监测,开展碘缺乏病监测37个县(市、区)名单如下:南宁市:兴宁区、江南区、西乡塘区、武鸣区、横县和宾阳县;柳州市:柳北区、柳城县和三江县;桂林市:阳朔县、全州县、永福县和资源县;梧州市:龙圩区、岑溪市和藤县;北海市:合浦县;防城港市:上思县;钦州市:钦南区和浦北县;贵港市:港南区、平南县和桂平市;玉林市:玉州区、博白县、陆川县和兴业县;贺州市:八步区和富川县;百色市:右江区、平果县和乐业县;河池市:东兰县和都安县;来宾市:兴宾区和武宣县;崇左市:宁明县。

广西14个市共有37个县(市、区)级碘缺乏病监测单位,2016年全部按照要求完成了监测任务。37个县(市、区)均按时报送监测结果,数据上报率达到100%。

2.2 监测结果

2.2.1 食盐含碘情况。37个县区共监测食盐11 124份(儿童食盐7 422份,孕妇食盐3 702份),碘盐10 978份,未加碘食盐146份,碘盐覆盖率为98.69%,未加碘食盐率1.31%;在10 978份碘盐中,有10 399份是合格碘盐,碘盐合格率为94.73%,合格碘盐食用率为93.48%;碘盐中位数为23.60mg/kg。监

测的7 422份儿童食用盐中，碘盐7 319份，未加碘食盐103份；在7 319份碘盐中，有6 912份是合格碘盐，儿童合格碘盐食用率为93.13%；以市为单位，除北海市的儿童合格碘盐食用率为63.50%外，其余各市儿童合格碘盐食用率均>90%；以县为单位，37个监测县区中，有89.19%（33/37）的县区的儿童合格碘盐食用率>90%，有10.81%（4/37）的县区的儿童合格碘盐食用率≤90%，儿童合格碘盐食用率≤90%的4个县区分别是阳朔县、合浦县、博白县、陆川县。监测的3 702份孕妇食用盐中，碘盐3 659份，未加碘食盐43份；在3 659份碘盐中，有3 487份是合格碘盐，孕妇合格碘盐食用率为94.19%；以市为单位，除北海市和崇左市的孕妇合格碘盐食用率为66.00%、88.00%外，其余各市孕妇合格碘盐食用率均>90%；以县为单位，37个监测县区中，有86.49%（32/37）的县区的孕妇合格碘盐食用率>90%，有13.51%（5/37）的县区的孕妇合格碘盐食用率≤90%，孕妇合格碘盐食用率≤90%的5个县区分别是永福县、合浦县、玉州区、兴宾区、宁明县。

2.2.2　儿童甲状腺容积检查。37个县区共对7 422名8~10岁儿童进行B超法甲状腺容积检查，男生3 623人，女生3 799人，甲状腺肿患者46人（男24人，女22人），甲肿率为0.62%；以市为单位，各市的儿童甲肿率均<5%；以县为单位，各县区的儿童甲肿率均<5%；按年龄分组，8岁组甲肿率最高，为1.26%。

2.2.3　尿碘检测

2.2.3.1　儿童尿碘。37个县区共采集8~10岁学生尿样7 422份，尿碘中位数186.07μg/L，<50μg/L的比例为4.00%，<20μg/L的比例为0.73%，>300μg/L的比例为13.42%；各市学生尿碘<50μg/L的比例均<10%，在0.5%~8.5%之间；各县区学生尿碘<50μg/L的比例均<20%，在0.00~16.26%之间。不同年龄组、不同性别的儿童尿碘中位数差别不大；各市儿童尿碘中位数在122.15~209.01μg/L之间，各县区儿童尿碘中位数在104.95~275.75μg/L之间。

2.2.3.2　孕妇尿碘。37个县区共采集孕妇尿样3 702份，尿碘中位数137.00μg/L，<50μg/L的比例为10.18%，<20μg/L的比例为1.86%，>500μg/L的比例为1.24%；各市孕妇尿碘<50μg/L的比例在2.33%~8.5%之间；各县区孕妇尿碘<50μg/L的比例在0.00~25.00%之间。有78.57%（11/14）的市孕妇尿碘中位数<150μg/L，各市孕妇尿碘中位数在122.15~209.01μg/L之间；有72.91%（27/37）的县区

的孕妇尿碘中位数<150μg/L，各县区孕妇尿碘中位数在104.95~275.75μg/L之间。

3　监测结果分析

2016年是"十三五"的开局之年，国家及自治区下发了新的碘缺乏病监测方案，按照监测方案要求，2016年全区1/3的县区按照新的监测方案开展监测，2017年扩大到2/3的县区，至2018年达到全区全覆盖。在广西原卫生计生委的直接领导下，碘缺乏病防治工作得到高度重视，全区各市、县（市、区）的碘缺乏病监测工作得到了各级部门和相关领导的大力支持，都较好地完成2016年度的监测任务，确保了广西2016年碘缺乏病监测顺利完成。

37个县区监测结果显示，碘盐覆盖率、碘盐合格率和居民合格碘盐食用率分别为98.69%、94.73%、93.48%，碘盐"三率"的总体水平保持在国家标准要求以上。在市级水平，除北海市外，其余各市儿童合格碘盐食用率均>90%；除北海和崇左市外，其余各市孕妇合格碘盐食用率均>90%。在县级水平，37个监测县区中，有10.81%（4/37）的县区的儿童合格碘盐食用率≤90%；有13.51%（5/37）的县区的孕妇合格碘盐食用率≤90%。说明沿海地区仍是广西碘缺乏病防治工作的薄弱和重点地区，合格碘盐食用率未能达到国家碘缺乏病消除标准的要求（居民户合格碘盐食用率>90%），同时，可能受即将实施的盐业体制改革的影响，各地制贩假盐问题突出，内陆的居民合格碘盐食用率≤90%的比例有所上升。

B超法检测8~10岁儿童7 422名，发现甲状腺肿患者46名，平均甲肿率为0.62%。在市级及县级水平，各市、县区的儿童甲肿率均<5%，不同年龄、性别的儿童甲肿率均<5%，儿童甲肿率维持在较低的水平，满足持续消除碘缺乏病的指标要求。

37个监测县区儿童尿碘中位数为186.07μg/L，<50μg/L的比例为4.00%，各市儿童尿碘中位数在122.15~209.01μg/L之间，各县区儿童尿碘中位数在104.95~275.75μg/L之间，符合国家消除碘缺乏病标准要求，绝大部分儿童机体碘营养水平能够满足生长发育的需要，全区儿童尿碘处在适宜水平。37个县区的孕妇尿碘中位数仅为137.00μg/L，未能达到WHO推荐的孕妇适宜碘营养标准（150~250μg/L）；有78.57%（11/14）的市孕妇尿碘中位数<150μg/L，有72.91%（27/37）的县区的孕妇尿碘中位数<150μg/L，说明孕妇人群碘营养水平欠佳，胎儿的

神经发育需要适宜的碘,其碘的来源需要从其母体即孕妇的血液获得,如果在此期间碘营养不足或欠佳,将影响其神经发育。

4　存在的问题

4.1　部分地区制贩假盐问题突出,未加碘食盐冲销市场的现象加剧,尤其在沿海地区还较为严重,并形成向内陆地区延伸的趋势。

4.2　孕妇碘营养水平欠佳,未能达到 WHO 推荐的孕妇适宜碘营养标准。

4.3　2016 年是实施新的碘缺乏病监测方案的第一年,同时国家使用新的监测录入数据系统,目前系统仍未投入使用,故影响 2016 年碘缺乏病监测结果的上报。

5　建议

5.1　普食碘盐仍然是碘缺乏病最有效的防治措施,卫生健康部门要加强与盐业部门的沟通,继续加强打击未加碘食盐冲销市场的行为,提高碘盐覆盖率;加强市售碘盐质量控制工作,提高市售合格碘盐率。

5.2　孕妇碘营养水平欠佳,需继续组织力量,加大经费投入,探索提高特殊人群碘营养水平的办法。

5.3　健康教育是持续消除碘缺乏病重要的综合防治措施之一,开展多种形式的宣传和健康教育活动,使让群众真正认识到缺碘对自身健康、对子孙后代的严重危害,提高食用碘盐的自觉性。

5.4　加强监测工作,密切关注人群碘营养水平变化,做好监测信息的分析利用。

(撰稿人:廖敏　罗兰英)

2016 年海南省碘缺乏病监测报告

根据财政部、原国家卫生计生委《关于提前下达 2016 年公共卫生服务补助资金的通知》和中国疾控中心地病中心《关于启动 2016 年公共卫生服务地方病防治项目的通知》的要求,海南省认真组织实施,按计划完成项目工作任务。现将工作总结如下:

1 项目组织管理

1.1 项目管理

海南省卫生计生委、海南省财政厅负责项目的组织、协调和监督,并根据项目内容统一编制有关项目的实施方案,在省疾控中心设立项目办,成立项目领导和技术小组,根据《国家卫生计生委办公厅关于印发全国碘缺乏病监测方案的通知》制定了《海南省 2016 年地方病防治项目实施方案》。各市县设立了县级项目办,成立项目领导和技术小组,组织实施各项工作。

1.2 项目启动与培训

2016 年 3 月,召开全省热带病与慢性病防控工作综合培训班,培训班上根据《国家卫生计生委办公厅关于印发全国碘缺乏病监测方案的通知》和《海南省 2015 年地方病防治项目实施方案》要求,做了培训和布置了全省 2015 年碘缺乏病监测工作。根据中国疾控中心地病中心《关于启动 2016 年公共卫生服务地方病防治项目的通知》的要求,海南省 7 个市县开展重点人群碘营养监测,14 个市县开展碘盐监测。根据海南省实际情况,在全省 21 个市县区开展了重点人群碘营养监测,未开展碘盐监测。

1.3 项目实施与督导

2016 年 4~5 月份各市县确定监测点,6~8 月份完成现场抽样监测,9~10 月完成尿碘、碘盐实验室检测,11~12 月完成监测资料汇总。由于省级做甲状腺 B 超人力有限,在 13 个市县区儿童甲状腺检测采用 B 超法,8 个市县区采用触诊法;由于国家碘缺乏病信息上报系统的原因,各市县于 2016 年 12

月底只上报了监测结果,没上报数据库。直到 2017 年 3 月接到地病中心通知,才按统一格式录入上报数据库。海南省原卫生计生委于 2016 年 5~8 月组织疾控专家对五指山、澄迈、白沙、儋州、万宁、东方、昌江等市县(区)开展督导检查,海口市疾控中心对海口 4 区开展督导。复核海口 4 区、临高、陵水、屯昌、琼中学生和孕妇尿样 123 份,家中食用盐 95 份,复查结果一致性较好。

2 项目经费使用与管理

2015 年 12 月《海南省财政厅关于提前下达 2016 年中央补助地方公共卫生服务补助资金预算指标的通知》,下拨碘缺乏病防治经费 60 万元,较去年减少 45%。

3 项目完成情况

全省共监测儿童 4 212 名,尿碘中位数为 177.4μg/L,<50μg/L 的比例为 7.5%,儿童 Ⅰ 度甲肿率为 0.3%,未发现 Ⅱ 度肿大;共监测孕妇 2 130 名,尿碘中位数为 132.8μg/L;共监测儿童和孕妇家中食用盐 6 335 份,未加碘食盐 121 份,不合格 125 份,碘盐覆盖率为 98%,碘盐合格率为 98%,合格碘盐食用率为 96%。2016 年全省孕妇尿碘水平与去年相当,各市县孕妇尿碘中位数除临高外,均>100μg/L。

4 存在问题与建议

4.1 存在问题

4.1.1 相关部门对碘缺乏病防治工作的力度减弱,防治工作成绩有下滑势头。由于盐业体制改革,监管力度削弱,假冒碘盐和未加碘食盐进入市场。少数沿海产盐市县碘盐覆盖率低,居民合格碘盐食用率未达到消除碘缺乏病标准(90%),主要原因是当地生产私盐直接冲销市场和居民家庭。个别市县儿童和孕妇的尿碘中位数 <100μg/L。

4.1.2 碘缺乏病的健康教育力度仍薄弱,尤其是中西部少数民族地区和少数沿海地区的群众、学生的碘缺乏病的知晓率未达到 80%。

4.1.3　部分市县缺乏碘缺乏病防治专业人员和工作经费。碘缺乏病防治工作人员少,地方配套工作经费较少,碘缺乏病实验室检测设备近年有一定改善,但未全面改观。

4.2　建议

4.2.1　继续保持可持续的消除碘缺乏病防治机制,保持取得的成绩。提高临高碘盐覆盖率、合格碘盐食用率,协调发展改革、盐业等部门对未消除碘缺乏病的市县区进行私盐转产等综合治理的相关项目及投入,重点抓住未加碘食盐生产源头,阻断其流通渠道。

4.2.2　加强碘营养监测调研工作,对孕妇碘营养不足地区采取适当干预措施,以保障儿童和孕妇等敏感人群碘营养水平适宜。

4.2.3　加强以农村为重点的碘缺乏病防治宣传教育活动。除了利用每年"5.15"开展宣传活动外,继续在不同时间加大宣传力度,加强对产盐区、边远地区的重点人群,开展广泛持久、形式多样的碘缺乏病健康教育活动,把碘缺乏危害的知识普及到广大农村和重点人群,提高全民对碘缺乏危害的认识,使群众自觉地接受碘盐、食用碘盐,建议孕产妇多吃海带、紫菜等富含碘的食物。

4.2.4　加强碘缺乏病防治网络建设,落实防治工作经费,提高碘缺乏病防治能力,保障防治工作的顺利开展,为海南省进一步做好碘缺乏病防治工作提供科学依据。

（撰稿人：吴红英）

2016年四川省碘缺乏病监测报告

为落实2016年卫生计生工作要点要求,进一步掌握人群碘营养状况、碘缺乏病病情消长趋势以及防治措施落实情况和成效,积极推进"因地制宜、分类指导、科学补碘"的防控策略,适时采取针对性防治措施和科学调整干预策略提供依据,按照中国疾病预防控制中心地方病控制中心《关于启动2016年公共卫生服务地方病防治项目工作的通知》和四川省卫生计生委《关于印发四川省碘缺乏病监测方案的通知》的内容与要求,四川省在全省1/3的县即62个县(市、区)开展了碘缺乏病监测工作并已全面完成,现将监测工作总结如下。

1 监测结果

1.1 基本情况

全省开展监测工作的项目县62个,均不沿海,其中国家级贫困县8个;地理类型属于平原、山区和丘陵的分别为9个、26个和27个。62个监测县人口总数为3 518.008 2万,其中农业人口2 302.618 7万(占65.45%);上一年度监测县GDP范围为18 002万元~7 951 700万元,县均1 992 310万;上一年度监测县人均可支配收入范围为0.38万元~8.062 1万元。监测乡310个,人口总数805.283 6万;地理类型属于平原、山区和丘陵的分别为50个、133个和127个;上一年度监测乡GDP范围为0.759万元~508 240万元,乡均37 318万;上一年度监测乡人均可支配收入范围为0.18万元~4.6万元。

1.2 甲状腺肿患病情况

在全省21个市(州)的62个监测项目县采用B超法共检测8~10岁儿童甲状腺容积12 486人,男女分别为6 258人和6 228人(比例为1.005∶1);8~10岁各年龄段人数分别为3 193人、5 054人和4 239人(比例0.632∶1∶0.839)。检测出甲状腺肿患者262人,甲肿率2.10%,其中男、女甲状腺肿患者分别为124人和138人,各年龄段肿大人数分别为81人、112人和69人。以县级区划为单位来看,

8~10岁儿童甲肿率<5%的县有56个(占90.32%),≥5%的6个(分别为大竹县5%、彭山区5.34%、资中县5.5%、双流区6%、剑阁县7.5%、东坡区10%)。

1.3 尿碘

1.3.1 8~10岁儿童尿碘。共检测8~10岁儿童尿样12 474份(男女分别为6 252份和6 222份),尿碘中位数196.50μg/L(男女分别为201.01μg/L和192.17μg/L),其中尿碘<50μg/L的416份(占3.33%)。以县级区划为单位来看,儿童尿碘中位数均>100μg/L,100~200μg/L(不含)的县31个,200~300μg/L(不含)的县28个,≥300μg/L的县3个;尿碘<50μg/L的比例<20%的县61个,≥20%的县1个(马尔康市23.50%)。

1.3.2 孕妇尿碘

1.3.2.1 孕妇基本情况。共监测孕妇5 844人,年龄为26.98岁±5.03岁,早中晚孕分别为986人、2 735人和1 916人,207人孕周不详;无甲状腺疾病史的5 822人,有甲状腺疾病史的22人(以甲状腺功能减退症为主共有15例、亚临床甲状腺功能减退症3例、甲状腺功能亢进症2例、甲状腺腺瘤1例、甲状腺肿1例),仅甲状腺功能减退者服药,均服用左甲状腺素钠片(优甲乐),剂量为25~50μg/d。

1.3.2.2 尿碘。共检测孕妇尿样5 843份,尿碘中位数171.90μg/L,其中尿碘<50μg/L的288份(占4.93%)。以县级区划为单位来看,孕妇尿碘中位数<100μg/L的县2个(筠连县为72.00μg/L、乐山市中区为86.66μg/L),100~150μg/L(不含)的县17个,150~250μg/L(不含)的县41个,250~300μg/L(不含)的县2个,没有≥300μg/L的县;尿碘<50μg/L的比例<20%的县61个,≥20%的县1个(筠连县为31.00%)。

1.4 盐碘

1.4.1 8~10岁儿童家庭盐碘。共检测8~10岁儿童家庭盐样12 488份,食用盐碘中位数为27.30mg/kg;加碘盐中位数为27.34mg/kg,均数±标准差为

27.55mg/kg±4.82mg/kg，变异系数为 17.50%。以县级区划为单位来看，盐碘中位数和均数范围均在 21~39mg/kg 的合格区间内，加碘盐变异系数≤30% 的县 61 个（除外渠县 30.55%）。

1.4.2 孕妇家庭盐碘。共检测孕妇家庭盐样 5 844 份，食用盐碘中位数为 27.41mg/kg；加碘盐中位数为 27.45mg/kg，均数±标准差为 27.75mg/kg±4.35mg/kg，变异系数为 15.68%。以县级区划为单位来看，盐碘中位数和均数范围在 21~39mg/kg 合格区间内的有 61 个县（除外德格食用盐碘中位数和加碘盐中位数均为 19.00mg/kg，加碘盐均数为 20.25mg/kg，可能与样本量 32 份较少有关），加碘盐变异系数均≤30%。

1.4.3 盐碘汇总。共检测居民户盐样 18 332 份，其中碘盐 18 223 份，未加碘食盐 109 份，合格碘盐 17 331 份。碘盐覆盖率 99.41%，未加碘食盐率 0.59%，合格碘盐食用率为 94.54%，碘盐合格率 95.11%。食用盐碘中位数为 27.34mg/kg，加碘盐中位数为 27.40mg/kg、均数±标准差为 27.61mg/kg±4.68mg/kg、变异系数为 16.95%。以县级区划为单位来看，碘盐覆盖率≥95% 的县 61 个（除外彭州市为 92.67%），合格碘盐食用率>90% 的县 55 个（除外 7 个县，德格县为 62.93%、彭州市为 81.33%、小金县为 82.00%、仪陇县为 84.33%、筠连县为 89.00%、马尔康市为 89.76%、通江县为 90.00%）。

1.5 甲状腺相关疾病筛查

在 17 个市（州）的 41 个监测县（市、区）新生儿甲减筛查 131 369 人，结果异常 563 人，异常率 0.43%；新生儿甲减筛查复检甲功和抗体 253 人，结果异常 39 人，复检异常率 15.42%；孕妇甲功和抗体检测 17 669 人，结果异常 1 632 人，异常率 9.24%。

1.6 地方性克汀病搜索

按照方案"以县级为单位，历史上曾有地克病流行，本年度孕妇或 8~10 岁儿童尿碘中位数<100μg/L 即可启动"开展碘缺乏病高危地区地方性克汀病搜索的条件，本次监测仅筠连县和乐山市中区孕妇尿碘中位数<100μg/L，而这两个县历史上都不曾有地克病流行，故本年度没有监测县达到需要开展碘缺乏病高危地区地方性克汀病病例搜索的启动条件。

2 监测结论

本次监测省级水平碘盐覆盖率为 99.41%、合格碘盐食用率为 94.54%，8~10 岁儿童甲肿率为 2.10%，儿童尿碘中位数为 196.50μg/L、50μg/L 以

下的比例为 3.33%，孕妇尿碘中位数为 171.90μg/L、50μg/L 以下的比例为 4.93%。监测结果显示省级水平碘盐、甲状腺肿、尿碘指标继续达到 GB 16006—2008《碘缺乏病消除标准》，继续保持消除碘缺乏病状态。

3 问题与建议

3.1 关注部分地区监测指标，做好分析和改进落实措施

3.1.1 此次监测结果显示 8~10 岁儿童甲肿率省级水平<5%，但从县级区划来看，≥5% 的有 6 个县（占监测县的 9.68%）。可能的原因一是因儿童甲状腺是否肿大的判定与年龄密切相关，部分监测地区在随机抽取 8~10 岁儿童时是直接询问年龄，因存在记忆差错等导致部分儿童记录的年龄与真实年龄不符而影响判定；二是部分地区甲状腺 B 超检测人员技术水平还有待提高。因此首先各监测县要严格执行儿童年龄段的筛选和随机抽取，建议现场工作开展之前提前根据学籍登记的出生日期进行筛选和随机抽取所需年龄段的儿童；其次要进一步加强甲状腺容积 B 超法检测人员培训，并逐步建立健全培训考核的方法和标准。除这两方面之外，各地需进一步分析甲肿率与盐碘、尿碘有关指标的关系。

3.1.2 省级水平食用盐碘中位数监测结果为 27.34mg/kg，相较从 2012 年 3 月 15 日起调低食用盐碘浓度后近几年的监测结果，居民户食用盐碘中位数在继续降低且处于目前四川省执行 GB 26878—2011《食品安全国家标准 食用盐碘含量》中食用盐碘含量平均水平 30mg/kg 的低值区。对此，一是各级卫生计生部门要按照《方案》要求向同级人民政府和相关部门通报监测信息，落实防治措施，巩固防治成效，尤其是认真改进和持续落实健康教育与健康促进工作；二是盐业部门要进一步加强盐政执法和提高执法成效，同时强化加碘盐的生产流通销售领域监管以及质量控制和供应保障。

3.1.3 以县级区划为单位来看，儿童尿碘中位数均>100μg/L，但马尔康儿童尿碘<50μg/L 的比例≥20%；筠连、乐山市中区、武侯、温江、双流、大安、攀枝花东区、合江、安州、五通桥、东坡、翠屏、长宁、汉源、石棉、雁江、马尔康、泸定和巴塘 19 个县孕妇尿碘中位数<150μg/L（占监测县的 30.65%）；彭州碘盐覆盖率<95%，德格、彭州、小金、仪陇、筠连、马尔康和通江 7 个县的合格碘盐食用率≤90%。上述地区的相关指标需要重点关注尤其是民族和边远地

区，各地要充分利用好本次监测信息，做好原因分析并进行核实，找出碘缺乏病防治工作中的薄弱环节，明确重点地区和重点人群等防治工作重点，加强部门间的沟通与配合，及时改进和认真落实防治措施，以免发生碘缺乏危害。

3.2 提高监测质量和效率

本次监测通过全省各级卫生、盐业和教育等部门的配合和支持得以较好地顺利完成，但在整个过程中部分地区还是存在一些问题。一是对监测样品的采集没有提前做好通知、说明和强调以及预案的考虑，出现采集量不足、后期补采、实验室二次检测和报告延迟等情况；二是方案表格监测信息收集不全或者填写不规范；三是对上报数据审核不够，比如过大或过小等异常数据以及不注意指标单位等。因此各地要进一步做好监测工作的逐级培训、准备和统筹安排，注重项目经验的积累和改进，切实规范方案要求，确保监测信息和数据的准确完整，强化数据逐级审核和按时报送，提高监测质量和效率。

（撰稿人：李津蜀　张莉莉　简鸿帮）

2016年重庆市碘缺乏病监测报告

为进一步了解重庆市人群的碘营养状况,积极推进因地制宜、分类指导和科学补碘的防控策略,根据《国家卫生计生委办公厅关于印发全国碘缺乏病监测方案的通知》和重庆市卫生计生委《关于印发重庆市2016年碘缺乏病监测方案的通知》要求,2016年重庆市疾控中心组织万州、酉阳县等13个区县开展碘缺乏病监测工作,现将监测结果总结如下。

1 监测范围

2016年在渝中区、南岸区、九龙坡区、万州区、黔江区、荣昌区、云阳县、奉节县、丰都县、石柱县、彭水县、酉阳县、秀山县13个区县开展碘缺乏病监测。

2 质量保障

2.1 人员培训

2016年5月,重庆市疾控中心召开了重庆市2016年碘缺乏病监测培训会,对13个区县碘缺乏病防治专业人员进行了监测技术培训,统一方案,统一操作方法与技术标准。

2.2 成立监测小组

由市疾控中心抽调专业人员6人组成监测小组,分2组,负责13个区县儿童甲状腺B超检查;区县疾控中心配合开展监测工作,现场采集盐碘、尿碘样品,并将尿样品送达指定片区实验室进行检测。

2.3 实验室质量控制

2.3.1 盐碘检测。由参加国家碘缺乏病参照实验室盐碘检测样品考核合格的13个区县疾控中心实验室人员负责盐碘检测工作。

2.3.2 尿碘监测。由参加国家碘缺乏病参照实验室盐碘检测样品考核合格的万州区、涪陵区、黔江区、永川区、璧山区5个区县疾控中心实验室人员负责尿碘检测工作。

3 结果

3.1 儿童监测

3.1.1 甲肿率。共调查13个区县65所小学8~10岁儿童3 018人,B超法甲状腺肿患者66人,甲肿率为2.19%。各区县甲肿率在0.91%~2.95%之间,最高是奉节为2.95%,最低是石柱为0.91%,甲肿率比2014年监测结果(3.23%,52/1 610)相比显著下降,差异有统计学意义(χ^2=4.60,P<0.05)。

年龄分布:8岁、9岁、10岁组甲肿率分别为2.51%、2.57%、1.48%,各年龄组之间甲肿率无差异,8岁组与9岁组(χ^2=0.01,P>0.05)、8岁组与10岁组(χ^2=2.65,P>0.05)、9岁组与10岁组(χ^2=3.18,P>0.05)差异无统计学意义;8岁、9岁、10岁组甲状腺容积中位数分别为2.7ml、2.9ml、3.1ml,甲状腺容积随年龄增长而增大(H=199.89,P<0.01),差异有统计学意义;与2014年监测结果(2.93ml、3.19ml、3.35ml)比较,各年龄组甲状腺容积显著减小(H=127.54,P<0.01)差异有统计学意义。

性别分布:男、女甲肿率分别为2.07%、2.30%,男与女之间无差异(χ^2=0.20,P>0.05)差异无统计学意义。其中,8岁组男、女甲肿率分别为1.99%、3.03%,男与女之间无差异(χ^2=1.02,P>0.05)差异无统计学意义;9岁组男、女甲肿率分别为2.59%、2.55%,男与女之间无差异(χ^2=0.00,P>0.05)差异无统计学意义;10岁组男、女甲肿率分别为1.58%、1.38%,男与女之间无差异(χ^2=0.07,P>0.05)差异无统计学意义;男、女甲状腺容积中位数分别为2.9ml、2.9ml,不同性别间儿童甲状腺容积无差异(H=0.62,P>0.05)。

3.1.2 盐碘。监测8~10岁儿童家庭食用盐3 018份,盐碘中位数为27.6mg/kg,各监测区县盐碘中位数在25.0~29.7mg/kg之间,最高是渝中为29.7mg/kg,最低是黔江为25.0mg/kg;碘盐覆盖率、合格率、合格碘盐食用率、未加碘食盐率分别为99.14%、94.42%、93.61%、0.86%。

各区县碘盐覆盖率在 96.54%～100% 之间，达到 100% 有黔江、奉节等 6 个区县，占 46.15%；碘盐合格率在 90.18%～99.55% 之间，最高是黔江为99.55%，最低是万州为 90.18%；合格碘盐食用率在87.83%～99.55% 之间，低于 90% 的有万州 1 个区县，占 7.69%；未加碘食盐率在 0.42%～3.46% 之间，最高是南岸为 3.46%，最低是九龙坡为 0.42%，存在未加碘食盐的有南岸、丰都、万州、荣昌、渝中、云阳、九龙坡等 7 个区县，占监测区县总数的 53.85%。

与 2014 年监测结果比较：盐碘中位数比 2014年（25.9mg/kg）显著增高（H=135.6，P<0.01），差异有统计学意义；碘盐覆盖率上升了 0.32 个百分点，碘盐合格率下降了 1.24 个百分点，合格碘盐食用率下降了 0.92 个百分点，未加碘食盐率下降了 0.32 个百分点。

3.1.3　尿碘。共检查 3 018 人，尿碘中位数为279.0μg/L，尿碘值<50μg/L 的占 1.55%，50～99μg/L 的占 5.10%，100～199μg/L 的占 21.60%，200～299μg/L 的占 27.10%，≥300μg/L 占 44.63%。其中，8、9、10 岁组尿碘中位数分别为 265.5μg/L、281.2μg/L、287.4μg/L，9 岁组显著高于 8 岁组（H=5.89，P<0.05）差异有统计学意义；10 岁组显著高于 8 岁组（H=11.53，P<0.01）差异有统计学意义；9 岁组与 10 岁组无差异（H=1.06，P>0.05）差异无统计学意义。

13 个监测区县，尿碘中位数范围在 227.9～376.4μg/L 之间，最高是奉节为 376.4μg/L，最低是云阳为 227.9μg/L；中位数在 100～199μg/L 有 0 个区县；200～299μg/L 有云阳、丰都等 10 个区县，占 76.92%；≥300μg/L 有奉节、南岸、秀山 3 个区县，占 23.08%。

尿碘中位数比 2014 年（222.7μg/L）显著上升（H=159.32，P<0.01）差异有统计学意义。其中，尿碘值<20μg/L（0.19%）上升了 0.17 个百分点，<50μg/L（2.92%）下降了 1.37 个百分点，50～99μg/L（8.32%）下降了 3.22 个百分点，100～199μg/L（30.75%）下降了 9.15 个百分点，200～299μg/L（30.68%）下降了3.58 个百分点，≥300μg/L（27.33%）上升了 17.30个百分点。

3.2　孕妇监测

3.2.1　盐碘。13 个区县 65 个乡镇共监测孕妇家庭食用盐 1 332 份，盐碘中位数为 27.2mg/kg，中位数在 23.9～30.9mg/kg 之间，最高是石柱为30.9mg/kg，最低是南岸为 23.9mg/kg；碘盐覆盖率、合格率、合格碘盐食用率、未加碘食盐率分别为99.55%、92.76%、92.34%、0.45%。

碘盐覆盖率范围在 95.00%～100% 之间，达到100% 的有九龙坡、秀山等 11 个区县，占 84.62%；碘盐合格率和合格碘盐食用率均在 84.31%～100% 之间，90% 以下的均有南岸、荣昌、石柱、万州等 4 个区县，均占 30.77%；未加碘食盐率在 1.00%～5.00% 之间，最高是丰都为 5.00%，最低是渝中为 1.00%，存在未加碘食盐的有丰都、渝中 2 个区县，占 15.38%。

3.2.2　尿碘。13 个区县 65 个乡镇孕妇尿碘共监测 1 332 人，尿碘中位数为 193.8μg/L，尿碘值<50μg/L占 3.08%，50～99μg/L 占 13.81%，100～199μg/L 占35.06%，200～299μg/L 占 23.27%，≥300μg/L 占 24.77%。孕妇尿碘中位数比 2014 年（162.9μg/L）显著上升（H=29.34，P<0.01）差异有统计学意义。

孕妇尿碘中位数在 148.0～255.7μg/L 之间，最高的是酉阳为 255.7μg/L，最低的是九龙坡为 148.0μg/L；中位数<150μg/L 有九龙坡 1 个区县，占 7.67%；150～249μg/L 的有渝中、万州等 11 个区县，占 84.62%，250～499μg/L 的有酉阳 1 个区县，占 7.67%。

3.3　新生儿甲减（TSH）筛查

3.3.1　初筛。13 个监测区县中除南岸、黔江 2个区县外，其余 11 个区县在当地妇幼保健机构收集上报了新生儿甲减（TSH）筛查数据资料。11 个区县新生儿甲减（TSH）共筛查 13 948 人，TSH（时间分辨荧光法）升高（>9.0mU/L）49 人，检出率为 0.35%。检出率在 0.14%～0.67% 之间，最高是万州为 0.67%，最低是石柱为 0.14%，渝中和九龙坡未检出。

3.3.2　复查。万州、云阳、奉节、石柱、彭水 5个区县对初筛 TSH 升高（可疑）对象进行复查。共复查 37 人，TSH（时间分辨荧光法）升高确诊病例（>9.0mU/L）6 人，检出率为 0.07%。

4　片区实验室样品检测与市级复核情况

13 个碘缺乏病监测区县的学生尿碘样品和孕妇尿碘样品分别由永川、璧山、黔江、万州和涪陵 5个片区疾控中心实验室负责检测，共完成学生尿碘3 018 份、孕妇尿碘 1 332 份的实验室检测；市疾控中心完成 13 个监测区县的学生盐碘 130 份、尿碘124 份，孕妇盐碘 59 份、尿碘 55 份的实验结果市级复核。

5　分析与建议

本次监测 8～10 岁儿童 3 018 人，甲肿率为2.19%，合格碘盐食用率为 93.61%，尿碘中位数为279.0μg/L，且<50μg/L 的比例为 1.55%；孕妇监测

1 332 人,合格碘盐食用率为 92.34%,尿碘中位数为 193.8μg/L,且<50μg/L 的比例为 3.08%,各项主要指标达到国家消除碘缺乏病标准,显示重庆市呈持续保持消除碘缺乏病状态。

8~10 岁儿童家庭食用盐,盐碘中位数为 27.6mg/kg,碘盐覆盖率、合格率、合格碘盐食用率、未加碘食盐率分别为 99.14%、94.42%、93.61%、0.86%,孕妇盐碘与儿童盐碘结果基本一致。说明重庆市盐业市场秩序良好,碘盐供应质量保障。儿童家庭食用盐,南岸、丰都等 7 个区县存在未加碘食盐,占监测区县的 53.85%,尤其是主城的南岸区未加碘食盐率占 3.46%,榨菜生产区的丰都县未加碘食盐率占 2.73%,应加强管理,防止未加碘食盐流入市场。孕妇盐中南岸、万州碘盐浓度偏低,导致碘盐合格率低,荣昌、石柱盐碘浓度高,但碘盐合格率也<90%,加碘不均匀,需提高加碘质量。

本次监测盐碘中位数儿童家庭食用盐(27.6mg/kg)和孕妇盐(27.2mg/kg)均>全市 2016 年居民户监测盐碘中位数为 26.9mg/kg,在孕妇盐中有 3 个区县中位数>30mg/kg,显然是加碘量超标,故尿碘中位数随着显著上升。居民户监测在上年进行,而碘营养监测是下年进行,是否上年和下年的碘盐加碘浓度本身存在差异所致,值得探讨。

8~10 岁儿童尿碘中位数为 279.0μg/L,尿碘值≥300μg/L 的儿童占 44.63%,尿碘中位数比 2014年(222.7μg/L)显著上升,显示食盐加碘浓度高,一般人群碘营养处于超适宜水平。孕妇尿碘中位数为 193.8μg/L,处于适宜水平。针对一般人群,重庆市应进一步降低盐碘浓度,保障适宜的碘营养。对于孕妇应加强健康教育,适量补碘,保障胎儿发育。

新生儿甲减筛查,初筛检出率为 0.35%,复查确诊检出率为 0.07%,这一现象是与少数孕妇碘不足还是碘过量所致,有待进一步探讨。

(撰稿人:周爽　谢君)

2016年云南省碘缺乏病监测报告

云南省外环境普遍缺碘,是历史上碘缺乏病流行较为严重的省份之一,多年来,通过实施食盐加碘为主的综合防治措施,人群碘营养状况总体得到改善,碘缺乏病病情得到有效控制。2012年以来,云南省实行了碘含量为25mg/kg的食盐标准,为及时掌握人群碘营养状况及病情消长趋势,积极推进因地制宜、分类指导和科学补碘的防控策略。按照国家要求云南省完成了2016年碘缺乏病监测工作。

1 监测范围和内容

在86个县(市、区)开展居民户碘盐监测。按东、西、南、北、中划分5个抽样片区,在每个片区各随机抽取1个乡(镇、街道办事处)。在每个监测乡随机抽取1所小学,在每所小学抽取40名8~10岁非寄宿学生(年龄均衡、男女各半),采集尿样和学生家中食用盐样,检测尿碘和盐碘含量,采用B超法测量甲状腺容积。每个乡镇各抽取20名孕妇(早、中、晚孕期尽量均衡),采集孕妇尿样和家中食用盐,检测尿碘含量和盐碘含量。

2 结果

2.1 碘缺乏病监测

2.1.1 8~10岁儿童监测结果

2.1.1.1 甲状腺B超检查。共对42个县8 517名儿童进行甲状腺B超检查(永胜县未完成甲状腺检查)。检出116名甲状腺肿患者,甲肿率为1.36%。有2个县甲肿率>5%,分别是西山区(8.5%)、嵩明县(6.36%)。

2.1.1.2 儿童食盐监测。43个县共检测儿童家庭食用盐8 725份,碘盐覆盖率为98.54%,碘盐合格率为94.93%,合格碘盐食用率为93.55%。在县级水平上,43个县的碘盐覆盖率都在90%以上,95%以下的县有4个,碘盐合格率<90%的县6个,合格碘盐食用率<90%的县有7个。

2.1.1.3 儿童尿碘监测。全省共监测43个县8 711名8~10岁儿童尿碘,儿童尿碘中位数为203.7μg/L。以县为单位,尿碘中位数范围为130.52~267.89μg/L,18个县尿碘中位数在100~200μg/L之间,占41.86%,处于WHO推荐的适宜水平;25个县尿碘中位数>200μg/L,占58.14%,处于高于适宜量水平;没有出现碘过量的县。

2.1.2 孕妇监测结果

2.1.2.1 孕妇家中食盐。43个县共监测孕妇的家庭食用盐4 399份,碘盐覆盖率为98.68%,碘盐合格率为94.93%,合格碘盐食用率93.68%以上。在县级水平上,碘盐覆盖率<95%的县有3个,碘盐合格率<90%的县有6个,合格碘盐食用率<90%的县有7个。

2.1.2.2 孕妇尿碘监测。全省共监测43个县4 419名孕妇尿碘,孕妇尿碘中位数为152.1μg/L。以县为单位,尿碘中位数范围为61.58~236.62μg/L,1个县尿碘中位数<100μg/L,占2.33%,处于WHO推荐的碘营养不足水平;20个县尿碘中位数在100~150μg/L之间,占46.51%,处于碘营养不足水平;22个县尿碘中位数在150~250μg/L之间,占51.16%,处于碘营养适宜水平;没有出现碘营养超足量和过量的县。

2.2 碘盐监测

在86个县共监测25 758份居民户家中食用盐,在省级水平上,碘盐覆盖率为98.58%,碘盐合格率为95.76%,合格碘盐食用率为94.40%。

碘盐覆盖率自2008年以来持续保持在97%以上。碘盐合格率较2015年下降1.12个百分点,合格碘盐食用率较2015年下降1.49个百分点。碘盐合格率、合格碘盐食用率自2012年生产新标准碘盐后呈下降趋势。2013—2016年盐碘中位数保持在23~26mg/kg之间。

2016年不合格碘盐共有1 077份,其中5~18mg/kg的占84.40%(909/1 077),>33mg/kg的占15.60%(168/1 077)。

以县级为单位，碘盐覆盖率<95%的县有4个，占监测县的4.65%，碘盐合格率<90%的县有6个，占监测县的6.98%，合格碘盐食用率<10%的县有11个，占监测县的12.79%。

3　监测管理

3.1　培训

云南省地方病防治所对16个州(市)进行监测方案及甲状腺B超检查技术培训，对43个县分4批次进行尿碘、水碘检测技术培训。确保监测方法统一、技术规范和协调有序。

3.2　碘缺乏病盐碘实验室外部质量控制考核

根据《云南省地方病防治所关于开展2016年碘缺乏病实验室质量控制考核的通知》，云南省地方病防治所、全省16个州(市)及43个县(市、区)疾控中心都参加了全国碘缺乏病盐碘实验室外部质量控制考核工作，考核合格率100%。

3.3　云南省地病所为各级实验室采购发放尿碘、盐碘检测标准物质，要求每批样品测定须同时检测国家碘缺乏病参照实验室的标准物质，进行实验室内部质量控制；采尿瓶由省地病所统一采购分发，防止污染。

3.4　开展联合监测

在新方案监测的大理、嵩明、昭阳、永仁、景谷、蒙自6地开展省、州、县联合调查，其他县的监测由州市级参与开展。

3.5　督导

省级先后派出7个工作组到16个州(市)的26个县(市、区)开展地方病防治督导检查，督导县占总县数的百分比达到20.16%。

3.6　监测的实验室复核

要求各州(市)疾控中心对按新方案开展监测的所有县的尿样、盐样进行复核；对开展旧方案监测的县至少抽取30%的所辖县(市、区)，每县抽取15份样品进行复检。

4　成绩与经验

4.1　政府重视，监测工作顺利开展

监测工作得到各级政府和各级卫生行政部门的高度重视。云南省卫生计生委结合云南省实际制定下发了《云南省碘缺乏病监测方案》。各级卫生行政部门认真组织完成了本年度碘盐监测工作。

4.2　严格控制监测质量

本年度，省级、州(市)级加强了监测工作的监督管理和技术指导，全省除永胜县未能完成B超检查外，其他所有县(市、区)均按照方案要求完成监测。对6个县开展省、州、县联合监测，锻炼了各级疾控队伍的现场工作能力，调查质量得到保障。

4.3　部门协作得到加强

盐业部门与疾控部门协作开展调查，成功打击多个制售假盐窝点，并在居民户、市场上收缴了大量未加碘食盐，提高了云南省的碘盐覆盖率。各地各级医疗机构对本次监测的甲状腺B超检查给予大力支持。

5　存在问题

5.1　2016年是盐业体制改革的第一年，未加碘食盐的上市以及假盐的冲销导致云南省部分地区的合格碘盐食用率在90%以下。

5.2　2016年也是盐碘含量下调后的第5年，所有监测县的学生都没有碘营养过量的状况、孕妇没有碘营养超足量和过量的状况。对于58.14%的县学生尿碘水平处于高于适宜量的状况一方面与云南省大多数农村小学校学生在校集体就餐有关，另一方面可能与采样时受到食盐污染以及检测质量有关，需要给予关注。对于46.51%的县孕妇尿碘中位数在100~150μg/L之间，孕妇是否存在缺碘需要进一步研究证实。

5.3　实施新方案以来，县级尿碘检测设备严重不足，截至2016年底云南省已完成34个县尿碘设备的配置，43个县尿碘检测技术人员的培训，2017年有86个县的监测任务，目前设备配置的范围与任务范围存在差距。B超检测要求由州市级完成，云南省大多数州市级地方病防治机构面临甲状腺B超设备和检测技术缺乏，同医院等协商设备和人员的困难较大，甚至个别县未能完成甲状腺B超检测任务。

5.4　部分地区对碘缺乏病监测不够重视，加上州市级、县级人员身兼数职，事务繁杂，人员岗位变动大，在业务素质上还有待提高。

6　建议

6.1　强化政府领导，加强部门合作。

6.1.1　各级政府应继续加强领导，客观总结防治工作取得的成绩和不足，并进一步加强与盐业、工商、广电、教育等各有关部门的沟通，卫生计生部门将监测结果及时向相关部门反馈，使监测工作中发现的问题得到及时解决。进一步加强质量管理，质

检和工商部门加强碘盐生产环节的监督和流通环节的监管。

6.1.2　加强碘盐市场管理。对于云南省部分地区未加碘食盐冲销市场的问题比较严重，各地应客观分析原因，相关部门对碘盐市场管理需要引起重视，对发现的问题和地区进行认真整改，打击未加碘食盐，防止假盐在市场上流通；其次，应杜绝云南省加碘标准以外的碘盐流入市场，确保人群适宜的碘营养，以巩固云南省消除碘缺乏病工作的持续性。

6.1.3　确保碘盐生产质量。碘盐生产企业应保证各品种、每一批次碘盐的生产质量，加强对不同碘制剂在食盐中稳定性的研究，提高碘盐质量。

6.2　加强技术培训，确保监测质量。

6.2.1　认真总结，按时上报。建议有针对性地对出现的问题进行分析和总结，数据统计准确，尽量避免文字、逻辑等方面的错误等；数据上报并核对无误后，及时进行总结并按要求上报。

6.2.2　加强技术培训。目前市场上流通的碘盐种类较多，需要用不同方法进行检测，加上合格碘盐的范围变窄，对实验室检测技术和质量要求有所提高。部分地区存在工作人员沟通不到位，检测方法选择不正确，实验室检测质量难以保证的问题。建议加强对实验人员的检测技术培训。

6.3　加强健康教育，提高居民自愿食用碘盐预防碘缺乏病的意识及保存碘盐方法。

6.4　希望给予碘缺乏病能力建设经费支持，确保云南省县级实验室尿碘检测设备和州市级 B 超设备的配置。

（撰稿人：黄开莲　李加国）

2016年西藏自治区碘缺乏病监测报告

为全面、准确地了解西藏全区居民用户食用盐情况,及时发现问题,为采取相应的干预措施提供依据,根据《全国碘缺乏病监测方案》(2016版)的要求并结合西藏实际,制定了《西藏自治区碘缺乏病监测方案》(以下简称《方案》)下发各地(市)、县。要求全区74县从2015年逐步以县为单位开展碘盐定量监测,结果分析如下:

1 材料与方法

1.1 监测范围和对象

全区74县的居民用户。

1.2 居民户抽样方法及样本量

每个监测县按东、西、南、北、中划分5个抽样片区,在每个片区各随机抽取1个乡镇/街道(至少包括1个街道),在每个乡(镇、街道办事处),随机抽取4个行政村,在每个行政村,随机抽检15户居民食用盐,每个县共抽取300户居民盐样。

1.3 检测方法

盐碘含量。在居民户采集盐样后,首先在现场进行半定量检测(若发现是未加碘食盐,应查找并登记未加碘食盐的来源渠道)。随后将盐样送到实验室定量检测,按照GB/T 13025.7—2012《制盐工业通用试验方法 碘的测定》中直接滴定法(川盐、海藻碘盐及其他强化食用盐采用仲裁法)测定盐中碘含量。2015年日喀则市和那曲市11个县对采集的盐样仅进行半定量检测。

1.4 判定标准

根据原卫生部等8部委联合发布的《关于做好实施食用盐碘含量标准工作的通知》,过渡期到2015年3月15日,因2015年西藏监测(30mg/kg)在3月前完成采样工作,故采用盐碘含量在20~50mg/kg之间为合格。2016年执行新标准30mg/kg±30%,盐碘含量在21~39mg/kg之间为合格。

1.5 质量保障

国家疾病预防控制中心营养与健康所针对西藏实际情况,分别对西藏36个县和38个县专业人员进行了盐碘检测技术培训,同时7地(市)碘实验室人员赴国家碘缺乏病参照实验室学习盐碘检测技术;省疾病预防控制中心地方病所组织开展地(市)、县级人员培训及技术指导、督导评估和质量控制;2016年盐碘实验室考核20地(市)、县,合格率为85%,考核未通过的地(市)、县年度盐碘检测工作进行协调,安排外质控通过的实验室来完成。

2 结果

2.1 资料上报情况

除昌都未上报数据外,其他63个县均上报盐碘定量结果,上报率为85.1%。

2.2 居民户监测

2.2.1 2015—2016年7市(地)盐碘监测情况。2016年碘盐覆盖率为96.92%,合格碘盐食用率为86.51%(63个县),与2015年碘盐覆盖率为97.45%有所下降,合格碘盐食用率为82.09%(63个县);碘盐覆盖率95%以上县数占总县数的比例<90%,占50.7%,未达到规划中提出的碘缺乏病防治目标。

2.2.2 2015—2016县级碘盐覆盖率情况。2016年除昌都未上报数据外,2015年、2016年均完成63个定量检测结果,2015年低于80%的县(班戈、索县、日土)3个,占4.76%,2016年低于80%的县(日土、噶尔)2个,占3.17%。

3 讨论

3.1 防治成效得到持续巩固

西藏全境地处喜马拉雅山脉缺碘地带,在实施"食盐加碘为主,投服碘油丸为辅"的综合防治措施以来,碘缺乏病防治取得了成效,碘盐覆盖率从2000年的30.1%提高到2016年的96.92%,并持续保持在90%以上,西藏碘盐价格补贴政策的实施是全区碘盐覆盖率提高最主要的原因。通过补贴西藏的农牧区碘盐价格统一为到0.5元/kg,在与未加食盐的市场竞争中占据了明显的价格优势,并且绝大部分地区和县实现了碘盐配送。从近几年的数据看,说明防治成效得到了巩固,但个别地区工作有所松懈,对碘盐监测不重视,今后需进一步提高认识,完成监测任务。

3.2   未加碘食盐问题仍然存在

2016 年全区检测出的 569 份未加碘食盐较 2015 年的 171 份明显增加,其主要集中在那曲、阿里等边远、交通不便、原盐资源较为丰富的地区,个别未加碘食盐存在西藏经济相对发达,交通方便的如城关区、达孜区。另全民食用合格碘盐是控制碘缺乏病的关键性措施,2015 年 29 个县的合格碘盐食用率<90%,2016 年 31 县合格碘盐食用率<90%,合格碘盐食用率指标达到 53.9%/50.7%,与国家要求的标准差距较大。今后要加强碘盐市场的监管,禁止其流入市场,确保供应合格碘盐,继续加强碘缺乏病的健康教育,引导老百姓正确使用和存放碘盐。

3.3   建立质量控制体系,确保监测质量

从考核结果看,2015 年盐碘实验室参与国家考核 10 地(市)、县,合格率为 80%,2016 年考核 20 地(市)、县,合格率为 85%,西藏目前从半定量过渡到全定量检测工作,碘缺乏病实验室正在积极建设中,部分地市、县参加质控工作,检测水平参差不齐,人员流动性等问题,是西藏考核合格率不高的主要原因,今后要加强对专业人员的培训,提高对监测系统的认识,对建设中碘实验室进行技术指导,督促县积极参加国家质控考核,从而进一步提高检测能力,保证监测质量。

3.4   监测资料的及时性和完整性不够

2015 年、2016 年碘盐监测得到区卫生计生委的高度重视,支持全区碘实验室的建设,每县投入 8 万元的资金,保证监测任务的顺利完成。对全区相关专业人员以及负责数据填报人员进行了统一培训;各级卫生行政部门及专业人员对碘盐监测工作的积极努力,使 85.1% 的县能积极主动开展检测工作,与国家数据库保持统一性,监测工作根本上得到较大的改善。但仍有个别地区或是领导对此项工作重视不够,或是专业人员变动,使得工作连续性差,监测资料不能按时完成。碘盐监测能评估碘缺乏病防治措施的落实程度,作为碘缺乏病防治的一项常规工作是持续消除碘缺乏病的重要保障,今后将持续开展下去。各级卫生行政部门加强对碘盐检测工作的重视,认真做好技术准备、现场、实验室、数据录入,总结报告上报反馈各环节工作,特别是要将发现的未加碘食盐存在等问题及时反馈给当地盐业部门,便于采取措施,保障合格碘盐供应,切实达到监测的目的。

(撰稿人:郭敏   尼玛仓决)

2016 年陕西省碘缺乏病监测报告

为了及时、准确、连续掌握全省居民食用碘盐普及情况及碘盐质量状况，评价食盐加碘防治碘缺乏病效果，为进一步开展防治工作提供科学依据，按照《关于印发全省碘缺乏病监测方案的通知》精神，在各级卫生行政及专业人员的共同努力下，圆满完成全省碘缺乏病监测任务，现总结如下。

1 上年度监测结果反馈利用情况

2015 年陕西省监测结果显示，全省碘盐质量从总体上看维持在较高水平。碘盐覆盖率 99.94%，合格率 98.9%，合格碘盐食用率 98.84%，未加碘食盐率 0.06%，盐碘中位数每千克 25.03mg。

各项指标均与去年持平，且连续 10 年保持在 95% 以上，从省、市、县三级层面上看，全部达到国家消除碘缺乏病标准。8~10 岁学生甲肿率 1.73%，比 2014 年有所下降，巩固了防治成果。

2 组织与实施情况

2.1 2016 年初地病所组织实施了省市县三级碘缺乏病实验室参加全国外质控考核工作，全省 47 个实验室参加，其中，省级 1 个、市级 10 个、县级 36 个，全部合格。

2.2 3 月下旬举办了全省碘缺乏病业务工作培训会议，对甲状腺 B 超测量技术进行详细培训，同时对碘盐、儿童甲状腺肿及学龄儿童尿碘等监测工作进行全面详细安排，提出具体的时间、目标、进程及要求。

2.3 通过"陕西省碘缺乏病防治 QQ 群"，与各设区市保持紧密联系，及时对各地在监测工作中存在困难给予帮助，问题加以解决。先后发布通告 12 期，为保质保量完成监测工作提供了快速、迅捷的信息交流平台。

2.4 在陕西省抽查 10 县区 200 份碘盐监测样品做省县间实验室质量比对工作，确保碘盐监测结果的准确性和工作质量。

2.5 各设区市严格按照监测方案规定的目标任务、时间进程，开展了现场采样、实验检测、数据上报、资料汇总等监测工作。

3 监测结果

3.1 有效监测率及上报率

陕西省 108 个县（市、区）（增加沣东新区）全部按要求开展了监测工作，无监测盲区，有效监测率 100%，上报率 100%。

3.2 碘盐监测

陕西省涉及 108 个县（市、区）的 540 乡（镇、街道办事处），采集 8~10 岁非寄宿学生（年龄均衡，男女各半）家中食用盐 22 680 份，采集孕妇家中食用盐 11 340 份。应监测 34 020 份，实际监测 34 264 份，其中合格碘盐 33 469 份，不合格碘盐 697 份，未加碘食盐 88 份。碘盐覆盖率 99.71%、合格率 97.96%，合格碘盐食用率 97.68%，未加碘食盐率 0.26%，盐碘中位数每千克 23.89mg。

3.3 8~10 岁学生甲状腺肿患病监测

与碘盐监测同步进行，以县为单位在东、南、西、北、中 5 个片区内，各随机抽取 1 所中心学校，每所学校随机抽取 8~10 岁学生 42 名，按照 WS 276—2007《地方性甲状腺肿诊断标准》进行甲状腺触诊检查。样本涉及 108 个县（市、区），共抽查 8~10 岁学生 22 731 名，甲状腺肿患者 447 例，加权甲肿率为 1.92%。全省抽取部分县区进行甲状腺 B 超检查，样本涉及 39 个县（市、区），共抽查 8~10 岁学生 8 241 名，甲状腺肿患者 150 例，加权甲肿率为 1.64%。

3.4 陕西省共检测 8~10 岁学龄儿童尿样 22 729 份，尿碘范围在 3.00~1 496.4μg/L 之间，中位数 235.2μg/L。从频数分布看，尿碘值在 100.0~200.0μg/L（适量摄入）的占 32.16%，200.0~300.0μg/L（超适量摄入）的占 30.48%，≥300.0μg/L（过量摄入）的占 28.04%，

<100.0μg/L(摄入不足)的占9.24%(其中<50.0μg/L的占2.08%)。全省共检测孕妇尿样11 327份,尿碘范围在3.00~1 431.4μg/L之间,中位数180.4μg/L。从频数分布看,尿碘值在150.0~250.0μg/L(适量摄入)的占33.05%,250.0~500.0μg/L(超适量摄入)的占25.95%,≥500.0μg/L(过量摄入)的占3.02%,<150.0μg/L(摄入不足)的占37.98%(其中<50.0μg/L的占4.72%)。

4　监测结论

4.1　陕西省碘盐质量从总体上看维持在较高水平。碘盐覆盖率为99.71%、合格率为97.96%,合格碘盐食用率为97.68%,非碘盐率为0.26%,盐碘中位数为23.89mg/kg。与去年有所下降,连续11年保持在95%以上,从省、市和97%的县三级层面上看,持续达到国家消除碘缺乏病标准。

4.2　病情进一步回落,巩固了防治成果。8~10岁学生甲肿率为1.92%,比去年(1.73%)略有波动,但从省、市级层面上看全部持续达到国家消除碘缺乏病标准,从县级层面看,除子洲县、临渭区、潼关县外,其余105个县(市、区)持续达到消除标准。

4.3　人群碘营养水平更趋适宜状态。连续监测显示,全省盐碘平均水平近四年一直维持在23~28mg/kg之间,儿童尿碘水平在230.0~250.0μg/L之间,虽超过适宜水平,但比食盐浓度调整前儿童尿碘水平显著下降。尤其是频数分布进一步好转,过量摄入和摄入不足的人群比例较去年有明显的下降。孕妇尿碘中位数处于适量摄入范围,特需人群碘营养水平总体处于适宜状态,综合评价全省人群碘营养水平更趋适宜状态。

5　建议

5.1　随着盐政体制改革和市场化进程,造成碘盐市场波动,应进一步强化盐业市场管理。从督导检查的情况看大部分地方缺乏工商、质检部门履行职责的资料。建议进一步加强盐业、工商、质检、卫生等部门的配合。一是对宾馆饭店、学校、厂矿企业、民工食堂进行定期或不定期食用盐检查,确保大型酒店和集中用餐食堂食用安全、卫生的碘盐。二是加大碘盐市场和未加碘食盐市场督察力度,确保防治措施长期落到实处。

5.2　子长县、安塞区、榆阳区碘盐合格率低于90%,经调查分析,不合格的碘盐来自碘盐配售县区,盐碘含量集中在33mg/kg以上,这部分碘盐属于存积的旧标准碘盐,超出了新标准18~33mg/kg范围。

5.3　继续加强健康教育工作,不断提高群众的自我保健意识。一方面在碘缺乏病区大力普及碘缺乏病防治科学知识,增强群众自觉食用碘盐的意识和辨别未加碘食盐的能力;另一方面在高碘危害地区积极普及高碘危害防治知识,增强群众自觉食用未加碘食盐的意识和辨别碘盐的能力,确保在不同的地区、不同的防治措施落到实处。

5.4　进一步加强专业人员的培训工作。由于基层人员变动频繁,尤其是乡镇专业人员防治知识欠缺、防治技能不高,对整个防治工作的质量有一定的影响。建议加强县、乡级专业人员的业务培训,提高防治队伍的整体水平。

5.5　注意对相关资料填报的完整性和规范性。

(撰稿人:段刚　牛刚)

2016年甘肃省碘缺乏病监测报告

2016年全省碘缺乏病监测工作已经顺利完成，现将监测结果总结如下：

1 监测范围

根据甘肃省原卫生计生委《关于印发甘肃省碘缺乏病监测方案的通知》文件要求，全省30个县按照《甘肃省碘缺乏病监测方案》（2016版）开展监测，其余县继续开展碘盐监测。

2 监测结果

2.1 30个县8~10岁儿童尿碘监测结果。30个县8~10岁儿童尿碘中位数在75.8~281.3μg/L之间，总体中位数为184.0μg/L，处于碘营养适宜水平，其中有15个县8~10岁儿童尿碘中位数处于碘营养超适宜水平，占50%，有12个县处于碘营养适宜水平，占40%，有3个县处于碘营养不足水平，占10%。3个儿童碘营养水平不足的县为合作市、安定区和渭源县，其中渭源县和合作市尿碘<50μg/L的比例均>20%。

2.2 30个县孕妇尿碘监测结果。30个县孕妇尿碘中位数在63.6~241.7μg/L之间，总体尿碘中位数为162.6μg/L，处于碘营养适宜水平，其中21个县孕妇尿碘中位数处于碘营养适宜水平，占70%，9个县处于碘营养不足水平，占30%。9个孕妇碘营养不足的县为合作市、安定区、凉州区、安宁区、渭源县、静宁县、榆中县、平川区、永登县。

2.3 碘盐监测结果。全省共监测居民户盐26 084份，合格份数24 457份、不合格份数1 401份，未加碘食盐226份，碘盐覆盖率、未加碘食盐率、碘盐合格率、合格碘盐食用率分别为99.13%、0.87%、94.58%、93.76%。在市（州）级水平上，所有市（州）碘盐覆盖率均>95%。在县（区）级水平上，有4个县碘盐覆盖率<95%，分别为广河县（91.33%）、华亭县（92.33%）、凉州区（92.46%）、东乡县（92.67%），其余县（区）均>95%。在市（州）级水平上，除定西市

（87.73%）和兰州市（89.54%）低于90%外其余12个市（州）的合格碘盐食用率均>90%。在县（区）级水平上，有70个县（区）的合格碘盐食用率>90%，有17个县（区）合格碘盐食用率<90%，分别是舟曲县（52.33%）、岷县（72.67%）、陇西县（75.33%）、七里河区（77.00%）、安宁区（78.33%）、凉州区（79.34%）、金塔县（80.33%）、景泰县（87.67%）、榆中县（88.00%）、漳县（88.00%）、安定区（88.04%）、宁县（88.67%）、广河县（89.00%）、阿克塞县（89.05%）、徽县（89.67%）、甘谷县（90.00%）、民勤县（90.00%）。

3 存在问题及建议

3.1 虽然30个县整体儿童和孕妇碘营养处于适宜状态，但各县人群碘营养不平衡，有3个县8~10岁儿童和9个县孕妇处于碘营养不足水平，需重点关注这些县重点人群碘营养不足的原因，及时采取针对性防治措施和应急干预措施。

3.2 有17个县合格碘盐食用率低于90%，而这些县碘盐覆盖率均在95%以上，应及时加强和盐业部门的反馈和沟通，促使盐业部门把握好碘盐质量关，提高碘盐的合格率，保障居民食用合格碘盐。

3.3 2016年新的碘缺乏病监测方案将人群碘营养监测工作下沉到县级，至目前大多数县无尿碘实验室，不具备尿碘检测的能力，应进一步加强基层地方病实验室建设和实验室人员检测能力的提升，确保基层实验室能够开展尿碘检测工作，并保证实验室数据的真实性和可靠性，为科学补碘提供数据支持。

3.4 2016年碘缺乏病新的监测方案要求市（州）级承担所辖县儿童B超检查任务，但目前市（州）级缺乏B超检查人员，甲状腺B超检查能力急待进一步加强，以保证监测数据的可靠性。

3.5 应进一步加强健康教育，广泛普及碘缺乏病防治知识宣传，让居民自觉接受购买和食用碘盐。

（撰稿人：王燕玲　曹永琴）

2016 年青海省碘缺乏病监测报告

为进一步了解全省人群的碘营养状况,掌握干预措施实施效果,为推进"因地制宜、分类指导、科学补碘"的防控策略、制定针对性控制措施提供依据,确保到 2020 年实现消除碘缺乏病目标,根据《全国碘缺乏病监测方案》(2016 版)的要求,在全省 43 个县开展了碘缺乏病监测工作,现将结果报告如下。

1 监测内容与方法

1.1 抽样方法

将每个县按东、西、南、北、中划分 5 个抽样片区,在每个片区各随机抽取 1 个乡(镇/街道);每个乡(镇/街道)各抽取 1 所小学,每所小学抽取 8~10 岁学生 40 人。在每个县所抽取的 5 个乡中,每个乡抽取 20 名孕妇。

1.2 监测内容

1.2.1 基本情况

收集监测县、乡的人口、上一年度经济收入情况等信息。

1.2.2 8~10 岁儿童尿碘、盐碘含量检测

在每个监测乡随机抽取 1 所小学,在每所小学抽取 40 名 8~10 岁学生(年龄均衡、男女各半),采集尿样和学生家中食用盐样,检测尿碘和盐碘含量。

1.2.3 孕妇尿碘、盐碘含量检测

每个监测县在所抽取的 5 个乡中各抽取 20 名孕妇(早、中、晚孕期尽量均衡),采集孕妇尿样和家中食用盐,检测尿碘含量和盐碘含量。

1.3 检测方法

1.3.1 盐碘检测。采用 GB/T 13025.7—2012《制盐工业通用试验方法 碘的测定》中的直接滴定法。

1.3.2 尿碘检测。采用过硫酸铵消化—砷铈催化分光光度测定方法(WS/T 107—2006《尿中碘的砷铈催化分光光度测定方法》)。

1.4 评判标准

本次监测结果的评价参照 GB 16006—2008《碘

缺乏病消除标准》、GB 26878—2011《食品安全国家标准 食用盐碘含量》《重点地方病控制和消除评价办法(2019 版)》以及国内外的其他推荐标准:

1.4.1 合格碘盐判定:21~39mg/kg;未加碘食盐判定:<5mg/kg。

1.4.2 碘营养水平的评价:儿童尿碘中位数 <100μg/L 为碘不足,100~199μg/L 为适宜,200~299μg/L 为超适宜,≥300μg/L 为碘过量;孕妇尿碘中位数 <150μg/L 为碘不足,150~249μg/L 为适宜,250~499μg/L 为超适宜,≥500μg/L 为碘过量。

1.5 质量控制

承担监测工作的单位和人员均参加了专项培训并取得资格;样品检测工作由质量控制考核合格的实验室完成,采用平行实验和国家标准物质进行质量控制。

2 监测结果

2.1 盐碘

2.1.1 共在 43 个县采集、检测学生家中(学校)食盐 9 041 份,碘盐覆盖率为 95.76%,碘盐合格率为 91.15%,合格碘盐食用率为 87.29%,未加碘食盐率为 4.24%,盐碘中位数为 26.9mg/kg。

2.1.2 共在 43 个县采集、检测孕妇家中食盐 3 749 份,碘盐覆盖率为 98.00%,碘盐合格率为 87.13%,合格碘盐食用率为 85.38%,未加碘食盐率为 2.00%。

2.2 尿碘

2.2.1 8~10 岁儿童尿碘。共检测 8 744 名 8~10 岁儿童随意一次尿碘含量,尿碘中位数为 202.5μg/L,碘营养整体适宜,1 个县 >300μg/L。

2.2.2 孕妇尿碘。共检测孕妇尿样 4 308 份,尿碘中位数为 150.3μg/L,碘营养整体适宜。但尿碘中位数低于 150μg/L 的有 22 个县,其中 6 个县低于 100μg/L,存在碘缺乏风险。

3　结果分析

3.1　盐碘

2016 年碘缺乏病监测结果显示,碘盐覆盖率维持较高水平,8~10 岁儿童和孕妇分别达到 95.76% 和 98%,盐碘中位数为 26.9mg/kg。但碘盐合格率、合格碘盐食用率较 2015 年出现明显下滑,8~10 岁儿童和孕妇分别为 87.29% 和 85.38%。本次监测的食盐中有 1 236 份不合格碘盐,占碘盐总数的 10%,其中 951 份碘含量<21mg/kg 的下限,285 份>39mg/kg 的上限,表明碘盐质量是目前青海省持续消除碘缺乏危害面临的主要问题。

2016 年,青海省继续在碘缺乏病防治重点地区采用免费发放碘盐的方式实施了应急补碘措施,玉树、海西 2 个原盐产区的碘盐覆盖率不断提高。然而随着食盐市场的改革和对食盐市场监管的弱化,地处青海东部的西宁市、海东市的部分区县碘盐覆盖率下降明显,这些地区曾是历史地方性甲状腺肿和克汀病重病区,碘缺乏的风险依然存在,应防范碘缺乏病病情死灰复燃。

3.2　尿碘

2016 年尿碘监测结果表明,青海省 8~10 岁儿童和孕妇尿碘中位数整体处于适宜水平,分别为 202.5μg/L 和 150.3μg/L,但部分地区孕妇仍存在碘缺乏风险。本次监测结果中有 22 个县的孕妇尿碘中位数<150μg/L,其中 6 个县<100μg/L,主要分布在原盐产区、少数民族地区和偏远地区。

由于青海省在大部分农牧区实施了集中办学的寄宿制教育,学生在学校均食用加碘盐,43 个县的 8~10 岁儿童尿碘中位数均在 100μg/L 以上。但不容忽视的是,有 23 个县 8~10 岁儿童尿碘中位数>适宜量,且有 22.9% 的学生尿碘>300μg/L,存在碘过量的风险。

碘缺乏的最主要危害是影响胎儿、婴幼儿的脑发育,因此孕妇尿碘监测是 2016 年青海省碘缺乏病监测的重点。监测结果显示,尽管全省孕妇尿碘中位数达到 150μg/L 的标准,但仍有 22 个县的孕妇尿碘中位数<150μg/L,占 51.2%,且有 6 个县<100μg/L,9 个县孕妇尿碘低于 50μg/L 的比例>20%,表明这些地区的孕妇存在碘缺乏的风险,仍是碘缺乏病防治的重点地区。

与 2015 年相比,青海省碘盐覆盖率、合格碘盐食用率均有明显的下降,碘盐合格率下降更为明显。青海省选择的是 30mg/kg ± 30% 的标准,尽管

盐碘中位数符合 GB 26878—2011《食品安全国家标准　食用盐碘含量》标准,但不合格碘盐占比较大,表明盐业生产企业加碘不足,同时随着食盐市场的放开,未加碘食盐也对碘缺乏病防治成果产生了一定影响。从监测结果可以看出,孕妇尿碘中位数较低的地区多是合格碘盐食用率低于 90% 的地区。

值得注意的是,西宁市 4 区和大通、湟源 2 县的碘盐覆盖率、合格碘盐食用率同样较低,但孕妇尿碘却相差较大。主要原因是市区人群的生活水平提高,摄碘途径广泛,而大通、湟源 2 县是农业县,经济欠发达,碘盐覆盖率的下降直接导致了碘营养水平的降低。同时西宁市区人群为主动选择未加碘食盐,而农村人群则因食盐价格、可及性等原因,购买了小商贩销售的未加碘食盐。因此,普遍食盐加碘和食盐市场监管应长期坚持。

4　问题与建议

4.1　个别地区未能按方案要求开展监测,如孕妇尿碘监测的对象不完全是孕妇。建议加强组织管理,扎实认真地开展监测,使监测结果真正反映防治效果,有的放矢地落实防治措施。

4.2　青海省经济发展存在严重的不平衡性,东部大部分县区合格碘盐食用率低但人群尿碘水平适宜,玉树、海西 2 个原盐产区、青南高原少数民族地区和东部部分经济欠发达地区存在碘缺乏风险。建议在这些地区加大防治力度,筹集资金扩大免费发放碘盐范围。

4.3　玉树地区是免费发放碘盐的全覆盖地区,但囊谦、杂多 2 县的碘盐覆盖率仍低于 80%,证明发放过程存在较大问题。建议各级卫生行政部门加强免费碘盐发放的管理,切实做好发放工作。

4.4　碘盐质量问题是导致孕妇尿碘水平下降的因素之一。建议生产企业按照标准充足加碘,使碘盐中位数达到 30mg/kg,避免因不合格碘盐导致的人群碘营养缺乏。同时建议继续加强食盐市场监管,打击贩销劣质盐和私盐的行为。

4.5　随着经济发展和生活水平的提高以及寄宿制教育措施的落实,8~10 岁儿童尿碘水平呈现超适宜和过量的趋势。建议在寄宿制学校适当投放未加碘食盐或碘含量较低的碘盐,真正落实"因地制宜、分类指导、科学补碘"防治策略。

(撰稿人:孟献亚　甘培春)

2016年宁夏回族自治区碘缺乏病监测报告

为及时掌握县级人群碘营养状况及病情的消长趋势,为适时采取针对性防治措施和科学调整干预策略提供依据。2016年4~10月宁夏完成了碘缺乏病监测工作。现将监测结果报告如下:

1 监测范围

1.1 碘营养监测

在金凤区、西夏区、大武口区、利通区、西吉县、泾源县、沙波头区、中宁县8个县(市、区)开展重点人群碘缺乏病监测。

1.2 碘盐监测

在金凤区、西夏区22个县(市、区)开展碘盐监测。

2 监测对象和内容

2.1 碘缺乏病监测

2.1.1 8~10岁学生甲状腺容积、尿碘含量:每个监测县按东、西、南、北、中划分5个抽样片区,在每个片区随机抽取1个乡镇/街道(至少包括一个街道),每个乡镇/街道各抽取1所小学校,每所小学抽取8~10岁非寄宿学生40人(不足40人可在邻近的学校补齐)。全区共检查8~10岁学生甲状腺容积1 600名,采集学生尿样1 600份。

2.1.2 孕妇尿碘含量:每个监测县在所抽取的5个乡中每乡抽取20名孕妇(人数不足可在邻近乡镇补齐)。全区共检查孕妇尿样800份。

2.2 碘盐监测

2.2.1 金凤区、西夏区等19个县(市、区),每个监测县按东、西、南、北、中划分5个抽样片区,在每个片区随机抽取1个乡镇/街道(至少包括一个街道),每个乡镇/街道各抽取1所小学校,每所小学抽取8~10岁非寄宿学生40人(不足40人可在邻近的学校补齐),采集学生家中食用盐;每个监测县在所抽取的5个乡中每乡抽取20名孕妇(人数不足可在邻近乡镇补齐),采集孕妇家中食用盐;共采集食用盐5 700份。

2.2.2 在同心县、平罗县、青铜峡市按东、西、南、北、中划分5个抽样片区,在每个片区各随机抽取1个乡镇(街道办事处)。辖有5个或不足5个乡镇(街道办事处)的县(市、区),抽取所有乡镇(街道办事处);在每个乡镇(街道办事处),随机抽取4个行政村(居委会);在每个行政村(居委会),随机抽检15户居民采集食用盐共900份。

3 检测方法

3.1 甲状腺检查

采用B超法,按照WS 276—2007《地方性甲状腺肿诊断标准》。

3.2 尿碘检测

采用WS/T 107—2006《尿中碘的砷铈催化分光光度测定方法》测定。

3.3 盐碘检测

采集食盐后,在现场进行半定量检测筛查未加碘食盐,并登记未加碘食盐的来源渠道;随后将盐样送到县(市、区)疾病预防控制机构实验室,按照GB/T 13 025.7直接滴定法(川盐及其他强化食用盐采用仲裁法)测定盐中碘含量。

4 结果

4.1 食用盐碘含量

本次监测采集6 600份盐样中,未加碘食盐362份,碘盐6 238份,合格碘盐5 569份。未加碘食盐率为5.48%,碘盐覆盖率为94.52%,碘盐合格率为89.28%,合格碘盐食用率为84.38%,具体结果。

4.2 8~10岁学生甲肿率

4.2.1 地区分布。8个监测县共完成8~10岁学生甲状腺B超检查1 600名,检出甲状腺肿患者33名,甲肿率为2.06%。

4.2.2 年龄分布。在检查的1 600名8~10岁学生中,8岁组检出甲状腺肿患者13名,9岁组14名,10岁组6名,甲肿率分别为3.41%、2.19%和1.04%。

4.3　尿碘检测结果

4.3.1　8~10 岁学生尿碘

4.3.1.1　地区分布。本次共采集检测学生一次性随机尿样 1 600 份，尿碘中位数为 185.7μg/L。其中尿碘<50μg/L 的 59 份，占 3.69%，尿碘≥50μg/L 且<100μg/L 的 196 份，占 12.25%，尿碘≥100μg/L 且<300μg/L 的 1 077 份，占 67.32%，尿碘≥300μg/L 的 268 份，占 16.74%。

4.3.1.2　年龄分布。8~10 岁学生尿碘中位数分别为 180.9μg/L、191.6μg/L 和 182.6μg/L。

4.3.2　孕妇尿碘。

本次共采集检测孕妇一次性随机尿样 800 份，尿碘中位数为 150.3μg/L。其中尿碘<150μg/L 的 396 份，占 49.5%，尿碘≥150μg/L 且<250μg/L 的 272 份，占 34%，尿碘≥250μg/L 的 132 份，占 16.50%。

5　结论

5.1　全区合格碘盐食用率为 84.38%，碘盐合格率为 89.28%，碘盐覆盖率为 94.52%。合格碘盐食用率以省为单位未达到消除标准。以县为单位，合格碘盐食用率金凤区、西夏区、贺兰县、灵武市、大武口区、同心县、沙坡头区、海原县 8 个县（市、区）未达到 90%。

5.2　全区 8 个县孕妇尿碘中位数为 150.3μg/L，达到 150~250μg/L 的适宜水平。以县为单位，除西夏区、大武口区、沙坡头区、中宁县以外的其他 4 个县（市、区）均达到适宜水平。

5.3　全区 8 个县 8~10 岁学生尿碘中位数为 185.7μg/L，其中<50μg/L 的样品数占 3.69%。按照 100~299μg/L 的标准判定，达到适宜水平。

5.4　全区 8 个县 1 600 名学生甲肿率为 2.19%，达到甲肿率<5.0% 的消除标准。

6　问题及建议

6.1　合格碘盐食用率未达到消除标准。本年度全区未加碘食盐明显增加，建议进一步加强和完善地方病联防联控工作机制，相关部门加强食盐生产、流通、销售的各环节管理，针对未加碘食盐多的地区，重点加大盐业市场净化力度，保证居民真正购买和食用合格的碘盐。继续加强健康教育，不断提高人群自觉购买和食用碘盐的意识和自觉性。

6.2　8~10 岁学生碘营养水平达到适宜水平，但是甲肿率较 2014 年有所上升。建议结合学校日常活动，积极开展碘缺乏病健康教育宣传，向学生普及碘缺乏病危害的知识。

6.3　西夏区、大武口区、沙坡头区、中宁县 4 个县（市、区）的孕妇尿碘未达到适宜水平。建议相关部门各司其职，加强人群碘营养评估与监测，特别是重点地区、重点人群评估与监测。持续开展对孕妇等特殊人群健康宣传，通过食用碘盐和个人食补富碘食品等手段，纠正孕妇碘营养不足，防止地方性克汀病的发生。

（撰稿人：王晓莉　田涛）

2016年新疆维吾尔自治区碘缺乏病监测报告

我国是世界上碘缺乏病流行最广泛国家之一，新疆也是碘缺乏病的重病区之一，多年来，通过实施食盐加碘为主的综合防治措施，人群碘营养状况总体得到改善。为进一步了解人群的碘营养状况，积极推进因地制宜、分类指导和科学补碘的防控策略，及时了解和掌握新疆2016年碘缺乏病和人群碘营养状况，评价干预措施落实情况及效果，根据《全国碘缺乏病监测方案》（2016版），于2016年5~7月期间开展了新疆碘缺乏病监测，现将监测结果报告如下：

1 监测结果

1.1 8~10岁儿童家中盐碘含量

此次监测采集8~10岁学生家盐样，每个县200份，32个县共6 406份盐样，做定量分析，合格碘盐数5 994份，未加碘食盐23份，未加碘食盐率为0.63%，碘盐覆盖率99.64%，合格碘盐食用率为93.57%，中位数27.19mg/kg。

1.2 孕妇家中盐碘含量

此次监测采集孕妇家庭盐样，每个县100份，32个县共3 289份盐样，做定量分析，合格碘盐数3 032份，未加碘食盐53份，未加碘食盐率为1.61%，碘盐覆盖率为98.39%，合格碘盐食用率为92.19%，中位数为27.50mg/kg。

1.3 合计结果

此次监测采集8~10岁学生家及孕妇家中盐样，每个县300份，32个县共9 695份盐样，做定量分析，合格碘盐数9.26份，未加碘食盐37份，未加碘食盐率为0.38%，碘盐覆盖率99.62%，合格碘盐食用率93.10%，中位数为27.23mg/kg。其中有4个县的合格碘盐食用率<90%。

1.4 甲状腺B超监测结果

全区抽查160所小学，B超检测学生甲状腺6 446人，甲状腺肿患者63人，32个监测点的甲肿率范围为0~3.48%，总体甲肿率为0.98%。

1.5 尿碘监测

32个县（市、区），共检测8~10岁儿童尿碘6 516份，范围为0~850μg/L，儿童尿碘中位数为200.60μg/L，儿童碘营养缺乏的占16.31%（<100μg/L），适宜的占33.55%（100~200μg/L），超适宜的占28.05%（200~300μg/L），过量的占21.47%（>300μg/L）。32个县（市、区），共检测孕妇尿碘3 308份，范围为0~903.2μg/L，孕妇尿碘中位数为166μg/L，孕妇尿碘值<100μg/L的占26.90%，<150μg/L占总数的45.31%。孕妇尿碘中位数<150μg/L的县（市、区）有13个，占32个监测单位的40.63%，其中<100μg/L的县（市、区）有独山子市。以县为单位，儿童尿碘与孕妇尿碘趋势并不一致。

2 历年监测结果比较

全区范围的历年碘缺乏病病情监测，共进行了8次，分析2016年和历年的监测结果。

3 问题与讨论

新疆是全国受碘缺乏病危害最为严重省份之一，病区分布广，碘缺乏病在新疆是一个有地域特征的严重的公共卫生问题，也是严重制约新疆脱贫致富和经济发展、民族兴旺、人口素质和社会发展的重要原因。历年的监测结果表明，经过多年的不懈努力，新疆的碘缺乏病防治已取得巨大的和肯定的防治效果。

本次监测的结果显示，新疆的盐碘、尿碘、甲肿率三项指标均已达到国家规定的消除指标，表明新疆大部分县已实现消除碘缺乏危害。但此次监测仍然反映出一些问题和不足，其具体表现有以下几方面：

2014年和2016年新疆两次碘缺乏病病情监测的数据显示居民户食用碘盐合格均在93%以上，并且碘盐中位数适宜的水平下，孕妇尿碘中位数分别为161.30μg/L和166μg/L，尿碘中位数低于 150μg/L 的占监测总体的分别为 46.80% 和 45.31%，而没实现食盐加碘浓度改变之前孕妇尿碘中位数为 193.90μg/L，尿碘值<150μg/L 的占监测总体的 35.11%，说明从 2013 年新疆实施后，孕妇人群的碘营养仍近一半处于偏低水平，并且尿碘不适宜的人数增多。考虑到孕妇不宜高钠摄入的情况，对于孕妇以及哺乳期妇女这一特殊人群，而且儿科推荐要限制婴幼儿的盐摄入，因而是否考虑供应碘盐平均浓度为 35mg/kg 小包装加碘盐，或者采取其他补碘措施，以纠正碘营养不足的状态。

孕妇尿碘中位数<150μg/L 的县（市、区）有 13 个，其中城镇化率>75% 的占 8 个（参考 2016 年人口学统计年鉴），其余 5 个均在南疆地区四地州，说明在城镇化过程中，城市育龄期妇女的碘营养更应该引起关注；在 32 个监测单位中应急补碘的有 13 个，其中的 4 个县采取干预措施后孕妇尿碘水平仍然<150μg/L，说明口服碘化油应急补碘仍然存在盲点。建议针对不同经济水平的人群，应该加强科学补碘以减少婴幼儿脑损害的宣传。

历年的监测结果表明，新疆的碘盐覆盖率和合格碘盐食用率在逐年提高，儿童甲肿率逐年下降，这与新疆政府对贫困人口的免费发放碘盐的政策、盐业部门对盐业市场加强管理力度，改善管理措施，以及卫生计生部门推行的健康教育措施等密不可分。

4　建议

为确保新疆碘缺乏病防治成果，推动碘缺乏病防治可持续发展，今后新疆应加强以下几方面工作：

4.1　政府重视巩固碘缺乏病防治成果。消除碘缺乏病是一项政府行为，因此政府给予高度重视和支持至关重要，要采用多种方式，是各级领导部门充分认识到消除碘缺乏危害的重要意义，并持续地保证必需的经费投入，各县级政府应根据本县情况制定相应措施或相应办法，并保障措施得到有效落实。

4.2　加强盐业市场管理力度。针对新疆丰富的盐资源，食盐监管部门要加强市场管理，加大对未加碘食盐的监督、执法力度。客观上增加土盐贩卖的成本，消减其价格优势。提高对未加碘食盐的打击力度，从而使居民更多的选择碘盐，并且管控不合格碘盐的售卖。由 2017 年 1 月 1 日起，盐业体制改革正式实施，跨区域经营将成为盐改的主要特征，由此而引起的监管问题还会突出，监管力度还需要加大。

4.3　继续加大力度实行免费碘盐发放、口服碘油丸及健康教育工作。新疆贫困地区农村经济发展缓慢，食用加碘盐对于一部分贫困家庭来说，在经济上还难以承受，建议继续对贫困家庭实施免费发放碘盐，以确保这类人群不受碘缺乏危害，卫生计生部门应继续加强深入持久的健康教育，开展适应新疆实际情况又适合少数民族生活习惯的健康宣传，使居民了解碘盐的好处，提高对碘盐的需求，使有条件的居民自觉购买碘盐，并且持续加强口服碘油丸的工作，以纠正缺碘的状况。针对基层工作基础薄弱的现象，需加强对各部门专业人员的培训，提高业务水平和执行项目的能力。

各级政府和有关部门要进一步提高对碘缺乏病防治工作长期性、经常性和艰巨性的认识，继续加强对消除碘缺乏病工作的组织领导、碘盐管理、健康教育和碘盐的监督检测工作，使碘缺乏病防治工作长期、有效地坚持下去。感谢各地区、县、市级疾控中心对本次监测工作的大力支持！

（撰稿人：王琛琛　林勤）

2016年新疆生产建设兵团碘缺乏病监测报告

为进一步了解目前全国碘缺乏病防治工作进展情况,在中央补助地方公共卫生地方病防治专项资金的支持下,根据《全国碘盐监测方案》的要求,2016年在全兵团开展了碘缺乏病病情监测工作。

1 目的

根据《国家卫生计生委办公厅关于印发全国碘缺乏病监测方案的通知》的要求,确保2016年1/3的师按照本监测方案开展监测,其余师继续开展碘盐监测工作。

以师为单位观察重点人群尿碘、盐碘水平以及甲肿率等情况,及时掌握兵团人群碘营养状况及病情的消长趋势,为适时采取针对性防治措施和科学调整干预策略提供依据。

2 项目师及监测人群

项目师:一师、三师、六师、七师、十三师开展碘缺乏病病情监测。其余各师继续开展碘盐监测。

监测人群:监测点居民户及居住半年以上常住人口中的8~10岁儿童、孕妇和新生儿。

3 结果

2016年兵团碘盐覆盖率为98.6%,合格碘盐食用率95.1%,盐碘中位数为27.3mg/kg;8~10岁儿童尿碘中位数为210.1μg/L,孕妇的尿碘中位数为181.7μg/L;8~10岁儿童B超法甲肿率为1.2%。

3.1 碘盐情况

2016年兵团碘盐覆盖率为98.6%。其中有9个师碘盐覆盖率为100%;其余5个师碘盐覆盖率均在90%以上。

居民合格碘盐食用率为96.5%。有3个师居民合格碘盐食用率为100%,其余师合格碘盐食用率均>80%以上。未加碘食盐率为1.4%。

3.2 儿童尿碘监测

2016年兵团1 001名8~10岁儿童尿碘中位数为210.1μg/L。本次监测,未见儿童尿碘中位数<100μg/L的师。

3.3 8~10岁儿童甲肿率监测

本次5个师的25个团场共完成了1 001名8~10岁儿童甲状腺B超有检测,甲肿率为1.2%,5个师的8~10岁儿童甲肿率在0~3.5%之间。

3.4 孕妇尿碘监测

5个师30个团检测孕妇尿碘500人,尿碘中位数为181.7μg/L。

4 结论

4.1 2016年碘缺乏病监测表明,兵团碘盐覆盖率整体维持在较高水平。8~10岁儿童尿碘中位数210.1μg/L(2005年为176.1μg/L),处于基本适宜的碘营养水平;8~10岁儿童甲状腺B超甲肿率1.20%(2005年为6.1%),达到国家标准(国家标准:8~10岁儿童甲肿率<5%)。

4.2 兵团学生尿碘水平处于适宜范围内,而孕妇尿碘水平处于基本适宜范围内,部分师(团)孕妇尿碘偏低。

4.3 8~10岁儿童甲状腺B超甲肿率没有>5%的师(团)。

5 建议

5.1 加强碘盐监测的力度,提高监测的灵敏度和覆盖率及有效监测率,加强监测管理与质量控制,强化监测与防治干预措施的有机结合,不断完善监测评估体系,为兵团可持续消除碘缺乏病提供科学依据。尤其是重点师(团)重点人群碘营养的监测,防止碘缺乏现象出现,杜绝克汀病的发生。

5.2 积极开展健康教育,大力普及碘缺乏病防治知识。结合每年的全国防治碘缺乏病日开展团场贫困人口和重点人群免费发放碘盐活动,通过广播、电视、报刊、宣传画、宣传标语、宣传板报、知识竞赛等多种形式,广泛深入地宣传碘缺乏病防治知识,增强兵团职工群众自我保护意识,广泛动员全兵团广大职工群众积极参与防治碘缺乏病工作,逐步把食用合格碘盐变为兵团广大职工群众的自觉行动。

(撰稿人:马晓玲　葛永梅)

2017 年全国碘缺乏病监测

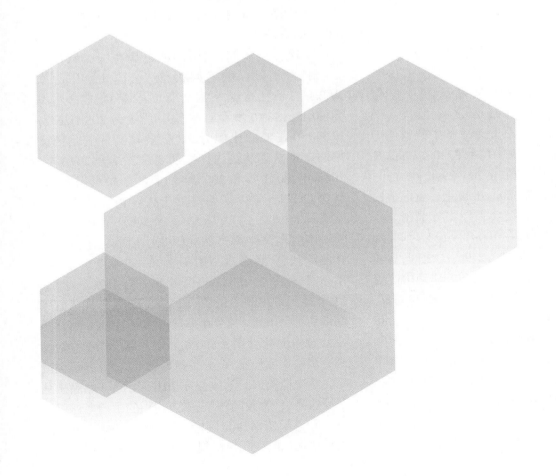

2017 年全国碘缺乏病监测报告

摘要 为进一步了解人群碘营养状况,及时掌握县级人群碘营养水平及碘缺乏病病情的消长趋势,积极推进因地制宜、分类指导和科学补碘的防控策略,2017 年中国疾病预防控制中心地方病控制中心在国家卫生计生委部署下,依据《全国碘缺乏病监测方案》(2016 版),在全国的 31 个(自治区、直辖市)(以下简称"省份")及新疆生产建设兵团(以下简称"兵团")开展了全国碘缺乏病监测工作。本次监测对全国的 31 个省份及兵团 2 163 个县的 436 240 名儿童和 2 109 个县的 211 291 名孕妇进行了尿碘含量的检测,对 1 405 个县的 281 243 名儿童进行了甲状腺容积的检测,并对 2 298 个县的 462 173 名儿童和 226 757 名孕妇进行了家中食用盐碘含量的检测。

2017 年全国 8~10 岁儿童尿碘中位数为 203.1μg/L,省级水平上,31 个省份及兵团中,18 个省份尿碘中位数在 100~199μg/L 之间,13 个省份及兵团尿碘中位数在 200~299μg/L 之间;县级水平上,2 163 个监测县中,21 个县儿童尿碘中位数低于 100μg/L,1 081 个县儿童尿碘中位数在 100~199μg/L 之间,987 个县儿童尿碘中位数在 200~299μg/L 之间,74 个县儿童尿碘中位数在 300μg/L 以上。全国孕妇尿碘中位数为 161.1μg/L,省级水平上,31 个省份及兵团中,10 个省份尿碘中位数在 100~149μg/L 之间,21 个省份及兵团尿碘中位数在 150~249μg/L 之间;县级水平上,2 109 个监测县中,112 个县孕妇尿碘中位数 <100μg/L,728 个县孕妇尿碘中位数在 100~149μg/L 之间,1 179 个县孕妇尿碘在 150~249μg/L 之间,88 个县尿碘中位数在 250~499μg/L,2 个县孕妇尿碘中位数 >500μg/L。全国 8~10 岁儿童 B 超法甲状腺肿大率(以下简称"甲肿率")为 2.1%,全国 31 个省份和兵团中,所有省份和兵团甲肿率均低于 5%;1 405 个监测县中 101 个县(占 7.2%)儿童甲肿率超过 5%。全国碘盐覆盖率为 95.8%,31 个省份及兵团中

有 23 个省份及兵团碘盐覆盖率 >95%,天津、上海、浙江、河北、山东、北京、宁夏和青海碘盐覆盖率低于 95%;县级水平上,2 298 个县中 1 958 个县碘盐覆盖率高于 95%,340 个县碘盐覆盖率低于 95%。全国合格碘盐食用率为 90.1%,31 个省份及兵团中有 21 个省份及兵团合格碘盐食用率达到了 90% 及以上,天津、上海、宁夏、浙江、河北、山东、河南、山西、北京和青海 10 个省份合格碘盐食用率低于 90%;县级水平上,2 298 个县中 1 769 个县合格碘盐食用率 >90%,529 个县合格碘盐食用率 <90%。全国加碘盐盐碘均数为 24.6mg/kg,选择碘盐浓度为 25mg/kg、30mg/kg 和 25/30mg/kg 的省份加碘盐盐碘均数分别为 24.0mg/kg、26.2mg/kg 和 24.0mg/kg。全国加碘盐盐碘变异系数为 16.6%,全国没有加碘盐变异系数 >30% 的省份。

本次监测表明,我国碘缺乏病在国家水平上处于持续消除碘缺乏病状态。全国儿童甲肿率为 2.1%;碘盐覆盖率为 95.8%,合格碘盐食用率为 90.1%;8~10 岁儿童尿碘中位数为 203.1μg/L,尿碘 <50μg/L 的比例为 3.8%,各项指标满足国家层面上碘缺乏病消除标准的要求。结合 2016 年、2014 年、2011 年和 2005 年的监测结果可以看出,我国自 2005 年以来始终处于持续消除碘缺乏病状态。

本次监测结果虽然在国家层面上处于碘缺乏病消除状态,然而,监测中还发现一些问题。河北、山东、江苏等 21 个省份 101 个调查点甲肿率≥5%,21 个县儿童尿碘中位数 <100μg/L,112 个县孕妇尿碘中位数 <100μg/L,340 个县碘盐覆盖率 <95%,529 个县合格碘盐食用率 <90%。因此,需要突出重点,进一步落实因地制宜、分类指导、科学补碘的防控策略。本次监测以县为单位在全国三分之二非高碘县开展监测,将为我国"十三五"规划的中期考评提供参考和科学依据,同时也为我国盐业体制改革后县级碘缺乏病的变化情况提供基本数据。

1　背景

中国曾经是碘缺乏病分布较广泛、病情较严重的国家之一，通过实施食盐加碘为主的综合防治措施，人群碘营养状况总体得到改善。近年来，随着我国经济社会的快速发展，人民生活水平和膳食营养状况发生了较大变化。为进一步了解人群的碘营养状况，及时掌握县级人群碘营养状况及病情的消长趋势，适时采取针对性防治措施，积极推进因地制宜、分类指导和科学补碘的防控策略，2017 年中国疾病预防控制中心地方病控制中心（以下简称"地病中心"）按照国家卫生计生委工作安排，依据《全国碘缺乏病监测方案》（2016 版）的要求，部署开展了以县级为单位的碘缺乏病监测工作。

2　材料与方法

2.1　抽样方法

以县（市、区、旗）为单位，每个监测县按东、西、南、北、中划分 5 个抽样片区，在每个片区各随机抽取 1 个乡镇/街道（至少包括 1 个街道），每个乡镇/街道各抽取 1 所小学校，每所小学抽取 8~10 岁非寄宿学生 40 人（不足 40 人可在邻近的学校补齐）。每个监测县在所抽取的 5 个乡中每乡抽取 20 名孕妇（人数不足可在邻近乡镇补齐）。要求监测对象是监测点居民户及居住半年以上常住人口中的 8~10 岁儿童和孕妇，即每个监测县总计调查 200 名儿童和 100 名孕妇。本次监测结果还包含了按照上述抽样方法只进行盐样监测未进行尿碘监测的县。本年度碘缺乏病监测工作在全国 31 个省份及新疆生产建设兵团三分之二的非高碘县进行。

2.2　现场调查和实验室检测方法

2.2.1　尿碘测定：采用尿中碘的测定方法（WS/T 107）。检测工作由县级疾控中心或地病所完成，如县级疾控中心或地病所不具备检测能力，则由省级专业机构根据国家外质控考核结果统一安排完成。

2.2.2　儿童甲肿率：采用 B 超法检测。按地方性甲状腺肿的诊断标准（WS 276）判定。检测工作由从事甲状腺 B 超检查的专业人员进行。

2.2.3　盐碘测定：采用直接滴定法测定，川盐及其他强化食用盐采用仲裁法（氧化还原滴定法）（GB/T 13025.7—2012《制盐工业通用试验方法　碘的测定》）。检测工作由县级疾控中心或地病所完成。

2.3　评价标准

本次监测结果的评价标准主要是中华人民共和国国家标准：GB 16006—2008《碘缺乏病消除标准》《重点地方病控制和消除评价办法（2019 版）》、WS 276—2007《地方性甲状腺肿诊断标准》和 GB 26878—2011《食品安全国家标准　食用碘盐含量》，并参照国内外的其他推荐标准或相关规定。

2.3.1　尿碘标准

儿童尿碘标准：尿碘中位数<100μg/L 为碘缺乏，100~199μg/L 为适宜，200~299μg/L 为>适宜量，≥300μg/L 为碘过量。

孕妇尿碘标准：尿碘中位数<150μg/L 为碘缺乏，150~249μg/L 为适宜，250~499μg/L 为大于适宜量，≥500μg/L 为碘过量。

2.3.2　甲状腺肿的判定标准

甲状腺肿的判定标准为 8 岁儿童甲状腺容积>4.5ml，9 岁儿童甲状腺容积>5.0ml，10 岁儿童甲状腺容积>6.0ml。

2.3.3　盐碘标准

未加碘食盐判定：<5mg/kg 为未加碘食盐。

合格碘盐判定：选择盐碘浓度为 25mg/kg 的省份，盐碘含量在 18~33mg/kg 之间为合格，选择盐碘浓度为 30mg/kg 的省份，盐碘含量在 21~39mg/kg 之间为合格，选择盐碘浓度为 25mg/kg 和 30mg/kg 的省份，盐碘含量在 18~39mg/kg 之间为合格。陕西、海南、湖北、广西、江西、安徽、云南、山西、江苏、福建、内蒙古、山东、浙江和吉林选择的碘盐浓度为 25mg/kg；兵团、四川、甘肃、贵州、新疆、青海、湖南、重庆、河南、宁夏、西藏、天津和上海选择的碘盐浓度为 30mg/kg；黑龙江、辽宁、河北、北京和广东选择的碘盐浓度为 25mg/kg 和 30mg/kg 两个浓度。

2.4　质量保障

2.4.1　国家卫生计生委疾控局组织召开了由各省份碘缺乏病监测负责人参加的培训会议，中国疾病预防控制中心地方病控制中心（以下简称"地病中心"）在会上对 2017 年度碘缺乏病监测方案及碘缺乏病信息管理系统的使用等相关内容进行培训；各省份分别召开了 2017 年度碘缺乏病监测启动会，并在会上介绍了本年度监测工作实施细节及碘缺乏病信息管理系统的使用方法。

2.4.2　国家碘缺乏病参照实验室开展了对各省盐碘、尿碘测定的外部质量控制考核工作。

2.5　统计学处理

2017 年度碘缺乏病监测数据首次通过碘缺乏

病信息管理系统进行上报,使用 SPSS 进行统计分析。甲状腺肿患病情况、碘盐覆盖情况、合格碘盐食用情况等采用率表示,尿碘采用中位数表示,盐碘采用均数和标准差表示。

3　结果与分析

本次监测共对全国 31 个省份及兵团 2 163 个县的 436 240 名 8~10 岁儿童和 2 109 个县的 211 291 名孕妇进行了尿碘含量的检测,对 1 405 个县的 281 243 名儿童进行了甲状腺容积的检测,对

2 298 个县 462 173 名 8~10 岁儿童和 226 757 名孕妇家中共 688 930 份食用盐进行了碘含量的检测。

2017 年监测的主要结果中,各项指标的省级结果和全国合计以中国疾病预防控制中心 2016 年各省份县级人口相关数据进行标准化。全国儿童尿碘中位数为 203.1μg/L,孕妇尿碘中位数为 161.1μg/L;儿童 B 超法甲肿率为 2.1%;碘盐覆盖率为 95.8%,合格碘盐食用率为 90.1%,加碘盐盐碘均数为 24.6mg/kg,变异系数为 16.6%。主要结果见表 1。

表 1　2017 年全国各省份及兵团碘缺乏病监测的主要结果

省份	B 超法甲肿率/%	尿碘中位数/(μg·L⁻¹)		碘盐覆盖率/%	合格碘盐食用率/%	加碘盐盐碘均数/(mg·kg⁻¹)	加碘盐盐碘变异系数/%
		儿童	孕妇				
北京	3.9	175.6	138.9	91.6	86.5	22.5	14.8
天津	2.2	168.0	152.1	76.5	59.9	25.3	23.1
河北	2.7	188.2	159.4	89.5	81.0	22.5	18.3
山西	2.4	215.5	184.0	95.7	87.7	23.9	17.8
内蒙古	1.3	220.5	175.2	97.4	92.2	23.6	13.9
辽宁	2.2	171.7	136.8	98.6	95.0	24.0	13.9
吉林	0.5	167.3	159.5	99.9	95.0	23.9	14.0
黑龙江	1.9	181.7	189.6	98.8	95.6	24.8	18.2
上海	1.9	209.0	149.2	77.7	64.6	24.7	18.3
江苏	2.5	223.6	167.9	98.3	95.5	23.6	13.2
浙江	4.1	177.1	120.5	84.1	79.4	23.4	15.8
安徽	1.3	247.3	184.9	99.8	97.3	24.5	11.4
福建	2.5	179.5	130.2	96.2	94.0	23.8	11.5
江西	0.4	190.4	154.8	99.6	95.3	24.0	16.0
山东	2.3	195.7	154.5	90.6	81.9	23.3	21.9
河南	1.6	232.5	200.2	96.3	85.8	26.1	18.4
湖北	0.8	243.4	170.7	99.4	93.7	24.6	16.6
湖南	1.3	218.3	164.1	99.7	94.4	26.3	17.0
广东	1.9	180.8	145.8	97.3	95.2	24.9	13.3
广西	0.5	175.1	132.6	98.3	92.5	24.5	19.0
海南	0.1	177.2	120.1	97.2	94.0	25.1	23.0
重庆	1.9	218.9	173.7	99.5	93.1	26.0	25.5
四川	1.8	195.7	170.5	99.4	93.8	27.1	19.2
贵州	2.1	209.2	157.2	99.3	92.8	27.2	16.1
云南	1.6	224.0	161.0	98.8	94.6	24.6	14.5
西藏	2.4	189.9	165.8	99.9	96.7	24.7	15.0
陕西	1.7	236.6	188.8	99.3	95.3	24.0	15.5
甘肃	2.2	196.0	168.5	98.0	90.8	25.1	13.7
青海	0.9	194.7	146.7	94.8	87.6	26.7	28.7
宁夏	0.7	177.1	130.3	92.0	78.6	24.2	18.8
新疆	2.0	216.7	186.7	99.2	93.8	28.3	28.6
兵团	2.6	239.4	159	99.9	95.7	28.3	15.3
合计	2.1	203.1	161.1	95.8	90.1	24.6	16.6

注:采用中国疾病预防控制中心 2016 年各省份县级人口相关数据进行标化。

3.1　儿童尿碘结果

2017 年,按监测方案应完成 1 894 个县的尿碘监测任务,实际完成监测县数为 2 163 个,除西藏上报的数据不足外(数据统计截止到 2018 年 1 月 31 日前,统计的数据是已提交并通过审核的数据,已填报但未进行提交或审核的数据未包括在内),其他省份均按照计划完成了监测工作,其中,北京、天津、辽宁、吉林、上海、江苏、浙江、安徽、福建、湖北、海南、陕西和青海 13 个省份本年度完成了全部县的尿碘监测任务。2017 年全国共检测了 2 163 个县的 436 240 名 8~10 岁儿童随意一次尿碘含量,尿碘中位数为 203.1μg/L,安徽最高,为 247.3μg/L,吉林最低,为 167.3μg/L。本次监测中有 18 个省份尿碘中位数在 100~199μg/L 之间;13 个省份及兵团尿碘中位数在 200~299μg/L 之间,见表 2。未见儿童尿碘中位数 <100μg/L 或儿童尿碘<50μg/L 的比例超过 20% 的省份,也未见儿童尿碘中位数超过 300μg/L 的省份。

2017 年监测结果显示,尿碘含量<20μg/L、20~49μg/L、50~99μg/L、100~199μg/L、200~299μg/L、300~499μg/L、500~799μg/L、800~999μg/L 和≥1 000μg/L 的儿童所占比例分别为 0.7%、3.1%、10.7%、37.0%、28.8%、16.1%、3.0%、0.3% 和 0.3%,儿童尿碘<50μg/L 的比例为 3.8%,不足 20%。

县级水平上,2 163 个县中,21 个县儿童尿碘中位数<100μg/L,1 081 个县儿童尿碘中位数在 100~199μg/L 之间,987 个县儿童尿碘中位数在 200~299μg/L 之间,74 个县儿童尿碘中位数>300μg/L。儿童尿碘中位数<100μg/L、100~199μg/L、200~299μg/L 和>300μg/L 的县分别占监测总县数的 1.0%、50.0%、45.6% 和 3.4%,儿童尿碘中位数<100μg/L 的 21 个县分布于河北(6 个,占本省监测总县数的 5.0%)、广东(4 个,占 4.7%)、四川(3 个,占 2.4%)、浙江(2 个,占 2.3%),以及山西、山东、河南、湖北、广西和宁夏(各 1 个);儿童尿碘中位数>300μg/L 的 74 个县分布于河南(15 个,占本省监测总县数的 13.3%)、湖北(8 个,占 11.8%)、陕西(11 个,占 10.2%)、安徽(9 个,占 8.7%)和江苏(6 个,占 6.2%)等,见表 3。

表 2　2017 年全国各省份及兵团 8~10 岁儿童尿碘中位数分类(按尿碘中位数从低到高)

尿碘中位数	省份
100~199μg/L	吉林、天津、辽宁、广西、北京、宁夏、浙江、海南、福建、广东、黑龙江、河北、西藏、江西、青海、山东、四川、甘肃
200~299μg/L	上海、贵州、山西、新疆、湖南、重庆、内蒙古、江苏、云南、河南、陕西、兵团、湖北、安徽

表 3　2017 年 31 个省份及兵团县级儿童尿碘中位数(μg/L)分布情况

省份	监测人数/人	尿碘监测总县数/个	县数/个			
			<100	100~	200~	>300
北京	3 275	16	0	14	2	0
天津	3 632	16	0	13	3	0
河北	23 970	119	6	69	40	4
山西	16 115	80	1	40	36	3
内蒙古	14 315	72	0	26	43	3
辽宁	19 565	96	0	76	20	0
吉林	12 046	60	0	50	10	0
黑龙江	16 593	84	0	58	25	1
上海	3 235	16	0	8	8	0
江苏	19 260	97	0	27	64	6
浙江	18 802	89	2	64	23	0
安徽	20 674	104	0	15	80	9
福建	17 370	84	0	54	29	1
江西	13 790	69	0	40	29	0

续表

省份	监测人数/人	尿碘监测总县数/个	县数/个			
			<100	100~	200~	>300
山东	17 181	87	1	53	29	4
河南	22 366	113	1	40	57	15
湖北	13 610	68	1	11	48	8
湖南	16 245	82	0	24	57	1
广东	17 009	85	4	57	24	0
广西	14 925	74	1	53	20	0
海南	4 219	24	0	17	7	0
重庆	5 545	26	0	6	19	1
四川	24 778	123	3	66	52	2
贵州	11 864	59	0	25	33	1
云南	17 416	86	0	27	57	2
西藏	7 152	34	0	24	9	1
陕西	22 708	108	0	25	72	11
甘肃	12 264	61	0	36	25	0
青海	8 657	43	0	27	16	0
宁夏	3 000	15	1	10	4	0
新疆	13 047	65	0	25	39	1
兵团	1 612	8	0	1	7	0
合计	436 240	2 163	21	1 081	987	74

3.2 孕妇尿碘结果

2017 年,全国 31 个省份及兵团共检测了 2 109 个县的 211 291 名孕妇随意一次尿碘含量,尿碘中位数为 161.1μg/L,总体处于碘营养适宜范围内。以省级为单位结果显示,河南孕妇尿碘中位数最高,为 200.2μg/L,海南孕妇尿碘中位数最低,为 120.1μg/L。全国有 10 个省份尿碘中位数在 100~149μg/L 之间;21 个省份及兵团尿碘中位数在 150~249μg/L 之间,见表 1,表 4。

全国孕妇尿碘含量以<20μg/L、20~49μg/L、50~99μg/L、100~149μg/L、150~249μg/L、250~499μg/L、500~749μg/L、750~999μg/L、≥1 000μg/L 划分 9 组,所占比例分别为 1.3%、5.9%、17.1%、21.5%、32.6%、18.7%、2.3%、0.3% 和 0.3%,其中 50~499μg/L 中间

4 组孕妇所占比例最多,为 89.9%。

以县级为单位,全国 2 109 个县中,112 个县孕妇尿碘中位数<100μg/L,728 个县孕妇尿碘中位数在 100~149μg/L 之间,1 179 个县孕妇尿碘在 150~249μg/L 之间,88 个县尿碘中位数为 250~499μg/L,2 个县尿碘中位数>500μg/L,分别占监测总县数的 5.3%、34.5%、55.9%、4.2% 和 0.1%(表 5)。孕妇尿碘中位数低于 100μg/L 的 112 个县分布于广西(16 个,占本省监测总县数的 21.6%)、浙江(14 个,占 15.7%)、福建(12 个,占 14.3%)、山东(10 个,占 11.8%)、广东(9 个,占 10.6%)和河北(8 个,占 6.8%)等;孕妇尿碘中位数高于 500μg/L 的 2 个县分别为山东金乡县(686.1μg/L)和成武县(525.4μg/L),见表 5。

表 4   2017 年全国各省份及兵团孕妇尿碘中位数分类(按尿碘中位数从低到高)

尿碘中位数	省份
100~149μg/L	海南、浙江、福建、宁夏、广西、辽宁、北京、广东、青海、上海
150~249μg/L	天津、山东、江西、贵州、兵团、河北、吉林、云南、湖南、西藏、江苏、甘肃、四川、湖北、重庆、内蒙古、山西、安徽、新疆、陕西、黑龙江、河南

表 5　2017 年 31 个省份及兵团县级孕妇尿碘中位数（μg/L）分布情况

省级名称	尿碘数量/份	监测县数/个	县数/个				
			<100	100~	150~	250~	500~
北京	1 617	16	1	13	2	0	0
天津	1 814	16	0	7	9	0	0
河北	11 766	118	8	42	61	7	0
山西	7 892	80	1	16	59	4	0
内蒙古	6 863	71	1	17	49	4	0
辽宁	9 772	96	5	57	34	0	0
吉林	6 013	60	0	23	36	1	0
黑龙江	6 946	73	2	12	51	8	0
上海	1 620	16	0	11	4	1	0
江苏	9 635	97	2	24	67	4	0
浙江	9 376	89	14	54	21	0	0
安徽	10 337	104	1	21	74	8	0
福建	8 530	84	12	49	23	0	0
江西	6 876	69	4	23	40	2	0
山东	8 433	85	10	42	29	2	2
河南	11 111	112	3	19	74	16	0
湖北	6 801	68	4	15	45	4	0
湖南	8 107	81	0	24	57	0	0
广东	8 490	85	9	42	32	2	0
广西	7 401	74	16	37	21	0	0
海南	2 121	21	0	18	3	0	0
重庆	2 607	26	0	7	18	1	0
四川	11 505	120	2	32	81	5	0
贵州	5 922	59	1	26	30	2	0
云南	8 781	86	1	29	53	3	0
西藏	468	3	0	1	2	0	0
陕西	11 332	108	2	17	81	8	0
甘肃	6 112	61	2	13	44	2	0
青海	4 362	43	6	17	20	0	0
宁夏	1 500	15	2	7	6	0	0
新疆	6 411	65	3	12	46	4	0
兵团	770	8	0	1	7	0	0
合计	211 291	2 109	112	728	1 179	88	2

3.3　8~10 岁儿童甲肿率

2017 年，全国 31 个省份及兵团 8~10 岁儿童总甲肿率为 2.1%，全国 31 个省份和兵团儿童甲肿率均在 5% 以下，见表 1，图 1。

全国共检测了 1 405 个县儿童甲状腺容积，其中 101 个县儿童甲肿率超过 5%，占监测总县数的 7.2%。在 101 个甲肿率>5% 的县中，其中 86 个县甲肿率>5% 且 <10%，12 个县甲肿率≥10% 且 <20%，3 个县甲肿率≥20%，见表 6。甲肿率≥5% 的县分布于山东（13 个）、河北（8 个）、江苏（8 个）、浙江（7 个）、辽宁（6 个）、河南（6 个）和云南（6 个）等。

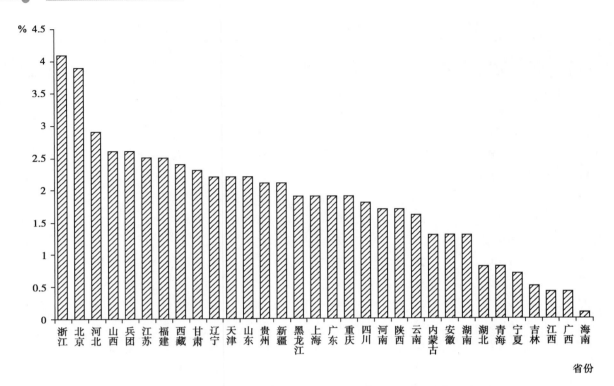

图 1   2017 年全国 31 个省份及兵团 8~10 岁儿童 B 超法甲肿率

表 6   2017 年全国各省份及兵团 8~10 岁儿童甲肿率超过 5% 的县数

省份	监测人数/人	监测县数/个	甲肿率超过5%的县数/个	省份	监测人数/人	监测县数/个	甲肿率超过5%的县数/个
北京	3 275	16	5	湖北	7 011	34	0
天津	3 643	16	0	湖南	16 044	81	3
河北	12 037	60	8	广东	7 007	35	2
山西	8 002	40	5	广西	7 503	37	0
内蒙古	8 720	43	3	海南	2 420	15	0
辽宁	19 575	96	6	重庆	3 111	14	0
吉林	7 457	37	0	四川	12 350	60	0
黑龙江	5 282	27	2	贵州	8 172	49	5
上海	3 225	16	1	云南	17 422	86	6
江苏	7 320	37	8	西藏	6 482	34	2
浙江	6 285	30	7	陕西	9 894	48	1
安徽	9 384	48	3	甘肃	9 267	46	5
福建	17 368	84	5	青海	8 414	42	0
江西	8 990	45	0	宁夏	1 600	8	0
山东	15 951	81	13	新疆	13 003	65	5
河南	13 417	67	6	兵团	1 612	8	0

3.4   碘盐结果

2017 年,全国 31 个省份及兵团按照《全国碘缺乏病监测方案》(2016 版)要求,共检测了 2 298 个县的 688 930 份盐样,其中 462 173 份儿童家中盐样,226 757 份孕妇家中盐样。

3.4.1   碘盐覆盖情况

2017 年全国碘盐覆盖率为 95.8%。天津最低,为 76.5%;吉林、西藏和兵团最高,都为 99.9%。31 个省份及兵团中有 23 个省份及兵团碘盐覆盖率>95%,山东、北京、青海和宁夏碘盐覆盖率在 90%~95% 之间,天津、上海、浙江和河北碘盐覆盖率<90%，见表1。全国监测共发现未加碘食盐 23 459 份，未加碘食盐占盐样总数 3.4%。未加碘食盐率>5% 的省份从高到低为天津（23.5%）、上海（22.3%）、浙江（15.9%）、河北（10.5%）、山东（9.4%）、北京（8.4）、宁夏（8.0%）和青海（5.2%），见图2。

县级水平上，全国 2 298 个县中，碘盐覆盖率≥95% 的县共有 1 958 个，占总数的 85.2%，碘盐覆盖率低于 95% 的县有 340 个，占总数的 14.8%。在碘盐覆盖率低于 95% 的 340 县中有 101 个县碘盐覆盖率低于 80%。碘盐覆盖率低于 95% 的县分布于上海（16 个，占省份监测县数的 100%）、天津（16 个，占 100%）、浙江（63 个，占 70.8%）、山东（45 个，占 38.5%）、河北（40 个，占 33.3%）、山西（21 个，占 26.3%）和河南（35 个，占 22.4%）等。

3.4.2　合格碘盐食用情况

2017 年全国合格碘盐食用率为 90.1%。天津最低，为 59.9%；安徽最高，为 97.3%。31 个省份及兵团中有 21 个省份及兵团合格碘盐食用率达到了 90% 及以上。合格碘盐食用率在 90% 以下的省份分别是天津、上海、宁夏、浙江、河北、山东、河南、山西、北京和青海，见表1、图3。

县级水平上，全国 2 298 个县中合格碘盐食用率低于 90% 的县有 529 个，占监测总县数的 23.0%。在合格碘盐食用率低于 90% 的 529 个县

中有 135 个县合格碘盐食用率低于 70%。合格碘盐食用率低于 90% 的县分布于上海（16 个，占本省监测总县数的 100%）、天津（15 个，占 93.8%）、浙江（54 个，占 60.7%）、山东（58 个，占 49.6%）、河南（69 个，占 44.2%）、河北（52 个，占 43.3%）、山西（33 个，占 41.3%）、青海（17 个，占 39.5%）、甘肃（19 个，占 31.1%）、内蒙古（17 个，占 23.6%）和湖北（17 个，占 17.0%）等。

3.4.3　加碘盐盐碘水平

全国加碘盐盐碘均数 24.6mg/kg。新疆和兵团最高，均为 28.3mg/kg；北京和河北最低，均为 22.5mg/kg。按照选择的盐碘浓度不同分组，选择碘盐浓度为 25mg/kg 的省份，加碘盐盐碘均数为 24.0mg/kg；选择碘盐浓度为 30mg/kg 的省份，加碘盐盐碘均数为 26.2mg/kg；选择碘盐浓度为 25mg/kg 和 30mg/kg 的省份，加碘盐盐碘均数为 24.0mg/kg。监测的 31 个省份及兵团加碘盐盐碘均数均在 20~30mg/kg 之间，见表1。各省加碘盐均数按选择的盐碘浓度标准的分布情况见图4。从频数分布看，全国 688 930 份盐样中，盐碘含量<5mg/kg（未加碘食盐）、低于合格标准碘盐、合格碘盐、高于合格标准碘盐分别占 3.4%、4.4%、91.2%、1.0%。其中天津、上海和宁夏盐碘含量低于合格线盐样所占百分比较高，其比例分别为 15.0%、14.0% 和 12.0%。

县级水平上，2 298 个县中，宁夏中卫市沙坡

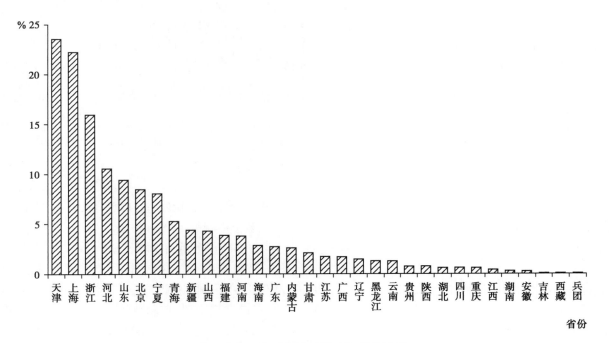

图2　2017 年全国各省份未加碘食盐率

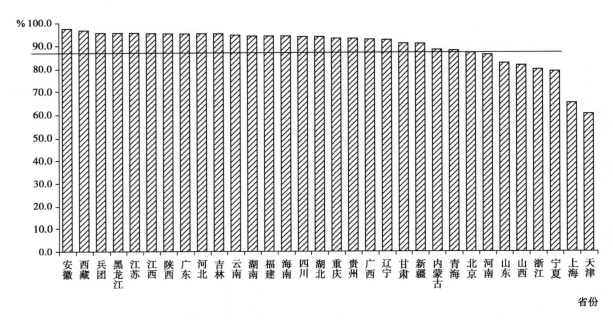

图 3　2017 年全国各省份及兵团合格碘盐食用率

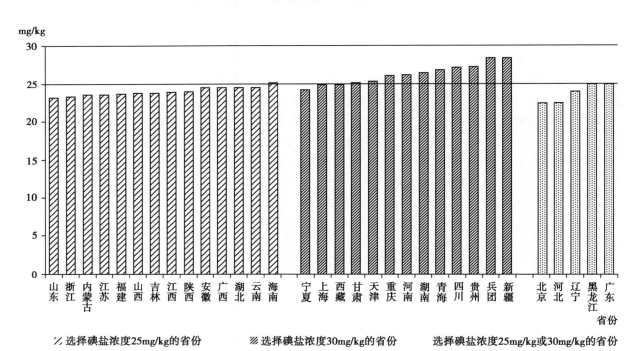

⫽ 选择碘盐浓度25mg/kg的省份　　　⫽ 选择碘盐浓度30mg/kg的省份　　　选择碘盐浓度25mg/kg或30mg/kg的省份

图 4　2017 年各省加碘盐盐碘均数分布情况

头区、河北永清县和河南固始县加碘盐盐碘均数低于各自的合格碘盐标准下限;湖北咸丰县和新疆墨玉县加碘盐盐碘均数高于本省的合格碘盐标准上限。

　　3.4.4　全国居民户碘盐监测情况

　　2017 年全国共 685 个县按照《全国碘缺乏病监测方案》(2016 版)开展了碘盐监测工作,共检测盐样 203 222 份,经加权碘盐覆盖率为 97.0%,合格碘盐食用率为 91.7%。所有检测的盐样中,碘盐198 585 份,未加碘食盐 4 637 份,合格碘盐 188 057份,不合格碘盐 10 528 份。

3.5　孕妇服用碘剂情况

　　2017 年,全国 31 个省份及兵团共对 221 392 名孕妇服用碘制剂情况进行了调查,其中 2 464 名孕妇服用过含碘制剂,占总数的 1.1%。新疆服用碘制剂的比例较高(服用率为 25.5%)。此外,青海、辽宁、上海和西藏孕妇服用含碘制剂的比例分别为 2.4%、1.6%、1.4% 和 1.3%,其他省份孕妇服用含碘制剂的比例不足 1%。

3.6 孕妇甲状腺异常报告情况

2017 年,全国 31 个省份及兵团共收集了 185 892 名孕妇甲状腺疾病情况,其中 1 576 名孕妇甲状腺形态或功能异常,占总数的 0.8%,主要为甲状腺功能减退、甲状腺功能亢进、甲状腺结节等。

4 讨论

4.1 碘营养情况

2017 年我国 31 个省份及兵团的 8~10 岁儿童尿碘中位数为 203.1μg/L,与碘盐浓度调整前的 2011 年(238.6μg/L)及 2016 年(210.4μg/L)相比有所下降,但略高于 2014 年的 197.9μg/L。儿童尿碘水平 2016 年和 2017 年连续两次的监测都超过 200μg/L。2017 年 18 个省份儿童尿碘中位数在 100~199μg/L 之间,13 个省份和兵团尿碘中位数在 200~299μg/L 之间,与 2016 年相比,21 个省份下降,9 个省份和兵团上升,2016 年分别有 14 个省份和 17 个省份和兵团在这两个范围内。2017 年 8~10 岁儿童尿碘水平 <100μg/L 的儿童比例为 14.5%,略高于碘盐浓度调整前 2011 年的 12.2%,也高于 2016 年的 13.8%,但低于 2014 年的 15.8%。2017 年 8~10 岁儿童尿碘水平超过 300μg/L 的儿童比例为 19.7%,低于 2011 年的 29.8%、2014 年的 20.6% 和 2016 年的 22.6%。可见,随着 2012 年盐碘浓度调整,儿童尿碘水平虽然略有波动,但比碘盐浓度调整前呈下降趋势,全国和省级儿童碘营养整体水平处于碘营养超适宜状态。在县级水平上,2017 年儿童尿碘 <100μg/L 的县有 21 个,占整个监测县的 1.0%,这 21 监测县中有 10 个县进行了儿童甲状腺容积的检测,只有河北省平乡县和广宗县儿童甲肿率 >5%,其余 8 个县儿童甲肿率均 <5%;21 个县的碘盐食用情况方面,除河北泊头市(碘盐覆盖率和合格碘盐食用率分别为 42.0% 和 37.7%)、广西钦州市钦州港经济技术开发区(49.3% 和 41%)、浙江天台县(73.9% 和 67.1%)、山东新泰市(96.3% 和 67.7%)、宁夏吴忠市利通区(90.7% 和 78.7%)碘盐覆盖率和/或合格碘盐食用率较低外,其余 16 个县两个率都较高。全国有 74 个监测县儿童尿碘高于 300μg/L,这 74 个县有 26 个县未调查甲状腺肿患病情况,其余 48 个县中有 8 个县儿童甲肿率超过了 5%(分别为河北吴桥县,内蒙古新巴尔虎左旗、河南范县、濮阳市华龙区,江苏涟水县、泗阳县,山东金乡县和成武县),其中河北吴桥县、河南范县、濮阳市华龙区,山

东金乡县、成武县内存在高碘乡、村或位于高碘县周边。

2017 年孕妇尿碘水平为 161.1μg/L,与 2016 年病情监测中的 165.5μg/L 相比变化不大,与碘盐浓度调整前(2011 年为 174.4μg/L)相比有所下降,但高于 2014 年的 154.6μg/L。2017 年,有 10 个省份孕妇尿碘中位数低于 150μg/L,21 个省份和兵团在 150~250μg/L 的范围内。与 2016 年相比,13 个省份孕妇尿碘上升,18 个省份和兵团孕妇尿碘下降。孕妇尿碘中位数 <150μg/L 的省份与 2016 年持平,但较碘盐浓度调整前(2011 年)有所增加。可见,从全国水平上,随着盐碘浓度调整,孕妇尿碘中位数也有所下降。县级水平上,全国 2 109 个县中,112 个县(占总数的 5.3%)孕妇尿碘中位数低于 100μg/L,728 个县(占总数 34.5%)孕妇尿碘中位数在 100~149μg/L 之间。孕妇尿碘中位数 <100μg/L 的 112 个县主要分布在浙江、福建、山东、广东和广西 5 个省份,这 5 个省份均处于东部或沿海地区,其尿碘中位数较低的原因可能是沿海地区部分孕妇食用未加碘食盐或者不合格碘盐。另外,对于 728 个孕妇尿碘中位数在 100~149μg/L 之间的县,参照国际组织提出的"当普及食盐加碘有效开展 2 年以上,即居民户合格碘盐食用率 >90%,且孕妇尿碘中位数 >100μg/L 时,可以认为这些地区的碘能满足育龄妇女、孕妇和哺乳妇女的需求,不必额外补碘",728 县中有 489 个县满足要求上述条件(2016 年、2017 年监测中合格碘盐食用率均 >90%),239 个县不满足条件,不满足的原因是以往一年或两年合格碘盐食用率 <90%。不满足要求的县应该在日后监测中作为重点防治地区,加大关注力度。

4.2 病情情况

2017 年全国儿童 B 超法甲肿率为 2.1%,与以往监测结果相比变化不大。2017 年进行甲状腺容积检测的 31 个省份及兵团中,所有省份甲肿率均在 5% 以下。本次监测中,在县级水平上有 101 个县儿童甲肿率超过 5%,其中 3 个县儿童甲肿率超过 20%。从尿碘方面看,甲肿率偏高的 101 个县中,2 个县儿童尿碘中位数低于 100μg/L(分别为河北广宗县和平乡县,其中平乡县孕妇尿碘也低于 100μg/L),53 个县尿碘中位数在 100~199μg/L,38 个县尿碘中位数在 200~299μg/L 之间,8 个县尿碘中位数 >300μg/L;从碘盐食用情况方面看,101 个县中,8 个县碘盐覆盖情况不佳(碘盐覆盖率低于

80%，但这 8 个县儿童尿碘中位数都在 100μg/L 以上），其余县碘盐覆盖情况较好（>80%）。分析部分监测县甲肿率偏高的原因：一是部分地区确实存在碘营养不足的现象；二是部分省份选择的监测点，可能位于高碘地区或高碘地区交叉部，甲状腺容积较大可能与高碘有关。

4.3　防治措施落实情况

2017 年全国碘盐覆盖率为 95.8%，与 2016 年监测结果的 97.2% 相比有所下降。2017 年 23 个省份及兵团碘盐覆盖率超过 95%，省级水平共有 20 个省份碘盐覆盖率出现下滑，前 4 位依次为天津、山东、浙江、上海和北京，下滑幅度分别为 7.3 个百分点、5.4 个百分点、4.5 个百分点、4.2 个百分点和 4.1 个百分点。11 个省份及兵团碘盐覆盖率有所上升，西藏上升幅度最大，上升了 2.5 个百分点。县级水平上，2017 年 85.2% 的县碘盐覆盖率>95%，比 2016 年的 86.4% 下降了 1.2 个百分点。

2017 年合格碘盐食用率为 90.1%，与 2016 年监测结果的 91.7% 相比也有所下降。2017 年合格碘盐食用率>90% 的省有 21 个省份及兵团，省级水平上共有 21 个省份和兵团合格碘盐食用率下降，下降幅度较大的省份包括天津、上海、山东和北京，分别下降了 18.8 个百分点、6.5 个百分点、6.3 个百分点和 6.0 个百分点。10 个省份有所升高，升高较大的是西藏和宁夏，分别升高了 5.4 个百分点和 4.1 个百分点。县级水平上，2017 年 77.0% 的县合格碘盐食用率>90%，比 2016 年的 78.4% 下降了 1.4 个百分点。

部分省份和部分区县 2017 年出现了碘盐覆盖率和合格碘盐食用率的明显下滑，分析其原因：①未加碘食盐更容易购买和获取，导致未加碘食盐率上升；②近年来随着居民营养情况的改善，因碘缺乏所致严重疾病已较为罕见，民众对碘缺乏病意识逐渐淡化，少部分居民食用未加碘食盐；③沿海地区受到"不缺碘"舆论影响，部分居民选择食用未加碘食盐。2017 年合格碘盐食用率下滑明显，一方面可能与市场上生产盐的厂家和种类较多，质量参差不齐有关；另一方面与部分地区居民碘盐和未加碘食盐混合食用也有一定关系。

本次监测中，77.3% 的县加碘盐均数低于各自省份选择的碘盐浓度均值标准，其中 3 个县加碘盐盐碘均数低于各自的合格碘盐标准下限；22.7% 的县加碘盐均数高于各自省份选择的碘盐浓度均值标准，其中 2 个县加碘盐均数高于本省份的合格碘

盐标准上限。本次监测发现多数区县加碘盐盐碘均数比各自选择的碘盐浓度标准低，其原因可能一是采集的盐样是居民户水平，保存过程中可能有一定的损失；二是加碘盐生产设备不断升级，加碘技术更加精细化，有些企业为节约成本，在略低于各省碘盐标准下生产也能保证出厂的碘盐在允许的范围之内。本次监测中加碘盐整体较均匀，但仍有部分省份碘盐变异系数略高，其原因有待进一步调查。此外，从监测结果看，选择两个浓度的省份中，孕妇碘盐未得到很好的推广。另外，部分地区居民尤其是孕妇食用未加碘食盐，碘缺乏的危险很大。按照克汀病筛查标准和应急补碘的纳入标准，有历史克汀病的地区和儿童和/或孕妇尿碘低于 100μg/L 地区应该考虑开展克汀病筛查标准和应急补碘。

4.4　重点省份问题分析

北京：2017 年度北京碘盐覆盖率为 91.6%，合格碘盐食用率为 86.5%，近几年来北京市的合格碘盐食用率首次低于 90%。北京市合格碘盐食用率一直下降的原因可能是居民对加碘盐认识有误区，另外，与未加碘食盐购买更加便利有关。北京市 2017 年度甲肿率为 3.9%，16 个县中有 5 个县甲肿率>5%，其中东城区和丰台区连续两年甲肿率都>5%，而这两个区儿童尿碘中位数都在 200μg/L 以上。对于甲肿率较高的区，建议除了认真核查甲状腺肿患病情况外，还要认真查找原因。

浙江：2017 年浙江孕妇尿碘中位数为 120.5μg/L，低于国际组织推荐的 150μg/L 的标准，相比 2014 年的 134.1μg/L 和 2016 年的 129.3μg/L 进一步下降；浙江本年度有 2 个县儿童尿碘中位数<100μg/L，14 个县孕妇尿碘中位数<100μg/L；浙江碘盐覆盖率由 2016 年的 88.6% 下降至 2017 年的 84.1%，合格碘盐食用率由 2016 年的 83.4% 下降至 2017 年的 79.4%。分析上述结果产生的原因，可能由于受未加碘食盐销售点增加以及沿海地区不缺碘等舆论的影响，居民选择碘盐的比例有所下降，导致碘盐覆盖率和合格碘盐食用率下降，进而导致孕妇尿碘水平下降。

宁夏：宁夏 2017 年碘盐覆盖率为 92.0%，合格碘盐食用率为 78.6%。宁夏本年度碘盐覆盖率和合格碘盐食用率之间相差超过 10 个百分点，差距较大，而 2016 年宁夏碘盐覆盖率和合格碘盐食用率之间的差距也超过了 10 个百分点。碘盐覆盖率和合格碘盐食用率的较大差距，反映了在碘盐生产、质量

控制、流通监管上存在一定的问题。

西藏：西藏本年度儿童尿碘水平为 189.9μg/L，孕妇尿碘水平为 165.8μg/L，儿童和孕妇尿碘都处于适宜水平。西藏本年度碘盐覆盖率为 99.9%，较 2014 年的 90.7% 有较大幅度的提升，较 2016 年的 97.4% 也有所提升，合格碘盐食用率本年度为 96.7%，较 2014 年和 2016 年的 86.9% 和 91.3% 都有所上升。西藏碘缺乏病防治的进展和西藏自治区政府实施碘盐价格补贴的政策有关。西藏自治区经不断努力近年来碘缺乏病防治技术也取得了较大进步，从原来的无法进行盐碘定量检测到开始进行县级尿碘检测和儿童甲状腺容积检测。但本年度西藏碘缺乏病检测完成情况不佳，没有完成规定的三分之二县的监测任务，可能和部分区县检测技术还不够成熟有关。

4.5　碘缺乏病消除状态评估

按照 GB 16006—2008《碘缺乏病消除标准》，碘盐覆盖率≥95%，合格碘盐食用率>90%，儿童甲肿率<5% 和儿童尿碘<100μg/L 的比例<50%，且<50μg/L 的比例<20% 的条件，我国目前总体上处于消除状态。

县级水平上，按照《重点地方病控制和消除评价办法（2019 版）》中碘缺乏病消除评价判定标准的技术指标，即合格碘盐食用率>90%、8～10 周岁儿童甲肿率<5% 和 8～10 周岁儿童尿碘低于 100μg/L 的比例<50%，且低于 50μg/L 的比例<20%，孕妇尿碘中位数≥150μg/L 的条件（如果该地区近 2 年合格碘盐食用率>90%，则孕妇尿碘中位数在 100~150μg/L 之间也可），2017 年度进行碘缺乏病监测的 2 163 个县中，1 367 个县上述各项数据全部上报，其中 911 个县达到了碘缺乏病消除状态（占总数的 66.6%），456 个县未达到消除评价标准（占 33.4%）。其中，3 个县由于儿童尿碘低未达标，61 个县由于儿童甲肿率高于 5% 未达标，75 个县由于孕妇尿碘低未达标，145 个县由于合格碘盐食用率低于 90% 未达标，172 个县两项或两项以上指标未达标。

5　问题与建议

5.1　部分监测县儿童碘营养不适宜，应根据水碘水平进行分类指导

本次监测中，全国仅有 21 个县儿童处于碘营养不足状态，987 个县处于碘营养>适宜量水平，74 个县处于碘营养过量状态。儿童碘营养不足的原因尚

待查证，局部地区儿童碘营养较高的原因可能与饮用水水碘含量较高有关。在省级水平上，全国还有部分省份儿童尿碘水平偏高，提示普通人群可能处于碘营养超适宜的状态，对于这些省份，应根据监测结果，在规定的 GB 26878—2011《食品安全国家标准　食用盐碘含量》范围内适当下调加碘食盐盐碘浓度。国家应考虑继续修订 GB 26878—2011《食品安全国家标准　食用盐碘含量》标准，给各省份更多的选择权。2017 年，我国已基本摸清了以乡和村为单位的全国饮用水水碘情况，下一步要根据水碘调查结果落实综合防治措施，并继续加强分类指导。另外，我国新的水源性高碘地区划分标准从以往的 150μg/L 下调到 100μg/L。因此，要正确划分非高碘地区和高碘地区的监测范围，避免缺碘和高碘监测方法选择不当和监测盲区，保证不同地区的适宜碘营养。

5.2　部分地区孕妇尿碘偏低，我国孕妇标准尚待建立

本次监测发现，全国省级水平上有 10 个省孕妇尿碘中位数在 100~150μg/L 范围内；县级水平上，有 112 个县孕妇尿碘中位数低于 100μg/L，728 个县孕妇尿碘中位数在 100~150μg/L 范围内。孕妇尿碘水平偏低尤其是低于 100μg/L 的县主要分布于浙江、福建、山东、广东和广西等沿海地区。在孕妇尿碘偏低的地区尤其要关注孕妇碘营养不足问题，对孕妇给予特殊的补碘并重点实施健康教育措施。对于孕妇尿碘中位数在 100~149μg/L 之间的县，按照世界卫生组织、联合国儿童基金会和国际控制碘缺乏病理事会联合推荐标准，这部分孕妇碘营养处于不足状态，但如果结合上述县前两年的合格碘盐食用率结果，则仅有 239 个县孕妇处于碘营养不足的状态。因此，要加强科学研究，尽快制定适用于我国孕妇的尿碘参考值范围。在我国标准尚未建立前，应继续关注这部分地区孕妇碘营养不足问题。同时，建议妇幼部门给予孕妇指导和健康教育，积极重视碘营养。

5.3　局部地区甲肿率偏高，其原因有待查实

在本次监测的全国 1 405 个监测县中，有 101 个监测县 8~10 岁儿童甲肿率>5%，其中山东、河北、江苏、辽宁、浙江和云南 6 个省份就有 48 个监测县甲肿率≥5%。分析调查点甲肿率偏高的原因，一是部分地区碘营养确实不足（其中两个县儿童尿碘中位数分别为 88.2μg/L 和 83.0μg/L）；二是部分地区经济水平较高，儿童营养充足，体格发育较好，导致

甲状腺容积较大有关。因此,除了认真核查甲状腺肿患病情况外,对于甲肿率确实较高的地区要认真查找原因。

5.4 碘盐生产监管需要加强,碘缺乏病评价标准亟待调整

从本次监测结果来看,全国有 10 个省份合格碘盐食用率不足 90%,有的甚至更是低于 50%,部分地区碘盐覆盖率和合格碘盐食用率差距较大,低于合格标准的碘盐较多,提示这些地区可能存在私盐冲击的情况,建议有关部门加强监管。另外,从本次监测也可以看出,当碘盐覆盖率不足 95%、合格碘盐食用率不足 90% 时,儿童尿碘也可达到适宜水平。市场上未加碘食盐易获得,另外,随着人们生活水平的提高,获得碘的途径也在增加,如网购和购买进口食盐,采用合格碘盐食用率和碘盐覆盖率作为一项重要指标评价碘缺乏病消除情况已经不再适宜,碘营养水平和病情才是评价是否消除的一线指标。因此,建议尽快出台碘缺乏病消除的新标准,科学评价我国碘缺乏病消除进程。

5.5 碘缺乏病防治意识淡化,继续加强碘缺乏病健康教育

从近年来的监测结果看,碘盐覆盖率和合格碘盐食用率呈现逐年下降的趋势,这可能是由于居民碘缺乏病防治意识淡化而导致的。防治意识淡化的原因主要有以下两点:一是由于食盐加碘防治措施得到有效落实,因碘缺乏所致严重疾病如克汀病和地方性甲状腺肿已较为罕见,群众对碘缺乏病危害不再担忧,民众对碘缺乏病意识淡化;二是近年来随着疾病检测技术的进步、群众自身保健意识的提高,甲状腺疾病高发,有些群众认为食盐中的碘加入过多。目前,为进一步加强碘缺乏病的健康教育,地病中心联合营养和内分泌方面的专家拟制定针对中国居民碘营养补充的指导性文件——《中国居民补碘指南》,在人群中尤其是碘缺乏病的重点人群中普及预防碘缺乏病的知识,使民众对碘缺乏病知识更了解。

5.6 加强碘缺乏病监测工作的复核和督导,保障碘缺乏病监测数据质量

碘缺乏病监测的复核由省级开展,复核数据由省级保存,目前,部分地区复核数据的利用情况不好。迄今,碘缺乏病监测过程中尚未建立标准化的复核方法,而且也缺乏对复核结果的评价标准。另外,碘缺乏病监测工作的督导机制也尚不完善。因此,要进一步加强碘缺乏病监测的复核和督导工作,尤其是甲肿率较高和儿童尿碘偏低和偏高的地区,以保障监测结果的真实和可靠。

5.7 加强区县级碘缺乏病监测能力,做好碘缺乏病监测信息化建设

本次监测由县级检测尿碘和甲状腺容积,县级尿碘或甲状腺 B 超检测无法独立完成时,由市级或省级协助完成。监测过程中发现,部分县级实验室无法进行尿碘的检测工作,因此,对于实验室检测能力不足的县,要继续加强实验室能力建设,未来要形成自上而下的尿碘检测技术体系。碘缺乏病信息管理系统于 2017 年 6 月正式投入使用,全国各级地方病防治单位本年度首次通过碘缺乏病信息管理系统上报数据,总体来说,本次监测数据质量较好。但由于信息系统刚刚建成,部分功能还不完善,而且部分用户在使用过程中还不够熟练(部分用户没有提交数据,甚至数据提交后地市级未进行审核),可能影响了数据的上报和汇总进度。因此,应继续完善信息系统部分功能,进一步加强碘缺乏病信息化建设。另外,为使选测项目能够顺利进行,2017 年上半年地病中心下发了选测项目上报说明,但是选测项目的开展过程中仍然存在一定问题,比如部分地区妇幼部门配合度不好,部分地区对选测项目的调查方案理解仍然不到位,而且选测项目的数据上报没有纳入到信息系统中,而是继续采用 Excel 的方式上报数据,导致选测项目的数据没有及时得到汇总和分析。因此,下一步要加强与妇幼部门的合作,并且将选测项目纳入信息化管理中,进一步提升数据上报效率。

6 结论

6.1 2017 年度全国 8~10 岁儿童尿碘中位数为 $203.1\mu g/L$,孕妇尿碘中位数为 $161.1\mu g/L$,8~10 岁儿童甲肿率为 2.1%,碘盐覆盖率为 95.8%,合格碘盐食用率为 90.1%,尿碘低于 $50\mu g/L$ 的比例为 3.8%。表明我国自 2005 年以来碘缺乏病防治处于持续消除状态。

6.2 2017 年度全国县级水平上,99.0% 的县儿童尿碘中位数高于 $100\mu g/L$;60.1% 的县孕妇尿碘中位数>$150\mu g/L$,94.6% 的县孕妇尿碘中位数>$100\mu g/L$;92.8% 的县儿童甲肿率<5%;85.2% 的县碘盐覆盖率>95%,77.0% 的县合格碘盐食用率>90%。

6.3 通过本次监测发现以下问题:①21 个监测

县儿童和 112 个监测县孕妇尿碘中位数<100μg/L，1 061 个县儿童和 90 个县孕妇尿碘中位数超过适宜水平，甚至出现碘过量情况；②全国尚有 101 个监测县 8~10 岁儿童甲肿率>5%；③部分监测县碘盐覆盖率和合格碘盐食用率下滑明显。

（参加单位：31 个省份和新疆生产建设兵团防治碘缺乏病的卫生行政及专业机构）

2017 年全国碘缺乏病实验室外部质量控制网络考核结果报告

1 背景

为持续保持省级和地市级碘缺乏病实验室盐碘、尿碘和水碘检测整体水平和加速提高县级实验室尿碘检测水平,及时掌握各实验室间检测水平存在的差异,中国疾病预防控制中心营养与健康所国家碘缺乏病参照实验室受国家卫生计生委疾控局血吸虫和地方病防治处的委托,于2017年组织全国省、市、县三级实验室开展了尿碘、盐碘和水碘的实验室外部质量控制考核工作,现将考核结果通报如下。

2 主要结果

2.1 尿碘考核结果。全国 31 个省级和新疆生产建设兵团实验室的反馈率和合格率均为100%。向 339 个地市级(含新疆生产建设兵团 2 个师)实验室发放了尿碘考核样,反馈率和合格率分别为99.4%(337/339)和99.1%(336/339)。来自 27 个省(市)的 1 169 个县级实验室参加了尿碘考核,反馈率和合格率分别为 100% 和 97.4%(1 139/1 169),见表7。

2.2 盐碘考核结果。全国 31 个省级和新疆生产建设兵团实验室的反馈率和合格率均为 100%。向 349 个地市级(含新疆生产建设兵团 14 个师)实验室发放了盐碘考核样,反馈率和合格率分别为99.4%(347/349)和99.4%(347/349)。1 716 个县级实验室参加了盐碘考核,反馈率和合格率分别为99.7%(1 711/1 716)和98.3%(1 687/1 716),见表8。

2.3 水碘考核结果。全国 31 个省级和新疆生产建设兵团实验室的反馈率和合格率均为100%。有 336 个地市级(含新疆生产建设兵团 2 个师)实验室参加水碘考核,反馈率和合格率分别为99.4%(334/336)和99.4%(334/336)。来自 8 个省的 320 个县级实验室参加了本年度水碘考核,反馈率和合格率分别是 100% 和 99.4%(318/320),见表9。

表 7 2017 年县级尿碘实验室外质控考核结果

省份	发放质控县数/个	反馈县数/个	反馈率/%	合格县数/个	合格率/%	省份	发放质控县数/个	反馈县数/个	反馈率/%	合格县数/个	合格率/%
山东	122	122	100	122	100	黑龙江	25	25	100	25	100
内蒙古	16	16	100	16	100	辽宁	33	33	100	29	87.9
吉林	22	22	100	22	100	上海	9	9	100	9	100
陕西	55	55	100	55	100	重庆	39	39	100	39	100
青海	43	43	100	41	95.3	江苏	84	84	100	84	100
甘肃	64	64	100	63	98.4	海南	19	19	100	17	89.5
新疆	51	51	100	39	76.5	广西	56	56	100	50	89.3
天津	15	15	100	15	100	广东	8	8	100	7	87.5
宁夏	4	4	100	4	100	湖南	24	24	100	24	100
福建	14	14	100	13	92.9	河南	114	114	100	114	100
四川	70	70	100	70	100	浙江	30	30	100	30	100
北京	16	16	100	16	100	河北	128	128	100	128	100
江西	33	33	100	32	97.0	山西	40	40	100	40	100
云南	35	35	100	35	100	总计	1 169	1 169	100	1 139	97.4

注:合格率=合格县数/发放质控县数×100%

表 8　2017 年全国县级实验室盐碘质控结果

省份	发放数/份	反馈县数/个	反馈率/%	合格县数/个	合格率/%	省份	发放数/份	反馈县数/个	反馈率/%	合格县数/个	合格率/%
黑龙江	30	30	100	30	100	贵州	72	72	100	72	100
吉林	52	52	100	52	100	四川	76	76	100	76	100
辽宁	96	96	100	96	100	重庆	39	39	100	39	100
内蒙古	30	30	100	30	100	湖南	30	30	100	30	100
北京	16	16	100	16	100	湖北	30	30	100	30	100
天津	18	18	100	18	100	广东	30	30	100	30	100
河南	146	146	100	134	92	广西	80	80	100	80	100
河北	30	30	100	30	100	海南	19	19	100	19	100
山东	87	87	100	87	100	福建	84	84	100	84	100
山西	119	119	100	119	100	上海	16	16	100	16	100
陕西	36	36	100	36	100	浙江	30	30	100	30	100
甘肃	84	84	100	84	100	江苏	91	91	100	91	100
宁夏	19	19	100	19	100	江西	30	30	100	30	100
青海	42	42	100	42	100	安徽	87	87	100	87	100
新疆	94	94	100	94	100	兵团	30	30	100	24	80.0
西藏	30	25	83.3	19	63.3						
云南	43	43	100	43	100	总计	1 716	1 711	99.7	1 687	98.3

注:反馈率=反馈县数/发放质控县数×100%;合格率=合格县数/发放质控县数×100%。

表 9　2017 年全国碘缺乏病实验室县级水碘考核结果

省份	发放质控县数/个	反馈县数/个	反馈率/%	合格县数/个	合格率/%	省份	发放质控县数/个	反馈县数/个	反馈率/%	合格县数/个	合格率/%
北京	16	16	100	16	100	陕西	66	66	100	66	100
天津	18	18	100	18	100	海南	19	19	100	18	94.7
四川	19	19	100	19	100	河北	2	2	100	2	100
江苏	65	65	100	65	100						
河南	115	115	100	114	99.1	总计	320	320	100	318	99.4

注:反馈率=反馈结果的实验室数/考核样发放数×100%;合格率=合格实验室数/考核样发放数×100%。

　　截止到 2017 年,全国省级实验室盐碘和尿碘的反馈率和合格率已连续 15 年均达到 100%;地市级已连续 13 年反馈率达到 95% 以上,合格率达到 90% 以上。全国省级实验室水碘的反馈率和合格率连续 4 年均达到 100%,地市级实验室的反馈率连续 4 年超过 98%,合格率连续 4 年超过 95%。

2017 年各省（自治区、直辖市）碘缺乏病监测

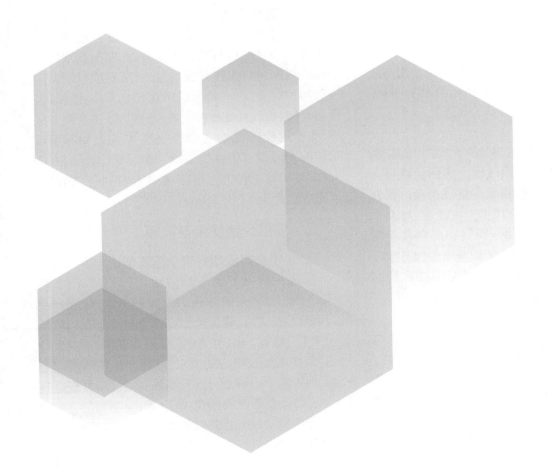

2017 年北京市碘缺乏病监测报告

为做好中央补助地方公共卫生专项资金地方病防治相关项目工作,按照国家卫生计生委与中国疾控中心的要求,北京市分别制定了《2017 年重点地方病防治项目北京市实施方案》《2017 年健康素养促进行动项目北京市实施方案》,以保证本次项目工作的科学性与可行性,力求项目工作的完成效果与质量以及项目调查数据的准确性,以期更好地为北京市及全国的地方病防控决策提供有效的依据。在北京市卫生计生委的重视与领导下,经过北京市各级疾病控制机构的共同努力,项目工作现已按要求顺利完成。现将项目工作总结分析如下:

1 项目组织管理

1.1 项目管理

按照国家卫生计生委与中国疾控中心的有关要求,北京市于 2017 年 2 月成立项目领导小组与技术指导小组,并将本次项目工作完成情况纳入目标责任管理。

1.2 项目计划

根据本次项目的具体内容,结合北京市实际情况,北京市制定了《2017 年医改地方病防治项目北京市实施方案》《2017 年健康素养促进行动项目北京市实施方案》,市疾控中心根据方案要求,结合本市的地方病常规监测工作,制定了《2017 年传染病地方病防控工作要点》,并积极组织全市各区县工作人员学习项目相关方案,为保证本次项目工作的顺利完成打下了良好的基础。

1.3 项目启动

北京市疾控中心于 2017 年 3 月召开了项目启动会,会议由主管地方病工作的庞星火副主任主持,16 个区级疾控中心的地方病科和检验科负责人及主管大夫共计 70 人参加了本次会议。在会议上,重点进行领导宣贯,要求全市各区重视央补地方病防治项目工作,克服困难,务必保证 2017 年度央补项目工作的顺利完成。

1.4 项目培训

在项目启动会议上,对各区疾控中心的工作人员进行了项目工作培训和地方病防控技能培训,共培训 70 人。本次培训采取授课与集体讨论的方式开展培训,围绕国家卫生与计划生育委员会下发的项目工作方案的主要内容逐条进行解读。并邀请了国家碘缺乏病参照实验室刘列钧教授讲授实验室检测方法及质量控制,天津医科大学的钱明教授讲授碘营养的国内外研究进展。通过培训,使项目执行者理解、掌握央补项目方案的要求,能够正确的按照各项要求开展调查工作,并填报相关工作表格与数据库,确保项目执行进度和完成质量。

1.5 督导检查

2016 年 4 月起各项目区开始项目方案的逐级培训并逐步开展项目调查工作,在此期间北京市疾控中心根据项目工作开展情况,对所有项目均派人进行项目督导工作,督导采用现场督导、电话回访、资料查阅、实验室质量控制等多种形式,覆盖调查采样、实验室检测、数据处理及报送、信息反馈等项目工作的全过程。项目技术指导小组累计督导 20 余人次,对项目工作进行指导、检查工作进度,确保项目完成质量。

2 项目经费使用与管理

2.1 中央财政项目资金落实情况

为进一步做好地方病防治工作,有效落实各项防治措施,加强地方病防治能力建设,建立和完善长效防控机制,确保全面实现《全国地方病防治"十三五"规划》确定的任务目标,根据国家卫生计生委及中国疾控中心的要求,结合北京实际情况制定了地方病项目资金分配及实施方案。项目资金共计 46 万元,健康教育经费 10 万元,全部到位。我中心按照项目要求与相关财务要求,使用项目经费,确保专款专用。

2.2　地方财政配套资金落实情况

随着央补项目经费方案的下发,北京市卫生计生委向市财政申请了相应的配套资金,各项目区的财政也提供了相应的配套经费,地方财政配套资金落实到位,保证了项目工作的顺利开展。

3　碘缺乏病监测项目实施完成情况

3.1　碘盐监测。全市 16 个区 100% 均开展了有效监测,共监测学生家庭食盐 3 277 件(户),孕妇家庭食盐 1 618 件,合计 4 895 件。其中碘盐 4 479 件,碘盐覆盖率 91.50%;未加碘食盐 416 件,未加碘食盐率 8.50%;碘盐之中合格碘盐 4 211 件,碘盐合格率 96.31%,合格碘盐食用率 86.03%(学生家庭合格碘盐食用率 84.89%,孕妇家庭合格碘盐食用率 89.64%),低于国家控制标准(合格碘盐食用率 >90%)。

3.2　人群碘营养状况监测。2017 年北京市针对育龄妇女、孕妇、成年男性及 8~10 岁学生开展人群尿碘水平监测,以掌握北京市各类碘缺乏病防控重点人群碘营养状况,评价各项碘缺乏病防控措施落实情况,并为策略的调整提供有效的数据支持。2017 年北京市共调查育龄妇女 3 247 人,尿碘中位数为 150.0μg/L;成年男性 3 216 人,尿碘中位数为 152.1μg/L;8~10 岁学生 3 286 人,尿碘中位数为 174.0μg/L;孕妇 3 382 人,尿碘中位数为 137.6μg/L。调查结果显示:按照 WHO 等国际组织推荐的人群碘营养水平分类判定标准,目前北京市除孕妇人群以外的各类碘缺乏病防控重点人群碘营养状况处于适宜水平,孕妇人群碘营养状况略低于适宜水平下限,属于碘缺乏状态,需要加强针对该人群的监测,并通过有效的措施保证其合理的碘营养,避免碘营养不足造成的人群健康损害。

3.3　8~10 岁学生甲肿率调查。全市累计调查学生 3 276 人,甲肿率为 4.52%,略低于国家控制标准(甲肿率<5%)。全市 16 个区中,有 5 个区学生甲肿率>5%,达到碘缺乏病轻病区流行水平,分别是东城区、丰台区、昌平区、平谷区、延庆区。针对此问题,我中心采取了以下措施:①组织开展有针对性的调查工作,寻找病情复燃的原因;②召开专家研讨会,积极寻找对策;③在相关地区强化健康教育,提高当地居民对于碘缺乏病的认识与防病意识;④将发现的问题报告市、区两级政府及相关部门,争取通过联防联控取得更好、更快的工作效果。

4　项目执行过程中存在问题

碘盐覆盖率存在下降趋势;学生甲状腺 B 超的开展有一定困难等。

(撰稿人:黎新宇　李阳桦)

2017年天津市碘缺乏病监测报告

2017年1~12月,天津市疾病预防控制中心根据《国家卫生计生委办公厅关于印发全国碘缺乏病监测方案的通知》要求,开展了碘缺乏病监测工作,现将具体监测结果汇报如下:

1 监测范围

天津市16个区18个地区(滨海新区分为塘沽、汉沽和大港)按东、西、南、北、中划分5个抽样片区,在每个片区各随机抽取1个乡(镇、街道办事处),每区200名儿童和100名孕妇。

2 监测结果

2.1 儿童碘营养情况

2.1.1 碘盐情况。天津市共调查儿童家庭盐样3 647份,碘盐覆盖率为74.86%,合格碘盐食用率为57.53%,盐碘中位数为25.30mg/kg。

2.1.2 尿碘中位数。天津市共收集儿童尿样3 635份,调查发现,2017年天津市儿童尿碘中位数为164.10μg/L,属于碘营养适宜状态,且尿碘浓度<50μg/L比例仅为5.56%,好于国家碘缺乏病消除标准规定的20%;尿碘浓度<100μg/L比例为21.60%,好于国家标准规定的50%;100μg/L≤尿碘浓度<300μg/L占66.57%,尿碘浓度≥300μg/L占11.83%。

2.1.3 甲状腺肿。天津市甲状腺B超共调查3 645人,其中甲状腺肿患者80人,甲肿率为2.19%,优于国家碘缺乏病消除标准中儿童甲肿率(<5%)的要求。

2.2 孕妇碘营养调查情况

2.2.1 碘盐情况。共收集1 825份孕妇盐样,发现碘盐覆盖率为79.56%,合格碘盐食用率为65.64%。

2.2.2 尿碘情况。本次共调查孕妇1 822名,发现孕妇尿碘中位数为146.69μg/L,低于国家孕妇碘营养适宜标准。

3 结果分析

3.1 2017年天津市碘缺乏地区8~10岁学龄儿童家庭食用盐碘盐覆盖率和合格碘盐食用率虽然低于国家碘缺乏病消除标准,但是儿童碘营养处于适宜水平,尿碘中位数、儿童甲肿率和尿碘<100μg/L及50μg/L的比例均符合国家碘缺乏病消除标准,与2016年儿童碘营养水平基本一致。

3.2 碘缺乏病地区孕妇碘营养低于适宜水平,但是不达标区由2016年的8个减少为7个,天津市碘缺乏地区孕妇仍存在碘营养不足的风险。

4 建议

4.1 加强健康宣传,提高孕妇知晓率

针对天津市孕妇碘营养略有不足的情况,建议卫生计生部门、盐业管理部门、宣传部门联合联动,着力加强孕妇人群食用碘盐必要性的宣传工作,提高广大市民尤其是特殊人群预防碘缺乏病的意识,指导群众科学补碘。

4.2 优化监测指标,突出监测重点

受多种因素影响,碘盐覆盖率和合格碘盐食用率指标,与人群碘营养水平关系不密切。尿碘水平是机体碘营养水平内暴露指标,可代表人群的碘营养状况。建议取消食盐指标的监测,用更合理的尿碘指标代替。

(撰稿人:侯常春 王洋)

2017年河北省碘缺乏病监测报告

河北省在历史上曾存在碘缺乏病广泛流行。自1995年以来，通过落实普遍食盐加碘为主的综合防治措施，人群缺碘状况得到明显改善。近年来，随着河北省经济社会的快速发展，人民生活水平和膳食结构、营养状况发生了较大变化。为进一步了解人群的碘营养状况，积极推进因地制宜、分类指导和科学补碘的防控策略，确保全省持续保持消除碘缺乏病目标，根据《全国碘缺乏病监测方案》和《河北省碘缺乏病监测方案》具体要求，河北省疾病预防控制中心于2017年4~9月完成了河北省的碘缺乏病监测工作。

1 抽样方法和监测内容

按照方案要求，本年度全省应该在三分之二的县（市、区）进行碘缺乏病监测，要求各市优先选择有检测能力的县（市、区）来完成。

2 调查结果

2.1 儿童碘营养水平调查结果

全省共对119个县（市、区）进行碘缺乏病病情调查，采集儿童家中食用盐23 754份，未加碘食盐2 188份，合格碘盐19 428份，不合格碘盐2 138份，盐碘中位数22.3mg/kg。全省的碘盐覆盖率是90.8%，合格碘盐食用率是81.8%。县级盐碘中位数范围0~28.91mg/kg，碘盐覆盖率范围10%~100%，合格碘盐食用率范围5.5%~100%。县级碘盐覆盖率<60%的9个，60%~的1个，70%~的6个，80%~的11个，≥90%的县（市、区）92个。县级合格碘盐食用率<60%的17个，60%~的5个，70%~的13个，80%~的24个，≥90%的县（市、区）60个。全省对119个县（市、区）23 756名儿童进行调查，采集尿样23 752份，尿碘中位数为183.2μg/L。<50μg/L的样品数1 144例，占比4.82%，<100μg/L的样品数4 427例，占比18.64%。县级尿碘中位数范围83~468.4μg/L。尿碘中位数<100μg/L的县

（市、区）有6个，100~200μg/L的县（市、区）68个，200~300μg/L的县（市、区）41个，300μg/L以上的县（市、区）4个。

2.2 8~10岁儿童甲状腺容积检测结果

全省开展甲状腺B超检测技术的县（市、区）共60个，共对11 907个8~10岁儿童进行甲状腺B超检测，全省共检出甲状腺肿患者319例，甲肿率为2.68%。60个县（市、区）中有6个甲肿率>5%，分别是邢台市的广宗县（6.03%）、桥西区（10%）、平乡（8.59%）、沧州的青县（5.45%）、吴桥县（22.38%）和定州（5.94%）。

2.3 孕妇碘营养水平调查结果

全省共对119个县（市、区）11 736个孕妇进行碘缺乏病病情调查，采集孕妇家中食用盐11 736份，未加碘食盐981份，合格碘盐9 732份，不合格碘盐1 023份，盐碘中位数为22.4mg/kg。全省的碘盐覆盖率为91.64%，合格碘盐食用率为82.9%。县级盐碘中位数范围为0~29.76mg/kg，碘盐覆盖率范围为10%~100%，合格碘盐食用率范围为0~100%。县级碘盐覆盖率<60%的8个，60%~的2个，70%~的5个，80%~的7个，≥90%的县（市、区）97个。县级合格碘盐食用率<60%的15个，60%~的7个，70%~的11个，80%~的18个，≥90%的县（市、区）68个。全省对119个县（市、区）11 736名孕妇进行调查，采集尿样11 736份，尿碘中位数为157.1μg/L。<50μg/L的样品数958例，占比为8.16%，<100μg/L的样品数3 162例，占比为26.94%。县级尿碘中位数范围为55~393.0μg/L。尿碘中位数<100μg/L的县（市、区）有8个，100~200μg/L的县（市、区）90个，200~300μg/L的县（市、区）19个，300μg/L以上的县（市、区）2个。尿碘中位数>150μg/L的县（市、区）69个。

2.4 新生儿甲减筛查等调查结果

河北省统计了360 827名新生儿甲减筛查结果，1 002例异常，异常率为0.28%。共统计复检的甲减筛查异常新生儿253例，异常45例，异常率为

17.79%。统计孕妇甲功和抗体检测结果 60 616 人,异常 1 251 人,异常率为 2.06%。

2.5　碘缺乏病高危地区地方性克汀病搜索

本年度没有符合开展地方性克汀病搜索的县(市、区)。

2.6　碘盐监测结果

44 个县(市、区)开展本项工作,共检测盐样 12 417 份,未加碘食盐 957 份,合格碘盐 10 823 份,不合格碘盐 647 份,碘盐覆盖率为 92.37%,合格碘盐食用率为 87.16%。各县(市、区)碘盐覆盖率范围为 31.89%~100%,其中碘盐覆盖率低于 80% 的县(市、区)4 个,分别是衡水市的景县、邢台市的临西、沧州市的肃宁和运河区,38 个县(市、区)碘盐覆盖率>90%。各县(市、区)合格碘盐食用率范围为 65.67%~100%,其中合格碘盐食用率<80% 的县(市、区)8 个,80%~90% 的 10 个,>90% 的 26 个。

3　结论

从本年度碘缺乏病监测的全省数据来看,儿童和孕妇家中食用盐碘盐覆盖率分别是 90.8% 和 91.64%,合格碘盐食用率分别是 81.8% 和 82.9%,合格碘盐食用率<90% 的控制标准。儿童家中食用盐碘盐覆盖率低于 90% 的有 27 个县(市、区),合格碘盐食用率<90% 的有 59 个。孕妇家中食用盐碘盐覆盖率低于 90% 的有 22 个县(市、区),合格碘盐食用率<90% 的有 51 个。

河北省儿童和孕妇的尿碘中位数分别为 183.2μg/L 和 157.1μg/L,碘营养状况处于适宜水平,但以县级为单位来评估儿童和孕妇的碘营养水平,依然分别有 6 个和 8 个县(市、区)尿碘中位数<100μg/L,未达到碘缺乏病控制标准,尤其是孕妇的碘营养状况,如果按照尿碘中位数在 150μg/L 以上为适宜状态的话,河北省尚有 50 个县(市、区)处于碘营养不足状态。另外,儿童有 4 个县(市、区),孕妇有 2 个县(市、区)尿碘中位数达到 300μg/L 以上,碘营养水平过量。

全省 8~10 岁儿童甲肿率是 2.83%,54 个县级甲肿率低于 5% 的控制标准,6 个超出 5%,分别是邢台市的桥西区、平乡县、定州市以及沧州市的青县和吴桥县。沧州市的青县和吴桥县属于高水碘与碘缺乏地区并存,可能为抽样问题导致。但前三个县(市、区)在水碘含量不高的情况下甲肿率高的原因有待于进一步调查核实。

4　存在的问题和建议

4.1　碘缺乏病监测平台为 2017 年首次使用,去除平台不稳定因素,各地市尤其是县级疾控中心开展工作相对较晚、平台录入不熟练是导致今年数据上报推迟的原因,建议明年尽早安排监测工作。

4.2　数据的利用问题。由于实验室检测能力和 B 超检测技术的水平问题,有的县(市、区)上报尿碘和盐碘数据,尤其是 B 超甲状腺检测结果跟事实差距很大,明显不符合客观存在,比如盐碘含量异常大,B 超指标长宽厚异常大或小等,给汇总全省数据带来不便,建议市级疾控中心加强实验室质控和 B 超检测技术指导,认真审核本辖区数据,减少问题数据的出现。

4.3　本次监测发现有尿碘中位数>300μg/L 的县(市、区),有的是碘缺乏病区,有的属于高碘低碘并存地区,建议对其实验室检测能力进一步复核并且强调严格按照抽样原则进行抽样。

4.4　鉴于以上问题,省疾控中心将加强对全省疾控部门的技术指导和工作督导,努力提高工作效率,优化数据质量,向国家上交满意的工作报告。

(撰稿人:贾丽辉　尹志娟)

2017 年山西省碘缺乏病监测报告

山西省曾是全国碘缺乏病流行比较严重的省份之一,多年来,通过实施食盐加碘为主的综合防治措施,人群碘营养状况总体得到改善。近年来,随着山西省经济社会的快速发展,人民生活水平和膳食营养状况发生了较大变化。为进一步了解人群的碘营养状况,积极推进因地制宜、分类指导和科学补碘的防控策略,根据国家《全国碘缺乏病监测方案》(2016 版)及《山西省碘缺乏病监测方案》(2017 版),在山西省 11 个市的 80 个县(市、区)开展了碘缺乏病监测,其余 39 个县(市、区)开展了碘盐监测,现将监测结果报告如下:

1 材料与方法

1.1 监测范围

1.1.1 碘缺乏病监测。山西省 11 个市 80 个县(市、区)的居民户及居住半年以上常住人口中的 8~10 岁儿童和孕妇。

1.1.2 碘盐监测。山西省 11 个市 39 个县(市、区)所辖的非高碘地区的居民户食用盐。

1.2 抽样方法

1.2.1 碘缺乏病监测。每个监测县按东、西、南、北、中划分 5 个抽样片区,在每个片区各随机抽取 1 个乡镇(至少包括 1 个街道),每个乡镇/街道各抽取 1 所小学校,每所小学抽取 8~10 岁非寄宿学生 40 人(不足 40 人可在邻近的学校补齐)。每个监测县在所抽取的 5 个乡镇/街道中每乡镇/街道抽取 20 名孕妇(人数不足可在邻近乡镇补齐)。

1.2.2 碘盐监测。所辖 5 个以上乡镇/街道的县(市、区),按东、西、南、北、中划分 5 个抽样片区,在每个片区各随机抽取 1 个乡镇/街道,每个乡镇/街道随机抽取 4 个行政村(居委会);所辖 5 个或不足 5 个乡镇/街道的县(市、区),抽取所有乡镇/街道,在每个乡镇/街道随机抽取 4 个行政村(居委会)。每个行政村(居委会)随机抽检 15 户居民食用盐。

2 监测结果

2.1 监测工作完成情况

山西省于 2017 年 3 月 14 日召开了"全省 2017 年地方病防治工作及项目培训会议"。会后,80 个县(市、区)的碘缺乏病监测及 39 个县(市、区)的碘盐监测工作陆续开始,所有监测数据均于 2017 年 12 月底前全部录入"全国碘缺乏病信息系统"并上报。

2.2 居民户食用盐监测结果

2.2.1 全省情况。全省共检测居民户食用盐 35 795 份,盐碘中位数为 23.50mg/kg,未加碘食盐率为 4.26%,碘盐覆盖率为 95.74%,碘盐合格率为 92.30%,合格碘盐食用率 88.54%。全省不合格碘盐共有 2 499 份,占监测份数的 6.98%。在 5~18mg/kg 之间的有 1 695 份,占所有不合格碘盐的 67.83%(1 695/2 499),>33mg/kg 的有 804 份,占到了 32.17%(804/2 499)。

2.2.2 各市(地级)情况。各市盐碘中位数在 22.40~24.94mg/kg 之间,除大同市、晋中市、临汾市外,其他 8 个市的碘盐覆盖率均在 95% 以上,碘盐覆盖率维持在较高的水平。晋城市、忻州市、长治市 3 个市的合格碘盐食用率在 90% 以上,晋中市、临汾市、吕梁市、朔州市、太原市、运城市 6 个市的合格碘盐食用率在 85%~90% 之间,仅大同市、阳泉市的合格碘盐食用率<85%,分别为 83.75%、84.24%。

2.2.3 各县情况。从县级层面看,119 个碘缺乏病监测县的盐碘中位数在 17.60~30.52mg/kg 之间,最低的为山阴县,最高的为偏关县。全省 119 个县的碘盐覆盖率在 76.79%~100% 之间。其中,有 42 个县的碘盐覆盖率达到了 100%,50 个县的碘盐覆盖率在 95%~99.99% 之间,14 个县的碘盐覆盖率在 90%~94.99% 之间,有 9 个县的碘盐覆盖率在 80%~89.99% 之间,有 4 个县的碘盐覆盖率<80%,分别为浑源县、新绛县、清徐县、霍州市。全省 119 个县的合格碘盐食用率在 38.34%~100% 之间。其中,有 73 个县的合格碘盐食用率>90%,28 个县的合格碘盐食用率在80%~90%之间,18个县的合格碘盐食用率在80%以下,分别为山阴县、新绛县、清徐县、广灵县、浑源县、稷山县、霍州市、临县、盂县、昔阳县、长子县、大同矿区、南郊区、榆社县、小店区、曲沃县、灵石县、偏关县。

2.2.4 儿童、孕妇盐碘情况。全省共检测儿童盐碘16 184份,盐碘中位数为23.60mg/kg,未加碘食盐率为3.61%,碘盐覆盖率为96.39%,碘盐合格率为91.73%,合格碘盐食用率为88.41%。全省共检测孕妇盐碘7 907份,盐碘中位数为23.70mg/kg,未加碘食盐率为2.98%,碘盐覆盖率为97.02%,碘盐合格率为92.83%,合格碘盐食用率为90.06%。

2.3 8~10岁儿童尿碘结果

2.3.1 全省情况。全省共检测儿童尿样16 184份,尿碘中位数为202.0μg/L,略高于适宜量。其中,尿碘值<20μg/L的占0.61%,20~49.99μg/L的占2.95%,50~99.99μg/L的占10.39%,100~199.99μg/L的占35.38%,200~299.99μg/L的占30.94%,300~499.99μg/L的占16.62%,500~799.99μg/L的占2.90%,800~999.99μg/L的占0.12%,≥1 000μg/L的占0.07%。

2.3.2 各市(地级)情况。各市尿碘中位数在171.8~241.8μg/L之间,最低的为临汾市,最高的为晋城市。临汾市、忻州市、阳泉市、长治市4个市的碘营养状态为适宜,其余7个市的碘营养状态均为高于适宜量。

2.3.3 各县情况。全省80个县的尿碘中位数在93.5~403.0μg/L之间,最低的为隰县,最高的为平陆县。其中,碘营养处于不足区间的县有1个,适宜有40个,超适宜的有36个,过量的有3个。

2.4 8~10岁儿童甲状腺容积结果

2.4.1 全省情况。全省共检查6~12岁儿童甲状腺8 096人,甲状腺肿患者195人,甲肿率为2.41%。在不同碘营养状态的人群中,尿碘值处于碘营养不足区间的儿童甲肿率为2.19%(26/1 186),处于碘营养适宜区间的儿童甲肿率为1.83%(50/2 736),处于碘营养超适宜区间的儿童甲肿率为2.13%(53/2 485),处于碘营养过量区间的儿童甲肿率为3.91%(66/1 689)。

2.4.2 各市(地级)情况 全省11个市儿童甲肿率在0~8.63%之间,最低的为朔州市,最高的为晋中市。除晋中市外,其他10个市的儿童甲肿率均<5%。

2.4.3 县级情况。40个县的儿童甲肿率在0~13.50%之间。其中,35个县的儿童甲肿率<5%,5个县的儿童甲肿率>5%,从低到高分别为介休市(6.50%)、平遥县(7.18%)、榆次区(7.59%)、武乡县(8.50%)、祁县(13.50%)。

2.5 孕妇尿碘结果

2.5.1 全省情况。全省共检测孕妇尿样7 892份,尿碘中位数为180.7μg/L,处于适宜区间。其中,尿碘值<20μg/L的占0.91%,20~49.99μg/L的占4.66%,50~99.99μg/L的占13.62%,100~149.99μg/L的占18.88%,150~249.99μg/L的占34.29%,250~499.99μg/L的占24.42%,500~799.99μg/L的占2.60%,800~999.99μg/L的占0.27%,≥1 000μg/L的占0.35%。

2.5.2 各市(地级)情况。各市孕妇尿碘中位数在154.4~213.5μg/L之间,均处于适宜区间,最低的为大同市,最高的为吕梁市。

2.5.3 各县情况。80个碘缺乏病监测县的孕妇尿碘中位数在71.8~428.6μg/L之间,最低的为天镇县,最高的为岚县。其中,碘营养处于不足区间的有17个,适宜的县有59个,超适宜区间的均有3个,碘过量的为0个。

3 结果分析

3.1 居民户食用盐监测情况

山西省的合格碘盐标准为:盐碘含量为18~33mg/kg。监测结果显示,全省的盐碘中位数为23.50mg/kg。全省总体上碘盐覆盖率(95.74%)、碘盐合格率(92.30%)均维持在较高的水平。但合格碘盐食用率(88.54%)<90%,为近5年来最低,距离消除碘缺乏病标准90%还有一定差距。从市级层面看,各市盐碘中位数在22.40~24.94mg/kg之间。除大同市、晋中市、临汾市外,其他8个市的碘盐覆盖率均在95%以上,碘盐覆盖率维持在较高的水平。晋城市、忻州市、长治市3个市的合格碘盐食用率在90%以上,其他8个市的合格碘盐食用率均<90%。从县级层面看,119个碘缺乏病监测县的盐碘中位数在17.60~30.52mg/kg之间。首次出现了盐碘中位数以县为单位不在18~33mg/kg范围内,为山阴县。119个县的碘盐覆盖率在76.79%~100%之间,共有27个县的碘盐覆盖率<95%,其中有4个县的碘盐覆盖率<80%。119个县的合格碘盐食用率在38.34%~100%之间,共有46个县的合格碘盐食用率≤90%,其中18个县的合格碘盐食用率在80%以下。

分析原因:一是近年来,私盐对盐业市场冲击较大,商贩流动性强,部分群众贪图便宜购买私盐;二是边远山区经济条件较差,部分老年人群思想顽固,碘缺乏病防治意识淡薄,仍然购买不合格碘盐食用;三是少部分群众因目前甲状腺疾病高发,认为是食用碘盐所致,故自购食用未加碘食盐;四是发现一些城区超市有未加碘食盐出售的现象。卫生计生部门将及时向这些地区的盐业部门进行反馈,在这些合格碘盐食用率<90%的地区及周边开展相关调查,净化盐业市场,尽快扭转合格碘盐食用率低的局面,确保山西省居民的安全用盐,为山西省持续消除碘缺乏病提供重要保证。

3.2 碘营养状况监测

本次调查山西省的儿童尿碘中位数为 202.0μg/L,略高于适宜量。但是本次调查的儿童尿碘中位数较 2011 年(食盐加碘浓度调整前)下降了 72.6μg/L,较 2014 年(新旧碘盐过渡期)下降了 22.6μg/L,虽然仍处于碘超适宜的范围,但是已经接近其下限,说明碘盐浓度调整对 8~10 岁儿童为代表的一般人群的碘营养的影响结果是理想的、符合预期的。食盐加碘浓度的调整在改善以 8~10 岁儿童为代表的一般人群的碘营养方面取得了显著的效果。山西省儿童尿碘<100μg/L 的比例为 14.0%,其中<50μg/L 的比例为 3.57%,符合 GB 16006—2008《碘缺乏病消除标准》中规定的 "8~10 岁儿童尿碘中位数≥100μg/L,<50μg/L 的比例不超过 20%",说明从儿童尿碘的指标看山西省的碘缺乏病处于持续消除状态。

本次调查显示,孕妇的碘营养水平处于适宜状态,但是处于适宜状态的偏低水平,且尿碘值<150μg/L 的占到了 38.08%,而以 8~10 岁儿童为代表的一般人群的碘营养状况为略高于适宜量,说明普通人群碘营养充足时,特需人群仍可能碘摄入不足,在缺碘地区对孕妇等重点人群应采取与一般人群不同的补碘措施,应在考虑自然环境、饮食结构动态变化对碘营养影响的基础上,对不同人群 "精准" 补碘。

3.3 病情监测

本次调查全省儿童的甲肿率为 2.41%,符合《碘缺乏病消除标准》中规定的 "8~10 岁儿童甲肿率<5%" 的要求。从病情指标讲,山西省的碘缺乏病仍处于持续消除状态。从市级层面看,晋中市的儿童甲肿率>5%。从县级情况看,有 5 个县的儿童甲肿率>5%,祁县的儿童甲肿率甚至达到了 13.50%。分析原因可能与这些地区的儿童碘营养水平有关。另外,甲状腺容积随着身高、体重等的增加而增大,因此仅仅将儿童甲肿率作为碘缺乏病的病情指标值得进一步研究与探讨。

4 下一步的主要工作

目前,生产企业进入流通和销售领域,放开食盐出厂、批发和零售价格,使碘盐的质量、供应及市场监管已出现了一些令人忧虑的问题,不合格碘盐冲击市场,私盐、假盐又重新露头,对碘缺乏病防治工作提出了严峻挑战。卫生计生部门要根据当前面临的形势和问题,尽快制定应对措施,与盐业部门共同探索新的有效协作模式。

食盐加碘作为持续消除碘缺乏病、改善人群碘营养水平的重要手段,将是我国长期坚持的一项国策,山西省碘缺乏病防治下一步的主要工作是:对一些大型超市及便利店所销售的食盐进行调查,加强盐业市场监管及碘盐监测,最大限度地减少未加碘食盐及不合格碘盐的冲击;加强 8~10 岁儿童及孕妇碘营养监测,在持续消除碘缺乏病的前提下,追求各个不同人群的碘营养适宜状态;加强病情监测,掌握病情动态;开展健康教育活动,加大宣传教育力度,提高群众对食用不合格碘盐对身体危害的认识,为山西省持续消除碘缺乏病目标而努力。

5 问题与建议

5.1 加强多部门协作,解决突出问题。今年的监测结果显示:山西省的合格碘盐食用率为 88.54%,低于 90%。其中有 46 个县的合格碘盐食用率≤90%。并且首次出现了盐碘中位数以县为单位不在 18~33mg/kg 范围内。碘盐的质量、供应及市场监管出现了一些令人忧虑的问题,不合格碘盐冲击市场,私盐、假盐又重新露头。需要进一步加强与盐业、工商等部门的沟通与配合,必要时由政府出面解决问题,真正把 "政府组织,部门协作,社会参与,综合治理" 的工作原则落到实处。

5.2 特殊地区的监测方案与方法应进行调整《全国碘缺乏病监测方案》(2016 版),以县级区划为单位,各县级采用相同的抽样方法。而山西省有的县常住人口 100 万,而有的山区小县常住人口难足 4 万,相差近 30 倍,并且在县域内的人口分布不均匀,儿童多数在县城教学条件好的学校就读,带来的直接后果是学龄儿童的大量流失,导致无法按照方案要求完成监测的样本量,孕妇的流向与儿童完全一致,所以,建议对于这些特殊的地区监测方法应进行特殊调整安排。

5.3 地方病防治基层工作人员严重缺乏。碘缺乏病监测需要覆盖到全省每一个县,采样工作、实验室工作、健康教育工作、数据上报工作都要由基层工作人员来完成。而基层工作人员少、待遇低、流动性较大,建议相关部门加强基层能力建设,提高工作能力,以保证全省每一个县碘缺乏病监测的质量。

(撰稿人:张向东　郭百锁)

2017年内蒙古自治区碘缺乏病监测报告

内蒙古自治区是碘缺乏病历史重病区,全区12个盟市103个旗县(市、区)均存在着不同程度的碘缺乏病流行,多年来,通过实施食盐加碘为主的综合防治措施,人群碘营养状况总体得到改善。近年来,随着经济社会的快速发展,人民生活水平和膳食营养状况发生了较大变化。为进一步了解全区人群的碘营养状况及病情的消长趋势,积极推进因地制宜、分类指导和科学补碘的防控策略,根据《全国碘缺乏病监测方案》(2016版)和《内蒙古自治区卫生计生委关于印发全区碘缺乏病监测方案(2016版)的通知》,开展了2017年全区碘缺乏病监测,现总结如下。

1 材料与方法

1.1 碘缺乏病监测

1.1.1 监测范围。 全区71个县(市、区、旗)。

1.1.2 抽样方法。 每个监测旗县(市、区)按东、西、南、北、中划分5个抽样片区,在每个片区各随机抽取1个苏木(乡镇/街道)(5个抽样片区至少包括1个街道),每个苏木(乡镇/街道)各抽取1所小学校,每所小学抽取8~10岁非寄宿学生40人(不足40人可在邻近的学校补齐)。每个监测旗县(市、区)在所抽取的5个苏木(乡镇/街道)中每苏木(乡镇/街道)抽取20名孕妇[人数不足可在邻近苏木(乡镇/街道)补齐]。

1.1.3 监测内容。 儿童甲肿率:采用B超法进行检测,按WS 276—2007《地方性甲状腺肿诊断标准》判定;盐碘含量:采用GB/T 13025.7—2012《制盐工业通用试验方法 碘的测定》中的直接滴定法,川盐或特殊盐种采用仲裁法测定;尿碘含量:WS/T 107.1—2016《尿中碘的测定 第1部分:砷铈催化分光光度法》。

1.2 碘盐监测

1.2.1 监测范围。 全区33个县(市、区、旗)居民户食用盐,每个县随机300份。

1.2.2 抽样方法。 每个旗县按东、西、南、北、中划分5个抽样片区,在每个片区各随机抽取1个乡(镇、街道办事处)。辖有5个或不足5个乡(镇、街道办事处)的县(市、区、旗),抽取所有乡(镇、街道办事处);在每个乡(镇、街道办事处),随机抽取4个行政村(居委会),在每个行政村(居委会),随机抽检15户居民食用盐。

1.2.3 监测内容。 盐碘含量(同上)。

1.2.4 评价标准。 依据GB 16006—2008《碘缺乏病消除标准》、WS 276—2007《地方性甲状腺肿诊断标准》和GB 26878—2011《食品安全国家标准 食用盐碘含量》以及2007年世界卫生组织、联合国儿童基金会、国际控制碘缺乏病理事会(WHO/UNICEF/ICCIDD)推荐碘营养水平判断标准:①甲状腺肿判定:8岁儿童甲状腺容积>4.5ml,9岁儿童甲状腺容积>5.0ml,10岁儿童甲状腺容积>6.0ml;②合格碘盐判定:碘含量在18~33mg/kg之间为合格,未加碘食盐判定:<5mg/kg;③碘营养水平的评价(用尿碘含量反映碘营养水平):儿童尿碘中位数<100μg/L为不足,100~199μg/L为适宜,200~299μg/L为大于适宜量,≥300μg/L为碘过量;孕妇尿碘中位数<150μg/L为不足,150~249μg/L为适宜,250~499μg/L为大于适宜量,≥500μg/L为碘过量。

2 结果

2.1 碘缺乏病监测

本次监测在全区范围内对12盟市71个县(市、区、旗)8~10岁儿童进行了甲状腺容积、家中食用盐碘含量和尿碘含量检测,孕妇进行家中食用盐碘含量和尿碘含量检测。

2.1.1 8~10岁儿童监测结果。 全区共采集儿童尿样14 316份,尿碘中位数为207.5μg/L;共采集盐样14 385份,盐碘中位数为23.3mg/kg,未加碘食盐率为3.0%,合格碘盐食用率为93.1%;儿童甲肿率为1.51%。

2.1.2 甲肿率情况。全区 8~10 岁学龄儿童 B 超法检查甲肿率为 1.51%。12 个盟市总体上甲肿率均<5%。71 个旗县中,有 2 个旗县甲肿率>5%,分别为乌兰察布市的兴和县(5.5%)、呼伦贝尔市的新巴尔虎左旗(7.5%)。

2.1.3 家中食用盐盐碘情况。全区共检测儿童家中食用盐 14 385 份,盐碘中位数为 23.3mg/kg,未加碘食盐率为 3.0%,碘盐覆盖率为 97%,合格碘盐食用率为 93.1%。未加碘食盐率最高的盟市为呼伦贝尔市(12.8%);合格碘盐食用率<90% 的盟市为呼伦贝尔市(84%)、赤峰市(85.1%)。旗县 8~10 岁学龄儿童家中食用盐盐碘含量分布。未加碘食盐率最高旗县为新巴尔虎右旗(46.08%);碘盐覆盖率<95% 的旗县有 9 个,合格碘盐食用率<90% 的旗县有 16 个。

2.1.4 尿碘情况。共检测 14 316 名 8~10 岁儿童随意一次尿碘含量,尿碘中位数为 207.5μg/L,其中 4 个盟市儿童尿碘中位数在 100~200μg/L 之间,8 个盟市在 200~300μg/L 之间。旗县 8~10 岁学龄儿童尿碘含量分布。尿碘中位数在 100~199μg/L 之间的旗县有 26 个,200~299μg/L 之间的旗县有 42 个,≥300μg/L 的旗县有 3 个。从频数分布看,碘含量<20μg/L 的比例为 0.6%,20~49.9μg/L 的比例为 2.7%,50~99.9μg/L 的比例为 8.8%,100~199μg/L 的比例为 35%,200~299μg/L 的比例为 31.2%,300μg/L 及以上的比例为 21.7%。

2.1.5 孕妇监测结果。全区共采集孕妇尿样 6 874 份,尿碘中位数为 173.97μg/L;共采集盐样 6 895 份,盐碘中位数为 23.3mg/kg,未加碘食盐率为 2.3%,合格碘盐食用率为 94%。

2.1.6 家中食用盐盐碘情况。全区共检测孕妇家中食用盐 6 895 份,盐碘中位数为 23.3mg/kg,未加碘食盐率 2.3%,碘盐覆盖率为 97.7%,合格碘盐食用率为 94%。未加碘食盐率最高的盟市为呼伦贝尔市(10.8%);合格碘盐食用率<90% 的盟市为呼伦贝尔市(86.2%)、赤峰市(89%)、通辽市(88.9%)。旗县孕妇家中食用盐盐碘含量分布。未加碘食盐率最高的旗县为赤峰市敖汉旗(24%);碘盐覆盖率<95% 的旗县有 9 个,合格碘盐食用率<90% 的旗县有 12 个。通辽市市科尔沁区不合格碘盐占 55%,赤峰市翁牛特旗不合格碘盐占 30%。

2.1.7 尿碘情况。共检测 6 874 名孕妇随意一次尿碘含量,尿碘中位数为 173.97μg/L。其中 2 个盟市孕妇尿碘中位数在 100~150μg/L 之间,10 个盟市在 150~250μg/L 之间。旗县孕妇尿碘含量分布。其中,尿碘中位数 100~149μg/L 之间的旗县有 18 个,150~249μg/L 之间的旗县有 48 个,250~499μg/L 之间的旗县有 5 个。从频数分布看,碘含量<20μg/L 的比例为 1.5%,20~49.9μg/L 的比例为 4.9%,50~99.9μg/L 的比例为 14.3%,100~149μg/L 的比例为 20%,150~249μg/L 的比例为 35%,250~499μg/L 的比例为 21.7%,500μg/L 及以上的比例为 2.6%。

2.2 碘盐监测

2.2.1 碘盐质量。2017 年全区共检测居民户食用盐 9 933 份,其中合格碘盐 9 434 份,不合格碘盐 290 份,未加碘食盐 209 份,盐碘中位数 23.69mg/kg。未加碘食盐率 2.10%,碘盐覆盖率、碘盐合格率和合格碘盐食用率分别为 97.90%、97.02%、94.98%。巴彦淖尔市、赤峰市、兴安盟碘盐覆盖率在 90%~95% 之间,其余 8 个盟市碘盐覆盖率均在 95% 以上;兴安盟碘盐合格率>90%、合格碘盐食用率<90%,其余 10 个盟市均在 90% 以上。碘盐覆盖率≥95% 的县数为 29 个,碘盐合格率≥90% 的县数为 31 个,合格碘盐食用率≥90% 的县数为 28 个。

2.2.2 未加碘食盐情况。全区共检测出 209 份未加碘食盐,11 盟市均有分布,主要分布在兴安盟、赤峰市、巴彦淖尔市和呼和浩特市。

2.2.3 不合格碘盐分布。全区共检测出 290 份不合格碘盐,11 盟市均有分布,主要分布在兴安盟、赤峰市和呼和浩特市。

3 讨论

3.1 内蒙古自治区于 1995 年实施食盐加碘为主的综合防治措施以来,全区 12 个盟市连续多年碘盐覆盖率、碘盐合格率和合格碘盐食用率均保持在较高水平,居民碘营养状况得到明显改善,碘缺乏病防治工作成效显著。

3.2 2017 年全区监测结果总体来看,8~10 岁学龄儿童、孕妇、居民户碘盐覆盖率均在 95% 以上,碘盐合格率、合格碘盐食用率均在 90% 以上;8~10 岁儿童尿碘中位数为 207.5μg/L,碘含量 100μg/L 以下的比例为 12.1%,50μg/L 以下的比例为 3.3%,B 超法检查 8~10 岁儿童甲肿率为 1.51%,三项主要指标达到国家碘缺乏病消除标准。全区总体上处于持续消除碘缺乏病状态。

3.3 8~10 岁儿童甲肿率整体上仍处于较低水平,自治区甲肿率多年来保持在碘缺乏病消除标准内，无地方性克汀病新发病例。个别旗县甲肿率高于 5%，有待于进一步复核，仪器老化、显像不清晰、测量、记录不准的原因不除外。

3.4　儿童、孕妇和居民户碘盐监测结果显示，盐碘中位数绝大多数在 20~30mg/kg 之间，不合格碘盐数量急剧上升，未加碘食盐率逐年上升，部分旗县碘盐覆盖率、合格碘盐食用低于 90%。近年来，由于甲状腺结节在内蒙古地区发现率的增加，未加碘食盐销售点增加，选择食用未加碘食盐的居民户增加，造成未加碘食盐率逐年递增。不合格碘盐数量急剧上升，主要有以下原因：部分居民自身、家人患有甲状腺疾病或者担心碘补多了，碘盐和未加碘食盐混合一起食用；进入市场的碘盐浓度不够的问题，未达到合格碘盐的浓度要求；加碘盐浓度虽在合格碘盐浓度标准范围，但是接近下限，部分居民家中食用盐购买时间过长，储存不当，造成碘盐浓度进一步降低，低于合格碘盐浓度范围。

总体上，儿童和孕妇的尿碘中位数均处于（WHO/UNICEF/ICCIDD）推荐的碘营养水平适宜范围。从频数分布来看，儿童尿碘中位数在 100~300μg/L 占 66.2%，孕妇尿碘中位数在 100~150μg/L、150~500μg/L 分别占 20%、66.2%，两类重点人群碘营养水平处于适宜及足量的占绝大多数；儿童尿碘中位数在 >300μg/L 占 21.7%，碘过量儿童所占比例较往年增高，应结合生活饮用水水碘含量调查情况，进一步摸清水源性高碘地区分布，从而采取相应防控措施，消除高碘危害。

4　问题与建议

4.1　加强对盐业生产部门和市场的监管，严把产品质量关，杜绝不合格碘盐上市，确保合格碘盐的供应。

4.2　应关注孕妇的碘营养状况，加强同妇幼部门合作，加大健康教育力度。加强孕期课堂碘缺乏病防治知识的宣传，避免胎儿期碘缺乏危害；对碘营养不足孕妇，建议食用富含碘的食物或营养补充制剂，及时纠正碘营养不足状况。

4.3　切实加强碘缺乏病健康教育工作，尤其要加强对重点人群防治知识的普及。近年来学校环节的碘缺乏病健康教育工作出现滑坡，教育部门支持和认同度差。碘缺乏病健康教育工作仍需常抓不懈，多部门联合，社会广泛参与。

4.4　监测指标异常的地区应结合外环境碘水平，密切关注人群碘营养。

5　结论

2017 年监测结果表明，自治区以食盐加碘为主的碘缺乏病综合防治措施成效显著，处于持续消除碘缺乏病状态。当前食用盐碘含量能够满足 8~10 岁儿童和孕妇的基本碘营养需求。应继续坚持食盐加碘防治碘缺乏病策略，加强重点人群碘营养监测，加大碘缺乏病健康教育力度，切实把握好"因地制宜、分类指导、科学补碘"的原则，努力实现持续消除碘缺乏危害。

（撰稿人：郭宏宇　左媛媛）

2017年辽宁省碘缺乏病监测报告

辽宁省是碘缺乏病流行比较广泛的地区之一。多年来,通过实施食盐加碘为主的综合防治措施,人群碘营养状况总体得到改善,碘缺乏病防治取得显著成效。为进一步了解重点人群碘营养状况和碘盐食用率情况,积极推进"因地制宜、分类指导、科学补碘"的防控策略,辽宁省于2017年2~11月组织完成了碘缺乏病监测,现将监测结果报告如下。

1 监测范围

辽宁省2017年重大公共卫生项目资助的100个县(市、区)。

2 质量控制

2.1 人员培训。在举办全省甲状腺超声检查和诊断技术培训班基础上,省疾控中心于2017年4月份举办了全省地方病防治技术培训,对市、县(市)疾控机构监测人员对监测方案、工作任务和监测要求等技术内容进行了培训,确保全省监测技术规范、方法统一、诊断标准一致,各项工作协调有序。

2.2 甲状腺超声检查和实验室检测。超声检查诊断人员具有医学、医学影像或预防医学专业执业医师资格,并经省级超声检查诊断技术培训。承担样品检测实验室均是获得全国碘实验室外部质量控制考核合格资质的疾控机构。本年度省级举办了水碘检测技术培训,朝阳等市组织了尿碘、盐碘检测技术培训。市级疾病预防控制(地方病防治)机构对县级抽检5%的样品进行了实验室复核检测,以保证检测质量。

2.3 质量督导检查。省级疾病预防控制中心对10个市的20个县(市、区)疾控机构进行督导检查。重点检查了组织实施、抽样、流行病学调查、样本采集、样品检测、检测过程的质量控制、数据平台录入质量和结果统计准确性等内容。对发现的问题及时整改,基本保证了各市监测结果的可靠性。

2.4 数据审核。省、市、县疾控中心(地方病防治所)联合对各县(市、区)录入"全国碘缺乏病信息管理平台"的数据进行了数据审核、清洁和订正,保证了数据录入质量。

3 监测结果

按辽宁省2017年重大公共卫生资助项目任务安排,100个县(市、区)合计调查8~10岁儿童20 365人,孕妇10 173人,新生儿51 657人。

3.1 儿童甲状腺肿检出情况

3.1.1 14个市对100个县(市、区)的21 309名8~10岁儿童进行了甲状腺超声检查,检出甲状腺容积正常儿童19 460人,甲状腺容积>同年龄正常值上限的儿童527人,儿童甲肿率为1.8%,较2016年(1.6%)上升了0.2个百分点。辽宁省88个县(市、区)的儿童甲肿率低于碘缺乏病消除标准规定切点值(<5%),达到碘缺乏病消除标准要求。

3.1.2 14个市儿童甲肿率都在5%以下。5个县(市、区)儿童甲肿率>5%。本次调查发现罹患甲状腺结节(含囊性结节、实性结节、囊肿、腺瘤)儿童527人,检出率为2.6%。另检出双叶甲状腺回声减低且不均2人,甲状腺左叶缺如1人。除辽阳外,13个市儿童均检出甲状腺结节。大连地区儿童甲状腺结节检出率最高。

3.2 重点人群尿碘水平

3.2.1 儿童尿碘水平。除铁岭市未完成儿童尿碘监测任务外,13个市均完成儿童尿碘监测工作。全省96个县(市、区)共采集8~10岁儿童尿样19 565人份,儿童尿碘中位数167.8μg/L,尿碘值低于50μg/L的占3.6%,儿童碘营养总体水平适宜。以县(市、区)为单位统计,没有碘过量和缺乏县(市、区),80%的县(市、区)处于碘营养适宜水平,20%的县(市、区)处于超适宜水平。超适宜县(市、区)主要分布在本溪、营口、铁岭、阜新、朝阳和沈阳地区。

3.2.2 孕妇尿碘水平。辽宁省除铁岭市未完成孕妇尿碘监测任务外,其他13个市均完成了孕妇尿碘监测工作。本次 96 个县(市、区)共监测孕妇 9 772 人,孕妇尿碘中位数 141.6μg/L,尿碘低于 50μg/L 的孕妇占 5.6%,孕妇处于碘摄入不足状况。

96 个县(市、区)中,没有孕妇碘过量和超适宜县(市、区);33 个县(市、区)孕妇处于碘营养适宜水平;63 个县(市、区)孕妇碘摄入不足。其中,沙河口、明山、元宝、连山、南票等 5 个区孕妇尿碘中位数已低至 100μg/L 以下。

3.3　居民合格碘盐食用情况

3.3.1　儿童家庭碘盐食用情况。辽宁省 14 个市、100 个县(市、区)采集 8~10 岁儿童家庭食盐样品 20 365 份。检出未加碘食盐 328 份,不合格碘盐 905 份,合格碘盐 19 132 份。儿童家庭碘盐覆盖率为 98.4%,碘盐合格率为 95.5%,合格碘盐食用率 93.9%,儿童家庭的食用盐含碘量均值为 23.8mg/kg ± 4.8mg/kg,变异系数在 20.2%。84 个县(市、区)儿童家庭合格碘盐食用率高于 90%;16 个县(市、区)儿童家庭合格碘盐食用率低于 90%,未达到碘缺乏病消除标准要求。

3.3.2　孕妇碘盐食用情况。本年度采集孕妇家庭食用盐样品 10 173 份。检出未加碘食盐 152 份,不合格碘盐 1 473 份,合格碘盐 8 448 份,孕妇家庭碘盐覆盖率 98.6%,合格碘盐食用率为 85.2%,孕妇食用盐含碘量 23.9mg/kg ± 4.6mg/kg,变异系数 19.2%,孕妇食用盐含碘量与儿童食用盐含碘量无统计学差异。51 个县(市、区)孕妇合格碘盐食用率在 90% 以上,49 个县(市、区)孕妇合格碘盐食用率低于 90%。

3.3.3　综合监测儿童和孕妇情况,辽宁省合计监测居民户食用盐 30 538 份。其中儿童家庭食盐样品 20 365 份,孕妇家庭食用盐样品 10 173 份。检出未加碘食盐 481 份,不合格碘盐 2 252 份,合格碘盐 27 800 份,居民碘盐覆盖率为 98.4%,居民合格碘盐食用率 91.0%。11 个市居民合格碘盐食用率>或等于 90%,3 个市居民合格碘盐食用率低于 90%。辽宁省 69% 的县(市、区)居民合格碘盐食用率>或等于 90%,符合碘缺乏病消除标准要求,31% 的县(市、区)居民合格碘盐食用率未达到碘缺乏病消除标准要求。

3.4　新生儿促甲状腺激素筛查结果

2017 年 2~8 月,沈阳、大连、本溪、丹东、阜新、辽阳、铁岭、盘锦、朝阳市共收集了当地妇幼机构的 51 657 名新生儿全血促甲状腺素(thyroid-stimulating hormone,TSH)筛查数据,发现初筛 TSH 升高新生儿 163 人。召回新生儿复检,19 名新生儿 TSH 值持

续异常升高,144 名新生儿 TSH 值正常,为"一过性"高 TSH 血症。新生儿 TSH 异常率为 3.68/万,新生儿 TSH 异常检出率低于全国平均水平(4.88/万,引自中华医学会儿科分会内分泌遗传代谢学组和中华预防医学会儿童保健分会新生儿疾病筛查学组. 先天性甲状腺功能减退症诊疗共识[J]. 中华儿科杂志,2011,49(6):421-424.)。但辽阳、盘锦、本溪、阜新地区新生儿 TSH 异常率高于全国平均水平。

3.5　孕妇甲状腺功能和抗体筛查

大连、本溪、丹东、盘锦市收集辖区 440 名孕妇甲状腺功能和抗体监测数据。检出甲功异常孕妇 94 人,异常率为 21.3%。其中,支持甲减诊断 24 人,亚甲减 5 人,甲亢 8 人,亚甲亢 48 人。

3.6　高危地区县(市、区)地方性克汀病搜索

96 个碘营养监测县(市、区)中,96 个县(市、区)儿童和 91 个县(市、区)尿碘中位数均在 100μg/L 以上。沙河口、明山、元宝、连山、南票区的孕妇尿碘中位数<100μg/L,这 5 个区历史都不曾有地方性克汀病流行,故没有需要启动高危地区地方性克汀病搜索的县(市、区)。

4　主要结论

4.1　辽宁省居民碘营养水平总体适宜。辽宁省 2017 年碘缺乏病监测结果,居民合格碘盐食用率为 91.0%。8~10 岁儿童尿碘中位数为 167.8μg/L,尿碘<50μg/L 儿童比例为 3.0%,儿童碘营养(代表居民)总体水平适宜。没有碘过量和缺乏县(市、区),碘营养适宜县占 80%,超适宜县占 20%。超适宜县主要分布在本溪、铁岭、阜新、朝阳和沈阳地区。孕妇尿碘中位数为 141.6μg/L,尿碘<50μg/L 孕妇比例为 5.6%,孕妇碘营养总体水平略低,但较 2014 年、2015 年、2016 年有所提升。没有碘过量和超适宜县(市、区),适宜县占 29.4%,66.7% 监测县孕妇尿碘水平<适宜水平。沙河口、明山、元宝、连山、南票区的孕妇尿碘中位数<100μg/L,应加强孕妇碘营养干预,改善孕妇碘营养水平。

4.2　持续消除碘缺乏病效果需要进一步巩固。依据《重点地方病控制和消除评价办法(2019 版)》,以居民合格碘盐食用率(>90%)、重点人群尿碘水平(适宜),儿童甲肿率(<5%)等指标评价各县(市、区)持续消除碘缺乏病效果,辽宁省保持消除碘缺乏病效果县(市、区)数量较 2015 年地方病防治"十二五"规划终期考核评估结果有大幅下降。全省应进一步加强碘缺乏病防治工作投入,加强健

康教育和健康促进工作,促进全省保持可持续消除状态。

4.3　孕妇食用盐含碘量不足。辽宁省监测孕妇(10 173 人)的食用盐含碘量为 23.9mg/kg±4.6mg/kg,远远低于孕妇专用碘盐规定的平均含碘量(30mg/kg)。建议经信和食药监部门加强食盐生产企业的监督管理,敦促碘盐生产企业生产供应合格孕妇碘盐,满足孕妇吃上合格孕妇专用碘盐的需求。改善孕妇碘营养水平。

5　取得的成绩和存在的问题

5.1　在各级卫生计生委的领导下,辽宁省三级疾病预防控制机构投入大量人力、物力,完成了碘缺乏病监测,客观地评价了各地碘缺乏病防治措施落实情况、重点人群碘营养状况、碘缺乏病控制效果和防治成效,为进一步开展防治工作提供了科学依据。沈阳、大连、本溪、丹东、阜新、辽阳、盘锦、朝阳市尤为出色地完成了碘缺乏病监测工作。

5.2　食用加碘盐情况下,儿童碘营养总体保持在适宜水平,辽宁省应继续落实食盐加碘为主的综合防治措施,重点推进"因地制宜,分类指导、科学补碘"的防控策略。

5.3　辽宁省碘缺乏病防治工作取得显著成效,但新时期碘缺乏病防治工作也存在问题。防治工作经费不足,需要政府和相关部门加强投入。局部地区碘盐覆盖率和合格碘盐食用率下降,儿童甲肿率上升。辽宁省连续 4 年的监测结果均发现孕妇碘营养水平偏低。因此亟须各地经信(盐业)部门做好孕妇专用碘盐(加碘量 30mg/kg)的生产供应,妇幼保健机构加强对孕妇碘营养和甲状腺功能监测,对碘营养不足孕妇予以补碘干预或指导,使孕妇都保持适宜的碘营养水平,共同推进科学补碘、精准防治。

5.4　部分地区实验室检测能力亟待提高。辽宁省重大公共卫生地方病项目规定 100 个任务目标县(市、区)要完成碘缺乏病监测。实际 96 个县(市、区)完成监测任务。其中 28 个县(市、区)获得国家 CDC 碘缺乏病参照实验室颁发的尿碘检测资格,72 个县(市、区)未获得检测资质县(市、区)由市疾控中心(地方病所)完成尿碘检测工作。但 4 个县(市、区)由于工作态度或检测能力原因未完成检测工作。希望各地加强地方病防治工作,改进工作作风和工作态度,提升地方病防治工作能力,全面做好地方病防治工作。

6　工作建议

6.1　明确责任,履行职责。各级政府要深刻认知食盐加碘对碘缺乏病防治工作的重要性,相关部门加强碘盐生产供应管理,保障孕妇专用碘盐和普通碘盐的生产供应,保障各地不同人群特别是孕妇都能吃上合格碘盐,确保重点人群合格碘盐覆盖率符合《辽宁省盐业体制改革实施方案》的要求。

6.2　增加投入,开展定期监测。加强地方病防治工作投入,定期开展碘缺乏病监测、新生儿促甲状腺激素水平筛查、孕妇甲状腺功能监测,数据共享,及时发现防治工作和防治措施落实方面出现的问题,巩固碘缺乏病防治成果,科学指导碘缺乏病防控工作。

6.3　加强健康教育,提高公众防病意识。加强碘缺乏病防治宣传,提高居民自我保健意识,使重点人群选择适宜浓度碘盐,推进"因地制宜,分类指导、科学补碘"的碘缺乏病防控策略。

6.4　加强县(市、区)疾控机构尿碘检测实验室建设。

6.5　加强基层地方病防治技术人员培训。基层地方病防治人员岗位更替频繁,定期开展培训,使基层地方病防治专业人员的培训持续化、常态化。加大县级地方病防治机构能力建设,使其有能力去开展地方病监测的相关工作,为消除碘缺乏病提供技术支持。

(撰稿人:王健辉　冯晓伟)

2017 年吉林省碘缺乏病监测报告

按照《全国碘缺乏病监测方案》(2016 版)和《吉林省碘缺乏病监测方案》要求,为全面了解吉林省碘缺乏病病情变化趋势,掌握重点人群碘营养水平,为吉林省碘缺乏病防治工作提供科学依据,对已采取的防治措施效果进行评价。吉林省地方病二所在吉林省卫生计生委的组织和领导下,吉林省地方病第二防治研究所按照国家统一技术要求,组织并开展了 2017 年碘缺乏病病情调查工作。现将调查结果报告如下:

1 组织领导与实施

本次监测工作由省卫生计生委统一领导。为保证此次碘缺乏病病情监测的质量,对各市(州)、各县(市、区)疾控中心的工作人员进行了项目工作培训,包括工作布置与实施、实验室检测、甲状腺超声测量操作培训、网络直报软件系统培训,共培训 180 余人次,采取授课、集中讨论与上机实际操作的方式开展培训。本次监测工作由吉林省地方病二所负责实验室数据复核、分析,并按计划完成了对大安市、白山市的省级现场督导工作。

2 质量控制

对参加监测的各级工作人员进行技术培训,统一技术标准。现场调查、样品收集、登记、表格填写、实验室检测质量控制等工作由专人负责。保证每个被调查者的尿样、盐样、甲状腺检查以及其他调查资料等一一对应。实验室检测严格按照说明书中的操作规程进行。

3 调查结果

3.1 根据市、县两级疾控预防部门上报的 2017 年碘缺乏病病情监测结果,全省共采集儿童家庭盐样 12 057 份、孕妇家庭盐样 6 015 份,盐碘中位数分别为 23.3mg/kg、24.0mg/kg,其中合格碘盐分别为 11 460 份及 5 763 份,合格碘盐食用率分别为 95.0%、95.8%。

3.2 全省共采集儿童尿样 12 057 份,尿碘中位数为 165.9μg/L,其中<100μg/L 为 1 960 份,占 16.3%,<20μg/L 的 168 份,占 1.4%;100~199.99μg/L 为 5 967 份,占 49.5%,200~299.99μg/L 为 3 043 份,占 25.2%,超过 300μg/L 为 1 087 份,占 9.0%。

3.3 全省共采集孕妇尿样 6 015 份,尿碘中位数为 158.1μg/L,其中<150μg/L 的 2 655 份,占 44.1%;150~249.99μg/L 的 2 353 份,占 39.1%;250~499.99μg/L 的 890 份,占 14.8%;超过 500μg/L 的 117 份,占 1.9%。

3.4 8~10 岁儿童甲状腺肿患病情况,全省 60 个县(市、区)共检查 8~10 岁儿童甲状腺 B 超 6 953 例,查出甲状腺肿患者 47 例,甲肿率为 0.68%。

4 结论

4.1 从 8~10 岁学生 B 超检测结果看,2000 年以来,历次检测结果甲状腺 B 超甲肿率<5%,此次全省及各项目县(市、区)甲状腺 B 超统计结果显示,其甲肿率均<5%。表明吉林省碘缺乏病病情一直保持稳定。

4.2 从 8~10 岁学生尿碘结果来看,吉林省自 2012 年开始执行 25mg/kg 碘盐浓度水平,此次全省尿碘中位数结果处于适宜标准,说明吉林省目前居民碘营养水平是充足且适宜的。同时,也应注意此次监测中出现个别项目县及乡镇调查点有尿碘中位数<100μg/L 的情况。一些项目县(市、区)孕妇尿碘中位数接近或者低于国际推荐碘营养水平(<150μg/L),可能提示碘营养不足,今后应该对其进行重点监测。

4.3 从盐碘监测结果上看个别项目县(市、区)合格碘盐食用率存在波动,有下降趋势,应当引起注意。未加碘食盐主要集中在延边等少数民族集聚地区,可能和少数民族饮食习惯有关。现阶段碘盐仍是吉林省居民碘摄入的主要来源,碘盐质量直接影响吉林省居民的碘营养。

5　存在问题

2017 年按照《吉林省碘缺乏病监测方案》要求，全省 60 个县（市、区）均开展了碘缺乏病病情监测工作，从目前的监测结果可能存在一些偏差，原因可能有以下几个方面。

5.1　各地工作人员第一年接触网络直报系统，对直报系统不熟悉，操作不熟练，可能在数据录入阶段出现误差。针对这一情况应定期开设直报系统培训班，强化对直报系统的了解，提高操作熟练度，落实录入专人负责制，提高录入人员责任心。

5.2　8~10 岁儿童和孕妇尿碘检测结果。全省开展监测项目的 60 个县（市、区），尿碘实验室能力建设不到位。只有 22 县（市、区）能够独立开展尿碘实验室检测工作，大部分县（市、区）不具备检测能力，需依靠市（州）级疾控中心来完成。开展尿碘检测的县（市、区）尿碘实验室尽管了参加外质控考核工作，但尿碘检测人员检测技术不熟练，样品采集、运输、贮存过程中存在不规范，导致尿样检测结果出现偏差。

5.3　8~10 岁儿童超声检测结果。吉林省各地区 2017 年统一采购了便携 B 超仪，各地 B 超检测从业人员来自不同岗位，大多数参加了全省甲状腺 B 超检测统一培训。个别县（市、区）对 8~10 周岁儿童年龄段掌握得不够准确，也导致儿童甲肿率出现偏差。这些问题都需要进一步开展培训，统一各地 B 超从业人员的业务水准。

5.4　2017 年全省 60 个县（市、区）均完成了碘缺乏病病情监测工作，在检测设备、实验室能力建设、人员培训不健全的情况下，监测结果势必会出现一些偏差，随着今后监测工作的逐步完善，监测技术水平逐步提高，监测数据会逐渐科学可靠。

（撰稿人：赵景深　李维）

2017 年黑龙江省碘缺乏病监测报告

1　组织实施

根据中国疾控中心地病中心方案要求,黑龙江省疾控中心地方病所在哈尔滨及延寿召开了项目启动会和岗位培训班,会议总结了 2016 年全省碘缺乏病各项工作情况,部署了 2017 年质控考核、碘缺乏病监测工作的具体要求。

2　监测结果

全省 132 个县(市、区)全部按要求完成了监测任务。按照方案的要求其中有 2/3 的县区完成了尿碘的监测。本年度碘缺乏病监测共监测盐样 39 024 份,盐碘中位数为 24.05mg/kg,检出未加碘食盐 512 份,不合格碘盐 2 737 份。盐碘覆盖率 98.9%、盐碘合格率 94%、合格碘盐食用率 92.9%。监测 8~10 岁儿童尿碘分数 16 593 份,8~10 岁儿童尿碘中位数为 182.35μg/L,其中<20μg/L 的份数为 133 份,占总数监测分数的 0.8%。监测孕妇尿碘份数 6 948 份,中位数为 190.6μg/L。其中<20μg/L 的份数为 103 份,占总数监测分数的 1.5%。

3　监测管理

3.1　人员培训

组织邀请中疾控专家对全省 13 个地市及县级疾控的检验人员进行与碘盐监测有关的技术培训或工作会议,确保了监测方法的统一和技术的规范。

3.2　督导

省疾控中心地病所对 13 个地市的 30 个县(区)进行了碘盐监测工作的现场督导。具体方法是:听取工作汇报、查阅档案资料、现场考察。

3.3　全国碘盐监测信息管理平台运行情况

由于 2017 年新平台正常上线投入使用,黑龙江省所有碘缺乏病数据均通过中国疾控中心地病中心的"碘缺乏病监测系统"平台(http://115.47.125.129:8088/idds)上报数据,监测所要求的数据平台不能提供的是按公式要求计算后得出数据。

4　成绩

4.1　各级卫生行政部门重视,协调和支持力度加大,各级疾控中心严格执行《全国碘缺乏病监测方案》(2016 版)的各项技术和质量控制措施,进一步加强了碘盐监测工作的质量控制,包括监测点的确定、样品的采集、以及实验室检测数据的可靠性等各个环节,确保了碘盐监测结果的科学性和真实性。

4.2　从全省 2017 年碘盐监测结果看出,黑龙江省 8~10 岁儿童尿碘、孕妇尿碘中位数均在适宜范围,合格碘盐食用率 92.9%,儿童甲肿率<5%,各项指标均达到了国家消除碘缺乏病标准。其中合格碘盐食用率的数据与上一年基本持平,这也体现出今后的工作力度、难度将加大。

4.3　加强监测质量控制、培训和督导工作。今年黑龙江省参加全国外质控样考核的县区全部合格,使黑龙江省数据的可靠性得到保证。

4.4　监测资料的完整性和有效性继续得到提升,没有监测盲区。

5　问题和建议

5.1　建议今后各级业人员进一步提高监测信息管理水平,对各种原始资料及时分类、归档,对上报的资料进行数据导出、备份。

5.2　部分地区与盐业部门沟通不够。建议各部门间及时通报监督、监测结果,建立健全信息发布和沟通机制,针对工作中发现的问题,查找原因,积极会商,适时采取相应的防范措施,努力做到监测有序、信息通畅、及时响应、措施到位。

5.3　个别地区上报数据不及时,从而导致全省数据无法及时统计上报。请各市督促所辖区县严格按照规定时间上报数据,并对所上报的数据检查核实严格把关。

5.4　继续做好碘缺乏病的健康教育工作,使广大群众充分了解碘缺乏病的防控方法,做到科学补碘。完善政府领导、部门协作、群众参与的碘缺乏病预防控制的长效工作机制。

5.5　继续加强尿碘实验室的建设,以确保黑龙江省能更加全面、及时地掌握人群碘营养的动态。

(撰稿人:邢智锋　康敬)

2017年上海市碘缺乏病监测报告

碘是人体必需的微量元素之一,是合成甲状腺激素的重要物质,长期缺乏碘会造成不同形式的碘缺乏病。成人碘缺乏会引起地方性甲状腺肿,胎儿缺碘会造成呆小症。碘缺乏会对人类健康有很大危害。20世纪90年代前,我国碘缺乏病曾广泛流行。1994年我国开始实施普遍食盐加碘以来,碘缺乏病病情得到了有效控制。上海自1996年4月开始全面供应加碘盐,根据原卫生部碘缺乏病病情监测工作要求,分别于1995年、1997年、1999年、2002年、2005年、2011年、2014年和2016年开展了8次碘缺乏病监测工作。2011年我国颁布了食用盐碘含量标准,上海根据本地人群历年碘营养水平采用了30mg/kg±30%的碘盐浓度作为标准,并于2012年3月15日开始执行。为掌握新标准实施后本地孕妇和学龄儿童的碘营养状况,上海市于2017年开展了重点人群碘营养状况监测。

1 调查对象、调查内容

8~10岁学龄儿童:每个区按东、西、南、北、中划分5个抽样片区,在每个片区各随机抽取1个街道(镇),在每个街道(镇)各随机抽取1所小学,每个小学抽取40名8~10岁非寄宿学生,8岁、9岁、10岁儿童数量相对均衡,男女各半。调查每名儿童的基本情况信息、尿碘、家庭户盐碘及甲状腺肿患病情况。

孕妇:在每个抽取小学所在乡(镇、街道办事处),抽样检测20名孕妇的基本情况信息、尿碘、家庭户盐碘含量。每个街道各随机抽取10名采尿采盐的孕妇进行问卷调查,了解孕妇健康教育知晓情况。孕早期(0~12周)、孕中期(13~27周)以及孕晚期(28周及以后)孕妇各占1/3。

2 结果

2.1 甲状腺肿患病情况

共完成8~10岁学龄儿童甲状腺容积测定3 236人,B超法检查甲肿率为2.0%,<5%的GB 16005—1995碘缺乏病(IDD)病区划分标准。

2.2 尿碘水平

8~10岁学龄儿童。共完成尿碘含量测定3 245份,尿碘中位数为195.0μg/L,碘含量<100μg/L的比例为16.3%,其中<20μg/L和50μg/L的比例分别为1.0%和4.5%,碘含量>300μg/L的比例为22.7%,其中≥500μg/L的比例为4.9%。

孕妇。共完成孕妇尿碘含量测定1 620份,尿碘中位数为151.00μg/L,四分位数范围为(92.00μg/L,235.6μg/L),碘含量<150μg/L的比例为49.5%,其中<20μg/L和50μg/L的比例分别为1.8%和9.6%,碘含量≥500μg/L的比例为5.1%。

居民户食用盐碘含量共检测居民户食用盐样4 865份,其中碘盐3 832份,合格碘盐3 135份,碘盐合格率为81.8%,合格碘盐食用率为64.4%,碘含量中位数为23.2mg/kg,四分位数范围为(16.5,23.3)mg/kg。

3 讨论

B超法测定8~10岁儿童甲肿率为2.0%,低于流行区标准。8~10岁儿童尿碘中位数为195.01μg/L,处在世界卫生组织/联合国儿童基金会/国际控制碘缺乏病理事会推荐的碘营养适宜范围内,表明本市8~10岁学龄儿童碘营养适宜。孕妇尿碘中位数为151.0μg/L,处在世界卫生组织/联合国儿童基金会/国际控制碘缺乏病理事会推荐的适宜范围,表明本市孕妇碘营养适宜。但居民户食用盐碘含量中位数为23.2mg/kg,处于上海盐碘推荐量的下限(推荐标准为21~39mg/kg),碘盐覆盖率为78.8%,合格碘盐食用率为64.4%。监测结果显示一方面要继续加强人群碘营养监测,加强健康教育宣传,另一方面也需要加强与盐务局沟通,提高食盐中碘含量,使食盐中碘含量达到最优水平。

(撰稿人:臧嘉捷 汪正园)

2017年江苏省碘缺乏病监测报告

按照《2017年中央及省级第一批地方病技术方案》和《江苏省碘缺乏病监测方案》要求，在全省所有县（市）及部分市辖区开展县（市、区）级人群碘营养监测，各市辖区人群碘营养监测时间进度由各市具体安排，2017年开展碘营养儿童B超甲状腺监测的市辖区名单由各省辖市于2017年2月上报省疾控中心。现将2017年全省人群碘营养监测工作总结如下：

1 项目组织管理

2017年3月15~16日在南京召开2017年地方病防制重点工作业务培训会，总结2016年全省"十二五"规划终期评估工作和各病种防制情况及存在问题、建议，同时发布2017年的工作方案，并对2017年全省重点工作技术方案进行了详细培训，对问题和困难集中商讨对策；4月20日参加国家县级人群碘营养及水碘监测数据网报系统在广州的试运行培训，并于5月8~10日召开全省的水碘网报系统和县级人群碘营养监测数据上报培训会，对网报技术要点和注意事项进行实际操作培训。6月中上旬，全国水碘和县级人群碘营养监测网报系统正式投入使用，同期江苏省县级监测数据录入开始。11月各地完成相关数据上报。项目的及时启动和方案的有效实施确保了人群碘营养监测工作开展的进度和质量。

2 质量控制

使用有密封盖的聚乙烯塑料瓶采集尿样。先用水和洗涤剂清洗，以除去灰尘、油垢，再用自来水冲洗干净，用10%HCl浸泡8小时，取出沥干，先用自来水漂洗干净，用蒸馏水充分荡洗三次，最后用去离子水冲洗干净。尿碘检测和试剂配制用水要求较高，必须采用去离子水。尿样和盐样分别由专人采集并分开存放，防止采样及运输过程中盐样对尿样的污染，绝不能用采集盐样的器具或手触摸尿样采

集瓶（尤其是瓶口）。尿样采集后实验室应放在4℃冰箱保存，在1个月内检测完毕。盐样采集后在室温干燥避光处保存，不能放在冰箱里以防碘挥发和盐样潮解。

尿碘检测实验室严禁摆放高碘药品（如碘伏、华素片等），服用高碘药物和涂抹碘伏的人员不得进入尿碘实验室。盐碘和水碘、尿碘同在一个实验室的，应遵循先做水碘、尿碘，再做盐碘的原则，因盐碘浓度高，浓度数量级相差千倍。如果在开展尿碘检测之前本实验室曾经开展过盐碘或高浓度碘检测的，必须对实验室环境进行处理：采用硫代硫酸钠溶液对桌面进行擦拭，地面进行清拖，实验室开窗通风。

3 项目实施及完成情况

全省各监测点严格按照方案要求，认真组织，精心筹划，细致安排，有序开展，严格质量控制，加强配合协作，人群碘营养监测工作顺利开展实施；省疾控中心及时组织进行督导，确保了项目完成的质量。主要监测结果如下：

3.1 8~10岁儿童尿碘监测

对全省97个县（市、区）实施了监测，共调查了8~10岁学龄儿童19 300名，获取19 300例尿碘样品，尿碘中位数为220μg/L略高于2016年的212.40μg/L，各市及下属区县尿碘中位数均>100μg/L，尿碘值低于50μg/L的儿童占全省调查儿童数目的2.01%。

3.2 孕妇尿碘监测及甲状腺触诊

在97个县（市、区）共检测孕妇为9 635例（其中镇江市京口区和镇江新区作为一个整体调查），均收集其尿碘。尿碘中位数为169μg/L，高于2016年的165μg/L。在被调查的县（市、区）中，<100μg/L的有2个，在100~150μg/L的有24个，150~250μg/L的有66个，250~500μg/L的有4个，未见高于500μg/L的县（市、区）。其中无锡、南通和连云港市全市孕妇尿碘中位数低于150μg/L，个数与去年持平。

3.3   儿童甲状腺肿的触诊及 B 超调查

2017 年共计 37 个县进行了 7 359 位学龄儿童 B 超甲状腺检测，全省甲肿率高于去年。其中淮安区、涟水县、盱眙县、仪征市、京口区、丹徒区、丹阳市和泗阳县的 B 超甲肿率≥5%，其中最高为泗阳县的 11.52%，淮安市、扬州市、镇江市和宿迁市全市 B 超甲肿率>5%。

3.4   居民户适用碘盐情况

全省收集儿童盐碘 19 300 份和孕妇盐碘 9 635 份，共计收集检测盐碘 2 895 份。全省盐碘均数±标准差为 23.24mg/kg±4.63mg/kg，变异系数为 0.199，全省碘盐覆盖率为 98.93%，碘盐合格率为 96.77%，合格碘盐食用率为 95.2%，各市未见合格碘盐食用率<90%，区县级水平上，玄武区、惠山区、新吴区、新沂市、启东市、通州市、淮阴区、仪征市、润州区、宿城区和泗阳县 11 个县区的合格碘盐食用率≤90%。

4   分析与讨论

4.1   全省非高碘地区人群尿碘总体情况

非高碘地区学龄儿童尿碘中位数全省为 220μg/L，略高于去年的 212.4μg/L，处于略高于适宜量水平；孕妇尿碘中位数全省为 169μg/L，略高于去年的 165μg/L。

4.2   非高碘地区县区层次人群尿碘情况

儿童尿碘水平，分县区来看，尽管个体尿碘值有<100μg/L 的情况，但 2017 年没有县区儿童尿碘中位数<100μg/L；有 93.74%（90/96）的县区处于基本适宜水平 100~299μg/L；应注意有 6.25%（6/96）的县区儿童尿碘中位数>300μg/L，高于去年的 4.1%，提示这些地区人群碘营养可能过多，应加强监测，观察食盐加碘含量下调后的变化，提示全省范围内儿童碘缺乏状态已经基本消除，应密切关注碘营养过量的情况。分县区的孕妇尿碘中位数显示，<100μg/L 的有 2 个，在 100~150μg/L 的有 24 个。比起 2016 年仅有 1 个县区尿碘中位数<100μg/L，31 个县在 100~150μg/L 之间，相较去年而言，缺碘地区增加 1 个，但是未达到理想水平的县数减少，提示全省范围内孕妇碘营养不足依旧是一个值得关注的问题。

4.3   孕妇与学龄儿童尿碘的比较

孕妇全省尿碘中位数低于学龄儿童（169μg/L<220μg/L），与去年类似；以上提示全省孕妇的尿碘水平低于学龄儿童，可能与其中的孕妇少盐饮食导致的尿碘偏低有关，但仍需进一步分析和探讨。

4.4   全省分人群碘盐三率情况

居民户碘盐三率中，合格碘盐食用率较之 2016 年均有下降。全省的碘盐覆盖率保持在一个比较大的水平，但是碘盐合格率比较低，因而合格碘盐食用率在个别地区出现明显下降的情况。全省有 11 个县（市、区）的合格碘盐食用率≤90%，超过去年 9 个县区。主要原因可能为盐业市场的放开，以及公众对碘摄入相关知识关注增加但是却缺乏筛选辨别能力，而导致的主动摄入未加碘食盐以及混盐造成的。

4.5   儿童甲肿率

儿童甲肿率中，B 超甲肿率显示有 7 个县区甲肿率≥5%，3 个设区市甲肿率≥5%，显著高于去年的水平，其中泗阳县 11.52% 的甲肿率极高，提示加强该地区儿童碘营养状况的监测和盐碘市场的监管，另外也考虑加强 B 超培训，减少检测人员导致的测量误差。

5   问题与建议

5.1   项目工作量增加较大，需适应期

2017 年是"十三五"规划的第二年，也是碘缺乏病疾病监测工作全面展开的一年。虽然碘营养调查工作相较于去年没有明显增加，但是全省范围内最大规模的水碘调查，占据了基层单位的大量的工作资源，因此在监测工作的调查时限上受到了较大的影响。对于基层工作人员，项目开展的压力增加较大。

5.2   B 超仪器和检测人员配备

由于全省范围内，在 B 超仪器和检测人员配备上，资源依旧紧张，还有南京市、连云港市和宿迁市没有配备独立的 B 超和检测人员。通过在 2016 年初的 B 超甲状腺检测培训，为全省检测技术统一上把了一次关，同时通过部分的资金资助，为盐城和镇江配备了便携式 B 超仪器，其余各市也通过各种方式为自己科室购买了 B 超仪器，或者通过租赁或和体检科室合作的形式完成今年的 B 超监测任务。

5.3   数据上报的规范性和不成熟的数据网报系统有待进一步加强

今年的碘营养监测和居民户食盐监测均需要通过网报系统上报，同时本省要求采用额外规定表格进行填报，由市对所辖各县（市、区）汇总后统一上报。但在数据上报过程中，部分地区的表格未使用最新版本，或者数据上报缺漏和错误较多，没有审核。相对于往年，由于网报系统的存在，今年的市级对数据

的审核相对于往年有所加强,所有的地区数据都经过了初步的整合和统计。但是由于今年网报系统投入使用时间迟,系统本身存在较多缺陷,在字节的自动补充、纠错和筛选功能上极度薄弱,因此无论对于数据的输入还是数据的审核差错,系统都未能实现预期的目标,反而大大增加了各级的工作量,降低了工作效率。对数据的审核方面,依旧需要进一步加强,省疾控中心也将积极研究制定更科学有效的上报数据方式,以期规范数据上报,提高数据质量。

5.4 来自盐业市场改革和大众媒体信息误导的冲击

2018 年将是盐业市场全面改制之年,作为转折点的 2017,改革产生的影响也开始有所反映。苏锡常地区未加碘食盐供应点的增多,可以预期在"十三五"期间,合格碘盐食用率至少在苏南一带会有比较明显的下降。合格碘盐食用率低于 90% 的县区较 2016 年有所上升,同时儿童的甲肿率超标的县区数目和设区市数目也比往年有所增加。同时在 2016—2017 年期间,公众对于碘与甲状腺疾病的关注持续升温,但是依旧没有强有力的科学证据来对此解答和说服群众。微信等新网络媒体的信息流通逐渐成为大众对甲状腺疾病的信息的主要途径之一。网络上对于碘盐的一些负面言论,和缺乏有力的科学舆论引导,造成了部分地区工作对碘盐摄入不必要的恐慌和对未加碘食盐的有意识的选择性消费。因此在对碘盐市场流通加强监管的同时,应当注重对于大众观念的引导,要重视新媒体在传播信息方面的重要性,联合临床医师,对群众进行碘营养方面的知识的科学宣传。

(撰稿人:王培桦　叶云杰)

2017 年浙江省碘缺乏病监测报告

1 背景

按照《全国碘缺乏病监测方案》(2016 版)有关要求,2017 年在全省 89 个县开展了学龄儿童和孕妇的碘营养水平监测工作、在 30 个碘缺乏病监测县开展碘缺乏病病情监测以及在 11 个市和 30 个县(市、区)开展了碘缺乏病实验室外质控样品检测工作,现将结果报告如下。

2 项目实施及结果分析

各项目县均按要求制定了 2017 年碘缺乏病监测实施方案或具体实施计划与进度安排,有关防治内容、数量、质量和时间要求均满足国家和省级要求。详细结果分析如下:

2.1 全省 89 个市(县/区)重点人群碘营养水平监测

2.1.1 8~10 周岁儿童尿碘水平。在省级层面上,全省共检测 17 368 名 8~10 周岁学生的尿碘含量,尿碘中位数为 175.73μg/L,根据 WHO/UNICEF/ICCIDD 碘营养评价标准判定为碘营养水平适宜。17 368 份尿样中,尿碘水平在 100μg/L 以下的比例为 18.8%,尿碘水平在 50μg/L 以下的比例为 4.3%,达到 GB 16006—2008《碘缺乏病消除标准》中要求的 100μg/L 以下的比例<50% 和 50μg/L 以下的比例<20%。在市级层面上,全省辖区内 11 市 8~10 周岁学生的尿碘中位数,尿碘含量在 100μg/L 以下的比例以及在 50μg/L 以下的比例均已达到 GB 16006—2008《碘缺乏病消除标准》中要求。在县级层面上,全省辖区内 89 个县(市/区)中除安吉县和天台县尿碘中位数低于 100μg/L,未达到国家碘缺乏病消除标准,其余 87 个县(市/区)均已达到国家碘缺乏病消除标准。与 2016 年儿童尿碘水平相比,2017 年的儿童碘营养水平在省级和市级层面基本保持稳定,但是在县级层面上,开始出现 2 个县儿童尿碘水平处于碘营养缺乏边缘水平。

2.1.2 孕妇尿碘水平。共收集和检测全省 89 个市(县/区)9 376 名孕妇的尿碘。11 市均在调查数量上圆满完成了任务。在省级层面上,孕妇尿碘中位数为 126.00μg/L,尿碘中位数水平低于 WHO/UNICEF/ICCIDD 标准(150μg/L),表明碘营养摄入缺乏。在市级层面上,衢州和丽水孕妇尿碘水平达到 WHO 和国家要求的碘营养适宜水平,其他 9 个市孕妇碘营养不足。在县级层面上,孕妇尿碘含量达到 WHO/国家要求的碘营养适宜水平有 21 个,占 23.6%;孕妇尿碘水平在 150μg/L 以下的县区有 68 个,占 76.4%。与 2016 年孕妇尿碘含量数据相比,2017 年孕妇尿碘水平在省级、市级和县级水平上保持基本稳定,孕妇碘营养没有提高,也没有降低。

2.2 碘盐监测工作

各地在规定的时限内完成项目培训、采样、检测、督导、以及国家碘盐监测新软件平台网络数据上报工作。监测已于 2017 年 8 月全部完成,省级盐样复核检测在进行中。全省 11 个市共 89 个县(市、区)开展了碘盐随机监测,全省没有监测盲点,碘盐监测工作覆盖率和有效监测率均达 100%。

全省共检测居民食用盐样 28 184 份,其中碘盐 24 073 份,合格碘盐 22 662 份,未加碘食盐 4 111 份,碘盐覆盖率率为 85.4%,合格碘盐食用率为 80.4%。与 2016 年碘盐监测结果相比,2017 年未加碘食盐所占比例提高了 10 个百分点,碘盐覆盖率和合格碘盐食用率均下降了 4 个百分点。在市级水平上,全省有 4 个市(衢州、丽水、湖州和绍兴)的碘盐覆盖率>95%、合格碘盐食用率>90%,达到国家碘缺乏病消除要求的标准。其余 7 个市均没有达到国家碘缺乏病消除要求的标准。在县级水平上,全省有 63 个县(70.8%)的居民碘盐覆盖率<95%;54 个县(60.7%)居民合格碘盐食用率低于 90%。其中沿海地区碘盐覆盖率低的问题比较严重,岱山、温岭、乐清、定海和三门的合格碘盐食用率<50%。2017 年

碘盐覆盖率、合格碘盐食用率与 2016 年相比均有下滑趋势。

2.3   30 个县 8~10 周岁学生碘缺乏病病情监测

各项目县按要求均制定了 2017 年碘缺乏病监测实施方案或具体实施计划与进度安排,有关防治内容、数量、质量和时间要求均满足国家和省级要求。30 个县 8~10 周岁学生碘缺乏病病情监测的详细结果分析如下:

全省 2017 年 30 个监测县实际共调查 8~10 周岁在校学生 5 918 名,共检出甲状腺弥漫性肿大者 286 名(B 超法),甲肿率为 4.8%,总体上虽然达到国家<5% 的碘缺乏病消除标准,但高于 2016 年 30 个监测县的甲肿率(3.71%)。2017 年 30 个监测县中甲肿率超过国家要求的 5% 的监测市、县(区)有 12 个,分别为:杭州市上城区(8.3%)、桐庐县(8.2%)、富阳市(23.0%)、宁波市北仑区(7.6%),嘉兴市平湖市(5.4%)、绍兴市上虞区(5.4%)、新昌县(6.0%)、金华市金东区(8.5%)、浦江县(5.7%)、兰溪市(6.7%)、衢州市衢江区(7.0%)、龙游县(6.2%)。与 2016 年相比,2017 年甲肿率>5% 的监测县个数明显增多了 8 个。

3   结论

根据 WHO/UNICEF/ICCIDD 推荐利用重点人群的尿碘中位数进行人群的碘营养评价指南,在省级层面上,2017 年度全省 8~10 周岁非住校学生碘营养水平适宜,但是孕妇碘营养略低于 WHO/UNICEF/ICCIDD 推荐水平。在县级层面上,2017 年度尚有 2 个县(2.2%)的 8~10 周岁非住校学生碘营养处于碘缺乏状态(尿碘水平低于 WHO/UNICEF/ICCIDD 推荐的 100μg/L 水平);68 个县(76.4%)的孕妇碘营养处于碘缺乏状态(尿碘水平低于 WHO/UNICEF/ICCIDD 推荐的 150μg/L 水平)。从省级层面来讲,全省 8~10 周岁非住校学生的甲肿率达到国家要求的标准;从县级层面来说,仍有 8 个县区的 8~10 周岁非住校学生的甲肿率高于 5%,表明碘缺乏病在地区间尚存在着不平衡性现象。

4   取得的成绩和经验

在各级政府领导的重视和关怀下,浙江省积极开展碘缺乏病监测与防治工作,加强监测管理,强化质量控制,地方病防治运行机制不断健全,防治网络体系不断完整,重点人群碘营养水平监测工作取得较大成就。

4.1   圆满完成全省 11 个市 89 个县的 8~10 周岁学龄儿童、孕妇的尿碘监测和居民食用盐的监测以及 30 个项目县的 8~10 周岁儿童碘缺乏病病情监测工作;圆满完成了全省本级、11 个市级和 30 个县(市、区)的碘缺乏病实验室外质控样品检测工作。

4.2   通过十多年全国实验室网络的运行、持续的技术培训和实验室硬件条件的改善,省级实验室的检测能力提高后能保持在较高的水平,地市级实验室的检测能力也保持了较高的水平,越来越多的县级实验室连续参加考核并且结果合格。近年来,全省市级尿碘、水碘、盐碘实验室、县级盐碘实验室的反馈率和合格率连续保持 100% 水平。

4.3   建立由各级政府组织协调,各有关部门密切配合、动员全社会参与的管理体制和工作机制是消除和控制重点碘缺乏病的前提;坚持预防为主的方针,大力推行以食盐加碘为主导的综合性防治措施是巩固消除、控制成果的关键;积极开展健康教育,提高群众自我保护意识,使之自觉行动起来参与防治碘缺乏病活动,是巩固消除、控制成果的长效措施。

5   存在的主要问题

5.1   可持续消除碘缺乏病的工作机制有待加强。2017 年作为地方病防治"十三五"全面实施年,特别是盐业体制改革,盐业销售市场化的放开给碘缺乏病的防治工作提出了新的挑战。盐业体制改革之后,打破了碘盐销售的区域限制,人们在商城货架上获得未加碘食盐更加便利,购买碘盐不再需要出示医生处方即可购买。如果公众不能正确判断自身对碘营养的需求,极易选择食用未加碘食盐。2017 年对碘缺乏病重点人群监测结果显示,全省在县级层面上,碘盐覆盖率和合格碘盐食用率较往年有所下降。选择食用了未加碘食盐居民从去年的 3% 上升到 2017 年的 14%。全省自 2000 年后开始维持儿童碘营养适宜水平的局面在 2017 年已经再也难以维持。2017 年出现 2 个县区儿童尿碘水平低于 100μg/L,这是自全国实施普遍食盐加碘预防碘缺乏病之后首次监测到的儿童碘营养处于边缘缺乏状态。2017 年大多数孕妇碘营养持续不足,与往年持平。以政府持续作出维持碘缺乏病消除的政治承诺、盐业部门保证主要供应碘缺乏病防治方案所要求的碘盐、卫生计生部门加强群体的碘缺乏病防治工作、人民群众自觉抵制食用未加碘食盐的格局在浙江省仍未形成。从整体上来讲，仅依靠疾控中心承担和维持可持续消除碘缺乏病的工作局面是远远不够的。

5.2　碘盐卫生监督执法不力、未加碘食盐与低碘盐持续冲销。随着卫生体制和盐业体制改革的不断深入，卫生监督和疾病预防控制机构分离，食盐生产批发区域限制也发生了前所未有的改变。目前各地疾病预防控制中心已经无法开展对碘盐加工厂的监督执法工作，疾控中心一家已经完全不可能做到与碘缺乏病防治工作的要求。近些年，浙江省居民尤其是沿海地区居民盲目轻信"甲状腺疾病的检出增多与食用碘盐有关"的理论，致使主动选择食用未加碘食盐的人群越来越多；盐业体制改革促使市场上食盐品种增多，未加碘食盐、低碘盐随处可见、唾手可得；居民自产盐增多，饮食习惯仍偏好于对腌制食品（未加碘食盐）选择，最终都导致浙江省碘盐覆盖率和合格碘盐食用率的监测结果明显下降。在自产盐县区，碘盐覆盖率低于 50%。

5.3　学龄儿童碘营养基本适宜但是孕妇碘营养不足。从全省层面来看，学龄儿童尿碘中位数水平已经达到 WHO/UNICEF/ICCIDD 标准以及国家要求的标准，但是孕妇的尿碘中位数低于 WHO/UNICEF/ICCIDD 标准，提示本省以学龄儿童为代表的一般人群的碘营养处于适宜水平，但是孕妇碘营养略显得不足。分析其主要原因，这可能是由于：孕期生理特殊性使孕妇所需碘营养略高于一般人群，即孕期除了提供母亲碘营养外还需要提供

给胎儿；孕期尿量的增加会稀释尿碘含量；对于国际碘营养评价标准是否适用于本土孕期碘营养评价仍有争议，尚需要进一步深入研究。

5.4　实验室人员更换频繁、实验室日常内部质量控制缺乏。在市级尤其是在县级，一些从事地方病实验室工作的人员往往身兼数职，既从事地方病实验室工作，又从事其他检测工作。由于基层工作时的收入低下，工作繁忙，造成人员频繁变动，这使得实验室的检测工作处于非常不稳定状态。并且，绝大多数实验室一年只进行一、二次样品检测，不能进行很好的日常实验室内部质量控制。

6　下一步工作建议

6.1　提高碘缺乏病防治工作的重视程度，提高各级政府对碘缺乏病防治工作的重视程度。各卫生行政部门还应积极协调各相关部门，加强对项目实施的组织领导和协调工作。

6.2　由于孕期碘营养不足可对胎儿、婴幼儿的语言发育、体格发育、运动功能以及大脑的发育造成不良影响。长期的碘营养不足甚至可造成一个国家人口素质的低下。因此，建议加强对育龄妇女尤其是孕妇的碘营养水平的监测工作。

6.3　加强部分地区各级领导及相关部门对实验室外质控考核工作的重视程度；加强对新进实验人员的培训。希望各级实验室重视外质控考核，也希望有关部门加强实验室管理、改善环境和仪器设备，搞好网络运行，提高检测质量。

（撰稿人：莫哲　毛光明）

2017年福建省碘缺乏病监测报告

为持续动态观察新标准碘盐执行后福建省重点人群碘营养状况,积极推进因地制宜、分类指导和科学补碘的防控策略,按照福建省卫生计生委修订的《全国碘缺乏病监测方案》(2016版)以及《2017年度福建省地方病防治项目技术实施方案》要求,我中心组织开展了福建省2017年碘缺乏病监测工作,现将监测结果报告如下:

1　监测范围

全省83个县(市、区)及平潭综合实验区(以下简称"县")。

2　监测结果

2.1　盐碘

2.1.1　8~10岁学生家中盐碘监测情况。全省84个监测县共监测学生家中食盐17 375份,未加碘食盐605份,碘盐16 770份,合格碘盐16 365份,不合格碘盐405份,碘盐覆盖率为96.5%,合格碘盐食用率为94.2%,家庭户食用盐盐碘中位数为23.7mg/kg,加碘食用盐碘盐中位数23.8mg/kg,加碘盐变异系数为13.0%,在省级和地市级水平上均达到国家消除碘缺乏病的标准。但在县级水平上平潭综合实验区、荔城区、南安市、东山县的碘盐覆盖率和合格碘盐食用率均低于90%,鼓楼区、台江区、漳浦县和古田县合格碘盐食用率低于90%。

2.1.2　孕妇家中盐碘监测情况。在84个监测县共监测孕妇家中食盐8 534份,未加碘食盐222份,碘盐份数8 312份,合格碘盐8 155份,不合格碘盐157份,盐碘中位数为23.8mg/kg,碘盐中位数为23.9mg/kg。碘盐覆盖率为97.4%,合格碘盐使用率为95.6%,加碘盐变异系数为13.0%,在省级和地市级水平上均达到国家消除碘缺乏病的标准。在县级水平上平潭综合实验区、仓山区、惠安县的碘盐覆盖率和合格碘盐食用率均低于90%,鼓楼区、鲤城区、漳浦县、东山县合格碘盐食用率低于90%。

2.2　尿碘

2.2.1　8~10岁儿童尿碘。84个监测县共检测17 375份尿样,尿碘中位数为179.5μg/L,其中尿碘含量100μg/L以下的比例为21.1%,50μg/L以下的比例为6.7%,在省级水平上达到国家消除碘缺乏病的标准。在市级水平上,南平市、龙岩市和三明市尿碘中位数>200μg/L、<300μg/L,碘营养水平处于超适宜状态;其余6个设区市尿碘中位数>100μg/L、<200μg/L,碘营养水平处于适宜状态。在县级水平上,鼓楼区、晋安区、长乐区、集美区、鲤城区、石狮市、晋江市、华安县、柘荣县、福鼎市、延平区、浦城县、松溪县、政和县、武夷山市、建瓯市、新罗区、永定区、上杭县、武平县、连城县、漳平市、梅列区、三元区、明溪县、大田县、尤溪县、沙县、建宁县及永安市共30个县尿碘中位数>200μg/L、<300μg/L,碘营养水平处于超适宜状态,占所有监测县比例的35.7%;其余54个县尿碘中位数>100μg/L、<200μg/L,碘营养水平处于适宜状态,占所有监测县比例的64.3%。

2.2.2　孕妇尿碘。全省84个监测县共检测8 534份孕妇尿样,尿碘中位数为130.1μg/L,在省级水平上尚未达到国家消除碘缺乏病的现有标准。在市级水平上,除南平市尿碘中位数为167.1μg/L外,其余8个设区市尿碘中位数均<150μg/L,尤其是漳州市尿碘中位数为99.4μg/L,<100μg/L。在县级水平上,鼓楼区、台江区、晋安区、集美区、鲤城区、丰泽区、德化县、石狮市、晋江市、华安县、柘荣县、大田县、尤溪县、漳平市、延平区、顺昌县、浦城县、松溪县、政和县、邵武市、武夷山市及建瓯市共22个县尿碘中位数>150μg/L、<250μg/L,占所有监测县比例的26.2%;平潭综合实验区、涵江区、秀屿区、惠安县、云霄县、诏安县、漳浦县、长泰县、东山县、平和县、龙海市、福安市共12个县尿碘中位数<100μg/L,占所有监测县比例的14.3%;其余52个县尿碘中位数<150μg/L、>100μg/L,占所有监测县比例的61.9%。表明福建省孕妇碘营养仍然处于不足状态,应引起高度的重视。

2.3 甲状腺检查情况

8~10 岁儿童甲状腺肿患病情况:采用 B 超法测量甲状腺容积,共检测 8~10 岁儿童 17 375 名,甲状腺肿患者 385 人,甲肿率为 2.2%。表明福建省在总体水平上,儿童的甲肿率持续保持降低到国家消除碘缺乏病标准。在市级水平上,全省 9 个设区市儿童的甲肿率均<5%;但在县级水平上,涵江区、古田县、芗城区及洛江区 4 个县儿童甲肿率均>5%,占所有监测县比例的 4.7%,可知此 4 县未达到消除碘缺乏病目标。

3 存在的主要问题

3.1 按照《碘缺乏病消除评价办法》评价,若仅考虑儿童碘营养情况,福建省有 9 个县包括涵江区、芗城区、洛江区、南安市、漳浦县、古田县、荔城区、东山县及平潭综合实验区未达到碘缺乏病消除目标,提示福建省仅有 89% 以上的县继续保持消除碘缺乏病消除状态。

3.2 按照《碘缺乏病消除评价办法》评价,若考虑孕妇尿碘水平,福建省有 12 个县包括涵江区、秀屿区、漳浦县、东山县、惠安县、云霄县、诏安县、长泰县、平和县、龙海市、福安市及平潭综合实验区孕妇尿碘中位数<100μg/L,则福建省有 17 个县包括涵江区、芗城区、洛江区、南安市、漳浦县、古田县、荔城区、东山县、秀屿区、惠安县、云霄县、诏安县、长泰县、平和县、龙海市、福安市及平潭综合实验区未达到碘缺乏病消除目标,则福建省仅有 79% 以上的县继续保持消除碘缺乏病消除状态。

3.3 本年度南平市、龙岩市和三明市 3 市及鼓楼区、晋安区、长乐区、集美区、鲤城区、石狮市、晋江市、华安县、柘荣县、福鼎市、延平区、蒲城县、松溪县、政和县、武夷山市、建瓯市、永定区、上杭县、武平县、连城县、漳平市、梅列区、三元区、明溪县、大田县、尤溪县、沙县、建宁县及永安市 30 个县 8~10 岁儿童尿碘水平处于超适宜。根据以往的监测数据和本年度尿碘复核结果提示,部分县儿童尿碘水平高

可能原因为采样环节存在污染或实验室检测存在问题或外来人口流入大,口味重、吃盐多。

3.4 涵江区、秀屿区、惠安县、云霄县、漳浦县、诏安县、长泰县、东山县、平和县、龙海市、福安市及平潭综合实验区 12 个县和漳州市孕妇尿碘中位数<100μg/L,上述部分县尤其是漳州市及所辖县孕妇尿碘低是否可能与实验室检测存在问题有关。

3.5 南安市、东山县、荔城区、鼓楼区、台江区、漳浦县、古田县及平潭综合实验区共 8 个县合格碘盐食用率<90%;因不加碘盐流入市场,鼓楼区和台江区群众吃不加碘盐人数增多,而古田县本年度不合格碘盐份数增多可能与居民碘盐敞放过久或与实验室盐样检测存在问题有关。

4 下一步工作建议

4.1 按照《"十三五" 全国地方病防治规划》要求,今后福建省应继续坚持 "因地制宜、分类指导、科学补碘" 的原则,实施以食盐加碘为主的综合防控策略,继续开展以县为单位的碘缺乏病监测,到 2020 年福建省能够实现 95% 以上的县保持消除碘缺乏病危害状态以及人群碘营养总体保持适宜水平的目标。

4.2 各地应加强碘盐质量和食用情况监测,要积极协调配合各有关部门,认真履行职责,依法做好碘盐生产、流通、销售等环节的质量监管工作,减少未加碘食盐的冲击。做好宣传教育,开展科学补碘,要将监测中发现的不合格碘盐、不加碘盐要及时追踪原因并向有关部门通报情况。

4.3 进一步提高碘缺乏病监测工作质量。各地要严格按照国家和省碘缺乏病监测方案开展碘缺乏病监测工作,认真落实各项技术规范,强化质量控制,切实提高采样点选择、样品采集、实验室检测、数据汇总、信息上报等各个环节工作质量。市级要加强对所辖县级监测的技术指导和工作督导,做好样品复核,及时发现问题并予纠正,确保监测数据及时、准确、可靠。

（撰稿人：陈志辉   叶莺）

2017 年江西省碘缺乏病监测报告

根据国家卫生计生委下发的《全国碘缺乏病监测方案》(2016版)的要求,2017年全省疾病预防控制机构碘缺乏病防治专业人员按照方案认真开展了碘缺乏病监测工作,现将监测结果报告如下:

1 监测工作范围及内容

1.1 重点人群碘营养监测

按照方案要求,全省11个设区市共有70个县(市、区)开展了重点人群碘营养监测工作,占全省县(市、区)总数的70%,其中,37个县(市、区)开展了8~10岁儿童甲状腺容积检测。

1.2 居民碘盐监测

全省11个设区市的30个县(市、区)开展了居民碘盐随机抽样监测工作,占全省县(市、区)总数的30%。

2 监测结果

2.1 重点人群碘营养监测

2.1.1 8~10岁儿童甲状腺容积检测。全省37个县(市、区)采用B超法检测8~10岁儿童7 394名,甲状腺肿患者25名,各年龄组儿童甲肿率分别为0.70%(8/1 135)、0.44%(17/3 827)和0(0/2 432),平均甲肿率为0.34%(25/7 394)。

2.1.2 8~10岁儿童盐碘、尿碘含量检测。全省共采集13 999名8~10岁学生家中的食盐进行盐碘含量测定,其中合格碘盐为13 379份,592份不合格碘盐,未加碘食盐28份,盐碘中位数为24.10mg/kg,碘盐覆盖率为99.80%,碘盐合格率为95.57%,合格碘盐食用率为95.76%。全省共检测13 999份8~10岁儿童尿样,尿碘中位数为184.21μg/L,其中<100μg/L的尿样占检测样品总数的14.86%,其中<50μg/L的尿样占检测样品总数的3.70%,≥300μg/L的尿样占16.80%,70个县(市、区)中尿碘水平适宜的有40个县(市、区),高于适宜量的县(市、区)29个,分别占调查县(市、区)总数的57.97%、42.03%。

2.1.3 孕妇盐碘、尿碘含量检测。全省共采集6 977名孕妇家中的食盐进行盐碘含量测定,其中合格碘盐为6 689份,不合格碘盐272份,未加碘食盐16份,盐碘中位数为23.90mg/kg,碘盐覆盖率为99.77%,碘盐合格率为95.87%,合格碘盐食用率为96.09%。全省70个县(市、区)共采集孕妇尿样共计6 977份(经调查上述对象在本年度均未服用碘油胶丸),尿碘中位数为158.30μg/L,<150μg/L的样品占45.44%,≥500μg/L的样品占2.18%。

2.2 居民碘盐监测

全省11个设区市的30个居民碘盐监测县(市、区)采集并检测居民户食用盐9 002份,其中合格碘盐8 703份,不合格碘盐286份,未加碘食盐13份,碘盐覆盖率99.62%,碘盐合格率为96.31%,合格碘盐食用率为95.94%;盐碘中位数为24.11mg/kg。286份不合格碘盐中盐碘含量<18mg/kg的190份,占66.43%,96份盐碘含量>33mg/kg,占26.25%,未加碘食盐13份,未加碘食盐率0.14%。

3 监测结果分析

3.1 2017年,全省37个人群碘营养监测县(市、区)8~10岁儿童甲状腺容积检测结果显示儿童甲肿率0.34%较2016年下降了0.61个百分点。

3.2 全省70个县(市、区)8~10岁儿童尿碘含量检测结果显示,尿碘中位数为184.21μg/L,70个县(市、区)中尿碘中位数在100~200μg/L之间的有40个,占监测县(市、区)总数的57.97%,中位数为>200μg/L的县(市、区)29个。值得注意的是,全省70个县(市、区)孕妇尿碘中位数为158.29μg/L,<150μg/L的样品占45.41%,表明该人群中存在碘摄入不足现象,提示我们今后工作中孕妇碘营养值得关注。

3.3 全省30个居民碘盐监测县(市、区)及70个重点人群碘营养监测县(市、区)共计采集食盐

29 978 份，检测结果显示，其中合格碘盐 28 771 份，不合格碘盐 1 150 份，未加碘食盐为 57 份，碘盐覆盖率为 99.81%，碘盐合格率为 96.16%，合格碘盐食用率为 95.97%，未加碘食盐率为 0.19%。全省合格碘盐食用率<90.00% 的县（市、区）5 个，分别为德兴市 89.33%、上饶县 87.37%、信州区 84.94%、分宜县 87.84% 和丰城市 86.62%，结果说明在江西省少数地区加碘食盐的供应有出现波动的迹象。

综上所述，2017 年全省碘缺乏病监测结果证实，江西省维持了消除碘缺乏病状态。大部分县儿童碘营养适宜，也有部分县碘营养处于充足。通过监测也暴露出江西省存在的问题，孕妇碘摄入不足，碘盐供应出现滑坡现象，警示我们在今后的防治与监测工作中应有针对性的调整和完善相关措施，持续巩固江西省碘缺乏病防治成果。

（撰稿人：上官俊　严月康）

2017 年山东省碘缺乏病监测报告

为了及时掌握山东省碘缺乏地区碘盐普及情况,动态评价人群碘营养状况及病情的消长趋势,以及为适时采取针对性防治措施和科学调整干预策略提供依据,根据《2017 年度山东省碘缺乏病防治与高碘地区监测项目实施方案》要求,山东省在 81 个碘缺乏县(市、区)内开展了碘缺乏病病情监测,在全省 97 个碘缺乏县、5 个非高碘非碘缺乏县、18 个高碘和碘缺乏并存县开展碘盐监测。现将监测情况汇报如下:

1 调查结果

1.1 病情监测

根据方案要求,在山东省 81 个县(市、区)开展调查。B 超检测 8~10 岁儿童甲状腺容积 16 341 人,定量测定儿童尿碘 16 341 份;检测孕妇尿样 8 524 份;采集并定量检测盐样 24 170 份。

1.1.1 碘盐监测结果。共测定儿童及孕妇盐样 24 170 份。其中碘盐 21 495 份(合格碘盐 19 363 份,不合格碘盐 2 132 份),未加碘食盐 2 675 份,碘盐覆盖率为 88.93%,碘盐合格率为 90.08%,合格碘盐食用率 80.11%。碘盐覆盖率达到 90% 以上的有 62 个监测点(76.54%),<90% 的有 19 个监测点(23.46%)。合格碘盐食用率达到 90% 以上的 38 个监测点(46.91%),<90% 的有 43 个监测点(53.09%)。

1.1.2 8~10 岁儿童甲肿率。本次监测全部采用 B 超检测结果。8~10 岁儿童甲状腺共检出甲状腺肿患者 386 人,甲肿率为 2.36%(2016 年度为 3.63%)。甲肿率≥5% 的有 13 个监测点,其中有 2 个监测点超过 10%,分别济宁市兖州市(14.07%)和济宁市金乡县(13.24%)。

1.1.3 8~10 岁儿童尿碘监测。本次监测中,全省 8~10 岁儿童尿碘中位数为 187.70μg/L(2016 年监测儿童尿碘中位数 184.20μg/L)。<100μg/L 的有 1 个县,为泰安市新泰市(96.80μg/L),在 100~200μg/L 的有 48 个县(市、区),在 200~300μg/L 的有 28 个县

(市、区),>300μg/L 的有 4 个县。

1.1.4 孕妇尿碘含量。本次监测,孕妇尿碘含量中位数为 145.35μg/L(2016 年为 152.22μg/L),孕妇尿碘含量中位数低于 100μg/L 的有 8 个监测县,分别为滨州市阳信县(61.00μg/L)、济宁市曲阜市(86.30μg/L)、滨州市邹平市(87.40μg/L)、潍坊市昌邑市(87.72μg/L)、济南市历下区(88.20μg/L)、滨州市沾化区(90.80μg/L)、济宁市任城区(92.71μg/L)、枣庄市山亭区(99.60μg/L);尿碘中位数为 100~150μg/L 的监测点有 40 个;尿碘中位数为 150~250μg/L 的监测点有 28 个;尿碘中位数>250μg/L 的监测点有 4 个。

1.2 碘盐监测

共定量检测 118 个县(市、区)(包括烟台经济技术开发区)的 35 141 份食盐样本,其中碘盐 31 764 份(合格碘盐 28 818 份,不合格碘盐 2 946 份),未加碘食盐 3 377 份,碘盐覆盖率为 90.39%,碘盐合格率为 90.73%,合格碘盐食用率为 82.01%。

2 讨论

山东省今年碘缺乏病病情监测结果与历年结果相比基本稳定,儿童甲肿率和尿碘水平均符合消除碘缺乏病标准的要求。孕妇尿碘中位数较 2016 年有所下降,儿童尿碘水平未出现明显变化。碘盐覆盖率和合格碘盐食用率较去年略有下降。

2.1 碘盐检测

山东省碘盐总体监测结果离达到消除碘缺乏病目标尚有一定差距,碘盐覆盖率和合格碘盐食用率较 2016 年均有所下降,碘盐合格率也由 2016 年的 92.28% 降为今年的 90.73%。本次监测中盐碘中位数为 22.46mg/kg,与 2016 年监测的 22.40mg/kg 基本持平。

盐业体制改革后增加了群众对碘盐和未加碘食盐的选择权,碘缺乏地区出现了未加碘食盐和碘盐同时销售的现象。并且由于近年来群众对于碘过量的担心,对未加碘食盐的购买意愿较强,使碘盐的

覆盖率出现了下降。在今后的工作中我们需更加注重对相关人群的健康教育，使广大群众充分认识碘的重要作用，减少对碘盐的误解，对碘盐的社会价值形成良好认知。监测结果中，碘盐合格率也仅为 90.73%，这对保证 90% 以上的合格碘盐食用率提出了非常大的挑战，需要碘盐覆盖率达到 99% 以上，才能达到 90% 的合格碘盐食用率的要求。加大市场流通中碘盐的管理和监测是保证居民食用合格碘盐的重要环节。在接下来的工作中，针对碘盐监测情况，我们要加强同食盐监管部门的沟通、协调，确保非高碘地区人群食用到合格碘盐。

2.2 儿童甲肿率

8~10 岁儿童甲肿率一直是我们衡量人群碘营养状况的一个重要指标。本次监测采用 B 超测量法，结果显示，山东省总体儿童甲肿率为 2.36%，较 2016 年的 3.63% 有所降低。在接下来的工作中，应继续坚持进行碘缺乏病相关知识的宣传，加强碘缺乏病监测的力度，力争进一步缩小防治的空白点。此外，由于人群中正常存在着一定比例的甲状腺肿患者，既有生理性原因，也有病理性因素，这也会对监测造成一定的干扰。随着监测技术的提高，建议在将来的监测标准中进行更为细致的辨识和区分。

2.3 儿童及孕妇尿碘

本次监测中，8~10 岁儿童的尿碘中位数为 187.70μg/L，较 2016 年的 184.20μg/L 有所上升，在 100~199μg/L 的碘适宜水平。孕妇尿碘中位数为 145.35μg/L，较 2016 年的 152.22μg/L 有所下降，已低于 150~249μg/L 的碘适宜水平，但未有低于 50μg/L 的监测点出现。孕妇碘营养的水平对婴幼儿智力发育起着至关重要的作用，如果这一人群碘营养水平不能得到满足，将直接影响下一代人整体素质。在今后工作中，孕妇的碘营养水平仍需要进行特别关注，补碘措施需特别对待，以保证其碘营养水平的正常。应继续加强对孕妇碘营养水平的监测，增强对孕妇的健康宣传。为确保该人群碘营养处于适宜水平，提高孕妇的合格碘盐的食用率是保证该人群碘摄入的重要途径，此外，增加补碘途径，如增加富碘食物的食用量，或服用含碘补充剂，也可增加碘的摄入。

3 下一步工作重点

3.1 加强碘盐监测

随着盐业体制改革的推进，山东省市场上的食盐品牌、种类日趋丰富，外省食盐也将逐渐涌入；食盐购买方式更加多样化，小商铺，大型超市，电商均可购买食盐；非高碘地区也不再仅售加碘盐，很多销售点是加碘盐和未加碘食盐同时在售。在这种情况下，人们的主观性在是否购买加碘盐这一问题上所起作用将逐渐增大，而食盐的区域性供应所起作用将逐渐减小，尤其是城镇居住人口这一现象将更加明显。因此，在接下来的工作中我们要做好碘盐的监测工作，实时掌握山东省不同地区的碘盐食用情况，并结合各人群碘营养状况，针对新出现的问题，不断优化、调整防治措施，保证各人群碘营养水平处于适宜状态。

3.2 加强孕妇碘营养水平监测

今年山东省孕妇碘营养水平较低，已略低于碘适宜水平的标准，孕妇碘摄入不仅影响其自身的健康，并且将直接影响胎儿的身体和智力发育。一般情况下，同一地区的孕妇尿碘水平低于该地区的儿童尿碘水平，而孕妇的尿碘适宜水平为 150~249μg/L，高于儿童的尿碘适宜水平 100~199μg/L。因此，若某一地区的碘供给不足，将首先影响孕妇这一群体。在接下来的工作中，应重点关注该人群的碘营养水平，本着因地制宜、科学补碘的原则持续开展下去，寻找更为精准化，多样化的补碘方式，促进孕妇碘营养水平保持在碘适宜状态。

3.3 继续加强健康教育

加强对群众的健康教育，是保证碘盐覆盖率和提高孕妇碘营养水平的重要保证。只有使群众认识到合理补碘的重要性和必要性，解除对碘盐的误解，人们才会主动选择碘盐，或通过食用富碘食物，主动补碘。这需要我们长期的健康宣传和指导，除了传统的报刊、书籍、宣传册以外，电视、网络等新媒体都应该成为我们的健康教育方式，同时也需要政府部门、医务人员、媒体工作者等社会各界的广泛参与与支持。

（撰稿人：蒋雯 王晓明 梁娜）

2017 年河南省碘缺乏病监测报告

河南省曾是历史上碘缺乏病流行广泛省份之一，共有 156 个县(市、区)为缺碘地区，实施食盐加碘为主的综合防治措施。为进一步了解人群的碘营养状况，积极推进因地制宜、分类指导和科学补碘的防控策略，按照《国家卫生计生委办公厅关于印发全国碘缺乏病监测方案的通知》精神，我们制定了《2017 年河南省碘缺乏病监测计划》，按照工作计划，156 县(市、区)工作已经完成。现将工作总结如下。

1 工作情况

1.1 制订工作计划

按照上级工作任务要求及目标管理标准，根据河南省实际，研究制订了工作计划。保证任务目标合理、结果准确科学和及时圆满完成。

1.2 举办培训班，部署工作

1.2.1 3 月 15~17 日，河南省地方病防治监测暨项目管理培训班在郑州召开。培训内容紧扣目标任务，来自各省辖市、省直管县(市)疾控中心的主管领导、地方病科长、地方病业务技术骨干和检验科长及省疾控中心地方病所相关项目负责人及各项业务工作人员共 120 人参加了本次培训，保证了工作程序得到有效的落实。

1.2.2 5 月 9~11 日，在许昌举办了全省碘缺乏病信息管理系统培训班，主要培训内容为碘缺乏病、高碘监测及水碘含量调查录入平台。共 120 名省辖市及直管县学员参加培训，为保证监测信息的准确上报奠定了基础。

1.3 工作督导

5 月 23 日~7 月 28 日，对濮阳市、鹤壁市、南阳市、信阳市、驻马店市、三门峡市、新蔡县、滑县、邓州市、固始县、鹿邑县开展了工作督导。督导主要内容为碘缺乏病工作进展情况及存在问题。对于督导中发现的问题，现场向主管领导进行了反馈，基本能够解决落实。

1.4 实验室质量控制

按照国家盐碘外质控考核安排，年初对所有省辖市实验室开展了外质控，经过国家考核，所有参加单位全部外质控考核合格。

1.5 监测结果

共 156 个县(市、区)按计划完成了碘盐监测工作，儿童甲状腺肿监测 67 个县(市、区)，超出国家计划指定的全省 1/3 县(市、区)的监测任务，儿童及孕妇尿碘监测 113 个县(市、区)，超出国家计划指定的全省 2/3 县(市、区)监测任务，监测覆盖率按国家计划超过 100%。

1.5.1 儿童碘缺乏病监测。共监测 156 县(市、区)儿童家食用盐 31 147 份，其中碘盐 29 613 份，合格碘盐 26 673 份，盐碘中位数为 25.8mg/kg，碘盐覆盖率 95.0%，合格碘盐食用率 85.5%，共检测儿童尿样 22 442 份，尿碘中位数为 208.0μg/L，共采用 B 超测量儿童甲状腺 13 439 名，甲肿率为 0.6%。

1.5.2 孕妇碘缺乏病监测。共监测 156 县(市、区)孕妇家食用盐 15 466 份，其中碘盐 14 727 份，合格碘盐 13 179 份，盐碘中位数为 26.0mg/kg，碘盐覆盖率 95.2%，合格碘盐食用率 85.2%，共检测孕妇尿样 11 104 份，尿碘中位数为 187.2μg/L。

1.6 结果分析

对于儿童碘缺乏病监测，156 个碘盐监测县(市、区)中有 17 个县(市、区)碘盐覆盖率≤90%，有 68 个县(市、区)合格碘盐食用率≤90%，随着盐业市场的放开，这种情况还将延续。113 个县(市、区)中，儿童尿碘中位数为 208.0μg/L，表明河南省儿童碘营养水平基本处于合理水平。从县级层面看，有 1 个县儿童碘营养水平不足，14 个县(市、区)儿童碘营养水平偏高。67 个县(市、区)中，有 5 个县(市、区)儿童甲肿率>5%。对于孕妇碘缺乏病监测，156 个碘盐监测县(市、区)中有 21 个县(市、区)碘盐覆盖率≤90%，有 67 个县(市、区)合格碘盐食用率≤90%，随着盐业市场的放开，这种情况还将延续。

113 个县（市、区）中，孕妇尿碘中位数为 187.2μg/L，表明河南省孕妇碘营养水平总体处于合理水平。从县级层面看，有 22 个县（市、区）孕妇碘营养水平不足，未发现孕妇碘营养水平偏高地区。

1.7 因河南省碘缺乏病监测结果不符合地方性克汀病搜索条件，故未启动该项工作。

2　成绩和经验

2.1　加强培训，注重工作计划和程序的细节落实及操作技术的准确把握，从而保证了工作质量。

2.2　一些地区工作态度积极，超额完成任务，例如三门峡市，6 个县（市、区）均开展碘盐监测、尿碘监测及儿童甲状腺肿调查工作。

2.3　通过外部质量控制及督导，实验室检测数据质量有了可靠的保证。

3　问题及不足之处

3.1　个别地区采用 B 超测量甲状腺肿技术水平有待提高，需要通过省级现场督导和指导来保证监测工作质量。

3.2　一些地方数据上报环节存在问题，还有个别地方抽样人数不够、采样量不足及数据存在瑕疵。

3.3　河南省一些地区碘营养水平不平衡，儿童存在碘营养水平偏高和碘不足现象，孕妇存在碘不足现象。

4　结语

对于一些地区的碘营养水平偏高和碘不足现象，应加强研究，建议试行孕妇用盐和普通居民用盐两种碘浓度，以纠正河南省碘营养水平不平衡现象。

（撰稿人：李小烽　杨全）

2017 年湖北省碘缺乏病监测报告

为落实 2017 年卫生计生委工作要点要求,掌握人群碘营养状况,引导做好科学补碘,国家卫生计生委组织专家,在全国碘盐监测方案基础上,以县级区划为单位制定了《全国碘缺乏病监测方案》(2016版)。为保证全民食用合格碘盐的防控策略得到有效落实,继续做好实现持续消除碘缺乏病目标工作,按照《全国碘缺乏病监测方案》(2016 版)(以下简称《监测方案》)的要求,湖北省疾控中心慢病所认真组织实施,进行全省培训及技术支持和督导,在湖北省 103 个县(市、区)开展了居民户碘盐监测工作,现将监测结果报告如下:

1　监测范围

全省 103 个县(市、区)。

2　质量控制

对全省所有参与碘盐监测的人员进行统一培训,严格按监测方案开展监测工作;近三年参加全国碘缺乏病实验室外质控考核合格的实验室才能开展盐碘含量检测工作。

3　监测结果

3.1　碘盐监测

2017 年,全省在 103 个县(市、区)开展了碘盐监测,共抽取 515 个乡(镇、街道办事处),2 060个行政村(居委会);抽取监测盐样 30 900 份,所有监测单位监测点抽取及监测份数均符合《监测方案》要求,并全部按时上报监测结果,监测覆盖率 100%,有效监测率为 100%。在全省应监测的30 900 份食盐,实际采集检测盐样 30 944 份,其中碘含量合格份数的 28 864 份,不合格 1 905 份,未加碘食盐 175 份,未加碘食盐率 0.3%,碘盐覆盖率99.4%,合格碘盐食用率 93.8%;未加碘食盐率为0.57%,盐碘中位数 24.6mg/kg。各监测单位将碘盐监测结果及时反馈给了当地盐务局。以县级为

单位的监测结果表明,全省今年所有县级监测完成率和上报率均为 100%。因市场未加碘食盐公开销售,市民选择购买食用未加碘食盐,加大了未加碘食盐份数,同时还有大量居民户因为网络媒体的导向,有意将盐采取不密封等保存方式造成碘含量不合格,结果已反馈给各相关部门。

3.2　甲状腺监测情况

全省开展碘盐监测,其中 35 个县开展碘缺乏病病情监测,共对 7 034 名 8~10 岁儿童甲状腺进行了检查,B 超法检测出甲状腺肿 38 人,甲肿率 0.74%。儿童甲状腺检查无Ⅱ度甲状腺肿。

3.3　尿碘监测

3.3.1　儿童尿碘检测结果。共测定 8~10 岁儿童尿样 13 631 份,尿碘中位数为 246.63μg/L。其中,尿碘<20μg/L 的 118 份,占 0.86%;20~99μg/L 的 1 288 份,占 9.45%;100~299μg/L 的 10 893 份,占 79.9%;300~499μg/L 的 3 354 份,占 24.6%;≥500μg/L 的 1 332份,占 9.77%。

3.3.2　孕妇尿碘检测结果。共采集检测孕妇尿样 6 812 份,尿碘中位数为 170.25μg/L。其中,尿碘<20μg/L 的 117 份,占 1.72%。

4　监测管理

4.1　监测培训

为确保碘盐监测工作顺利开展且保证监测质量,省疾控中心年初在武汉举办全省地方病专业人员培训班,各市(州)、县(市、区)参与培训 2~3 人。监测培训地市覆盖率为 100%。

4.2　督导检查

为使各监测县(市、区)按要求进行抽样,监测乡(镇)、村(居委会)全部由其所在的市、州疾控中心严格按照监测方案要求进行确定。县疾控中心按市、州疾控中心确定的抽样乡(镇)、村(居委会)抽取一定数量的居民户并采集盐样。市州疾控中心对辖县碘盐监测工作进行了督导检查和技术指导。省疾

控中心组织督导和技术指导组,分 2 组到全省 14 个市州 35 个县(市、区)进行了现场技术指导,现场工作和实验室检测督导工作,确保全省碘盐监测工作顺利开展。

5　存在的主要问题

5.1　个别监测单位现场采样信息登记不完整,导致实验室检测结果不准确。

5.2　因特殊原因盐样信息记录不全,导致实验室检测结果出现较大偏差。如海藻盐因生产过程与普通碘盐掺杂;特殊概念的食盐还在市场流通,居民拆袋用盐罐不知道食盐种类等情况均有发生。

5.3　未加碘食盐在市场公开销售情况越来越多,尚未找到有效措施。

5.4　受文化程度或网络不正确知识影响,较多居民对碘缺乏病危害了解不多,对碘盐防治碘缺乏病的认识不足,碘盐存放和使用方法等知识知晓率不高。

6　下一步工作要求

6.1　严格按全国统一的检测方案开展监测工作,进一步加强采样环节和检测环节的质量控制,确保监测结果真实可靠,为碘缺乏病防治工作提供科学依据。

6.2　继续加强地方病防治专业人员岗位培训,进一步提高专业人员业务素质和工作能力。

6.3　加强督导检查和技术指导。市(州)疾控中心在辖区县开展碘盐监测期间要进行一次全面督导,省疾控中心针对个别地方存在的突出问题将进行重点检查和指导。

6.4　加强监测结果的利用。各监测单位要将监测结果及时上报给当地卫生行政主管部门并反馈给盐业主管部门,共同针对监测中发现的问题采取相应措施,确保全民食用合格碘盐。

6.5　进一步加强健康教育。使为什么要食盐加碘、如何正确保存和使用碘盐家喻户晓,人人皆知。

(撰稿人:石青　张碧云)

2017 年湖南省碘缺乏病监测报告

按照《全国碘缺乏病监测方案》(2016 版)文件要求,为掌握湖南省居民户碘盐食用情况,评价人群碘营养状况,为持续消除碘缺乏病策略提供依据,在湖南省卫生计生委的领导和支持下,湖南省各级卫生行政和疾控部门认真组织实施,圆满地完成了今年的碘缺乏病监测工作任务,现将监测结果报告如下:

1 监测范围

根据方案要求,抽取全省 2/3 的县(市、区)进行碘缺乏病病情监测,其余 1/3 的县(市、区)进行碘盐监测。经过随机抽选,进行了碘缺乏病病情监测的县(市、区)有 81 个,进行了碘盐监测的县(市、区)有 42 个,共覆盖全省 123 个县(市、区),全省监测覆盖率为 100%。

2 判定标准

2.1 盐碘

盐碘含量在 21~39mg/kg 之间为合格,盐碘含量<5mg/kg 判定为未加碘食盐。

2.2 尿碘

根据 WHO《碘缺乏病指导手册(第 3 版)》对重点人群尿碘水平判定。

2.3 甲状腺容积判定标准

8 岁 ≤4.5ml,9 岁 ≤5ml,10 岁 ≤6ml 为正常。

2.4 以县为单位碘缺乏病消除标准

合格碘盐食用率>90%,且碘盐覆盖率≥95%;儿童甲肿率<5%;儿童尿碘 100μg/L 以下比例<50%,50μg/L 以下比例<20%。

3 监测结果

3.1 碘盐监测

全省共检测食用盐 36 999 份,覆盖了全省 14 个市(州)的 123 个县(市、区)。盐碘均值为 26.09mg/kg±5.63mg/kg,中位数为 26.03mg/kg,变异系数 21.58%。共发现未加碘食盐 286 份,未加碘食盐率为 0.77%。发现不合格碘盐 1 961 份,合格碘盐 34 752 份,碘盐合格率为 94.66%,碘盐覆盖率为 99.23%,合格碘盐食用率为 93.93%。

3.1.1 碘盐覆盖率。
全省 123 个县(市、区)中碘盐覆盖率低于 95% 的是保靖县、凤凰县、新田县和临澧县,其碘盐覆盖率分别为 79.67%、81.67%、91.00% 和 94.00%。其余县(市、区)碘盐覆盖率均≥95%。

3.1.2 未加碘食盐率。
本次监测中全省有 16 个县(市、区)未加碘食盐率≥1%,其中未加碘食盐率>5% 的四个县(市、区)分别是保靖县、凤凰县、新田县和临澧县,未加碘食盐率分别为 20.33%、18.33%、9.00% 和 6.00%。

3.1.3 碘盐合格率。
本次监测中全省有 12 个县(市、区)碘盐合格率<90%,其中碘盐合格率最低的三个县分别是赫山区(57.53%)、凤凰县(71.43%)和张家界武陵源区(73.00%)。

3.1.4 合格碘盐食用率。
全省有 16 个县(市、区)合格碘盐食用率≤90%,其中合格碘盐食用率最低的三个县分别是赫山区(57.33%)、凤凰县(58.33%)和张家界武陵源区(73.00%)。

3.1.5 变异系数。
该指标能够反映各地盐碘含量的变异程度。全省盐碘含量变异系数为 21.58%,排除未加碘食盐干扰后为 19.74%。本次监测的 123 个县(市、区)中有 7 个盐碘变异系数>30%,变异系数最高的三个县(市、区)是益阳市赫山区、凤凰县和保靖县,分别为 62.91%、56.24% 和 53.42%。

3.2 尿碘水平监测

3.2.1 儿童尿碘检测结果。
全省 81 个病情监测县(市、区)共采集并检测了儿童尿样 16 244 份,儿童尿碘中位数为 215.44μg/L,其中儿童尿碘中位数最大值和最小值分别为道县(354.50μg/L)和桃源县(156.45μg/L),没有儿童尿碘中位数低于 100μg/L 的县(市、区)。81 个县(市、区)中有 24 个县(市、区)儿童尿碘中位数处于 WHO 推荐儿童尿碘适宜范围 100~199μg/L 内(占比 29.6%),有 57 个县(市、区)儿童尿碘中位数处于超适宜范围(占比为 70.4%），只有道县一个县处于碘过量范围。81 个病情监测县（市、区）8~10 岁儿童尿碘 100μg/L 以下比例最高的县（市、区）是泸溪县和汝城县，其比例分别为 30.0% 和 21.5%。81 个病情监测县（市、区）8~10 岁儿童尿碘 50μg/L 以下比例最高的县（市、区）是长沙县和泸溪县，其比例分别为 11.5% 和 9.5%。

3.2.2 孕妇尿碘检测结果。全省 81 个病情监测县（市、区）共采集并检测了孕妇尿样 8 103 份，孕妇尿碘中位数为 163.30μg/L。81 个县（市、区）中尿碘中位数最大值和最小值分别为汉寿县（234.55μg/L）和怀化市鹤城区（107.60μg/L），共有 24 个县（市、区）孕妇尿碘中位数低于 150μg/L，占比 29.6%。

3.2.3 儿童甲状腺容积 B 超检测结果。81 个病情监测县（市、区）共检测儿童甲状腺容积 B 超 16 244 人，检出甲状腺肿 186 人，甲肿率为 1.1%。81 个病情监测县（市、区）中甲肿率≥5% 的有 3 个，分别为常宁市（5.5%）、临武县（5.5%）和澧县（5.0%）。

4 评价与分析

4.1 从省级指标层面来看，2017 年湖南省碘盐质量和食用状况依然良好，盐碘含量和变异程度较往年处于同一水平，碘盐覆盖率和合格碘盐食用率保持在较高水平，在省级指标上达到了碘缺乏病消除标准。

4.2 在开展监测的 123 个县（市、区）中有 20 个县（市、区）未达到碘缺乏病消除标准（占比 16.3%），较 2016 年多了 1 个。此 20 个未达标县（市、区）中，有 17 个是因为碘盐覆盖率<95% 和/或合格碘盐食用率≤90% 而未达标，其余 3 个县（市、区）是因为甲肿率≥5% 而未达标。

4.3 从消除碘缺乏的角度来看，省级儿童尿碘中位数处于 WHO 推荐标准的超过适宜量范围内，省级孕妇尿碘中位数处在 WHO 推荐标准的碘适宜范围之内，81 个病情监测县（市、区）的儿童尿碘中位数都处在适宜及以上范围内，说明湖南省重点人群摄碘量能够继续保持在有利于消除碘缺乏病的水平上，这个结果与我们以往掌握的碘缺乏病病情是相符的。但以 WHO 推荐的人群摄碘量适宜范围来看，81 个病情监测县（市、区）中儿童尿碘中位数和孕妇尿碘中位数处于适宜范围的比例分别是 29.6% 和 70.4%，较之 2016 年的 39.0% 和 53.7% 变化明显。也就是说，当湖南省以孕妇为代表的碘元素特需人群有近三成处于碘缺乏状态的时候，以儿童为代表的非特需人群可能有逾七成摄碘超过适宜量甚至碘

过量了。如果有更多特需人群进入摄碘量适宜的范围，非特需人群的摄碘量还会进一步增加。要摆脱这种非正常的趋势，只能通过继续推动号召科学补碘和按需补碘，开展精细化补碘工作，使不同人群采取不同的补碘策略和方法。

5 结论与建议

5.1 应继续加强对"食用合格碘盐是防治碘缺乏病的最有效途径"的宣传，推广"科学补碘、按需补碘"的健康生活理念，增强广大人民群众对加碘盐的认知度，同时积极推广新媒体新平台，做好碘盐及甲状腺疾病的科普宣传工作，与谣言伪科学抢夺话语权，争取舆论主动权，努力营造一个"防治碘缺乏病，全民共同参与"的良好氛围，进一步提高湖南省的碘缺乏病防治工作质量，巩固碘缺乏病防治成果。

5.2 针对监测中发现的各指标异常进行分析，针对发现的问题分门别类，并制订工作计划和整改方案，争取落实到下一年度工作中，切实提高碘缺乏病监测的效能和成果。建议通报本监测结果给未达到碘缺乏病消除标准的县级卫生行政部门，以提高重视，督促他们做好今后的碘缺乏病防治工作。

5.3 国家对盐业制度的改革，形成了碘缺乏病防治的新形势。应继续呼吁卫生主管部门加强对碘缺乏病防治的重视，积极配合盐业企业和行政部门工作，配套出台新的碘缺乏病防治策略或法规文件，确保碘缺乏病的持续消除，保证人民身体健康。

5.4 各级疾控中心要进一步加强碘缺乏病流调人员和实验室检验人员能力建设，严格质量控制措施，增强业务人员的工作责任心，对发现的问题要及时查因和整改，造成不良后果的要把责任要落实到人，全面提高碘盐监测工作的准确性和真实性，为全省持续消除碘缺乏病提供更准确、更科学的监测数据。

5.5 2018 年起，碘缺乏病监测中 B 超检测和尿碘检测将成为每年、每县开展的常规监测项目，建议上级卫生主管部门增加资金和设备投入，给各级疾控中心配备 B 超机和碘元素自动化检测设备，以提高基层开展项目工作的积极性，提高工作的效率和准确性，降低工作的难度和不确定性。特别是如果在无法落实资金和设备的情况下，强烈呼吁国家级能够在政策层面为基层设备采购打开口子，在红头文件中能够提及要求各级疾控中心自行采购 B 超和碘元素自动化检测设备等条文，为碘缺乏病监测工作的顺利开展增加便利。

（撰稿人：庄世锋 赵林娜）

2017 年广东省碘缺乏病监测报告

1 监测范围、内容及完成情况

1.1 学生和孕妇家庭碘盐监测

要求全省 121 个县(市、区)和中山市、东莞市开展 8~10 岁学生和孕妇的家庭盐碘含量监测。123 个应监测县(东莞、中山同时按市级和县级统计)均完成了监测并上报结果,监测覆盖率 100%。

1.2 尿碘及甲状腺容积监测

要求 2016 年未开展此内容监测的县(市、区)(包括深圳市新成立的龙华区、坪山区)和东莞市、中山市、顺德区开展孕妇尿碘、8~10 岁学生尿碘和甲状腺容积的监测。全省共 85 个县(市、区)完成了学生和孕妇的尿碘监测,35 个县(市、区)完成了学生甲状腺容积的监测(方案要求每个县 3 年监测一次即可),达到了方案的要求,监测完成率 100%。

2 监测结果

2.1 碘盐监测

2.1.1 学生家庭碘盐监测结果。全省共监测学生家庭盐样 24 621 份,其中碘盐 24 115 份,碘盐覆盖率为 97.0%(省和市级碘盐监测结果的率采用人口加权计算,下同)。以市计,碘盐覆盖率≥95% 的市有 17 个,占 81.0%,90%~<95% 的市有 4 个,分别是湛江、深圳、惠州和汕尾市。以县计,各县碘盐覆盖率范围在 63.0%~100% 之间,其中≥95% 的县(市、区)有 111 个,占 90.2%(111/123);90%~<95% 有 8 个(荔湾区、坪山区、福田区、天河区、海丰县、陆丰市、紫金县和龙华区);80%~<90% 有 3 个(雷州市、惠城区和化州市);<80% 有 1 个(徐闻县)。

全省监测学生家庭盐样中,合格碘盐 23 596 份,合格碘盐食用率为 94.7%。以市计,合格碘盐食用率>90% 的市有 20 个,占 95.2%,≤90% 仅有湛江市(86.0%)。以县计,各县级的合格碘盐食用率范围在 48.5%~100% 之间,其中>90% 的县(市、区)有 117 个,占 95.1%(117/123);80%~90% 有 4 个(惠城区、

化州市、坪山区和荔湾区);<80% 有 2 个(徐闻县和雷州市)。

全省学生家庭盐碘含量中位数为 24.6mg/kg,各市的盐碘含量中位数范围在 23.2~26.6mg/kg 之间。全省学生家庭碘盐均数(即碘盐的含碘量均数,不包括未加碘盐)为 24.8mg/kg,各市的碘盐均数范围在 23.4~26.7mg/kg 之间,较低是揭阳和潮州市,较高是东莞和中山市。各市的盐碘中位数和碘盐均数之间相差不大。

2.1.2 孕妇家庭碘盐监测结果。全省共监测孕妇家庭食用盐 12 310 份,其中碘盐 12 057 份,合格碘盐 11 868 份,孕妇家庭碘盐覆盖率为 97.2%,孕妇合格碘盐食用率为 95.4%。以市计,孕妇家庭碘盐覆盖率≥95% 的市有 17 个,占 81.0%(17/21),<95% 的市有 4 个(湛江、深圳、惠州和潮州市);孕妇合格碘盐食用率>90% 的市有 18 个,占 85.7%(18/21),≤90% 的市有 3 个(湛江、惠州和深圳市)。以县计,孕妇家庭碘盐覆盖率≥95% 的县(市、区)115 个,占 93.5%(115/123),<95% 有 8 个(徐闻县、惠东县、宝安区、雷州市、福田区、惠城区、饶平县和潮阳区);孕妇合格碘盐食用率>90% 的县(市、区)有 116 个,占 94.3%(116/123),≤90% 的县(市、区)有 7 个(徐闻县、惠城区、宝安区、惠东县、雷州市、福田区和南山区)。

今年碘盐监测结果显示,学生和孕妇家庭碘盐覆盖率同时<95% 的县(市、区)有 4 个,分别是徐闻县、雷州市、惠城区和福田区;学生和孕妇家庭合格碘盐食用率同时≤90% 的县(市、区)有 3 个,分别是徐闻县、雷州市和惠城区。

2.2 尿碘检测

2.2.1 学生尿碘监测结果。全省共检测 17 009 名在校学生随意一次尿碘含量,尿碘中位数为 173.0µg/L(人口加权计算结果为 180.6µg/L),尿碘含量<100µg/L 样品的比例为 19.8%,<50µg/L 的比例为 4.8%。以市计,21 个市的学生尿碘中位数范

围在 117.8~238.6μg/L 之间,最高为韶关市,最低为珠海市;尿碘中位数在 100~199μg/L 之间有 16 个市;在 200~299μg/L 之间有 5 个市。无学生尿碘含量<100μg/L 样品的比例超过 50% 或学生尿碘含量<50μg/L 样品的比例超过 20% 的市。从县级层面看,85 个县(市、区)的学生尿碘中位数范围在 84.0~281.0μg/L 之间。未发现尿碘含量<50μg/L 的样品比例超过 20% 的县,但江海区、恩平市、澄海区和龙湖区尿碘含量<100μg/L 的样品比例超过 50%,占 4.7%(4/85)。全省学生尿碘含量<50μg/L、50~99μg/L、100~199μg/L、200~299μg/L、≥300μg/L 的样品比例分别占检测总数的 4.8%、15.1%、40.1%、24.0% 和 16.1%,以 100~199μg/L、200~299μg/L 组居多,合计比例为 64.0%。从市级结果看,珠海、汕头、江门、潮州、湛江和揭阳市以 50~99μg/L、100~199μg/L 组占比较高,尿碘频数分布趋向低值;而广州、深圳、韶关以 200~299μg/L、≥300μg/L 组占比较高,尿碘频数分布趋向高值。

2.2.2 孕妇尿碘监测结果。全省共检测 8 510 名孕妇的尿碘含量,尿碘中位数为 136.2μg/L(人口加权计算结果为 144.6μg/L),总体为碘摄入量不足状态(WHO 评价孕妇尿碘水平,尿碘中位数<150μg/L 为碘摄入量不足,150~249μg/L 为碘摄入量适宜,250~499μg/L 为超过适宜量,≥500μg/L 为碘过量)。以市计,21 个市的孕妇尿碘中位数范围在 80.3~178.0μg/L 之间,最高为深圳市,最低为潮州市;孕妇尿碘中位数在 150~249μg/L 之间的地市有 7 个(深圳、韶关、广州、阳江、惠州、佛山和东莞),占 33.3%(7/21),其余 14 个市则在 150μg/L 以下。从县级层面看,85 个县(市、区)的孕妇尿碘中位数范围在 69.4~304.6μg/L 之间,最高为端州区,最低为云安区;孕妇尿碘中位数在 150μg/L 以下的县有 51 个,占 60.0%(51/85),其中,有 9 个县的尿碘中位数在 100μg/L 以下。按 WHO 的评价标准统计各县孕妇尿碘水平,碘摄入量不足的县占监测总县数的 60.0%(51/85),碘摄入量适宜的县占 38.8%(33/85),碘摄入量超过适宜量占 1.2%(1/85)。

2.3 学生甲状腺容积监测

全省共监测了 7 008 名 8~10 岁学生甲状腺容积,结果显示甲状腺肿患者 102 名,甲肿率为 1.9%。从县级层面看,各县的甲肿率范围在 0~6.0% 之间,甲肿率≥5% 的县有荔湾区和德庆县,甲肿率为 6.0% 和 5.5%;其余 33 个县在 5.0% 以下,占监测县总数的 94.3%(33/35)。进一步分析荔湾区和德庆

县的监测数据,未出现甲状腺肿的监测点聚集现象。

3 结果分析

3.1 县级碘缺乏病防治效果分析

GB 16006—2008《碘缺乏病消除标准》规定,碘缺乏病消除的技术指标同时包括:碘盐覆盖率≥95%,居民户合格碘盐食用率>90%;8~10 岁学生甲肿率<5%;8~10 岁学生尿碘中位数 100μg/L 以下的比例<50%,50μg/L 以下的比例<20%。从今年的监测结果看,全省共 33 个县(市、区)同时开展 8~10 岁学生家庭碘盐、尿碘和甲状腺容积监测;其中有 31 个县(市、区)各项指标均达到碘缺乏病消除标准要求,占 93.9%(31/33)。如果参照《国家卫生计生委关于印发重点地方病控制和消除评价办法(2019 版)的通知》中的碘缺乏病消除评价内容及判定标准,增加孕妇尿碘中位数≥150μg/L 技术标准,上述 33 个县(市、区)中仅有 13 个能达到碘缺乏病消除标准的技术指标要求,占 39.4%(13/33)。

3.2 与 2016 年监测结果比较

2017 年全省整体的学生、孕妇家庭的碘盐覆盖率比 2016 年下降了 1.5 和 1.7 个百分点,合格碘盐食用率下降了 1.6 和 2.0 个百分点;学生尿碘中位数下降了 9.0μg/L,差异有统计学意义(P<0.001);8~10 岁学生甲肿率增长了 0.3 个百分点,差异无统计学意义(χ^2=0.242,P=0.623);孕妇尿碘中位数基本持平,差异无统计学意义(P=0.199)。从县级水平比较 2017 年和 2016 年的监测结果,学生家庭碘盐覆盖率<95% 的县数比 2016 年增多 3 个,学生合格碘盐食用率≤90% 的县数增多 1 个,学生尿碘中位数<100μg/L 增多 4 个,学生甲肿率≥5% 的县数增多 1 个,上述 4 个指标的县数占年度监测县数的比例均有所增加;唯一出现下降的是孕妇尿碘中位数<150μg/L 的县数占监测总县数的比例,但也是非常接近。从上述比较可知,2017 年全省碘盐覆盖率和合格碘盐食用率比 2016 年下滑。从地区分布看,出现下滑明显的主要是东西沿海和珠三角地区。碘盐覆盖情况下滑,人群碘营养状况势必随之出现变化,整体的学生尿碘水平下降,今年出现 4 个县的学生尿碘中位数低于 100μg/L,是自 2015 年开展以县为单位尿碘监测以来首次发现。孕妇碘营养不足的县比例,2015 年为 70.2%(85/121),2016 年为 61.0%(25/41),今年的比例虽然下降,但仍然较高。

3.3 监测结论

《广东省地方病防治"十三五"规划》要求,全

省 95% 以上的县(市、区)保持消除碘缺乏危害状态。今年监测结果显示,学生碘盐覆盖率≥95% 的县(市、区)占 90.2%,已<95% 的规划目标。从 33 个监测全部技术指标的县的监测结果统计,达到碘缺乏病消除标准要求的县只占 93.9%,如果考虑孕妇尿碘指标,只占 39.4%,均达不到规划目标要求。因此,监测结论认为广东省的碘盐覆盖率可能持续下滑,部分地区的防控指标已达不到消除标准。

4 碘缺乏病监测能力建设进展

国家卫生计生委下发的《全国碘缺乏病监测方案》(2016 版)要求,2018 年起地市级疾控中心须具备学生甲状腺容积现场测量能力、县(市、区)级疾控中心须具备尿碘检测能力。省卫生计生委利用省级财政资金分三年(2016—2018 年),分批补助经济欠发达地区碘缺乏病监测能力建设资金,2016 年和 2017 年已共补助 13 个地市级控中心和 41 个县级疾控中心,2018 年计划补助 33 个县级疾控中心。

截至 2017 年 10 月 31 日,全省已具备学生甲状腺容积现场测量能力的地市疾控中心有 19 个,占 90.5%(19/21)其中,未具备学生甲状腺容积测量能力的市级疾控中心是江门市和惠州市;未具备的原因是未购置 B 超仪,但已在招标采购过程中。全省 100 个县(市、区)级疾控中心中,37 个已具备尿碘检测能力,占 37.0%(37/100)。其中,珠三角地区 26 个县级疾控中心,有 15 个已具备尿碘检测能力,占 57.7%(15/26)。经济欠发达地区的 74 个县级疾控中心,有 22 个已具备尿碘检测能力,占 29.7%(22/74),另外 52 个县疾控中心尚未具备尿碘检测能力。

5 存在问题、原因分析及建议

5.1 碘盐覆盖率持续下滑,防治效果出现波动

5.1.1 2016 年监测发现全省碘盐覆盖率出现下滑迹象,而 2017 年的监测结果显示,全省的情况持续下滑。据了解到其他省份也出现类似现象,这是个全国共性问题。分析广东省碘盐覆盖率下滑的原因,最主要的应是群众补碘意识淡薄。广东省近年碘盐覆盖率维持在高水平,全省居民整体碘营养一直处于适宜状态,容易让居民产生不需继续吃碘盐的错觉,不清楚环境缺碘难以根本改变和补碘需长期性的地球化学性疾病特点,加上社会流传的碘摄入过量引起甲状腺疾病高发传言的冲击,居民补

碘意识逐渐弱化。而且,近年为了方便不宜食用碘盐的患病群众,各地增加了许多未加碘食盐的销售点(从 200 个增加至 2 000 个),网点增加后让居民更容易从市场购买到未加碘食盐,导致无补碘意识的部分非患病群众购买并食用未加碘食盐,引致碘盐覆盖率下降,这种现象会随着未加碘食盐销售网点的扩大逐年有所增加。我国从 2016 年正式放开食用盐零售市场,现在市场上的盐品牌种类非常多,加大了盐政执法部门的管理难度,部分不合法的未加碘盐冲销市场,也容易引起碘盐覆盖率下滑。因此,建议各级政府和职能部门,首先要加强公众宣传教育,提高群众科学补碘意识,使购买食用碘盐预防碘缺乏成为群众的自主行为。其次尽快理顺盐业市场管理工作机制,完善盐业市场管理制度,从而加强对盐业市场的管理,打击非法食盐冲销市场。最后是各部门群策群力,进一步思考如何加强未加碘食盐市场销售的管理,制订相应的销售和购买指引。

5.1.2 碘缺乏病防治可能出现死灰复燃的危险。如果将来碘盐覆盖率出现持续下滑的情况,当居民碘营养水平长期(持续 3 年以上)出现较低水平的情况下,8~10 岁儿童甲肿率就会出现明显反弹。今年监测结果显示少部分地区学生尿碘中位数偏低或甲肿率偏高,虽然这种现象还有可能是抽查误差造成,但也不能排除在局部地区已出现反复,广东省 2005 年曾经出现过学生甲肿率整体大幅反弹的情况,就是因为连续几年全省碘盐覆盖率大幅下降至 85% 左右造成的后果。

5.1.3 全省孕妇碘营养水平普遍不足。近几年全省监测都发现孕妇碘营养不足问题普遍存在,为此,卫生部门在 2012 年已呼吁盐业企业尽快推出孕妇和哺乳妇女专用加碘盐,以及加强孕妇补碘的宣传工作;但直到今年才发现孕妇和哺乳妇女专用加碘盐真正地摆上广州的超市货架。碘缺乏的高危人群是婴幼儿、学生、孕妇和哺乳妇女,是碘缺乏病防治重点关注人群,也是碘缺乏病防治是否取得成效的关键,关系到人口素质水平的提高。建议盐业主管部门,尽快督促、引导盐业销售企业将孕妇和哺乳妇女专用加碘盐在全省范围内切实铺开销售;卫生、教育、妇联等部门联合起来,加大对孕妇、哺乳妇女和学生家长的科学补碘宣传教育,抓住碘缺乏病防治的关键。在宣传孕妇食用碘盐的同时,还需要适时适量食用些富碘食物补充,如含碘的孕妇牛奶或紫菜等。建议在婚检或孕妇第一次产检时,医生的访谈内容增加食用碘盐补碘的内容,使孕妇熟悉补

碘的重要性。

5.2　碘缺乏病监测能力建设有待加强

5.2.1　按国家卫生计生委的安排，2018 年起全国所有县级都要开展碘盐和尿碘监测，部分县须同时开展学生甲状腺容积监测（前两年未开展的县）。为此，省卫生计生委的省级财政项目对经济欠发达地区给予了能力建设的经费补助，省疾控中心在 2016 年和 2017 年间完成了全省市级监测工作。

5.2.2　B 超测量甲状腺容积技术和县级尿碘检测技术培训。从 2017 年 10 月的调查结果，地市级疾控中心甲状腺容积测量能力建设进展基本达到要求，预计明年可以按计划开展学生甲状腺容积监测。但县级疾控中心尿碘检测能力建设进展相对缓慢，各地未能按时完成的原因绝大多数是无经费或省级补助经费未到位，未购买尿碘检测设备；部分县级疾控中心反映欠缺尿碘检测的专业人员或实验室场地。建议各地卫生行政部门加强碘缺乏病监测工作的领导，加大经费投入，督促辖区疾控中心按时建立

符合国家要求的监测能力。同时加强培训专业人员的技术，提高监测质量。

5.3　监测经费不足

2017 年中央补助广东省地方病防治项目经费总额为 67 万元，每个县（市、区）只补助了 0.4 万元碘缺乏病监测经费。按监测任务计算，一个县仅购买 300 人份尿碘检测试剂的费用就约需 0.4 万元，另外还需盐碘检测和样品采集费用等，项目经费严重不足。从 2018 年，每年的监测工作任务量固定化，据初步估算，2018 年起全省县、市级碘缺乏病监测工作经费每年缺口约 200 万元；经费长此以往欠缺必然影响监测工作。建议省级财政的地方病项目经费在 2018 年补助完县级尿碘能力建设后，2019 年能够确保项目经费总额，作为碘缺乏病监测的省级配套经费补助到市、县级疾控中心，确保监测工作的顺利开展。

（撰稿人：杨通）

2017年广西壮族自治区碘缺乏病监测报告

现将2017年广西碘缺乏病监测结果报告如下。

1 监测范围及资料上报情况

根据监测方案要求,2017年广西2/3的县(市、区)(即73个县区)开展碘缺乏病监测。其中第一批监测县37个(不开展儿童甲状腺B超检查),第二批监测县36个(需要开展儿童甲状腺B超检查),其他监测内容相同。73个县(市、区)均按要求完成了监测任务,按时报送监测结果,数据上报率达到100%。

2 监测结果

2.1 食盐含碘情况

73个县区共监测食盐22 030份(儿童食盐14 723份,孕妇食盐7 307份),碘盐21 799份,未加碘食盐231份,碘盐覆盖率为98.95%,未加碘食盐率1.05%;在21 799份碘盐中,有20 418份是合格碘盐,碘盐合格率为93.66%,合格碘盐食用率为92.68%;碘盐中位数为24.40mg/kg。监测的14 723份儿童食用盐中,碘盐14 556份,未加碘食盐167份;在14 556份碘盐中,有13 548份是合格碘盐,儿童合格碘盐食用率为92.02%;以市为单位,除柳州市、北海市、防城港市、贵港市、来宾市的儿童合格碘盐食用率为89.86%、68.25%、86.53%、87.25%、88.67%外,其余各市儿童合格碘盐食用率均>90%;以县为单位,73个监测县区中,有76.71%(56/73)的县区的儿童合格碘盐食用率>90%,有23.29%(17/73)的县区的儿童合格碘盐食用率≤90%。监测的7 307份孕妇食用盐中,碘盐7 243份,未加碘食盐64份;在7 243份碘盐中,有6 870份是合格碘盐,孕妇合格碘盐食用率为94.02%;以市为单位,除北海市、防城港市、来宾市的孕妇合格碘盐食用率为77.5%、88.00%、86.67%外,其余各市孕妇合格碘盐食用率均>90%;以县为单位,73个监测县区中,有80.82%(59/73)的县区的孕妇合格碘盐食用率>90%,有19.18%(14/73)的县区的孕妇合格碘盐食用率≤90%。

2.2 儿童甲状腺容积检查

73个县区共对7 307名8~10岁儿童进行B超法甲状腺容积检查,男生3 717人,女生3 590人,甲状腺肿患者31人(男16人,女15人),甲肿率为0.42%;以市为单位,各市的儿童甲肿率均<5%;以县为单位,各县区的儿童甲肿率均<5%;按年龄分组,8岁组甲肿率最高,为0.71%。

2.3 尿碘检测

儿童尿碘。73个县区共采集8~10岁学生尿样14 723份,尿碘中位数181.60μg/L,<50μg/L的比例为5.13%,<20μg/L的比例为1.06%,>300μg/L的比例为13.74%;各市学生尿碘<50μg/L的比例在1.36%~10.50%之间;各县区学生尿碘<50μg/L的比例在0~20.50%之间。不同年龄组、不同性别的儿童尿碘中位数差别不大;各市儿童尿碘中位数在138.55~209.90μg/L之间,各县区儿童尿碘中位数在108.70~262.50μg/L之间。

2.4 孕妇尿碘

73个县区共采集孕妇尿样7 307份,尿碘中位数128.20μg/L,<50μg/L的比例为12.33%,<20μg/L的比例为2.55%,>500μg/L的比例为1.37%;各市孕妇尿碘<50μg/L的比例在0.60%~23.33%之间;各县区孕妇尿碘<50μg/L的比例在0~35.00%之间。有7.14%(1/14)的市孕妇尿碘中位数<100μg/L,各市孕妇尿碘中位数在89.30~162.55μg/L之间;有21.92%(16/73)的县区的孕妇尿碘中位数<100μg/L,各县区孕妇尿碘中位数在70.35~233.65μg/L之间。

3 监测结果分析

3.1 根据国家及自治区下发的碘缺乏病监测方案要求,2016年全区1/3的县区按照新的监测方案开展监测,2017年扩大到2/3的县区,至2018年达到全区全覆盖。在自治区卫生计生委的直接领导下,碘缺乏病防治工作得到高度重视,全区各市、县

(市、区)的碘缺乏病监测工作得到了各级部门和相关领导的大力支持,都较好地完成 2017 年度的监测任务,确保了广西 2017 年碘缺乏病监测顺利完成。

3.2   73 个县区监测结果显示,碘盐覆盖率、碘盐合格率和居民合格碘盐食用率分别为 98.95%、93.66%、92.68%,碘盐"三率"的总体水平保持在国家标准要求以上。在市级水平,除柳州市、北海市、防城港市、贵港市、来宾市外,其余各市儿童合格碘盐食用率均>90%;除北海、防城港市、来宾市外,其余各市孕妇合格碘盐食用率均>90%。在县级水平,73 个监测县区中,有 23.29%(17/73)的县区的儿童合格碘盐食用率≤90%;有 19.18%(14/73)的县区的孕妇合格碘盐食用率≤90%。说明沿海地区仍是广西碘缺乏病防治工作的薄弱和重点地区,合格碘盐食用率未能达到国家碘缺乏病消除标准的要求(居民户合格碘盐食用率>90%),同时,各地制贩假盐问题突出,未加碘食盐冲销市场的现象加剧,不合格碘盐份数明显增加,内陆的居民合格碘盐食用率≤90% 的比例有所上升。

3.3   B 超法检测 8~10 岁儿童 7 307 名,发现甲状腺肿患者 31 名,平均甲肿率为 0.42%。在市级及县级水平,各市、县区的儿童甲肿率均<5%,不同年龄、性别的儿童甲肿率均<5%,儿童甲肿率维持在较低的水平,满足持续消除碘缺乏病的指标要求。

3.4   73 个监测县区儿童尿碘中位数为 181.60μg/L,<50μg/L 的比例为 5.13%,各市儿童尿碘中位数在 138.55~209.90μg/L 之间,各县区儿童尿碘中位数在 108.70~262.50μg/L 之间,符合国家消除碘缺乏病标准要求,绝大部分儿童机体碘营养水平能够满足生长发育的需要,全区儿童尿碘处在适宜水平。73 个县区的孕妇尿碘中位数为 128.20μg/L,有 7.14%(1/14)的市孕妇尿碘中位数<100μg/L,较 2016 年的 21.43%(3/14)降低了 14.29%;有 21.92%(16/73)的县区的孕妇尿碘中位数<100μg/L,较 2016 年的 13.51%(5/37)增加了 8.41%,根据《碘缺乏病防治工作研讨会会议纪要》中的消除碘缺乏病评价标准,孕妇尿碘中位数≥100μg/L 即可认为孕妇人群碘营养适宜,说明部分县区孕妇人群碘营养水平欠佳,胎儿的神经发育需要适宜的碘,其碘的来源需要从其母体即孕妇的血液获得,如果在此期间碘营养不足或欠佳,将影响其神经发育。

4   存在的问题及建议

4.1   部分地区制贩假盐问题突出,未加碘食盐冲销市场的现象加剧,尤其在沿海地区还较为严重,并形成向内陆地区延伸的趋势。需继续加强打击未加碘食盐冲销市场的行为,提高碘盐覆盖率。

4.2   部分县区孕妇碘营养水平欠佳,未能达到孕妇适宜碘营养标准。需继续组织力量,加大经费投入,探索提高特殊人群碘营养水平的办法。

4.3   需继续加强健康教育和宣传,提高群众碘缺乏病防治意识。

(撰稿人:廖敏   罗兰英)

2017年海南省碘缺乏病监测报告

根据《全国碘缺乏病监测方案》(2016版)和中国疾控中心地病中心《关于启动2017年公共卫生服务地方病防治项目的通知》的要求,海南省认真组织实施,按计划完成项目工作任务。现将工作总结如下:

1 项目组织管理

1.1 项目管理

海南省卫生计生委、省财政厅负责项目的组织、协调和监督,并根据项目内容统一编制有关项目的实施方案,在省疾控中心设立项目办,成立项目领导和技术小组,根据《国家卫生计生委办公厅关于印发全国碘缺乏病监测方案的通知》制定了《海南省2017年地方病防治项目实施方案》。各市县设立了县级项目办,成立项目领导和技术小组,组织实施各项工作。

1.2 项目启动与培训

3月21~22日省疾控中心在全省热带病与慢性病防控工作综合培训班对2017年碘缺乏病防治工作进行了部署。根据海南省实际情况,在全省21个市县区开展了重点人群碘营养监测,未开展碘盐监测。

1.3 项目实施与督导

4~5月份各市县确定监测点,6~8月份完成现场抽样监测,9~10月完成尿碘、碘盐实验室检测,11~12月份完成监测资料汇总。2016年13个市县区开展儿童甲状腺B超检测,故只对2016年未作儿童甲状腺B超检测的市县区要求必须检测B超,其他市县可以触诊法和B超法选做,结果是有12个市县区儿童甲状腺检测采用B超法,9个市县区采用触诊法。海南省卫生计生委于2017年5~8月组织疾控专家对乐东、文昌、屯昌、琼中、万宁、白沙、保亭等市县(区)开展督导检查,海口市疾控中心对海口4区开展督导。复核海口4区、临高、陵水、屯昌、琼中学生和孕妇尿样120份,家中食用盐40份,全省水样150份,复查结果一致性较好。

2 项目经费使用与管理

2017年度中央财政项资金49万,主要用于重点人群碘营养监测和生活饮用水水碘调查,无地方配套经费。

3 项目完成情况

3.1 家庭食用盐全省共采集家庭食用盐6 344份,其中儿童家庭食用盐4 122份,孕妇家庭食用盐2 124份;未加碘食盐149份,不合格212份,碘盐覆盖率为97.65%,碘盐合格率为96.58%,合格碘盐食用率为94%。盐碘中位数为24.80mg/kg,其中儿童盐碘中位数为24.80mg/kg,孕妇盐碘中位数为24.90mg/kg。

3.2 重点人群尿碘共检测孕妇尿碘2 124份,中位数为120.7μg/L,34.37%的孕妇尿碘中位数低于100μg/L。儿童尿碘4 220份,中位数为170.20μg/L,16.53%的儿童尿碘<100μg/L,4.26%的儿童尿碘<50μg/L;14.29%(603/4 220)的儿童尿碘>300μg/L。经Kruskal-Wallis检验,不同年龄别间儿童尿碘水平分布差异无统计学意义($P=0.273$),不同性别间儿童尿碘水平分布差异有统计学意义($P=0.003$),且男童尿碘水平(尿碘中位数=176.60μg/L)高于女童(尿碘中位数=165.55μg/L)。

3.3 儿童甲状腺肿患病情况。共检测2 216名儿童甲状腺容积,5名儿童患甲状腺肿,甲肿率为0.23%,其中,8岁组为0.36%,9岁组为0.20%,10岁组0.15%,经χ^2检验得,不同年龄别儿童甲肿率差别无统计学意义($P=0.726$);男童甲肿率为0.18%,女童甲肿率0.27%,经χ^2检验,不同性别间儿童甲肿率差别亦无统计学意义($P=0.455$)。

4 存在问题与建议

4.1 存在问题

4.1.1 相关部门对碘缺乏病防治工作的力度减

弱,防治工作成绩有下滑势头。监管力度削弱,假冒碘盐和未加碘食盐进入市场。少数沿海产盐市县碘盐覆盖率低,居民合格碘盐食用率未达到消除碘缺乏病标准(90%),主要原因是当地生产私盐直接冲销市场和居民家庭。个别市县儿童和孕妇的尿碘中位数低于 $100\mu g/L$。

4.1.2　碘缺乏病的健康教育力度仍薄弱,尤其是中西部少数民族地区和少数沿海地区的群众、学生的碘缺乏病的知晓率未达到 80%。

4.1.3　部分市县缺乏碘缺乏病防治专业人员和工作经费。碘缺乏病防治工作人员少,地方配套工作经费较少,碘缺乏病实验室检测设备近年有一定改善,但未全面改观。

4.2　建议

4.2.1　继续保持可持续的消除碘缺乏病防治机制,保持取得的成绩。提高临高碘盐覆盖率、合格碘盐食用率,协调发展改革、盐业等部门对未消除碘缺乏病的市县区进行私盐转产等综合治理的相关项目及投入,重点抓住未加碘食盐生产源头,阻断其流通渠道。

4.2.2　加强碘营养监测调研工作,对孕妇碘营养不足地区采取适当干预措施,以保障儿童和孕妇等敏感人群碘营养水平适宜。

4.2.3　加强以农村为重点的碘缺乏病防治宣传教育活动。除了利用每年开展宣传活动外,继续在不同时间加大宣传力度,加强对产盐区、边远地区的重点人群,开展广泛持久、形式多样的碘缺乏病健康教育活动,把碘缺乏危害的知识普及到广大农村和重点人群,提高全民对碘缺乏危害的认识,使群众自觉地接受碘盐、食用碘盐,建议孕产妇多吃海带、紫菜等富含碘的食物。

4.2.4　加强碘缺乏病防治网络建设,落实防治工作经费,提高碘缺乏病防治能力,保障防治工作的顺利开展,为海南省进一步做好碘缺乏病防治工作提供科学依据。

(撰稿人:吴红英)

2017 年重庆市碘缺乏病监测报告

1 监测范围

2017 年,重庆市在沙坪坝区、大渡口区、江北区、渝北区、永川区、大足区、合川区、巴南区、璧山区、开州区、忠县、城口县、涪陵区、武隆区、北碚区、綦江区、南川区、江津区、潼南区、铜梁区、长寿区、梁平区、垫江县、巫山县、巫溪县和万盛经开区 26 个区县开展碘缺乏病监测。其中,沙坪坝区、大渡口区、江北区、渝北区、永川区、大足区、合川区、巴南区、璧山区、开州区、忠县、城口县、涪陵区、武隆区 14 个区县采用 B 超法测量甲状腺容积。

2 质量保障

2.1 人员培训

2017 年 5 月,重庆市疾控中心召开了 2017 年重庆市地方病防治工作会,对 26 个区县碘缺乏病防治专业人员进行了监测技术培训,统一方案,统一操作方法与技术标准。

2.2 成立监测小组

由市疾控中心抽调专业人员 6 人组成 2 个监测小组,负责 14 个区县儿童甲状腺 B 超检查;区县疾控中心配合开展监测工作,现场采集盐碘、尿碘样品,并将尿样品送达指定片区实验室进行检测。

2.3 实验室质量控制

盐碘检测:由参加国家碘缺乏病参照实验室盐碘检测样品考核合格的 14 个区县疾控中心实验室人员负责盐碘检测工作;尿碘监测:由参加国家碘缺乏病参照实验室盐碘检测样品考核合格的万州区、涪陵区、黔江区、永川区等 4 个片区疾控中心实验室人员负责尿碘检测工作。

3 结果

3.1 儿童监测

3.1.1 甲肿率。14 个区县 70 所小学共调查 8~10 岁儿童 3 111 人,B 超法甲状腺肿患者 60 人,甲肿率为 1.93%。各监测区县甲肿率在 0.45%~2.74% 之间,最低是城口县为 0.45%,最高是合川区为 2.74%。甲肿率与 2016 年监测结果 2.19%(66/3 018)($P>0.05$)差异无统计学意义。年龄分布:8 岁、9 岁、10 岁组甲肿率分别为 2.06%、2.28%、1.44%。8 岁组与 9 岁组($P>0.05$)、8 岁组与 10 岁组($P>0.05$)、9 岁组与 10 岁组($P>0.05$)差异无统计学意义;8 岁、9 岁、10 岁组甲状腺容积中位数分别为 2.6ml、2.9ml、3.1ml,甲状腺容积随年龄增长而增大($P<0.01$)差异有统计学意义,与 2016 年监测结果(2.7ml、2.9ml、3.1ml)比较,各年龄组甲状腺容积无显著变化($P>0.05$)差异无统计学意义;性别分布:男、女甲肿率分别为 1.73%、2.12%,男与女之间($P>0.05$)差异无统计学意义。

3.1.2 盐碘。26 个区县共监测 8~10 岁儿童家庭食用盐 5 546 份,其中,碘盐 5 520 份,合格碘盐 5 094 份,未加碘食盐 26 份。碘盐覆盖率、合格率、合格碘盐食用率、未加碘食盐率分别为 99.53%、92.28%、91.85%、0.47%。碘盐均数在 23.2~30.7mg/kg 之间,最低是北碚区为 23.2mg/kg,最高是巫溪县为 30.7mg/kg,平均为 26.1mg/kg。碘盐覆盖率在 97.27%~100% 之间,达到 100% 有江北区、武隆区等 15 个区县,占 57.69%;碘盐合格率、合格碘盐食用率均在 71.75%~98.50% 之间,最低是城口县为 71.75%,最高是万盛经开区为 98.50%,<90% 的有城口县、永川区、大渡口区、巫山县、南川区、武隆区和垫江区等 7 个区县,占 26.92%,≥90% 的区县有忠县、万盛经开区等 19 个区县,占 73.08%。未加碘食盐率在 0.45%~2.73% 之间,最高是渝北区为 2.73%,最低是开州区为 0.45%,存在未加碘食盐的有渝北区、铜梁区等 11 个区县,占 42.31%。与 2016 年监测结果比较:碘盐均数比 2016 年(27.8mg/kg)下降了 6.12%;碘盐覆盖率上升了 0.39 个百分点,碘盐合格率下降了 2.14 个百分点,合格碘盐食用率下降了 1.76 个百分点,未加碘食盐率下降了 0.39 个百分点。

3.1.3　尿碘。26个区县8~10岁儿童共调查5 565人,尿碘中位数为221.9μg/L,尿碘值<50μg/L的占2.99%,50~99μg/L的占8.09%,100~199μg/L的占31.66%,200~299μg/L的占30.03%,≥300μg/L占27.24%。其中,8、9、10岁组尿碘中位数分别为218.7μg/L、223.7μg/L、222.3μg/L,各年龄组尿碘中位数无显著差异(P>0.05)差异有统计学意义。26个监测区县,尿碘中位数在181.8~315.2μg/L之间,最低是永川区为181.8μg/L,最高是大渡口区为315.2μg/L;中位数在100~199μg/L有武隆区、江北区等7个区县,占26.92%,200~299μg/L有巫溪县、长寿区等18个区县,占69.23%,≥300μg/L有大渡口区,占3.85%。与2016年监测结果比较:尿碘中位数比2016年(279.0μg/L)显著下降(P<0.01)差异有统计学意义;尿碘值<20μg/L(0.36%)上升了0.22个百分点,<50μg/L(1.55%)上升了1.44个百分点,50~99μg/L(5.10%)上升了2.99个百分点,100~199μg/L(21.60%)上升了10.06个百分点,200~299μg/L(27.10%)上升了2.93个百分点,≥300μg/L(44.63%)下降了17.40个百分点。

3.2　孕妇监测

3.2.1　盐碘。26个区县130个乡镇共监测孕妇家庭食用盐2 608份,其中,碘盐2 601份,合格碘盐2 433份,未加碘食盐7份。碘盐覆盖率、合格率、合格碘盐食用率、未加碘食盐率分别为99.73%、93.54%、93.29%、0.27%。碘盐均数在22.8~31.6mg/kg之间,最高是南川区为31.6mg/kg,最低是北碚区为22.8mg/kg,平均为26.0mg/kg。碘盐覆盖率在98.00%~100%之间,达到100%的有江北区、武隆区等20个区县,占76.92%;碘盐合格率、合格碘盐食用率均在72.00%~100%之间,最低是城口县为72.00%,最高是大足区为100,<90%的有城口县、巫山县、永川区、潼南区、南川区和巴南区等6个区县,占23.08%;未加碘食盐率在0.99%~2.00%之间,最高是渝北区为2.00%,最低是铜梁区为0.99%,存在未加碘食盐的有渝北区、南川区、巫山县、潼南区、江津区和铜梁区等6个区县,占23.08%。

3.2.2　尿碘。26个区县130个乡镇孕妇尿碘共监测2 607人,尿碘中位数为171.9μg/L,尿碘值<50μg/L占5.52%,50~99μg/L占13.77%,100~199μg/L占41.89%,200~299μg/L占24.47%,≥300μg/L占14.38%。孕妇尿碘中位数比2016年(193.8μg/L)显著下降(P<0.01)差异有统计学意义。孕妇尿碘中位数在121.0~276.0μg/L之间,最高的是长寿区为

276.0μg/L,最低的是垫江区为121.0μg/L;中位数<150μg/L有垫江区、渝北区等7个区县,占26.92%;150~249μg/L的有大渡口区、巫溪县等18个区县,占69.23%,250μg/L以上的有长寿区1个区县,占3.85%。

3.3　新生儿甲减(TSH)筛查

3.3.1　初筛。在26个监测区县中,除涪陵区、铜梁区、巫溪县和城口县等4个区县未收集上报新生儿甲减筛查数据资料外,其余22个区县在当地妇幼保健机构收集上报了新生儿甲减筛查数据资料。22个区县新生儿甲减共筛查23 830人,TSH(时间分辨免疫荧光分析法)升高(≥9.0μIU/ml)198人,检出率为0.83%。检出率在0~7.80%之间,最高是开州区为7.80%,江北区、渝北区、大足区、潼南区和忠县等5个区县未检出。

3.3.2　复查。沙坪坝区、巫山县等13个区县对初筛TSH升高(≥9.0μIU/ml)可疑者进行了复查,共复查130人,TSH(时间分辨免疫荧光分析法)升高确诊病例(≥9.0μIU/ml)13人,检出率为0.08%。与2016年复查确诊病例检出率(0.07%)结果基本一致。

4　盐碘、尿碘样品检测与市级复核情况

26个碘缺乏病监测区县,学生、孕妇盐碘样品由各区县疾控中心负责检测,共完成盐碘含量检测8 154份;学生、孕妇尿碘样品分别由万州区、涪陵区、黔江区和永川区4个片区疾控中心实验室负责检测,共完成尿碘含量检测8 172份。市疾控中心对26个监测区县的学生、孕妇盐碘样品进行了复核,共完成盐碘样品404份、尿碘样品397份市级复核。

5　结果分析

本次监测8~10岁儿童甲肿率为1.93%,学生家庭食用盐合格碘盐食用率为91.85%,尿碘中位数为221.9μg/L,且<50μg/L的比例为2.99%;孕妇合格碘盐食用率为93.29%,尿碘中位数为171.9μg/L,且<50μg/L的比例为5.52%,各项指标均达到国家消除碘缺乏病标准,重庆市持续保持消除碘缺乏病状态。14个区县70所小学共调查8~10岁儿童3 111人,B超法甲状腺肿患者60人,甲肿率在0.45%~2.74%之间,平均为1.93%,在2016年的基础上,约有下降,保持在国家消除标准范围之内,达到历史最低水平。8~10岁儿童家庭食用盐,盐碘中位数为26.1mg/kg,碘盐覆盖率、合格率、合格碘盐食用率、未加碘食盐

率分别为 99.53%、92.28%、91.85%、0.47%,碘盐覆盖率维持在高水平,碘盐合格率和合格碘盐食用率比 2016 年有所下降。其中,碘盐合格率、合格碘盐食用率均<90% 的有永川区、城口县等 7 个区县,占 26.92%,是近 4 年来少有的现象;存在未加碘食盐的有渝北区、铜梁区等 11 个区县,占 42.31%,存在未加碘食盐的范围扩大。孕妇家庭食用盐结果与学生盐结果基本一致。8~10 岁儿童尿碘中位数为 221.9μg/L,比 2016 年(279.0μg/L)显著下降;尿碘频数分布与 2016 年比较,100~199μg/L 上升了 10.06 个百分点、200~299μg/L 上升了 2.93 个百分点、≥300μg/L 下降了 17.40 个百分点。随着高含量尿碘频数的比例的减少,适宜尿碘含量频数的比例增加,尿碘中位数的显著下降,说明重庆儿童尿碘中位数基本处于适宜水平。孕妇尿碘中位数为 171.9μg/L,总体处于适宜水平。但是,中位数<150μg/L 的垫江区、渝北区等 7 个区县,孕妇存在碘营养不足的现象,有缺碘的风险。新生儿甲减筛查,初筛检出率为 0.83%,复查确诊检出率为 0.08%,这一现象是否与孕妇碘不足有关,有待进一步研究。

6 问题与建议

6.1 未加碘食盐和不合格碘盐广泛存在,合格碘盐食用率下降

2017 年监测结果显示,碘盐合格率、合格碘盐食用率均<90% 的区县数有 7 个,是近年来最多的一次,占 26.92%;存在未加碘食盐的有 11 个区县,占 42.31%,存在未加碘食盐的范围在扩大。说明自 2016 年开始盐业体制改革后,食盐市场开放,食盐供应渠道发生变化,有碘含量偏低的碘盐和未加碘食盐流入市场,导致未加碘食盐和不合格碘盐广泛存在,合格碘盐食用率下降。这一现象对重庆持续巩固碘缺乏病防治效果有较大的影响,应高度重视。卫生部门要继续加强监测,掌握变化趋势,及时通报反馈监测信息;盐业、质监、工商等部门加强盐业市场监督和管理,保证广大人民群众食用合格碘盐,保

障人民群众身体健康。

6.2 部分区县孕妇碘营养不足,存在缺碘风险

全市孕妇尿碘中位数为 171.9μg/L,总体处于适宜水平。但是,中位数<150μg/L 有 7 个区县,占 26.92%,这部分区县孕妇存在碘不足的现象,有缺碘的风险。因此,对孕妇应加强碘缺乏病健康教育,提高碘缺乏危害的认识,增强防治碘缺乏病的健康意识,自觉购买和食用碘盐。同时,应适当采取其他补碘措施,保障胎儿的正常发育。

6.3 新生儿甲减筛查数据收集困难

新生儿甲减筛查数据,是国家碘缺乏病监测方案中的选择指标,需要从当地妇幼保健机构去收集相关信息资料。重庆妇幼保健部门对区县要求不一致,仅有部分区县开展了新生儿甲减筛查工作,因此区县疾控中心从妇幼保健部门收集到新生儿甲减筛查数据资料不够完整,缺失较多,统计分析意义不大,并且数据收集非常困难。

6.4 新生儿、孕妇甲功数据无法收集

新生儿、孕妇甲功数据资料,也需要从当地妇幼保健机构去收集,大部分区县妇幼保健机构没有开展新生儿、孕妇甲功检测工作,数据资料无法收集。

6.5 尿碘、盐碘样品保存、运输不规范

个别区县没有严格按照冷藏要求保存尿碘样品,出现将尿碘样品冷冻保存现象,影响尿碘含量检测质量;有的区县将尿碘、盐碘样品混装在一个容器内进行运输,造成盐碘对尿碘的污染。各区县地方病防治人员应加强学习,严格按照方案要求保存和运输样品。

6.6 尿碘、盐碘复核样品送检不及时

2017 年部分区县尿碘、盐碘样品现场采集后 1~2 个月才将复核样品送到市疾控中心进行复核,影响了样品的复核质量和进度。在今后的工作中,要及时将样品送达指定的实验室。

(撰稿人:周爽 谢君)

2017 年四川省碘缺乏病监测报告

为进一步掌握人群碘营养状况、碘缺乏病病情消长趋势以及防治措施落实情况和成效,积极推进"因地制宜、分类指导、科学补碘"的防控策略,适时采取针对性干预措施提供依据,按照中国疾病预防控制中心地方病控制中心《关于做好 2017 年地方病防治项目有关工作的通知》《四川省疾病预防控制中心关于开展 2017 年碘缺乏病监测工作的通知》要求和《四川省碘缺乏病监测方案(2016 版)》的内容,四川省在全省 2/3 的县即 123 个县(市、区)开展了碘缺乏病监测工作并已完成,现将监测工作总结如下。

1 组织领导

为使监测工作科学、规范、有序地实施,及时制定了《四川省卫生计生委办公室关于印发四川省 2017 年中央财政补助艾滋病等重大疾病防治项目第一批资金实施方案的通知》和《四川省 2017 年中央财政补助(第一批资金)地方病防治项目管理方案》,明确了经费保障、项目目标、实施范围和项目内容等。

2 监测内容

2.1 开展培训

2017 年 3 月省疾病预防控制中心地病所在成都举办了 2017 年全省碘缺乏病防治项目启动暨培训班,来自全省 21 个市(州)疾控中心地方病科长、碘缺乏病防治专业人员、实验室检测人员以及受邀的各市(州)卫生计生委疾控科科长共计 96 人参加了培训。培训班对全省地方病防治成绩与挑战、中央补助四川省碘缺乏病监测方案和碘盐监测方案、2016 年碘缺乏病监测和碘盐监测总结报告、碘缺乏病实验室检测及质量控制、甲状腺容积 B 超检测等内容进行了培训和讲解。为促进全省各地区之间的工作经验交流和问题讨论,培训班还请全省 21 个市(州)参会人员介绍了各地碘缺乏病防治工作的做法、成效和经验以及存在的问题和建议。为提高培

训实效和监测质量,在甲状腺容积 B 超检测理论培训后开展了学员现场实践操作并予以指导和讲解。同时培训班对 2017 年全省碘缺乏病监测工作做了安排部署并作出明确要求:一是在防治经费因素法分配和盐业体制改革新形势下提高监测敏感度和预警能力;二是各地务必高度重视列入 2017 年全省卫生计生民生工程地方病防治项目的管理和实施以及资金执行;三是开展碘缺乏病监测是防治形势所需,以持续巩固碘缺乏病防治成效,要做好工作汇报,各市(州)要做好县区级培训,明确项目任务、内容和时间进度等要求。

为进一步规范监测工作的实施,解决存在的问题,2017 年 8 月省疾病预防控制中心地病所在成都举办了四川省碘缺乏病监测技术培训班,来自全省 21 个市(州)疾控中心和 2017 年碘缺乏病监测项目县疾控中心的碘缺乏病防治专业人员共计 112 人参加了培训。培训班重点对全省碘缺乏病防治现状及"十三五"防治工作、全国碘缺乏病监测信息管理系统的使用和数据审核、能力调查情况和监测中的问题等内容进行了培训和讲解。为提高培训实效,在监测信息管理系统培训后现场开展了监测数据录入和审核等实践操作并予以指导和答疑。

2.2 督导检查

2017 年 4 月至 9 月省级和市级采取现场督导检查与电话、网络督导指导相结合的方式了解各项目县执行进度、资金分配及使用情况、执行方案的一致性、抽样方法和样本采集的规范性、检测技术的准确性、资料收集的可靠完整性等,及时发现和解决监测工作具体执行中存在的问题。按照监测方案要求,省级至少对 1 个监测县和 1 个监测乡进行现场督导,实际共现场督导 10 个市(州)的 22 个县(区)的 110 个乡(镇),同时参与并现场指导完成 8~10 岁儿童甲状腺容积的 B 超检测;各市(州)均按方案要求参与并指导了所辖项目县的监测工作;各监测县总体能按照方案的抽样方法、样本采集、资料收集等要求开展。

2.3　实验室检测

2.3.1　参加国家外质控考核。2017 年 2 月，根据《国家碘缺乏病参照实验室印发关于开展 2017 年全国碘缺乏病实验室质量控制考核的通知》要求，及时制定下发了《四川省疾病预防控制中心关于开展 2017 年四川省碘缺乏病实验室质量控制考核的通知》，组织省级和全省 21 个市级尿碘、盐碘和水碘实验室以及县级 77 个盐碘实验室、70 个尿碘实验室和 19 个水碘实验室参加全国碘缺乏病实验室外质控考核。《四川省疾病预防控制中心关于 2017 年全省碘缺乏病实验室质控网络考核结果的通报》显示所有参加全国碘缺乏病实验室外质控考核的结果判定均为合格。

2.3.2　样品检测质量控制。各市（州）或县级疾病预防控制中心检测尿碘和盐碘时采用标准物质和内控措施进行质量控制，同时按方案要求留存尿样和盐样。按照省疾病预防控制中心在现场督导时至少在 1 个监测县随机抽取该县 5% 的样品进行复核检测的方案要求，分别在 2 个市的 2 个监测县共随机抽取盐样 30 份、尿样 30 份进行省级复核。

2.4　数据资料管理上报

各级疾病预防控制中心设有专人负责监测数据信息管理，以确保监测数据在收集、整理、录入、审核、分析和上报过程中的准确性和完整性；各种原始资料按要求及时分类、归档。

3　监测结果

3.1　基本情况

全省开展监测工作的项目县 123 个，均不沿海，其中国家级贫困县 36 个；地理类型属于平原、山区和丘陵的分别为 14 个、51 个和 54 个，其他类型 4 个。123 个监测县人口总数为 6 421.523 万，其中农业人口 3 613.369 3 万（占 56.27%）；上一年度监测县 GDP 范围为 4 700 万元~14 065 800 万元，县均 1 783 743.15 万元；上一年度监测县人均可支配收入范围为 0.38 万元~10.354 7 万元。监测乡 615 个，人口总数 1 584.031 2 万；地理类型属于平原、山区和丘陵的分别为 75 个、242 个和 256 个，其他类型 42 个；上一年度监测乡 GDP 范围为 118.5 万元~3 450 000 万元，乡均 56 739.710 6 万元；上一年度监测乡人均可支配收入范围为 0.15 万元~14.69 万元。

3.2　甲状腺肿患病情况

在全省 21 个市（州）的 61 个监测项目县（市、区）采用 B 超法共检测 8~10 岁儿童甲状腺容积 12 352 人，男女儿童分别为 6 209 人和 6 143 人（分别占 50.27% 和 49.73%）；8~10 岁各年龄段人数分别为 3 488 人、5 331 人和 3 533 人（分别占 28.24%、43.16% 和 28.60%）。检测出甲状腺肿患者 199 人，甲肿率 1.61%，其中男女儿童甲状腺肿患者分别为 92 人和 107 人，8~10 岁各年龄段肿大人数分别为 76 人、94 人和 29 人。以县级区划为单位来看，8~10 岁儿童甲肿率均<5%。

3.3　尿碘

3.3.1　8~10 岁儿童尿碘。共检测 8~10 岁儿童尿样 24 790 份（男女分别为 12 444 份和 12 346 份），尿碘中位数 188.00μg/L（男女分别为 193.70μg/L 和 182.02μg/L），其中尿碘<50μg/L 的 910 份（占 3.67%）。以县级区划为单位来看，儿童尿碘中位数<100μg/L 的县 2 个（小金县 81.95μg/L、丹棱县 87.75μg/L），100~200μg/L（不含）的县 67 个，200~300μg/L（不含）的县 52 个，≥300μg/L 的县 2 个（会理县 356.90μg/L、昭化区 357.36μg/L）；尿碘<50μg/L 的比例<20% 的县 122 个，≥20% 的县 1 个（小金县 24.50%）。

3.3.2　孕妇尿碘。①孕妇基本情况：共监测孕妇 11 540 人，年龄为 27.15 岁 ±5.15 岁，早中晚孕分别为 1 712 人、5 260 人和 4 568 人；无甲状腺疾病史的 11 439 人，有甲状腺疾病史的 101 人（以甲状腺功能减退症为主共有 61 例、亚临床甲状腺功能减退症 3 例、甲状腺功能亢进症 26 例、甲状腺结节 3 例、甲状腺炎 3 例、甲状腺肿 2 例、甲状腺乳头状癌 1 例、甲状腺过氧化物酶抗体偏高 1 例、甲状腺疾病名称不详 1 例）；甲状腺功能减退者服药，均服用左甲状腺素钠片（优甲乐），剂量为 25~75μg/d。②尿碘：共检测孕妇尿样 11 540 份，尿碘中位数 170.55μg/L，其中尿碘<50μg/L 的 597 份（占 5.17%）。以县级区划为单位来看，孕妇尿碘中位数<100μg/L 的县 3 个（射洪县 63.23μg/L、九寨沟县 94.50μg/L、稻城县 97.20μg/L），100~150μg/L（不含）的县 34 个，150~250μg/L（不含）的县 81 个，250~500μg/L（不含）的县 5 个，没有≥500μg/L 的县；尿碘<50μg/L 的比例<20% 的县 119 个，≥20% 的县 4 个（九寨沟县 21.10%、阆中市 23.00%、安岳县 23.00%、汶川县 27.27%）。

3.4　盐碘

3.4.1　8~10 岁儿童家庭盐碘。共检测 8~10 岁儿童家庭盐样 24 790 份，碘盐覆盖率为 99.52%，合格碘盐食用率为 94.62%，碘盐合格率为 95.08%，食用盐碘中位数为 27.10mg/kg;加碘盐中位数 27.10mg/kg,均数 ± 标准差为 27.40mg/kg ± 4.43mg/kg,变异系数为 16.17%。

3.4.2　孕妇家庭盐碘。共检测孕妇家庭盐样 11 540 份,碘盐覆盖率为 99.58%,合格碘盐食用率为 95.04%,碘盐合格率为 95.45%,食用盐碘中位数为 27.11mg/kg;加碘盐中位数为 27.10mg/kg,均数 ± 标准差为 27.47mg/kg ± 4.40mg/kg,变异系数为 16.02%。

3.4.3　盐碘汇总。共检测居民户盐样 36 330 份,其中碘盐 36 161 份,未加碘食盐 169 份,合格碘盐 34 424 份。碘盐覆盖率为 99.53%,未加碘食盐率为 0.47%,合格碘盐食用率为 94.75%,碘盐合格率 95.20%。食用盐碘中位数为 27.10mg/kg,加碘盐中位数为 27.10mg/kg、均数 ± 标准差为 27.42mg/kg ± 4.42mg/kg、变异系数为 16.12%。以县级区划为单位来看,碘盐覆盖率均≥95%,合格碘盐食用率>90% 的县 109 个(除外 14 个,德格县为 74.11%、郫都区为 74.67%、阆中市为 80.00%、冕宁县为 81.27%、南部县为 82.67%、隆昌市为 83.33%、仪陇县为 84.33%、平昌县为 85.33%、双流区为 87.67%、会理县为 88.33%、雷波县为 88.33%、东坡区为 89.67%、华蓥市为 89.67%、高坪区为 90.00%)。

3.5　甲状腺相关筛查

监测项目县共收集上一年度新生儿甲减筛查 TSH 结果 197 881 人,结果异常 1 305 人,异常率为 0.66%;甲减筛查复检的新生儿甲功和抗体检测结果 653 人,结果异常 117 人,异常率为 17.92%;孕妇甲功和抗体检测结果 38 112 人,结果异常 2 253 人,异常率为 5.91%。

3.6　地方性克汀病搜索

按照监测方案"以县级为单位,历史上曾有地克病流行,本年度孕妇或 8~10 岁儿童尿碘中位数 <100μg/L 即可启动"开展碘缺乏病高危地区地方性克汀病搜索的条件,本年度监测结果显示小金县、丹棱县的儿童尿碘中位数和射洪县、九寨沟县、稻城县的孕妇尿碘中位数<100μg/L,其中除了九寨沟县历史上都不曾有地克病流行,因此九寨沟县达到需要开展碘缺乏病高危地区地方性克汀病病例搜索的启动条件。

4　监测结论

本次监测省级水平居民户碘盐覆盖率为 99.53%、合格碘盐食用率为 94.75%,8~10 岁儿童甲肿率为 1.61%,儿童尿碘中位数为 188.00μg/L,100μg/L 以下的比例为 14.84%、50μg/L 以下的比例为 3.67%。监测结果显示省级水平碘盐、甲状腺肿、尿碘指标均继续达到 GB 16006—2008《碘缺乏病消除标准》,继续保持消除碘缺乏病状态。

5　亮点与经验

5.1　将技术指导融入监测一线

碘缺乏病监测项目工作涉及现场工作较多,包括尿样和盐样的采集、儿童甲状腺容积、B 超法检测等,尤其是其中儿童甲状腺容积 B 超法检测现场工作技术性较强且部分地区专业人员不足,技术较薄弱,需要省级予以支持指导。省疾控中心地病所携带便携式 B 型超声诊断仪在监测现场一线支持开展项目工作的同时指导基层技术人员组织现场工作和实际操作,在干中学、在干中练,逐步提高专业技术水平和开展现场工作的能力。

5.2　培训以问题为导向,理论与实践相结合

在防治项目工作启动培训和技术培训中,省疾控中心地病所紧紧围绕培训目的和项目工作开展的需求,以问题为导向,着重解决实际问题,除了省级地方病专业师资开展培训外还邀请理化所专家开展实验室检测质量控制等内容的培训。结合实际工作开展的需要培训班在理论培训之后组织学员现场操作甲状腺容积 B 超法检测和使用全国碘缺乏病监测信息管理系统并予以指导和答疑,为提高项目工作质量提供保障。理论与实践相结合的培训方法也将用于数据审核等操作性较强的培训中。

6　问题与建议

6.1　促进部门沟通配合,提高数据收集的规范性和完整性

根据《四川省碘缺乏病监测方案(2016 版)》中职责与分工的要求"各县级妇幼保健机构负责收集上一年度新生儿甲减筛查结果、甲减筛查复检的新生儿甲功和抗体检测结果以及孕妇甲功和抗体检测结果,填入表格,并于每年 7 月 31 日之前报送县级疾病预防控制中心",全省各地监测县在上述数据收集填报过程中执行效果欠佳,各地反映的问题主要有一是疾控机构与妇幼保健机构沟通配合缺乏有效途径;二是妇幼保健机构在平时数据收集填报过程中积极性不够,数据规范性和完整性欠佳。建议一是由各地卫生行政部门组织当地疾控机构和妇幼保健机构进行有关项目工作内容的沟通与交流并建立

长效机制,指定专人负责收集按时填报,以促进有关数据收集填报过程的有效配合,提高数据的规范性和完整性;二是探讨上述有关数据的收集能否直接通过卫生行政部门中的妇幼保健机构处获取。

6.2　进一步提高监测数据的参考价值

随着每年监测项目县的逐步增加直至全覆盖,新生儿甲减筛查结果、甲减筛查复检的新生儿甲功和抗体检测结果以及孕妇甲功和抗体检测结果等数据将更为丰富,如何进一步更充分的利用和更全面的评价是目前面临的主要问题之一,建议给予统一的指导方法。

6.3　进一步完善全国碘缺乏病监测信息管理系统,提高监测数据管理效率

全国碘缺乏病监测信息管理系统的建成和投入使用极大地促进了碘缺乏病监测等工作的信息化和数据管理的规范性,但在全省各地实际使用过程中发现可以通过逐步完善系统进一步提高对监测数据的管理效率并建议增加以县为单位的监测数据导入功能以及地区详情的导出功能,完善系统统计指标结果的准确性和完整性。

（撰稿人:李津蜀　张莉莉　简鸿帮）

2017 年贵州省碘缺乏病监测报告

根据《全国碘缺乏病监测方案》(2016 版),贵州省 2017 年 2/3 的县开展人群碘营养监测工作,剩余 1/3 的县继续按照《全国碘缺乏病监测方案》(2012 版)开展碘盐监测工作,报告如下。

1 基本情况

贵州省境内均处于缺碘状况,曾是碘缺乏病的重病区之一。1978 年防治前的调查结果显示,全省 88 个县均是碘缺乏病病区,人群甲肿率在 25%~60% 之间,尿碘在 25.0~63.2μg/g Cr 之间。通过长期坚持以食盐加碘为主的综合防控措施,2010 年全省 88 个县(市、区)均实现了消除碘缺乏病目标,2015 年"十二五"终末期考核评估达到消除碘缺乏病控制标准。

2 监测范围

2.1 碘营养监测

贵阳市、遵义市、安顺市、黔东南州、黔南州所辖县(市、区)及仁怀市、威宁县共计 59 个县(市、区)。

2.2 碘盐监测

六盘水市、毕节市、铜仁市、黔西南州所辖县(市、区)及贵安新区,共计 30 个县(市、区)。

3 质量控制

3.1 人员培训

3.1.1 贵州省疾控中心对市(州)及县(市、区)疾控中心相关人员开展方案培训,确保监测方法统一、技术规范和协调有序。

3.1.2 市疾控中心对所辖县(市、区)疾控中心尿碘检测人员进行培训,受训人员经考核合格后方可开展尿碘检测工作。

3.2 样品采集

3.2.1 尿样采集前,学生、孕妇必须用自来水冲洗手后,再采集尿样以免尿样被污染;采集尿样时,应避免过多饮水造成尿液稀释。

3.2.2 每一个学生或孕妇的盐样与尿样编号应一致。

3.3 实验室检测

3.3.1 检测过程。严格按照检测方法的要求进行检测,标准曲线的相关系数绝对值必须达到 0.999 以上,在每一批检测样品中,必须同时测定标准物质控制检测质量。

3.3.2 结果的有效数:检测结果保留小数点后面 1 位。

4 结果与分析

4.1 碘营养监测

4.1.1 孕妇。尿碘水平:以世界卫生组织推荐孕妇尿碘中位数适宜水平 150~250μg/L 为标准,县级层面全省 59 个县(市、区)有 27 个县(市、区)未达到适宜水平,占 45.8%;市(州)层面有黔南州未达到适宜水平;盐碘水平:盐碘中位数均处于贵州省碘盐浓度范围在 21~39mg/kg 之间,合格碘盐食用率在 65%~100% 之间。花溪区等某些县孕妇尿碘中位数与盐碘中位数及合格碘盐食用率出现分离现象,即盐碘中位数高、合格碘盐食用率高,孕妇尿碘中位数反而低,甚至低于适宜水平;平坝区合格碘盐食用率 74%,孕妇尿碘中位数竟高达 358.4μg/L。

4.1.2 学生。甲状腺肿患病情况:因该项工作 3 年进行一次,故每县完成的检查数量参差不一。甲肿率在 0~5% 之间,有播州等 4 个县甲肿率达到 5%,未达到消除碘缺乏病控制标准;尿碘水平:59 个县(市、区)8~10 岁学生尿碘中位数在 124.6~325.0μg/L 之间,仅桐梓县尿碘中位数>300μg/L 为碘过量,其余均在适宜及超过适宜水平。碘盐浓度调整后,以学生为代表的普通人群碘营养水平达到适宜水平;盐碘水平:盐碘中位数均处于贵州省碘盐浓度范围在 21~39mg/kg 之间,合格碘盐食用率在 66%~100% 之间;学生同样存在尿碘中位数及甲肿率与盐碘中位数及合格碘盐食用率分离现象。

4.2 碘盐监测

4.2.1　贵安新区是新成立的独立机构，无疾控中心，故未开展碘盐监测工作；开展碘营养监测的县以孕妇和学生的盐样份数合在一起计算合格碘盐食用率。

4.2.2　全省盐碘中位数 27.3mg/kg，碘盐覆盖率 99.29%，此 2 项指标与 2016 年监测数据盐碘中位数 27.7mg/kg，碘盐覆盖率 99.75%，相比无差异，合格碘盐食用率 93.13% 较 2016 年 94.64 下降 1.51 个百分点；县级层面有 16 个县（市、区）合格碘盐食用率低于 90%，较 2016 年的 10 个县（市、区）增加 6 个百分点；市（州）层面遵义市、安顺市合格碘盐食用率低于 90%，2016 年市（州）合格碘盐食用率均>90%。

5　讨论

贵州省历史上是我国碘缺乏病重病区，多年来通过普遍食盐加碘和健康教育促进的综合防治措施，碘缺乏病防治工作取得了可喜的成绩，人群碘营养水平处于较适宜的理想水平，在"十二五"碘缺乏病终期考核评估中，仅威宁、黎平、江口、德江 4 个县未达标，全省达到消除碘缺乏病控制标准；2017 年监测数据，孕妇尿碘中位数、8~10 岁儿童甲肿率、居民户合格碘盐食用率对照碘缺乏病消除标准出现下滑，2018 年十三五碘缺乏病中期考核评估，贵州省情况不容乐观。2012 年贵州省调整碘盐浓度为 30mg/kg（21~39mg/kg），通过几年的监测，8~10 岁学生尿碘中位数由>300μg/L 碘过量回归至适宜水平，说明以学生为代表的普通人群食用 30mg/kg（21~39mg/kg）的碘盐，能够满足其碘营养需求，达到防治碘缺乏病的目的。以孕妇为代表的重点人群碘营养水平较 2015 年"十二五"终末期考评下降，尿碘中位数低于 150μg/L 的县增加（2015 年为 29.5%，2017 年为 45.8%），处于边缘性缺碘和缺碘状态的比例增加，这个现象应引起高度关注。监测结果出现分离现象，原因分析如下：①各相关单位对市场监管未能到位，销售市场出现低于贵州省浓度标准的食盐；②不正确舆论导向，食用或交替食用未加碘食盐的人群增加，尤其在城镇更为显著；③在孕妇及学生的尿样采集中，大量喝水可能稀释尿样，导致尿碘水平下降；④医疗机构 B 超医生的操作、读数需要进一步规范；⑤县级实验室的检测能力需要进一步提高。

6　建议

6.1　加强地方病工作的管理，持续消除地方病的危害。由于贵州省外环境缺碘的状况无法改变，"食盐加碘"依然是贵州省防治碘缺乏病的主要措施，所以还要继续加强加碘盐宣传管理，防止未加碘食盐冲击市场，加大碘盐和人群碘营养监测力度，合理调整碘盐浓度，逐步使贵州省人群碘营养水平趋于合理。

6.2　加强食盐市场管理，确保销售符合贵州省浓度的碘盐。

6.3　加强健康教育与健康促进活动，坚持正确舆论导向，宣传科学、合理补碘，正确防治碘缺乏病。

6.4　关注孕妇等重点人群碘营养水平，杜绝克汀病的发生，提高人口素质。

（撰稿人：李杨　周德梅）

2017年云南省碘缺乏病监测报告

云南省外环境普遍缺碘,是历史上碘缺乏病流行较为严重的省份之一,多年来,通过实施食盐加碘为主的综合防治措施,人群碘营养状况总体得到改善,碘缺乏病病情得到有效控制。为及时掌握人群碘营养状况及病情消长趋势,积极推进因地制宜、分类指导和科学补碘的防控策略,2012年以来,实行了"25mg/kg±30%"的食盐加碘新标准。2017年按照国家方案要求,云南省完成了碘缺乏病监测工作。

1 监测范围和内容

1.1 碘缺乏病监测

按照《全国碘缺乏病监测方案》(2016版)要求,在86个县(市、区),每个监测县按东、西、南、北、中划分5个抽样片区,在每个片区各随机抽取1个乡镇,每个乡镇各抽取1所小学校,每所小学抽取8~10岁非寄宿学生40人;在所抽取的5个乡镇中每个乡镇抽取20名孕妇。开展8~10岁学龄儿童甲状腺容积测定以及尿碘含量、家中盐样盐碘含量检测;孕妇尿碘含量和食用盐碘含量检测。

1.2 碘盐监测

在43个县(市、区)开展居民户碘盐监测。每个项目县按照东、西、南、北、中片区方位抽取5个乡镇,每个乡镇抽取4个村,每个村抽取15份盐样,共300份居民户食用盐进行盐碘含量监测。

2 结果

2.1 碘缺乏病监测

2.1.1 8~10岁儿童监测结果。甲状腺B超检查:在86个监测县对17 418名儿童进行甲状腺B超检查,甲状腺容积平均值为2.72ml;共检出258名儿童患甲状腺肿,甲肿率为1.48%。有6个县甲肿率≥5%,分别是五华区(5.05%)、开远市(8%)、弥勒市(5.5%)、大理市(7%)、漾濞县(5%)、武定县(5%)。

2.1.2 儿童食盐监测。86个监测县共检测儿童家庭食用盐17 415份,盐碘中位数为24.64mg/kg。其中未加碘食盐192份,未加碘食盐率为1.1%,其中>5%的有3个县,分别为:宣威市(6%)、施甸县(5.85%)和南华县(8%);碘盐覆盖率为98.9%,所有监测县的碘盐覆盖率均≥90%;碘盐合格率为95.98%,有4个县<90%,分别为:昭阳区(83.1%)、鲁甸县(73.87%)、盐津县(79.4%)、临翔区(89.29%);合格碘盐食用率为94.94%。有4个县<90%,分别为:昭阳区(80.09%)、鲁甸县(71.71%)、盐津县(79.0%)、大理市(89.0%)、临翔区(87.5%)。

2.1.3 儿童尿碘监测。在86个项目监测县共检测17 412名学龄儿童尿碘,尿碘中位数为218.65μg/L。以县为单位,尿碘中位数范围为129.90~345.45μg/L,27个县尿碘中位数在100~199μg/L之间,占31.4%,处于WHO推荐的适宜水平;57个县尿碘中位数在200~299μg/L,占66.23%,处于高于适宜量水平;2个县≥300μg/L,占2.33%,处于碘过量。

2.1.4 孕妇监测结果。孕妇家中食盐:86个项目监测县共检测孕妇的家庭食用盐8 794份,盐碘中位数为24.96mg/kg。未加碘食盐94份,未加碘食盐率为1.07%,其中≥5%的有4个县,分别为:宣威市(7.62%)、马龙县(5.77%)、隆阳区(8.18%)和南华县(5%);碘盐覆盖率为98.93%,全部项目监测县的碘盐覆盖率均≥90%;碘盐合格率为95.91%,有4个县<90%,分别为:寻甸县(86.6%)、盐津县(85%)、广南县(89.22%)和剑川县(78.7%);合格碘盐食用率为94.88%。有8个县(4.65%)<90%,分别为:元阳县(89%)、广南县(88.35%)、马龙县(86.54%)、宣威市(87.62%)、隆阳区(87.27%)、盐津县(85%)、寻甸县(82.35%)、剑川县(77.98%)。

2.2 孕妇尿碘监测

全省共监测86个项目县8 784名孕妇尿碘,孕妇尿碘中位数为163.66μg/L,尿碘中位数范围为62.45~293.5μg/L;30个县尿碘中位数<150μg/L,占34.88%,处于碘营养不足水平,其中1个县(耿马县)<100μg/L,占1.16%;53个县尿碘中位数在

150~249μg/L 之间,占 61.63%,处于碘营养适宜水平;3 个县尿碘中位数的 250~293.5μg/L,占 3.49%,处于高于适宜量水平;没有碘过量的县。

2.2.1　碘制剂服用情况。共有 11 人服用碘制剂,分别是:富民县 3 人、江川区 2 人、澄江县 2 人、元谋县 2 人和泸水市 1 人、绥江县 1 人。

2.2.2　省级复核结果。由于耿马县的尿碘较低,云南省地方病防治所对耿马县进行居民户食用盐和尿样采样检测,采样点为县级监测的自然村中尿碘检测结果较低的 4 个自然村,分别是耿马镇的南木弄村和芒国村,贺派乡的芒抗村以及孟定镇的城关村。采集盐样 59 份,盐碘中位数为 27.28mg/kg,合格碘盐 56 份,碘盐覆盖率为 100%,碘盐合格率为 94.92%,合格碘盐食用率为 94.92%。共采集尿样 65 份,总体上,人群尿碘水平较县级采样测定结果高,处于碘适宜水平。中位数为 178.89μg/L,<150μg/L 占 35.4%,150~249μg/L 占 47.7%,250~499μg/L 占 16.9%,无≥500μg/L 的尿样。

2.3　碘盐监测

86 个按新方案开展碘缺乏病监测的县每县采集 200 份儿童家中食盐和 100 份孕妇家中食盐,在其余 43 个县每县采集 300 份居民户食盐,进行碘含量测定。86 个儿童和孕妇家中食盐碘含量监测结果上面已述,为全面掌握各县碘盐监测情况,现将儿童和孕妇碘盐监测数据进行合并分析。全省 129 个县共监测 39 105 份居民食用盐,盐碘中位数为 24.81mg/kg,未加碘食盐 444 份,未加碘食盐率为 1.14%,未加碘食盐率>5% 的县有 4 个,分别是宣威市(6.56%)、红河县(5.33%)、南华县(7%)和双江县(7.67%);碘盐覆盖率为 98.86%,全部项目县的碘盐覆盖率均在 90% 以上;碘盐合格率为 96.03%,有 7 个县<90%,分别是昭阳区(86.71%)、鲁甸县(79.8%)、盐津县(81.61%)、河口县(86.67%)、弥渡县(84.64%)、云龙县(70.03%)和剑川县(86.64%);合格碘盐食用率为 94.94%,县 8 个县有<90%,分别是云龙县(69.33%)、大理市(89.67%)、剑川县(85.81%)、弥渡县(82.67%)、河口县(86.67%)、昭阳区(83.92%)、鲁甸县(77.7%)和盐津县(81.33%)。在州(市)级水平,16 个州(市)碘盐覆盖率均>95%,碘盐合格率和合格碘盐食用率均>90%,大理、昭通 2 州(市)合格碘盐食用率相对较低,分别为 90.94%、91.04%。自 2012 年以来,在省级水平上,碘盐覆盖率、碘盐合格率和合格碘盐食用率波动不大,碘盐覆盖率维持在 95% 以上,碘盐合格率和合格碘盐食

用率均维持在 90% 以上,开展碘缺乏病病情监测的 2016 年、2017 年两年,各个率间的差异很小;2012—2017 年盐碘中位数保持在 23.3~28.5mg/kg 之间。

3　监测管理

3.1　人员培训

云南省地方病防治所对 16 个州(市)进行监测方案、甲状腺 B 超检查技术以及尿碘和水碘检测技术培训,确保监测方法统一、技术规范和协调有序。

3.2　碘缺乏病盐碘实验室外部质量控制考核

按照国家碘缺乏病参照实验室《关于开展 2017 年全国碘缺乏病实验室质量控制考核的通知》要求,云南省地方病防治所、全省 16 个州(市)及部分县(市、区)疾控中心都参加了全国碘缺乏病盐碘实验室外部质量控制考核工作,考核合格率 100%。

3.3　

省地方病防治所为各级实验室采购发放尿碘、盐碘检测标准物质,要求每批样品测定须同时检测国家碘缺乏病参照实验室的标准物质,进行实验室内部质量控制;采尿瓶由省地病所统一采购分发,防止污染。

3.4　开展联合监测

在新方案监测的大理、嵩明、昭阳、永仁、景谷、蒙自共 6 个县开展省、州、县联合调查,其他县的监测由州市级参与开展。

3.5　督导

省级先后派出 7 个工作组到昆明、红河、大理、楚雄、普洱、临沧和昭通等 7 个州(市)的 14 个县(市、区)开展地方病防治督导检查,督导县占总县数的 10.85%。

3.6　监测的实验室复核

要求各州(市)疾控中心对按新方案开展监测的所有县的尿样、盐样进行复核;对开展旧方案监测的县至少抽取 30% 的所辖县(市、区),每县抽取 15 份样品进行复检。

4　成绩与经验

4.1　政府重视,监测工作顺利开展。监测工作得到各级政府和各级卫生行政部门的高度重视。云南省卫生计生委结合云南省实际制定下发了《云南省碘缺乏病监测方案》。各级卫生行政部门在当地政府的领导下,按照云南省卫生计生委的要求,均制定了本级的实施方案,并认真组织完成了本年度碘盐监测工作。

4.2　开展人群碘营养监测,适时动态掌握人群

碘营养状况及儿童甲状腺肿患病情况。食盐加碘标准不是一成不变的，而是根据人群的碘营养状况和人群的需求进行适时调整。本项目工作为政府制定因地制宜的碘缺乏病防治措施提供了基础依据，为食盐加碘标准是否满足人群需要提供理论和实际依据，为食盐加工企业和盐业管理部门提供了基础信息。

4.3　严格控制监测质量。本年度，省级、州（市）级加强了监测工作的监督管理和技术指导，全省所有项目监测县（市、区）均按照方案要求完成监测。对嵩明县、蒙自市、大理市、永仁县、景谷县、永仁县等 6 个县开展省、州、县联合监测，锻炼了各级疾控队伍的现场工作能力，调查质量得到保障。

4.4　部门协作得到加强。卫生与教育部门密切配合，完成了学龄儿童病情监测工作和日常的防治知识的宣传工作；与盐业、质监、公安、工商等部门协作开展调查，整顿盐业市场，打击多制售假盐窝点，提高了云南省的碘盐覆盖率。各地各级医疗机构对本次监测的甲状腺 B 超检查给予大力支持。

5　存在问题

5.1　云南省部分项目监测县（市、区）所辖的中小学，除县城所在学校外，均为寄宿制小学，所抽取的学生不符合方案要求的非寄宿学生；所采集的盐样为家庭食用的盐，而其食用的为学校统一采购的食盐，所以学生尿碘检测结果和盐碘检测结果间不存在关系。

5.2　各州（市）、县（市、区）疾控中心甲状腺 B 超检测设备缺乏，而且不具备检测资质的检测人员，必须协调医院专科医生开展项目工作，导致项目工作开展难度较大；不同医生的资历、水平以及设备的差异，导致甲状腺容积检测结果差别较大，同一项目监测县（市、区）不同医生甲状腺容积检测结果差别也较大，部分地区甲状腺容积测量结果存在明显问题。

5.3　全国各省的盐，均可以进入市场，食盐品种复杂多样，部分地区（主要是与邻省交界的乡镇）还存在少部分盐样未按照云南省的食盐加碘标准（通过督导发现，这些盐主要是老百姓自行到毗邻省的市场上购买，正规商店销售的绝大部分为云南省本地盐）；海藻碘盐以及其他添加 KI 的盐需要氧化还原滴定法进行检测，部分地区对该方法掌握不到位，容易出现检测值偏低情况。

5.4　昭通市部分项目县（市、区）存在合格碘盐

食用率<90%，通过市级复核，结果和项目县（市、区）的结果基本一致，主要是因为盐业市场存在假冒伪劣碘盐和未加碘食盐冲销造成，当地盐业、质监、公安等已介入查处。大理州的云龙县、弥渡县和剑川县合格碘盐食用率<90%，目前大理州疾控中心正在进行样品的复核检测。

5.5　2017 年是盐碘含量下调后的第 6 年，学生碘营养状况总体上较理想，但是孕妇等重点人群的碘营养状况偏低，有 27 个县（31.4%）<150μg/L，其中耿马县为 62.4μg/L。因耿马县的尿样是在临沧市疾控中心实验室检测，检测后未留样，故未能对检测样品进行复检。云南省地方病防治所对项目点的孕妇重新采样检测，尿碘中位数为 178.89μg/L，处于碘适宜水平，与县级抽样检测结果间存在较大差异。造成差别的主要原因可能为：大部分受检对象非县级监测对象；省级抽查时间和县级监测时间相距数月，孕妇碘营养可能已发生改变。实验室检测误差也可能是其中因素之一。

根据监测方案要求，耿马县在全县范围内开展了克汀病病例搜索，未发现疑似病例。

5.6　实施新方案监测以来，虽然大部分县级配备了尿碘检测设备，但由于实验室条件、人员条件等原因，相当部分项目县还不具备独立检测能力，样品还得借助上级或其他具有检测能力的实验室检测。

5.7　部分地区对碘缺乏病监测不够重视，部分州（市）级在培训、指导、督导和数据的审核方面不认真，存在敷衍了事情况，对本辖区项目县（市、区）的项目开展情况不了解，所审核上报的数据逻辑错误较多，影响全省的数据质量；州（市）级、县级人员身兼数职，事务繁杂，人员岗位变动大，在业务素质上还有待提高。

6　建议

6.1　继续强化政府领导，加强部门合作

6.1.1　各级政府应继续加强领导，客观总结防治工作取得的成绩和不足，并进一步加强与盐业、工商、广电、教育等各有关部门的沟通，卫生部门将监测结果及时向相关部门反馈，使监测工作中发现的问题得到及时解决。进一步加强质量管理，质检和工商部门加强碘盐生产环节的监督和流通环节的监管。

6.1.2　加强碘盐市场管理。加强食盐监管，外省盐流入关口的控制，确保所进入市场的食盐均为按照云南省食盐加碘标准所生产的食盐。对于云南

省部分地区未加碘食盐冲销市场的问题比较严重，各地应客观分析原因，相关部门对碘盐市场管理需要引起重视，对发现的问题和地区进行认真整改，打击未加碘食盐，防止假盐在市场上流通；其次，应杜绝云南省加碘标准以外的碘盐流入市场，确保人群适宜的碘营养，以巩固云南省消除碘缺乏病工作的持续性。

6.1.3　提高碘盐生产质量。碘盐生产企业应保证各品种、每一批次碘盐的生产质量，加强对不同碘制剂在食盐中稳定性的研究，提高碘盐质量。

6.1.4　云南省部分地区存在除县城所在的小学外，其余均为寄宿制小学校的情况，不能满足国家方案"非寄宿制学校"的要求，学生食用的为食堂统一采购的食盐，而非其家庭食用的盐。

6.2　加强技术培训，确保监测质量

6.2.1　认真总结，按时上报。建议有针对性地对出现的问题进行分析和总结，数据统计准确，尽量避免文字、逻辑等方面的错误等；数据上报并核对无误后，及时进行总结并按要求上报。

6.2.2　加强技术培训。目前市场上流通的碘盐种类较多，需要用不同方法进行检测，加上合格碘盐的范围变窄，对实验室检测技术和质量要求有所提高。部分地区存在工作人员沟通不到位，检测方法选择不正确，实验室检测质量难以保证的问题。建议加强对实验人员的检测技术培训。

6.2.3　加强实验室质量控制。部分实验室检测结果与上级复核结果间差异较大，提示存在实验室误差，各级应加强实验室质量控制，避免由于实验室检测问题而影响本地区数据质量和病情判断；规范样品的采集和保存工作，避免样品的交叉污染，确保样品质量；各地应按照方案要求做好样品的留存工作，以方便上级的抽样复核工作。

6.3　加强健康教育

提高居民自愿食用碘盐预防碘缺乏病的意识及保存碘盐方法。

6.4　加强碘缺乏病能力建设

确保云南省县级实验室尿碘检测设备和州市级 B 超设备的配置。

（撰稿人：黄开莲　李加国）

2017 年西藏自治区碘缺乏病监测报告

西藏自治区是我国碘缺乏病流行最广泛的地区之一,多年来,通过实施食盐加碘为主的综合防治措施,人群碘营养状况总体得到改善。近年来,随着西藏经济社会的快速发展,人民生活水平和膳食营养状况发生了较大变化。为进一步了解人群的碘营养状况,及时掌握县级人群碘营养状况及病情的消长趋势,适时采取针对性防治措施,积极推进因地制宜、分类指导和科学补碘的防控策略,2017 年西藏自治区根据全国碘缺乏病监测方案开展了以县为单位的碘缺乏病监测工作。

1 质量保障

1.1 自治区疾病预防控制中心下发了《2017年西藏地方病防治项目实施方案》《西藏自治区碘缺乏病监测方案》《关于做好 2017 年地方病防治项目有关工作的通知》,强调 2017 年地方病项目工作的内容和技术指导。

1.2 自治区疾病预防控制中心地方病防治所组织 7 地(市)和 49 个碘营养监测县开展了 2017 年地方病防治项目培训班暨项目启动会,会上由国家地病中心老师讲解地方病相关项目理论知识及实验操作,区地病所介绍了"2017 年西藏地方病防治项目实施方案""B 超检测""碘缺乏病监测管理信息系统",对监测内容、岗位技术进行规范并统一标准。

1.3 全区 25 个县参加了国家碘缺乏病参照实验室开展的盐碘测定外部质量控制考核,19 个县获得资质;自治区疾控中心和 5 个地(市)获得盐碘、尿碘、水碘测定外部质量控制考核资质。

2 结果

本次检测 74 个县 370 个乡共检测 19 834 户居民食用盐盐碘,8~10 岁儿童甲状腺 B 超检测 8 812人,8 753 名学生、1 471 名孕妇进行了尿碘检测。各项指标的合计以全国第六次人口普查数据进行加权后得到。碘盐覆盖率为 99.09%,合格碘盐食用率为

88.39%,8~10 岁儿童 B 超检测甲肿率为 2.88%,盐碘中位数为 25.86mg/kg,8~10 岁儿童尿碘中位数为 171.35μg/L,孕妇尿碘中位数为 150.86μg/L。

2.1 碘盐情况

全区 74 县除那曲市那曲、嘉黎、比如、班戈、巴青、尼玛、双湖 7 县未上报监测数据外,其余 67 县共检测 19 834 份居民户盐样,合格碘盐 17 305 份,不合格碘盐 2 529 份,其中未加碘食盐 429 份。碘盐覆盖率为 99.09%,合格碘盐食用率为 88.39%,盐碘中位数为 25.86mg/kg。

2.2 8~10 岁儿童甲肿率情况

全区 43 个县 8~10 岁儿童甲状腺 B 超检测 8 812 人,甲状腺肿患病 134 人,甲肿率为 2.88%。其中,拉萨市城关区、堆龙德庆、昌都市察雅县的儿童甲肿率>5%,分别为 9.09%、5.5%、7.00%。

2.3 8~10 岁儿童尿碘情况

全区 43 个县 8~10 岁儿童尿碘检测 8 753 份,尿碘中位数 171.35μg/L,阿里地区措勤县、拉萨市城关区、达孜县尿碘中位数低于 100μg/L,分别为98.4μg/L、91.35μg/L、92.15μg/L。

2.4 孕妇尿碘情况

全区 34 个县共调查孕妇 1 471 人,检测孕妇尿碘 1 471 份,尿碘中位数为 150.86μg/L,林芝市工布江达、波密、朗县;日喀则市桑珠孜、南木林、谢通门、白朗、康玛、仲巴、亚东、聂拉木县尿碘中位数低于 100μg/L,分别为 61.0μg/L、56.0μg/L、89.0μg/L、93.7μg/L、45.0μg/L、86.7μg/L、63.2μg/L、89.0μg/L、87.8μg/L、60.0μg/L、81.6μg/L。

2.5 孕妇、哺乳妇女碘油投服情况

全区特殊人群补碘 82 449 人,其中孕妇和哺乳期妇女 45 601 人。

3 讨论

3.1 碘盐情况

2017 年西藏 67 个县碘盐覆盖率为 99.09%,合

格碘盐食用率为 88.39%,盐碘中位数为 25.86mg/kg。其中 3 个县碘盐覆盖率<90%,60 个县碘盐覆盖率>95%;合格碘盐食用率>90% 的 41 个县,<50% 的 3 个县。同过去比较,碘盐覆盖率有较大提高,合格碘盐食用率变化不大,盐碘中位数有所下降。究其原因:一是个别地区不合格碘盐仍冲击市场;二是西藏市场供应的碘盐中碘含量差异较大;三是碘盐在运输及保存过程中碘盐中碘含量存在差异;四是西藏各级碘盐检测过程中存在差异。

3.2　8~10 岁儿童甲肿率和儿童尿碘情况

2017 年全区 7 地(市)43 个县儿童 B 超法甲肿率为 2.88%。除 3 个县儿童甲肿率>5% 外,7 地(市)甲肿率均<5%。8~10 岁儿童尿碘中位数为 171.35μg/L,有 3 个县尿碘中位数<100μg/L,39 个县尿碘中位数在 100~299μg/L 之间,其中 14 个县尿碘中位数在 200~299μg/L 之间。尿碘中位数超过 300μg/L 的县占 2.3%。说明西藏儿童碘营养水平适宜,基本满足儿童碘营养需求。这与西藏农牧区小学实行的"三包"政策、易地育人等措施有关。

3.3　孕妇尿碘情况

34 个县孕妇监测结果显示,孕妇尿碘中位数为 150.86μg/L,其中 28.8% 的孕妇尿碘中位数低于 100μg/L,主要集中在林芝市与日喀则市。仅有 5.2% 的孕妇尿碘中位数高于 300μg/L,58.4% 的孕妇尿碘中位数在 100~199μg/L 之间,7.6% 的孕妇尿碘中位数在 200~299μg/L 之间。提示西藏孕妇碘营养不平衡,部分地区孕妇碘营养不足。说明西藏碘缺乏病防治工作中,虽然自治区政府增加了经费投入,在全区落实碘盐价格补贴政策,对重点人群进行投服碘油措施,但西藏部分地区由于未加碘食盐不断冲击市场、加之农牧区居民传统生活习惯,育龄妇女、孕妇、哺乳期妇女不食碘盐,拒绝服用碘油丸的情况出现,导致孕妇等尿碘水平偏低;另外,由于西藏防治人员少、任务重、压力大,工作积极性不高,部分地区重点人群投服碘油补碘措施和健康教育工作不到位,导致孕妇尿碘水平偏低。

4　问题与建议

4.1　继续加强盐业市场管理,加大工商、盐业、卫生监管部门监测力度,坚决杜绝未加碘食盐流入市场冲击碘盐市场,同时,有待加强碘盐在生产和出厂环节的质量监管力度。

4.2　全区病情总体呈下降趋势,局部地区儿童甲肿率>5%,仍需核查,建议对这些地区作为重点防控地区,进一步开展调查研究工作。

4.3　尿碘水平是评价个体和群体碘营养水平的重要指标,西藏儿童碘营养水平基本满足儿童碘营养需求。但孕妇尿碘中位数偏低,碘营养不足。建议采用孕妇专用碘盐、投服碘油等补碘措施,纠正部分地区孕妇碘营养不足问题。同时,与妇幼等部门合作,通过多渠道开展适合本地区居民生活习惯的健康宣传,提高西藏居民特别是孕妇、哺乳期妇女对碘盐的需求,达到自我保健意识。

4.4　继续加强病情监测,依据防治形势的变化不断完善监测体系,一是针对基层人才队伍不稳定等问题,应加强培训,提高业务水平和项目执行能力,稳定专业队伍;二是针对基层无必要的监测工具,配置相应的设备仪器,保障地方病防治工作的有效开展;三是针对基层无法开展尿碘等检测工作的问题,应建立健全尿碘检测体系,建立尿碘实验室并培训专业人员开展相应的检测工作。

5　结论

5.1　全区 8~10 岁儿童 B 超检测甲肿率为 2.88%,碘盐覆盖率为 99.09%,合格碘盐食用率为 88.39%,8~10 岁儿童尿碘中位数为 171.35μg/L,孕妇尿碘中位数为 150.86μg/L。提示西藏以食盐加碘为主、投服碘油丸为辅的综合防治措施是符合西藏实际的、切实可行的。自 2011 年以来保持基本消除碘缺乏病状态。

5.2　本年度监测发现尚有 3 个县儿童甲肿率>5%、3 个县儿童尿碘水平偏低、11 个县孕妇碘营养严重不足,为此,需进一步落实突出重点、分类指导的科学补碘策略。

（撰稿人:郭敏　尼玛仓决）

2017年陕西省碘缺乏病监测报告

为了及时、准确、连续掌握全省居民食用碘盐普及情况及碘盐质量状况，评价食盐加碘防治碘缺乏病效果，为进一步开展防治工作提供科学依据，按照《陕西省脱贫攻坚领导小组关于加强贫困地区疾病预防控制推进健康扶贫工作的意见》和《陕西省卫生计生委办公室关于印发全省碘缺乏病监测方案的通知》精神，在各级卫生行政及专业人员的共同努力下，圆满完成全省碘缺乏病监测任务，现总结如下。

1 上年度监测结果反馈利用情况

2016年陕西省监测结果显示，全省碘盐质量从总体上看维持在较高水平。碘盐覆盖率为99.71%、合格率为97.96%，合格碘盐食用率为97.68%，未加碘食盐率为0.26%，盐碘中位数为23.89mg/kg。各项指标均与去年持平，且连续11年三率均保持在95%以上，从省、市、县三级层面上看，全部达到国家消除碘缺乏病标准。按照WS 276—2007《地方性甲状腺肿的诊断标准》进行甲状腺触诊检查8~10岁学生22 731名，甲状腺肿患者447例，加权甲肿率为1.92%。全省抽取部分县区进行甲状腺B超检查，样本涉及39个县市区，共抽查8~10岁学生8 241名，甲状腺肿患者150例，加权甲肿率为1.64%。

2 组织与实施情况

2.1 年初我所组织实施了省市县三级碘缺乏病实验室参加全国外质控考核工作，全省70余家实验室，盐碘、尿碘、水碘考核全部合格。

2.2 3月上旬举办了全省碘缺乏病业务工作会议，对碘盐、儿童甲状腺肿及学龄儿童尿碘等监测工作进行全面详细安排，提出具体的时间、目标、进程及要求。5月中旬召开了全省碘缺乏病监测信息系统技术培训班，对碘缺乏病监测信息系统技术进行详细培训和实习。

2.3 通过"陕西省碘缺乏病防治QQ群"，与各设区市保持紧密联系，及时对各地在监测工作中存

在困难给予帮助，问题加以解决。先后发布通告12期，为保质保量完成监测工作提供了快速、迅捷的信息交流平台。

2.4 在全省抽查10县区200份碘盐监测样品做省县间实验室质量比对工作，确保碘盐检测测结果的准确性和工作质量。

2.5 各设区市严格按照监测方案规定的目标任务、时间进程，开展了现场采样、实验检测、数据上报、资料汇总等监测工作。

3 监测结果

3.1 有效监测率及上报率

全省108个县市区（增加沣东新区）全部按要求开展了监测工作，无监测盲区，有效监测率为100%，上报率为100%。

3.2 碘盐监测

全省涉及108个县市区的540个乡（镇、街道办事处），34 040户家庭。8~10岁非寄宿学生应监测22 680份，实际监测22 708份，其中合格碘盐21 777份，不合格碘盐810份，未加碘食盐121份。碘盐覆盖率为99.47%、合格率为96.41%，合格碘盐食用率95.9%，未加碘食盐率为0.53%，盐碘中位数为23.95mg/kg；孕妇家中食用盐应监测11 340份，实际监测11 332份，其中合格碘盐10 983份，不合格碘盐292份，未加碘食盐57份。碘盐覆盖率为99.5%、合格率为97.41%，合格碘盐食用率为96.92%，未加碘食盐率为0.50%，盐碘中位数为24.1mg/kg；全省应监测34 020份，实际监测34 040份，其中合格碘盐32 760份，不合格碘盐1 102份，未加碘食盐178份。碘盐覆盖率为99.48%、合格率为96.75%，合格碘盐食用率为96.24%，未加碘食盐率为0.52%，盐碘中位数为24mg/kg。

3.3 8~10岁学生患甲状腺肿监测

与碘盐监测同步进行，以县为单位划分东、南、西、北、中5个片区，在每个片区内随机抽取1所中心学校，每所学校随机抽取8~10岁学生42名，按

照 WS 276—2007《地方性甲状腺肿诊断标准》进行甲状腺触诊检查。样本涉及 108 个县市区，共抽查 8~10 岁学生 22 708 名，甲状腺肿患者 476 例，加权甲肿率为 1.84%。全省抽取部分县区进行甲状腺 B 超检查，样本涉及 39 个县市区，抽查 8~10 岁学生 7 140 名，甲状腺肿患者 150 例，加权甲肿率为 1.56%。

3.4　全省共检测 8~10 岁学龄儿童尿样 22 708 份，尿碘范围 3.00~2 225.0μg/L、中位数为 228.18μg/L。从频数分布看，尿碘值在 100.0~200.0μg/L（适量摄入）的占 31.07%，200.0~300.0μg/L（超适量摄入）的占 31.83%，≥300.0μg/L（过量摄入）的占 26.96%，<100.0μg/L（摄入不足）的占 10.25%（其中<50.0μg/L 的占 2.47%）。监测结果显示，陕西省儿童尿碘中位数略偏高，人群碘营养水平总体处于超适量摄入状态，与去年基本持平，但过量摄入和摄入不足的人数较去年略有好转。全省共检测孕妇尿样 11 332 份，尿碘范围 3.00~1 200.0μg/L、中位数 181.48μg/L。从频数分布看，尿碘值在 150.0~250.0μg/L（适量摄入）占 33.94%，250.0~500.0μg/L（超适量摄入）占 25.40%，≥500.0μg/L（过量摄入）占 2.87%，<150.0μg/L（摄入不足）占 33.03%（其中<50.0μg/L 占 5.08%）。监测结果显示，陕西省孕妇尿碘中位数处于适量摄入范围，特需人群碘营养水平总体处于适宜状态。

4　监测结论

4.1　全省碘盐质量从总体上看维持在较高水平。碘盐覆盖率 99.48%、合格率为 96.75%，合格碘盐食用率为 96.24%，未加碘食盐率为 0.52%，盐碘中位数为 24mg/kg。与去年相比三率有所下降，但连续 12 年保持在 95% 以上。从省、市和绝大多数县（91.67% 的县）级层面上看，持续达到国家消除碘缺乏病标准。

4.2　病情进一步回落，巩固了防治成果。8~10 岁学生甲肿率为 1.84%，比去年（1.92%）略有下降，从省、市级层面上看全部持续达到国家消除碘缺乏病标准，但从县级层面看，除高陵区、凤翔县、麟游县、扶风县、华州区、蒲城县、合阳县、柞水县、清涧县外，其余 99 个县市区持续达到消除标准。

4.3　人群碘营养水平更趋适宜状态。连续监测显示，全省盐碘平均水平近五年一直维持在 23~28mg/kg 之间，儿童尿碘水平在 220.0~250.0μg/L 之间，虽超过适宜水平，但比食盐浓度调整前儿童尿碘水平显著下降。尤其是频数分布进一步好转，过量摄入和摄入不足的人群比例较去年有明显的下降。孕妇尿碘中位数处于适量摄入范围，特需人群碘营养水平总体处于适宜状态。

5　问题及建议

5.1　碘盐市场的不稳定对碘缺乏病防治工作带来严峻考验

5.1.1　随着碘盐价格放开，对碘盐市场管理造成很大冲击。一是个别经营商户不管有无经营食盐资质，纷纷将外省不同地区、不同标准的碘盐引入市场，造成符合陕西省标准的碘盐产品相对减少。二是盐业执法部门调查结果显示，部分厂家、不法商贩，为谋取暴利，将不含碘、含少量碘或不符合标准的盐品，以各种名目充斥市场，对正品碘盐供应形成强烈对冲。三是市场监管措施不健全，执法主体责任落实不到位，造成碘盐市场波动。四是监测结果显示：①全省有高陵、凤翔、扶风、蒲城、柞水等 5 个县区碘盐合格食用率低于 90%。其中凤翔和蒲城县最为严重，仅为 35.87% 和 73.02%；②除安康市外，全省各市均有未加碘食盐检出，共检出未加碘食盐 235 份，较 2016 年（88 份）增加 2.67 倍，呈上升趋势，其中宝鸡市凤翔县高达 22.54%，渭南市临渭区和华州区也达 5.40%、5.08%；③麟游县和清涧县甲肿率超过 5% 国家标准；④华州和合阳县孕妇尿碘中位数 <100μg/L。

5.1.2　建议进一步加强盐业、工商、质检、卫生等部门的配合，从以下方面加大对盐业市场管理力度，一是严把碘盐市场准入制，严格市场监管，建立公平竞争、监管到位的市场环境，确保市场供应合格碘盐。二是加大碘盐市场和未加碘食盐市场督察力度，确保防治措施长期落到实处。三是对宾馆饭店、学校、厂矿企业、民工食堂进行定期或不定期食用盐检查，确保大型酒店和集中用餐食堂食用安全、卫生的碘盐。

5.2　继续加强健康教育工作，不断提高群众的自我保健意识

一方面在碘缺乏病区大力普及碘缺乏病防治科学知识，增强群众自觉食用碘盐的意识和辨别未加碘食盐的能力；另一方面在高碘危害地区积极普及高碘危害防治知识，增强群众自觉食用未加碘食盐的意识和辨别碘盐的能力，确保在不同的地区相应防治措施落到实处。

5.3　进一步加强专业人员的培训工作

由于基层人员变动频繁，尤其是乡镇专业人员防治知识欠缺、防治技能不高，对整个防治工作的质量有一定的影响。建议加强县、乡级专业人员的业务培训，提高防治队伍的整体水平。

5.4　注意有关资料及全国碘缺乏病监测网络平台数据填报的完整性和规范性

（撰稿人：段刚　牛刚）

2017年甘肃省碘缺乏病监测报告

2017年全省碘缺乏病监测工作已经顺利完成，现将监测结果总结如下：

1 监测范围

根据甘肃省卫生计生委《关于印发甘肃省碘缺乏病监测方案的通知》文件要求，全省61个县按照《甘肃省碘缺乏病监测方案（2016版）》开展监测，其余县继续开展碘盐监测。

2 监测方法

2.1 碘缺乏病监测

每个监测县按东、西、南、北、中划分5个抽样片区，在每个片区各随机抽取1个乡镇/街道（至少包括1个街道），每个乡镇/街道各抽取1所小学，每所小学抽取8~10岁非寄宿学生40人（不足40人可在邻近的学校补齐）。每个监测县在所抽取的5个乡中每乡抽取20名孕妇（人数不足可在邻近乡镇补齐）。采集8~10岁儿童和孕妇的尿样和盐样，分别检测尿碘和盐碘，检查学龄儿童甲状腺肿患病情况。

2.2 碘盐监测

每个监测县按东、西、南、北、中划分5个抽样片区，在每个片区各随机抽取1个乡（镇、街道办事处）。辖有5个或不足5个乡（镇、街道办事处）的县（市、区），抽取所有乡（镇、街道办事处）；在每个乡（镇、街道办事处），随机抽取4个行政村（居委会）；在每个行政村（居委会），随机抽检15户居民食用盐。

3 监测结果

3.1 碘缺乏病监测结果

3.1.1 8~10岁儿童尿碘监测结果。61个县8~10岁儿童尿碘中位数在110.0~280.8μg/L之间，总体中位数为189.1μg/L，处于碘营养适宜水平，其中有25个县8~10岁儿童尿碘中位数处于碘营养超适宜水平，占41.0%，有36个县处于碘营养适宜水平，占59.0%。

3.1.2 学龄儿童甲状腺B超检查结果。共有45个县开展了儿童甲状腺B超检查，总体甲肿率为2.0%。除金塔县、镇原县、夏河县3个县儿童甲肿率≥5%外，其余县均<5%。

3.1.3 孕妇尿碘监测结果。61个县孕妇尿碘中位数在80.45~269.50μg/L之间，总体尿碘中位为168.70μg/L，处于碘营养适宜水平，其中有2个县处于碘营养超适宜水平，占3.3%，44个县孕妇尿碘中位数处于碘营养适宜水平，占72.1%，15个县处于碘营养不足水平，占24.6%。碘营养不足的县为广河县、东乡县、永登县、渭源县、高台县、通渭县、临洮县、康乐县、积石山县、敦煌市、红古区、临夏市、西固区、武山县、永昌县，其中广河县和东乡县均<100μg/L。

3.1.4 全省碘盐监测结果。全省共监测居民户盐26 099份，合格份数24 313份、不合格份数1 510份，未加碘食盐276份，碘盐覆盖率、未加碘食盐率、碘盐合格率、合格碘盐食用率分别为98.94%、1.06%、94.15%、93.16%。在市（州）级水平上，所有市（州）碘盐覆盖率均>95%。在县（区）级水平上，有5个县碘盐覆盖率<95%，分别为东乡县、临洮县、广河县、凉州区和阿克塞县，其余县（区）均>95%。在市（州）级水平上，除天水市、兰州市和定西市合格碘盐食用率低于90%外其余市（州）均>90%。在县（区）级水平上，有68个县（区）的合格碘盐食用率>90%，有19个县（区）合格碘盐食用率<90%，分别是舟曲县、七里河区、临洮县、陇西县、甘谷县、康乐县、西固区、东乡县、张家川县、安宁区、广河县、秦州区、凉州区、永登县、玉门市、华亭县、渭源县、漳县和武山县。

4 存在问题及建议

4.1 从本次监测数据来看，儿童总体碘营养仍处于适宜水平，无儿童碘营养不足的县；孕妇总体碘营养虽处于适宜状态,但还有 24.6% 的县孕妇处于碘营养不足水平且有 2 个县的孕妇尿碘中位数低于 100μg/L,主要分布在临夏州、定西市和兰州市。应进一步加强人群碘营养监测,重点关注孕妇碘营养状况,查找孕妇碘营养不足的原因及时采取针对性防治措施。

4.2　有 19 个县合格碘盐食用率低于 90%,卫生部门应及时加强和盐业部门的反馈和沟通,促使盐业部门把握好碘盐质量关,提高碘盐的合格率,保障居民食用合格碘盐。

4.3　由于今年启用新的碘缺乏病信息系统管理平台,各级对数据的上报、审核及管理平台的操作等还不太熟悉,希望各级加强学习和交流,提高效率,同时各市(州)要加强数据上报的审核工作。

4.4　进一步加强对市(州)级甲状腺 B 超检测能力和县级尿碘检测能力的培养工作,以保证监测数据的可靠性。

(撰稿人:王燕玲　曹永琴)

2017 年青海省碘缺乏病监测报告

为了解青海省人群的碘营养状况，掌握全省碘缺乏病防治措施实施效果，为推进"因地制宜、分类指导、科学补碘"的防控策略、制定针对性控制措施提供依据，确保到 2020 年实现消除碘缺乏病目标，根据《全国碘缺乏病监测方案》(2016 版)的要求，在全省 43 个县开展了碘缺乏病监测工作，现将结果报告如下。

1　监测结果

1.1　8~10 岁儿童甲肿率

在全省 42 个县开展了甲状腺容积测量，共检查 8 456 名儿童。其中甲状腺肿患者 74 例，甲肿率为 0.85%。以县为单位，无儿童甲肿率>5% 的地区。

1.1.1　8~10 岁儿童盐碘监测结果：在全省 43 个县采集、检测学生家中（学校）食盐 8 663 份，其中未加碘食盐 322 份，不合格碘盐 524 份，盐碘中位数为 26.3mg/kg。碘盐覆盖率为 94.6%，合格碘盐食用率为 87.73%。

1.1.2　孕妇盐碘监测结果：在全省 43 个县采集、检测孕妇家中食盐 4 384 份，其中未加碘食盐 146 份，不合格碘盐 318 份，盐碘中位数为 26.6mg/kg。碘盐覆盖率为 95.7%，合格碘盐食用率为 87.10%。

1.2　尿碘

1.2.1　8~10 岁儿童尿碘。在全省 43 个县采集、检测 8~10 岁儿童尿碘 8 655 份，尿碘中位数为 197.6μg/L，碘营养整体适宜。其中有 16 个县尿碘中位数>200μg/L，无尿碘中位数>300μg/L 和<100μg/L 的地区。

1.2.2　孕妇尿碘。在全省 43 个县采集、检测孕妇尿碘 4 379 份，尿碘中位数为 145.7μg/L。有 21 个县孕妇尿碘中位数<150μg/L，其中 5 个县孕妇尿碘中位数<100μg/L，无尿碘中位数>300μg/L 的地区。

2　结果分析

2017 年碘缺乏病监测结果显示，青海省 8~10 岁儿童甲肿率为 0.85%，碘盐覆盖率为 94.6%，合格碘盐食用率为 87.73%，尿碘中位数为 197.6μg/L，碘营养整体适宜。孕妇群体的碘盐覆盖率为 95.7%，合格碘盐食用率 87.1%，尿碘中位数为 145.7μg/L，较 2016 年下降约 5.0μg/L。从碘盐监测结果来看，8~10 岁在校学生和孕妇的碘盐覆盖率、合格碘盐食用率较 2016 年无明显降低，而未加碘食盐和不合格碘盐占比减少。但碘盐合格率的问题在部分地区仍然较为突出，如湟源县、海晏县、同德县和都兰县孕妇群体合格碘盐食用率的下降均由不合格碘盐导致，都兰县合格碘盐食用率仅为 20.48%。学生群体的碘盐问题主要表现在东部农业区的未加碘食盐占比较大，如西宁市的城中区、大通县和湟中县，这些地区也是历史碘缺乏病流行区，未加碘食盐问题应引起重视。8~10 岁儿童尿碘监测结果表明，青海省 43 个县儿童碘营养总体处于适宜水平，即使合格碘盐食用率较低地区也未表现出碘营养缺乏，提示生活水平的提高和食物结构的变化导致了摄碘途径的增加。但是，孕妇群体尿碘中位数整体偏低，有 21 个县尿碘中位数<150μg/L，其中 5 个县<100μg/L，表明这些地区的孕妇存在碘缺乏的风险，仍是碘缺乏病防治的重点地区。可喜的是，青海玉树地区实施健康教育和免费发放碘盐措施 5 年来，碘盐覆盖率、合格碘盐食用率和人群尿碘中位数稳步提高，其中 5 个县 8~10 岁儿童和孕妇尿碘中位数首次达到适宜水平，仅曲麻莱县孕妇群体表现出碘缺乏，证明免费发放碘盐措施成效显著，应长期坚持。

3　问题与建议

3.1　个别地区未能按方案要求开展监测，如玉树州称多县未按要求开展 8~10 岁儿童甲状腺容积测量。建议加强组织管理，扎实认真地开展监测，使监测结果真正反映防治效果，有的放矢地落实防治措施。

3.2　青海省经济发展存在严重的不平衡性,东部大部分地区虽然人群尿碘水平适宜但合格碘盐食用率仍较低,个别地区仍存在碘缺乏风险。建议在这些地区加大防治力度,筹集资金扩大免费碘盐发放范围。

3.3　碘盐质量问题是导致孕妇尿碘水平下降的因素之一。建议生产企业按照标准充足加碘,使碘盐中位数达到 30mg/kg,避免因不合格碘盐导致的人群碘营养缺乏。

3.4　随着经济发展和生活水平的提高以及寄宿制教育措施的落实,8~10 岁儿童尿碘水平呈现超适宜的趋势。建议在寄宿制学校适当投放未加碘食盐或碘含量较低的碘盐,真正落实"因地制宜、分类指导、科学补碘"防治策略。

3.5　由于本年度监测指标均由市(州)和县级防治机构承担完成,并首次通过全国数据平台进行上报,监测工作进度相对滞后,在数据审核中发现个别地区监测工作质量也存在较多问题。建议继续加大培训、督导和技术指导力度,确保碘缺乏病监测工作的顺利开展。

（撰稿人：孟献亚　甘培春）

2017年宁夏回族自治区碘缺乏病监测报告

为全面了解人群碘营养状况,及时掌握病情的消长趋势,为适时采取针对性防治措施和科学调整干预策略提供依据。2017年4~10月在宁夏开展了碘缺乏病监测工作。现将监测结果报告如下:

1 监测范围

1.1 碘营养监测

在永宁县、贺兰县、惠农区、同心县、红寺堡区、原州区、隆德县、沙坡头区8个县(市、区)开展学生甲状腺容积检查;在金凤区、西夏区、永宁县、贺兰县、惠农区、大武口区、利通区、同心县、红寺堡区、原州区、隆德县、泾源县、西吉县、沙坡头区、中宁县15个县(市、区)开展学生和孕妇尿碘监测。

1.2 碘盐监测

在全区22个县(市、区)开展碘盐监测。

2 监测对象和内容

2.1 碘营养监测

2.1.1 8~10岁学生甲状腺容积、尿碘含量。每个监测县按东、西、南、北、中划分5个抽样片区,在每个片区随机抽取1个乡镇/街道(至少包括一个街道),每个乡镇/街道各抽取1所小学,每所小学抽取8~10岁非寄宿学生40人(不足40人可在邻近的学校补齐)。在永宁县等8个县(市、区)共检查8~10岁学生甲状腺容积1 600名。在金凤区等15个县(市、区)采集学生尿样3 000份。

2.1.2 孕妇尿碘含量。每个监测县在所抽取的5个乡中每乡抽取20名孕妇(人数不足可在邻近乡镇补齐)。在金凤区等15个县(市、区)共采集孕妇尿样1 500份。

2.2 碘盐监测

全区22个县(市、区),每个监测县按东、西、南、北、中划分5个抽样片区,在每个片区随机抽取1个乡镇/街道(至少包括一个街道),每个乡镇/街道各抽取1所小学校,每所小学抽取8~10岁非寄宿学生40人(不足40人可在邻近的学校补齐),采集学生家中食用盐,采集4 400份;每个监测县在所抽取的5个乡中每乡抽取20名孕妇(人数不足可在邻近乡镇补齐),采集孕妇家中食用盐,采集2 200份;全区共采集食用盐6 600份。

3 检测方法

甲状腺容积检查:采用B超法,按照WS 276—2007《地方性甲状腺肿诊断标准》;尿碘检测:采用WS/T 107—2006《尿中碘的砷铈催化分光光度测定方法》测定;盐碘检测:采集食盐后,在现场进行半定量检测筛查未加碘食盐,并登记未加碘食盐的来源渠道;随后将盐样送到县(市、区)疾病预防控制机构实验室,按照GB/T 13025.7直接滴定法(川盐及其他强化食用盐采用仲裁法)测定盐中碘含量。

4 结果

4.1 食用盐碘含量

本次监测采集6 600份盐样中,未加碘食盐470份,碘盐6 130份,合格碘盐5 295份。未加碘食盐率为7.12%,碘盐覆盖率为92.88%,碘盐合格率为86.38%,合格碘盐食用率为80.23%,碘盐中位数为23.7mg/kg。

4.2 8~10岁学生甲肿率

4.2.1 地区分布。8个监测县共完成8~10岁学生甲状腺容积检查1 600名,检出甲状腺肿患者12名,甲肿率为0.75%。

4.2.2 年龄分布。在检查的1 600名8~10岁学生中,8岁组检出甲状腺肿患者6名,9岁组5名,10岁组1名,甲肿率分别为1.36%、0.82%和0.18%。

4.3 尿碘检测结果

4.3.1 8~10岁学生尿碘地区分布。本次共采集检测学生一次性随机尿样3 000份,尿碘中位数为179.7μg/L。其中尿碘<50μg/L的169份,占5.63%,尿碘≥50μg/L且<100μg/L的437份,占14.57%,尿

碘≥100μg/L 且<300μg/L 的 1 968 份,占 65.60%,尿碘≥300μg/L 的 426 份,占 14.20%。

4.3.2　孕妇尿碘。本次共采集检测孕妇一次性随机尿样 1 500 份,尿碘中位数为 133.2μg/L。其中尿碘<150μg/L 的 852 份,占 56.80%,尿碘≥150μg/L 且<250μg/L 的 430 份,占 28.67%,尿碘≥250μg/L 且<500μg/L 的 198 份,占 13.20%,尿碘≥500μg/L 的 20 份,占 1.33%。

5　结论

5.1　全区合格碘盐食用率为 80.23%,碘盐覆盖率为 92.88%,碘盐合格率为 86.38%,碘盐中位数为 23.7mg/kg。合格碘盐食用率以省为单位未达到消除标准。以县为单位,合格碘盐食用率金凤区、西夏区、永宁县、贺兰县、大武口区、惠农区、利通区、同心县、盐池县、红寺堡区、原州区、西吉县、沙坡头区、海原县 14 个县(市、区)未达到 90%。

5.2　全区 8 个县 1 600 名学生甲肿率为 0.75%,达到甲肿率<5.0% 的消除标准,以县为单位全部达到消除标准。

5.3　按照 100~299μg/L 的标准判定,以省为单位达到适宜水平。以县为单位,除利通区之外,其余县(市、区)均达到适宜水平。

5.4　全区 15 个县孕妇尿碘中位数为 133.2μg/L,未达到 150~250μg/L 的适宜水平。以县为单位,金凤区、贺兰县、利通区、同心县、原州区、隆德县、泾源县、沙坡头区、中宁县 9 个县(市、区)均未达到适宜水平。

6　问题及建议

6.1　碘盐覆盖率和合格碘盐食用率明显下滑,未加碘食盐率上升。本年度全区未加碘食盐较 2016 年明显增加,且未达到消除标准县(市、区)的数量由 2016 年的 8 个县(市、区)上升为 14 个县(市、区)。随着盐业体制改革的推进,建议加强对碘盐销售市场的监管,特别是加大对偏远地区未加碘食盐、不合格碘盐的查处力度,协调有关部门为偏远地区配送合格碘盐,扩大碘盐销售覆盖面,防止私盐、假碘盐冲击市场,使居民能够购买和食用合格碘盐。

6.2　孕妇尿碘水平偏低。建议妇幼保健部门积极对孕妇等特殊人群开展碘营养水平健康指导,通过食用碘盐和个人食补富碘食品等手段,纠正孕妇碘营养不足,重视碘营养健康状态。

6.3　加强重点人群的碘营养监测,通过监测及时掌握重点人群碘营养水平,积极采取适宜的干预措施,预防碘缺乏病发生。

(撰稿人:王晓莉　田涛)

2017 年新疆维吾尔自治区碘缺乏病监测报告

新疆是碘缺乏病的重病区之一,多年来,通过实施食盐加碘为主的综合防治措施,人群碘营养状况总体得到改善。为进一步了解人群的碘营养状况,积极推进因地制宜、分类指导和科学补碘的防控策略,及时了解和掌握自治区 2017 年碘缺乏病和人群碘营养状况,评价干预措施落实情况及效果,根据《全国碘缺乏病监测方案》(2016 版),于 2017 年 5~9 月期间开展了自治区碘缺乏病监测,现将监测结果报告如下:

1 碘缺乏病病情监测结果

1.1 8~10 岁儿童家中盐碘含量

此次监测采集 8~10 岁学生家盐样,每个县 200 份,64 个县共采集 12 351 份盐样,做定量分析,合格碘盐数 11 781 份,未加碘食盐 89 份,未加碘食盐率为 0.72%,碘盐覆盖率 99.28%,合格碘盐食用率为 95.38%,中位数 27.49mg/kg。

1.2 孕妇家中盐碘含量

此次监测采集孕妇家庭盐样,每个县 100 份,62 个县共 6 015 份盐样,做定量分析,合格碘盐数 5 730 份,未加碘食盐 56 份,未加碘食盐率为 0.93%,碘盐覆盖率 99.07%,合格碘盐食用率为 95.26%,中位数 28.1mg/kg。

1.3 碘盐合计结果

此次监测采集 8~10 岁学生家及孕妇家中盐样,每个县 300 份,62 个县共 18 366 份盐样,做定量分析,合格碘盐数 17 511 份,未加碘食盐 145 份,未加碘食盐率为 0.79%,碘盐覆盖率 99.21%,合格碘盐食用率为 95.34%,中位数 27.55mg/kg。其中有 8 个县的合格碘盐食用率 <90%。

1.4 甲状腺 B 超监测结果

全区抽查 310 所小学,B 超检测学生甲状腺容积 12 393 人,甲状腺肿患者 155 人,总体甲肿率为 1.25%,64 个县儿童甲肿率范围在 0~8.7%。

1.5 尿碘监测

尿碘监测水平:62 个监测县共检测 8~10 岁儿童尿样 12 022 份,尿碘范围为 0~983.1μg/L,儿童尿碘中位数为 217.7μg/L,其中儿童尿碘值<100μg/L 的占 12.96%(碘不足),100~199μg/L 的占 33.95%(碘适宜),200~300μg/ 的占 29.70%(碘超适宜),>300μg/L 的占 23.39%(碘过量)。62 个监测县共检测孕妇尿样 5 914 份,尿碘范围 0~952.2μg/L,孕妇尿碘中位数为 177.9μg/L,其中孕妇尿碘值<150μg/L 占 42.44%(碘不足),150~249μg/L 占 33.81%(碘适宜),250~499μg/L 占 21.04%(碘超适宜),>500μg/L 占 2.71%(碘过量)。62 个监测县的孕妇尿碘中位数<150μg/L 的县(市、区)有 15 个,占 24.2%,其中尿碘中位数<100μg/L 的县(市、区)有 3 个:且末县、巴里坤县、伊吾县。

2 问题与讨论

新疆是历史上碘缺乏病病区分布广,是一个有地域特征的严重的公共卫生问题,也是严重制约新疆智力脱贫和经济发展、民族兴旺、人口素质和社会发展的重要原因。历年的监测结果表明,经过多年的不懈努力,新疆的碘缺乏病防治已取得较为稳定的防治效果。本次监测的结果显示,自治区的盐碘、尿碘、甲肿率三项指标以省为单位均已达到国家规定的消除指标,表明新疆大部分县已实现消除碘缺乏危害。但此次监测仍然反映出一些问题和不足,其具体表现有以下几方面:

2.1 部分地区监测报告不及时,监测信息反馈和利用不到位。

碘盐监测是各级卫生部门的常规工作,需要保证相应的人力和物力来完成,但个别的县(市、区)卫生部门对碘盐监测工作不重视,未严格按《方案》规定的样本量监测,资料上报的及时性及结果的反馈和利用等都需要进一步加强。今年多数县(市)都能按时间要求上报数据,但由于今年维稳工作比较繁重,个别县(市)数据上报工作拖延,影响了全区的数据审核,同时,部分县(市)未能将出现异常情况的监测结果及时反映给当地政府有关部门,以发挥监测信息的指导作用。

2.2　城市受到假盐冲击较大,合格碘盐食用率有所降低。由于群众食盐消费需求多样化,盐业市场上食盐品种逐年在增多,盐业市场有着向多样化发展趋势,但因非碘盐成本低及部分群众对碘缺乏病危害认知不足等原因,未加碘食盐开始大量冲击市场,尤其是城市。监测采样时发现,未加碘食盐包装与碘盐一样,市民比较难以辨认真假,乌鲁木齐市近几年在监测中发现,未加碘食盐和不合格碘盐的大量出现,直接影响了监测结果。

2.3　孕妇人群的碘营养仍近一半处于偏低水平,需引起重视。监测发现,全区孕妇整体尿碘中位数为 177.9μg/L,但是孕妇尿碘值<150μg/L 的占总数的 42.44%。孕妇尿碘中位数<150μg/L 的县(市、区)有 15 个,占 62 个监测单位的 24.2%,说明全区孕妇的尿碘水平仍然偏低。WHO 建议孕妇尿碘的适宜范围为 150~249μg/L,而此次监测,在适宜尿碘水平的孕妇为 2 000 例,占到总人数的 33.81%,从此推断,孕妇仍然是补碘关注的重点人群。

2.4　儿童尿碘与孕妇尿碘呈现背离趋势。历年的监测结果表明,新疆的碘盐覆盖率和合格碘盐食用率在逐年提高,儿童甲肿率逐年下降,这与新疆政府对贫困人口的免费发放碘盐的政策、盐业部门对盐业市场加强管理力度、改善管理措施、以及卫生部门推行的健康教育措施等密不可分。

3　建议

为维持自治区碘缺乏病防治成果,推动碘缺乏病防治可持续发展,今后自治区应加强以下几方面工作:

3.1　政府重视巩固碘缺乏病防治成果。消除碘缺乏病是一项政府行为,因此政府给与高度重视和支持至关重要,要采用多种方式,是各级领导部门充分认识到消除碘缺乏危害的重要意义,并持续

的保证必需的经费投入,各县级政府应根据本县情况制定相应措施或相应办法,并保障措施得到有效落实。

3.2　加强盐业市场管理力度。针对新疆丰富的盐资源,食盐监管部门要加强市场管理,加大对未加碘食盐的监督、执法力度。客观上增加土盐贩卖的成本,消减其价格优势。使居民更多的选择碘盐,并且管控不合格碘盐的售卖。由 2018 年 1 月 1 日起,自治区盐业体制改革正式实施,专营制度改为备案制度,跨区域经营将成为盐改的主要特征,另外,由于盐作为一种食品,监管将由盐务局移交食药监局,而自治区盐务局将降为自治区工信委的处级单位盐政处,由此而引起的监管问题还会突出,监管力度还需要加大。

3.3　继续加大力度实行免费碘盐发放、口服碘油丸及健康教育工作。目前,新疆正处在脱贫攻坚的关键阶段,食用加碘盐对于一部分贫困家庭来说,在经济上还难以承受,建议继续对贫困家庭实施免费发放碘盐,以确保这类人群不受碘缺乏危害,保障重点地区重点人群的智力脱贫。卫生部门应继续加强深入持久的健康教育,开展适应新疆实际情况又适合少数民族生活习惯的健康宣传,使居民了解使用碘盐的好处,提高对碘盐的需求,使有条件的居民自觉购买碘盐,并且持续加强口服碘油丸的工作,以纠正碘盐覆盖盲点地区的育龄期妇女碘营养状况。针对基层工作基础薄弱的现象,需加强对各部门专业人员的培训,提高业务水平和执行项目的能力。各级政府和有关部门要进一步提高对碘缺乏病防治工作长期性、经常性和艰巨性的认识,继续加强对消除碘缺乏病、智力脱贫工作的组织领导、碘盐管理、健康教育和碘盐的监督检测工作,使碘缺乏病防治工作长期、有效地坚持下去。感谢各地区、县、市级疾控中心对本次监测工作的大力支持!

(撰稿人:王琛琛　林勤)

2017年新疆生产建设兵团碘缺乏病监测报告

为进一步了解目前全国碘缺乏病防治工作进展情况,评估《碘缺乏病消除标准》的执行效果,在中央补助地方公共卫生地方病防治专项资金的支持下,根据《全国碘盐监测方案》的要求,2017年在全兵团开展了碘缺乏病病情监测工作。

1　目的

根据《国家卫生计生委办公厅关于印发全国碘缺乏病监测方案的通知》的要求,确保2017年2/3的师按照本监测方案开展监测,其余师继续开展碘盐监测工作。以师为单位观察重点人群尿碘、盐碘水平以及甲肿率等情况,及时掌握兵团人群碘营养状况及病情的消长趋势,为适时采取针对性防治措施和科学调整干预策略提供依据。

2　项目师及监测人群

项目师:二师、四师、五师、八师、九师、十师、十二师、十四师开展碘缺乏病病情监测。其余各师继续开展碘盐监测。监测人群:监测点居民户及居住半年以上常住人口中的8~10岁儿童、孕妇和新生儿。

3　结果

2017年兵团碘盐覆盖率为99.93%,合格碘盐食用率97.34%,盐碘中位数28.32mg/kg;8~10岁儿童尿碘中位数234.1μg/L,孕妇的尿碘中位数169.0μg/L;8~10岁儿童B超法甲肿率为1.72%。

3.1　碘盐情况

2017年兵团碘盐覆盖率为99.93%。除第十二师碘盐覆盖率为98.92%,其余13个师碘盐覆盖率均为100%。居民合格碘盐食用率为97.28%。除第十二师(84.84%)和第十四师(90.27%)合格碘盐食用率较低外,其余各师碘盐均达到95%以上,较2016年略有上升。未加碘食盐率为0.07%。

3.2　儿童尿碘监测

2017年兵团1 625名8~10岁儿童尿碘中位数为234.1μg/L。本次监测,未见儿童尿碘中位数<100μg/L的师。

3.3　8~10岁儿童甲肿率监测

本次8个师的39个团场共完成了1 625名8~10岁儿童甲状腺B超检测,甲肿率为1.72%,8个师的8~10岁儿童甲肿率均小于5%。

3.4　妇尿碘监测

8个师39个团检测孕妇尿碘770人,尿碘中位数为169.0μg/L。

4　结论

4.1　2017年碘缺乏病监测表明,兵团碘盐覆盖率整体维持在较高水平。8~10岁儿童尿碘中位数234.3μg/L(2016年为210.1μg/L),处于较适宜的碘营养水平;8~10岁儿童甲状腺B超甲肿率1.72%较2016年(1.20%)有所上升,达到国家标准(国家标准:8~10岁儿童甲肿率<5%)。

4.2　兵团学生尿碘水平处于适宜范围内,而孕妇尿碘水平处于基本适宜范围内,部分师(团)孕妇尿碘偏低。

5　建议

5.1　加强碘盐监测的力度,提高监测的灵敏度和覆盖率及有效监测率,加强监测管理与质量控制,强化监测与防治干预措施的有机结合,不断完善监测评估体系,为兵团可持续消除碘缺乏病提供科学依据。尤其是重点师(团)重点人群碘营养的监测,防止碘缺乏现象出现,杜绝克汀病的发生。

5.2　积极开展健康教育,大力普及碘缺乏病防治知识。结合每年的全国防治碘缺乏病日开展团场贫困人口和重点人群免费发放碘盐活动,通过广播、电视、报刊、宣传画、宣传标语、宣传板报、知识竞赛等多种形式,广泛深入地宣传碘缺乏病防治知识,增强兵团职工群众自我保护意识,广泛动员全兵团广大职工群众积极参与防治碘缺乏病工作,逐步把食用合格碘盐变为兵团广大职工群众的自觉行动。

(撰稿人:马晓玲　葛永梅)

2018 年全国碘缺乏病监测

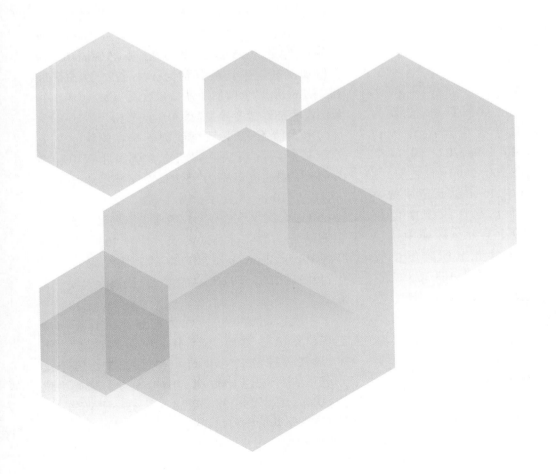

2018 年全国碘缺乏病监测报告

摘要 为进一步了解人群碘营养状况,及时掌握县级人群碘营养水平及碘缺乏病病情的消长趋势,积极推进因地制宜、分类指导和科学补碘的防控策略,并为地方病"三年攻坚"行动及全国地方病防治"十三五"规划终期考评提供参考,2018 年中国疾病预防控制中心地方病控制中心在国家卫生健康委部署下,依据《全国碘缺乏病监测方案》(2016版),在全国的 31 个省(自治区、直辖市)(以下简称"省份")及新疆生产建设兵团(以下简称"兵团")开展了全国碘缺乏病监测工作。本次监测对全国的 31 个省份及兵团 2 827 个县、市、区、旗(以下简称"县")的 570 271 名 8~10 岁儿童和 2 784 个县的 274 578 名孕妇进行了尿碘含量的检测,对 30 个省份及兵团 1 325 个县的 264 740 名儿童进行了甲状腺容积的检测,并对 31 个省份及兵团 2 801 个县的 558 673 名儿童和 275 020 名孕妇进行了家中食用盐碘含量的检测。

2018 年全国 8~10 岁儿童尿碘中位数为 206.1μg/L;省级水平上,31 个省份及兵团中,17 个省份尿碘中位数在 100~199μg/L 之间,14 个省份及兵团尿碘中位数在 200~299μg/L 之间;县级水平上,2 827 个监测县中,15 个县儿童尿碘中位数低于 100μg/L,1 392 个县儿童尿碘中位数在 100~199μg/L 之间,1 309 个县儿童尿碘中位数在 200~299μg/L 之间,111 个县儿童尿碘中位数>300μg/L。全国孕妇尿碘中位数为 163.5μg/L;省级水平上,31 个省份及兵团中,9 个省份尿碘中位数在 100~149μg/L 之间,22 个省份及兵团尿碘中位数在 150~249μg/L 之间;县级水平上,2 784 个监测县中,108 个县孕妇尿碘中位数<100μg/L,937 个县孕妇尿碘中位数在 100~149μg/L 之间,1 613 个县孕妇尿碘中位数在 150~249μg/L 之间,125 个县尿碘中位数在 250~499μg/L,1 个县孕妇尿碘中位数>500μg/L。全国 8~10 岁儿童 B 超法甲状腺肿大率(以下简称"甲肿率")为 2.0%,全国进行甲状腺容积检测的 30 个省份和兵团中,所有省份和兵团甲肿率均低于 5%;1 325 个监测县中 77 个县儿童甲肿率在 5% 及以上。全国碘盐覆盖率为 95.7%;31 个省份及兵团中有 24 个省份及兵团碘盐覆盖率>95%,上海、天津、浙江、河北、山东、北京和福建碘盐覆盖率低于 95%;县级水平上,2 801 个县中 2 421 个县碘盐覆盖率高于 95%,380 个县碘盐覆盖率低于 95%。全国合格碘盐食用率为 90.3%;31 个省份及兵团中有 22 个省份及兵团合格碘盐食用率达到了 90% 及以上,天津、上海、浙江、山东、河北、北京、宁夏、河南和青海 9 个省份合格碘盐食用率低于 90%;县级水平上,2 801 个县中 2 232 个县合格碘盐食用率在 90% 及以上,569 个县合格碘盐食用率低于 90%。全国加碘盐盐碘均数为 24.8mg/kg,选择碘盐含量为 25mg/kg、30mg/kg 和 25/30mg/kg 的省份加碘盐盐碘均数分别为 24.1mg/kg、26.5mg/kg 和 24.4mg/kg。全国加碘盐盐碘变异系数为 16.6%,全国没有加碘盐变异系数>30% 的省份。

本次监测表明,我国碘缺乏病在国家水平上处于持续消除碘缺乏病状态。全国儿童甲肿率为 2.0%;碘盐覆盖率为 95.7%,合格碘盐食用率为 90.3%;8~10 岁儿童尿碘中位数为 206.1μg/L,尿碘<50μg/L 的比例为 3.3%,各项指标满足国家层面上碘缺乏病消除标准的要求。结合 2005 年、2011 年、2014 年、2016 年和 2017 年的监测结果可以看出,我国自 2005 年以来始终处于持续消除碘缺乏病状态。

本次监测结果虽然在国家层面上处于碘缺乏病消除状态,然而,监测中还发现一些问题。山东、浙江等省份 77 个调查点甲肿率>5%,15 个县儿童尿碘中位数<100μg/L,108 个县孕妇尿碘中位数<100μg/L。因此,需要突出重点,进一步落实"因地制宜、分类指导和差异化干预、科学与精准补碘"的防控策略。本次监测以县为单位在全国所有非高

碘地区开展监测,为我国"十三五"规划的中期考评提供参考和科学依据,同时也为地方病"三年攻坚"行动及全国地方病防治"十三五"规划终期考评提供参考。

1　背景

我国曾经是碘缺乏病分布广泛、病情较严重的国家之一,通过实施食盐加碘为主的综合防治措施,人群碘营养状况得到了极大改善。近年来,随着我国经济的快速发展,人民生活水平和膳食营养状况发生了较大变化。为全面了解和及时掌握全国人群碘营养水平的变化及病情的消长趋势,适时采取针对性防治措施,积极推进"因地制宜、分类指导和差异化干预、科学与精准补碘"的防控策略,并为地方病"三年攻坚"行动及全国地方病防治"十三五"规划终期考评提供参考,2018 年中国疾病预防控制中心地方病控制中心(以下简称"地病中心")按照国家卫生健康委工作安排,部署开展了以县级为单位的碘缺乏病监测工作。

2　材料与方法

2.1　抽样方法

以县(市、区、旗)为单位,每个监测县按东、西、南、北、中划分 5 个抽样片区,在每个片区各随机抽取 1 个乡镇/街道(至少包括 1 个街道),每个乡镇/街道各抽取 1 所小学校,每所小学抽取 8~10 岁非寄宿学生 40 人(不足 40 人可在邻近的学校补齐)。每个监测县在所抽取的 5 个乡中每乡抽取 20 名孕妇(人数不足可在邻近乡镇补齐)。要求监测对象是监测点居民户及居住半年以上常住人口中的 8~10 岁儿童和孕妇,即每个监测县总计调查 200 名儿童和 100 名孕妇。按照《全国碘缺乏病监测方案》(2016 版)的实施要求,本年度在全国的 31 个省份及兵团的所有非高碘地区开展碘缺乏病监测工作。

2.2　现场调查和实验室检测方法

2.2.1　尿碘测定。采用尿中碘的测定方法(WS/T 107)进行检测。检测工作应由县级疾病预防控制中心或地方病防治研究所完成,如县级机构不具备检测能力,则由省级专业机构根据国家外质控考核结果统一安排完成。

2.2.2　儿童甲肿率。采用 B 超法进行检测。检测工作应由从事甲状腺 B 超检查的专业人员进行。

2.2.3　盐碘测定。碘酸钾碘盐采用直接滴定法测定,川盐及其他强化食用盐采用仲裁法(氧化还原滴定法)(GB/T 13025.7—2012《制盐工业通用试验方法　碘的测定》)测定。检测工作应由县级疾病预防控制中心或地方病防治研究所完成。

2.3　评价标准

本次监测结果的评价标准主要是中华人民共和国国家标准:GB 16006—2008《碘缺乏病消除标准》《重点地方病控制和消除评价办法(2019 版)》、WS 276—2007《地方性甲状腺肿诊断标准》和GB 26878—2011《食品安全国家标准　食用盐碘含量》标准,并参照国内外的其他推荐标准或相关规定。

2.3.1　尿碘判定标准

儿童尿碘:尿碘中位数<100μg/L 为碘不足,100~199μg/L 为适宜,200~299μg/L 为大于适宜量,≥300μg/L 为碘过量。

孕妇尿碘:尿碘中位数<150μg/L 为碘不足,150~249μg/L 为适宜,250~499μg/L 为大于适宜量,≥500μg/L 为碘过量。

2.3.2　甲状腺肿的判定标准

甲状腺肿的判定标准为 8 岁儿童甲状腺容积>4.5ml,9 岁儿童甲状腺容积>5.0ml,10 岁儿童甲状腺容积>6.0ml。

2.3.3　盐碘判定标准

未加碘食盐:<5mg/kg 为未加碘食盐。

合格碘盐:选择盐碘含量为 25mg/kg 的省份,盐碘含量在 18~33mg/kg 之间为合格,选择盐碘含量为 30mg/kg 的省份,盐碘含量在 21~39mg/kg 之间为合格,选择盐碘含量为 25mg/kg 和 30mg/kg 的省份,盐碘含量在 18~39mg/kg 之间为合格。陕西、海南、湖北、广西、江西、安徽、云南、山西、江苏、福建、内蒙古、山东、浙江和吉林选择的碘盐含量为 25mg/kg;兵团、四川、甘肃、贵州、新疆、青海、湖南、重庆、河南、宁夏、西藏、天津和上海选择的碘盐含量为 30mg/kg;黑龙江、辽宁、河北、北京和广东选择的碘盐含量为 25mg/kg 和 30mg/kg 两个浓度。

2.4　质量保障

2.4.1　国家卫生健康委疾控局组织召开了由各省份碘缺乏病监测负责人参加的培训会议,地病中心在会上对监测方案等相关内容进行了培训;各省在 2018 年召开了碘缺乏病监测启动会/培训会,并对监测实施细节及监测技术等进行了培训。

2.4.2　国家碘缺乏病参照实验室开展了对各省盐碘、尿碘测定实验室的外部质量控制考核工作。

2.5　统计学处理

本年度碘缺乏病监测数据通过碘缺乏病信息管理系统进行上报，使用 SPSS 软件进行统计分析。甲状腺肿患病情况、碘盐覆盖情况、合格碘盐食用情况等采用率表示，尿碘采用中位数表示，盐碘采用均数、标准差和变异系数表示。

3　结果与分析

本次监测共对全国 31 个省份及兵团 2 827个县的 570 271 名 8~10 岁儿童和 2 784 个县的274 578 名孕妇进行了尿碘含量的检测，对 30 个省份及兵团 1 325 个县的 264 740 名儿童进行了甲状腺容积的检测，对全国的 31 个省份及兵团的2 801 个县 558 673 名儿童和 275 020 名孕妇家中共833 693 份食用盐进行了碘含量的检测。

2018 年监测的主要结果中，各项指标的省级结果和全国合计以中国疾病预防控制中心各省份县级人口相关数据进行标准化。全国儿童尿碘中位数为206.1μg/L，孕妇尿碘中位数 163.5μg/L；儿童 B 超法甲肿率为 2.0%；碘盐覆盖率为 95.7%，合格碘盐食用率为 90.3%，加碘盐盐碘均数为 24.8mg/kg，变异系数为 16.6%。主要结果见表 1。

表 1　2018 年全国各省份及兵团碘缺乏病监测的主要结果

省份	B 超法甲肿率/%	尿碘中位数/(μg·L⁻¹) 儿童	尿碘中位数 孕妇	碘盐覆盖率/%	合格碘盐食用率/%	加碘盐盐碘均数/(mg·kg⁻¹)	加碘盐盐碘变异系数/%
北京	3.7	177.5	140.2	89.7	82.6	24.4	18.6
天津	2.4	173.9	153.5	74.6	56.6	24.9	22.4
河北	2.6	193.1	164.9	88.5	82.2	22.8	16.5
山西	1.5	211.2	179.4	97.7	90.8	23.4	17.3
内蒙古	2.4	209.2	167.2	98.0	92.8	23.4	18.2
辽宁	1.7	168.1	137.1	98.2	94.3	24.2	13.4
吉林	—	179.1	153.4	99.9	96.6	23.9	13.8
黑龙江	2.3	166.6	181.3	98.3	94.1	24.8	19.6
上海	0.0	177.5	129.5	70.9	58.8	24.9	20.6
江苏	2.6	219.5	162.3	97.8	93.6	23.5	16.7
浙江	3.2	178.3	128.5	82.0	76.2	23.4	17.3
安徽	1.6	260.9	195.0	99.8	97.4	24.1	11.4
福建	1.8	177.6	128.9	94.3	92.2	23.8	12.5
江西	0.5	191.7	169.1	99.5	95.7	23.9	15.1
山东	2.8	195.2	145.4	89.4	81.2	23.8	23.5
河南	2.0	232.8	196.7	95.2	85.9	26.1	22.8
湖北	0.4	251.8	172.8	99.5	94.3	25.1	19.1
湖南	0.8	230.3	187.5	99.7	94.6	26.3	15.6
广东	2.4	189.5	144.4	98.1	96.2	25.4	12.5
广西	0.4	185.2	133.7	98.3	92.9	24.2	14.9
海南	0.1	187.2	124.3	97.5	95.2	24.1	17.3
重庆	1.8	233.2	187.6	99.1	93.8	26.4	15.8
四川	2.0	200.7	170.3	99.2	94.3	26.9	14.2
贵州	1.8	214.6	165.4	99.7	94.5	27.1	16.4
云南	1.3	216.8	163.5	99.3	95.1	24.8	14.7
西藏	2.5	187.5	177.3	99.7	95.8	26.1	16.8
陕西	2.0	227.1	181.1	99.8	96.7	24.1	14.2
甘肃	1.6	202.1	172.1	99.0	90.4	25.2	13.5
青海	0.4	188.9	150.0	97.2	86.0	25.7	20.2

续表

省份	B 超法甲肿率/%	尿碘中位数/($\mu g \cdot L^{-1}$)		碘盐覆盖率/%	合格碘盐食用率/%	加碘盐盐碘均数/($mg \cdot kg^{-1}$)	加碘盐盐碘变异系数/%
		儿童	孕妇				
宁夏	1.5	196.1	162.0	95.6	85.1	24.9	16.1
新疆	1.4	236.2	189.4	99.0	92.5	27.1	22.2
兵团	1.4	215.1	175.5	99.8	98.0	27.7	13.7
合计	2.0	206.1	163.5	95.7	90.3	24.8	16.6

注：省级和全国结果采用中国疾病预防控制中心各省份县级人口相关数据进行标化。

3.1　儿童尿碘结果

2018 年全国共检测了 2 827 个县的 570 271 名 8~10 岁儿童随意一次尿碘含量，尿碘中位数为 206.1μg/L，安徽最高，为 260.9μg/L，黑龙江最低，为 166.6μg/L。本次监测中有 17 个省份尿碘中位数在 100~199μg/L 之间；14 个省份及兵团尿碘中位数在 200~299μg/L 之间，见表 2。未见儿童尿碘中位数低于 100μg/L 或儿童尿碘<50μg/L 的比例超过 20% 的省份，也未见儿童尿碘中位数超过 300μg/L 的省份。

2018 年监测结果显示，儿童尿碘含量<20μg/L、20~49μg/L、50~99μg/L、100~199μg/L、200~299μg/L、300~499μg/L、500~799μg/L、800~999μg/L 和 ≥1 000μg/L 的比例分别为 0.6%、2.7%、10.1%、37.7%、28.9%、16.4%、3.1%、0.3% 和 0.2%，儿童尿碘<50μg/L 的比例为 3.3%，不足 20%。

县级水平上，2 827 个县中，15 个县儿童尿碘中位数<100μg/L，1 392 个县儿童尿碘中位数在 100~199μg/L 之间，1 309 个县儿童尿碘中位数在 200~299μg/L 之间，111 个县儿童尿碘中位数>300μg/L。儿童尿碘中位数<100μg/L、100~199μg/L、200~299μg/L 和 >300μg/L 的县分别占监测总县数的 0.5%、49.2%、46.4% 和 3.9%，儿童尿碘中位数<100μg/L 的 15 个县分布于山东（3 个）、甘肃（2 个），以及北京、河北、辽宁、吉林、上海、浙江、福建、河南、四川、青海（各 1 个）；儿童尿碘中位数>300μg/L 的 111 个县分布于湖北（19 个，占本省监测总县数的 18.4%）、安徽（12 个，占 11.5%）、河南（16 个，占 10.3%）、湖南（9 个，7.3%）、新疆（8 个，占 8.5%）和河北（11 个，占 6.8%）等，见表 3。

表 2　2018 年全国各省份及兵团 8~10 岁儿童尿碘中位数分类（按尿碘从低到高）

尿碘中位数	省份
100~199μg/L	黑龙江、辽宁、天津、上海、北京、福建、浙江、吉林、广西、西藏、海南、青海、广东、江西、河北、山东、宁夏
200~299μg/L	四川、甘肃、内蒙古、山西、贵州、兵团、云南、江苏、陕西、湖南、河南、重庆、新疆、湖北、安徽

表 3　2018 年 31 个省份及兵团县级儿童尿碘中位数（μg/L）分布情况

省份	监测人数/人	尿碘监测总县数/个	县数/个			
			<100	100~	200~	>300
北京	3 268	16	1	10	5	0
天津	3 656	16	0	13	3	0
河北	31 883	162	1	108	42	11
山西	23 684	118	0	57	56	5
内蒙古	20 772	103	0	44	57	2
辽宁	20 229	100	1	79	20	0
吉林	12 033	60	1	43	16	0
黑龙江	25 699	132	0	101	30	1
上海	3 222	16	1	12	3	0
江苏	19 496	97	0	32	62	3
浙江	19 176	89	1	63	24	1

续表

省份	监测人数/人	尿碘监测总县数/个	县数/个			
			<100	100~	200~	>300
安徽	20 710	104	0	9	83	12
福建	17 609	84	1	62	20	1
江西	20 008	100	0	55	44	1
山东	24 306	118	3	74	37	4
河南	30 974	156	1	54	85	16
湖北	20 597	103	0	15	69	19
湖南	24 496	123	0	36	78	9
广东	24 626	123	0	79	43	1
广西	22 247	110	0	72	36	2
海南	4 170	21	0	16	5	0
重庆	7 973	39	0	8	29	2
四川	37 238	185	1	101	81	2
贵州	17 792	89	0	32	56	1
云南	26 071	129	0	34	92	3
西藏	13 317	66	0	43	21	2
陕西	22 896	109	0	31	75	3
甘肃	17 655	87	2	39	45	1
青海	8 642	43	1	28	13	1
宁夏	4 400	22	0	13	9	0
新疆	18 821	94	0	24	62	8
兵团	2 605	13	0	5	8	0
合计	570 271	2 827	15	1 392	1 309	111

3.2　孕妇尿碘结果

2018 年,全国的 31 个省份及兵团共检测了 2 784 个县的 274 578 名孕妇随意一次尿碘含量,尿碘中位数为 163.5μg/L,总体处于碘营养适宜范围内。以省级为单位结果显示,河南孕妇尿碘中位数最高,为 196.7μg/L,海南孕妇尿碘中位数最低,为 124.3μg/L。全国有 9 个省份尿碘中位数在 100~149μg/L 之间;22 个省份及兵团尿碘中位数在 150~249μg/L 之间,见表 1,表 4。

表 4　2018 年全国各省份及兵团孕妇尿碘中位数分类（按尿碘从低到高）

尿碘中位数	省份
100~149μg/L	海南、浙江、福建、上海、广西、辽宁、北京、广东、山东
150~249μg/L	青海、吉林、天津、宁夏、江苏、云南、河北、贵州、西藏、内蒙古、江西、四川、甘肃、湖北、兵团、山西、陕西、黑龙江、湖南、重庆、新疆、安徽、河南

全国孕妇尿碘含量以<20μg/L、20~49μg/L、50~99μg/L、100~149μg/L、150~249μg/L、250~499μg/L、500~749μg/L、750~999μg/L、≥1 000μg/L 划分为 9 组,所占比例分别为 1.1%、5.4%、16.3%、21.1%、34.7%、18.9%、2.1%、0.2% 和 0.2%。

以县级为单位,全国 2 784 个县中,108 个县孕妇尿碘中位数<100μg/L,937 个县孕妇尿碘中位数在 100~149μg/L 之间,1 613 个县孕妇尿碘在 150~249μg/L 之间,125 个县尿碘中位数为 250~499μg/L,1 个县尿碘中位数>500μg/L(见表 5),分别占监测总县数的 3.9%、33.7%、57.9%、4.5% 和 0。孕妇尿碘中位数低于 100μg/L 的 108 个县分布于青海(7 个,占本省监测总县数的 16.3%)、山东(14 个,占 11.9%)、广西(12 个,占 10.9%)、浙江(9 个,占 10.1%)、福建(8 个,占 9.5%)和河北(12 个,占 7.4%)等;孕妇尿碘中位数高于 500μg/L 的 1 个县为西藏米林县(583.0μg/L),见表 5。

表5　2018 年 31 个省份及兵团县级孕妇尿碘中位数（μg/L）分布情况

省级名称	监测人数/人	监测县数/个	县数/个				
			<100	100~	150~	250~	500~
北京	1 617	16	1	7	8	0	0
天津	1 821	16	0	7	9	0	0
河北	15 569	162	12	55	81	14	0
山西	11 745	118	4	27	83	4	0
内蒙古	9 806	103	3	35	58	7	0
辽宁	10 007	100	3	63	34	0	0
吉林	6 029	60	2	26	32	0	0
黑龙江	10 652	114	1	21	85	7	0
上海	1 611	16	3	10	3	0	0
江苏	9 720	97	2	38	54	3	0
浙江	9 489	89	9	63	17	0	0
安徽	10 358	104	0	13	85	6	0
福建	8 440	84	8	61	15	0	0
江西	9 998	100	4	19	72	5	0
山东	11 746	118	14	59	41	4	0
河南	15 374	156	3	21	112	20	0
湖北	10 297	103	4	20	75	4	0
湖南	12 188	122	0	18	97	7	0
广东	12 309	123	4	69	49	1	0
广西	11 040	110	12	68	27	3	0
海南	2 128	21	1	17	3	0	0
重庆	3 806	39	0	4	32	3	0
四川	17 543	185	4	53	116	12	0
贵州	8 888	89	0	31	56	2	0
云南	13 038	129	0	41	85	3	0
西藏	2 659	43	3	13	25	1	1
陕西	11 365	109	0	10	96	3	0
甘肃	8 535	87	1	24	57	5	0
青海	4 315	43	7	17	19	0	0
宁夏	2 204	22	1	4	17	0	0
新疆	9 068	93	2	21	59	11	0
兵团	1 213	13	0	2	11	0	0
合计	274 578	2 784	108	937	1 613	125	1

3.3　8~10 岁儿童甲肿率

2018 年，全国监测甲状腺容积的 30 个省份及兵团 8~10 岁儿童总甲肿率为 2.0%，全国 30 个省份和兵团儿童甲肿率均在 5% 以下（吉林省已于 2016 年、2017 年完成了全部县的甲状腺容积监测），见表 1、图 1。

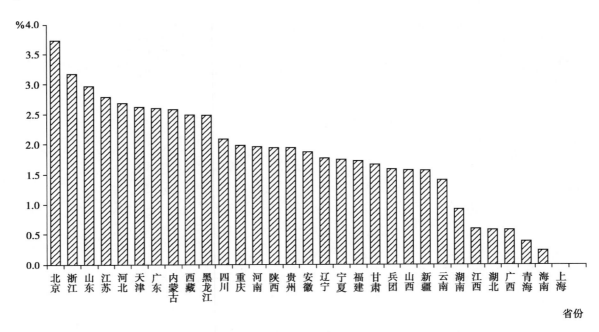

图 1　2018 年全国 30 个省份及兵团 8~10 岁儿童 B 超法甲肿率

全国共检测了 1 325 个县儿童甲状腺容积,其中 77 个县儿童甲肿率在 5% 及以上,占监测总县数的 5.8%。在 77 个甲肿率≥5% 的县中,其中 58 个县甲肿率≥5% 且 <10%,15 个县甲肿率≥10% 且 <20%,4 个县甲肿率≥20%,见表 6。甲肿率≥5% 的县分布于黑龙江(13 个)、山东(11 个)、浙江(8 个)、北京(7 个)和河北(7 个)等。

3.4　碘盐结果

2018 年,全国 31 个省份及兵团共检测了 2 801 个县的 833 693 份盐样,其中 558 673 份儿童家中盐样,275 020 份孕妇家中盐样。

3.4.1　碘盐覆盖情况

2018 年全国碘盐覆盖率为 95.7%。上海最低,为 70.9%;安徽、陕西和兵团最高,都为 99.8%。

表 6　2018 年全国各省份及兵团 8~10 岁儿童县级甲肿率≥5% 的县数

省份	监测人数/人	监测县数/个	甲肿率≥5% 的县数/个	省份	监测人数/人	监测县数/个	甲肿率≥5% 的县数/个
北京	3 268	16	7	湖北	6 588	33	0
天津	3 663	16	0	湖南	8 207	42	1
河北	8 937	50	7	广东	15 406	77	2
山西	7 817	39	1	广西	7 308	36	0
内蒙古	6 059	30	2	海南	2 351	12	0
辽宁	15 150	75	4	重庆	2 656	13	0
吉林	0	0	0	四川	12 507	62	0
黑龙江	17 651	93	13	贵州	8 018	43	4
上海	124	1	0	云南	26 070	129	0
江苏	5 953	30	5	西藏	3 357	16	1
浙江	6 461	30	8	陕西	7 343	35	2
安徽	9 195	46	1	甘肃	8 502	42	0
福建	17 281	84	1	青海	2 832	14	0
江西	8 001	40	0	宁夏	1 999	10	0
山东	9 409	46	11	新疆	18 684	94	2
河南	11 340	58	5	兵团	2 603	13	0

31 个省份及兵团中有 24 个省份及兵团碘盐覆盖率>95%,福建碘盐覆盖率在 90%~95% 之间,上海、天津、浙江、河北、山东和北京碘盐覆盖率<90%,见表 1。全国监测共发现未加碘食盐 26 927 份,未加碘食盐占盐样总数 3.2%。未加碘食盐率>5% 的省份从高到低为上海(29.1%)、天津(25.4%)、浙江(18.0%)、河北(11.5%)、山东(10.6%)、北京(10.3%)和福建(5.7%),见图 2。

县级水平上,全国 2 801 个县中,碘盐覆盖率≥95% 的县共有 2 421 个,占总数的 86.4%,碘盐覆盖率<95% 的县有 380 个,占总数的 13.6%。在碘盐覆盖率<95% 的 380 个县中有 116 个县碘盐覆盖率<80%。碘盐覆盖率低于 95% 的县分布于上海(16 个,占省份监测县数的 100.0%)、天津(14 个,占 87.5%)、北京(12 个,占 75.0%)、浙江(65 个,占 73.0%)、山东(52 个,占 44.1%)、河北(61 个,占 37.7%)、宁夏(7 个,占 31.8%)、福建(20 个,占 23.8%)和河南(34 个,占 21.8%)等。

3.4.2　合格碘盐食用情况

2018 年全国合格碘盐食用率为 90.3%。天津最低,为 56.6%;兵团最高,为 98.0%。31 个省份及兵团中有 22 个省份及兵团合格碘盐食用率达到了 90% 及以上。合格碘盐食用率在 90% 以下的省份分别是天津、上海、浙江、山东、河北、北京、宁夏、河南和青海 9 个省份,见表 1、图 3。

县级水平上,全国 2 801 个县中 2 232 个县

合格碘盐食用率在 90% 及以上,合格碘盐食用率<90% 的县有 569 个,占监测总县数的 20.3%,其中有 291 个县合格碘盐食用率<80%。合格碘盐食用率<90% 的县分布于上海(16 个,占本省监测总县数的 100%)、天津(15 个,占 93.8%)、北京(12 个,占 75%)、浙江(61 个,占 68.5%)、山东(60 个,占 50.8%)、青海(20 个,占 46.5%)、河北(70 个,占 43.2%)、宁夏(9 个,占 40.9%)、河南(60 个,占 38.5%)、内蒙古(28 个,占 27.2%)、甘肃(22 个,占 25.3%)和山西(29 个,占 24.6%)等。

3.4.3　加碘盐盐碘水平

全国加碘盐盐碘均数为 24.8mg/kg。兵团最高,为 27.7mg/kg;河北最低,为 22.8mg/kg。按照选择的盐碘含量不同分组,选择盐碘含量为 25mg/kg 的省份,加碘盐盐碘均数为 24.1mg/kg;选择碘盐含量为 30mg/kg 的省份,加碘盐盐碘均数为 26.5mg/kg;选择碘盐含量为 25mg/kg 和 30mg/kg 的省份,加碘盐盐碘均数为 24.4mg/kg。监测的 31 个省份及兵团加碘盐盐碘均数均在 20~30mg/kg 之间,见表 1。从频数分布看,全国 833 693 份盐样中,盐碘含量<5mg/kg(未加碘食盐)、低于合格标准碘盐、合格碘盐、高于合格标准碘盐分别占 3.2%、4.2%、91.7% 和 0.9%。其中天津和上海盐碘含量低于合格线盐样所占百分比较高,其比例分别为 16.7% 和 13.8%。

县级水平上,2 801 个县中,2 293 个县加碘盐盐

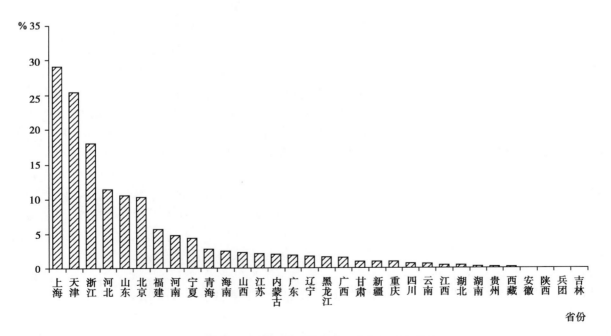

图 2　2018 年全国各省份居民户层次未加碘食盐率

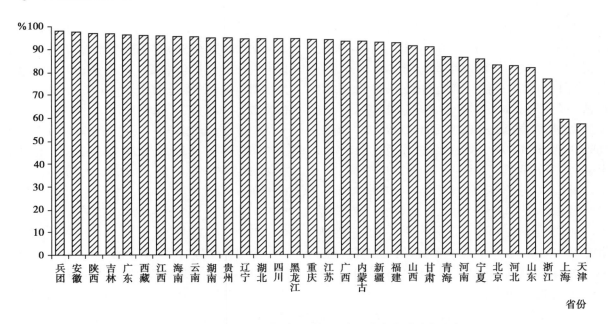

图 3　2018 年全国各省份及兵团居民户层次合格碘盐食用率

碘均值低于各自省份选择的盐碘含量均值标准,其中天津北辰区、河南商丘市梁园区、西藏白朗县、改则县加碘盐盐碘均值低于各自的合格碘盐标准下限;508 个县加碘盐盐碘均值高于各自省份选择的碘盐含量均值标准,其中,山东济阳县加碘盐盐碘均值高于本省的合格碘盐标准上限。

全国加碘盐变异系数为 16.6%。山东最高,为 23.5%;安徽最低,为 11.4%。全国没有加碘盐变异系数>30% 的省份。

县级水平上,全国 2 801 个县中,2 643 个县碘盐变异系数<30%,占总县数的 94.4%;158 个县变异系数>30%,占总县数的 5.6%。

3.5　孕妇服用碘剂情况

2018 年,全国 31 个省份及兵团共对 275 004 名孕妇服用碘制剂情况进行了调查,其中 6 192 名孕妇服用过含碘制剂,占总数的 2.3%。西藏和新疆服用碘制剂的比例较高(服用率分别为 46.2% 和 20.4%),原因主要为西藏和新疆在高危地区投服了碘油丸。此外,浙江、辽宁、天津、青海、山西和上海孕妇服用含碘制剂的比例分别为 15.2%、6.2%、2.6%、2.4%、1.9% 和 1.1%,其他省份孕妇服用含碘制剂的比例不足 1%。

3.6　孕妇甲状腺异常报告情况

2018 年,全国的 31 个省份及兵团共收集了 274 929 名孕妇甲状腺情况数据,其中 2 243 名孕妇甲状腺异常,占总数的 0.8%,甲状腺异常主要为甲状腺功能减退、甲状腺功能亢进、甲状腺结节等。

4　讨论

4.1　碘营养情况

2018 年,我国的 31 个省份及兵团的 8~10 岁儿童尿碘中位数为 206.1μg/L,儿童尿碘水平略高于 100~200μg/L 的适宜范围。儿童尿碘水平与 2016 年(210.4μg/L)、2017 年(203.1μg/L)相比差异不大。儿童尿碘水平从 2016 年至 2018 年连续三次的监测中都在 200μg/L 左右,显示以儿童为代表的普通人群的碘营养水平基本适宜。2018 年 17 个省份儿童尿碘中位数在 100~199μg/L 之间,14 个省份和兵团尿碘中位数在 200~299μg/L 之间;2017 年分别有 18 个省份、13 个省份和兵团在这两个范围内,2018 年与 2017 年相比未见明显变化。与 2017 年相比,12 个省份和兵团儿童尿碘中位数下降,19 个省份上升。2018 年 8~10 岁儿童尿碘水平<100μg/L 的儿童比例为 13.4%,略低于 2017 年的 14.5%。2018 年 8~10 岁儿童尿碘水平>300μg/L 的儿童比例为 20.0%,与 2017 年的 19.7% 相比变化不大。可见,近些年来儿童尿碘水平虽然略有波动,但全国和省级儿童碘营养整体水平基本适宜。县级水平上,2018 年儿童尿碘低于 100μg/L 的县有 15 个,占全部监测县的 0.5%,这 15 个监测县中,孕妇尿碘也大多较低(8 个县低于 100μg/L,5 个县在 100~150μg/L 之间,2 个县>150μg/L);甲肿率方面,只有河北省肃宁县和山东省烟台市牟平区儿童甲肿率超过 5%,其余 13 个县儿童甲肿率低于 5%(8 个县于 2018 年进行的儿童甲状腺容积的检测,7 个县分别于 2016 年或 2017 年进行的儿童甲状腺容积的检测);食用碘盐方面,除 5 个县两个率处于合格水平外,其余县包括河北肃宁县(碘盐覆盖率和合格碘盐食用率分别为 48.6% 和 39.5%),河南叶县(98.0% 和 65.0%),上海市静安区(63.7% 和 62.3%),山东省莱州市(83.3% 和 72.0%)、烟台市牟平区(72.7% 和 54.7%),北京市门头沟区(85.7%、83.4%),浙江庆元县(96.1%、88.4%),宁夏康乐县(99.7%、86.7%),吉林省白水市浑江区(99.6%、89.4%)和青海省民和回族土族自治县(99.7%、88.0%)的碘盐覆盖率和/或合格碘盐食用率不合格。全国有 111 个监测县儿童尿碘>300μg/L,这 111 个县中(其中 44 个县于 2018 年开展的儿童甲状腺容积检测,67 个县分别于 2016 年和 2017 年开展的儿童甲状腺容积检测),11 个县儿童甲肿率超过了 5%,分别为河北省吴桥县、唐山市曹妃甸区、山西省晋中市榆次区,内蒙古新巴尔虎左旗,江苏省金湖县,山东省金乡县、聊城市东昌府区,河南省范县、台前县,湖北省利川市,陕西省吴堡县。这 11 个甲肿率较高的县中,河北省吴桥县、山东省金乡县和河南省范县县级水碘中位数>100μg/L,山东省聊城市东昌府区县级水碘中位数在 40~100μg/L 之间,内蒙古新巴尔虎左旗和山东省聊城市东昌府区部分乡乡级水碘中位数>100μg/L。

2018 年,孕妇尿碘水平为 163.5μg/L,与 2016 年(161.1μg/L)、2017 年(165.5μg/L)相比变化不大。2018 年,有 9 个省份孕妇尿碘中位数低于 150μg/L,22 个省份和兵团在 150~250μg/L 的范围内。近年来,孕妇尿碘水平虽然略有波动,但全国和省级孕妇碘营养水平基本处于碘营养适宜状态。县级水平上,全国 2 784 个县中,108 个县(占总数的 3.9%)孕妇尿碘中位数低于 100μg/L,937 个县(占总数 33.6%)孕妇尿碘中位数在 100~149μg/L 之间。孕妇尿碘中位数<100μg/L 的 108 个县中,51 个县合格碘盐食用率低于 90%(其中 24 个县更是低于 70%),且大部分处于东部或沿海地区。另外,对于 937 个孕妇尿碘中位数在 100~149μg/L 之间的县,参照新的《重点地方病控制和消除评价办法(2019版)》中的孕妇相关技术指标,即"孕妇尿碘中位数≥150μg/L,或孕妇尿碘中位数≥100μg/L 且来自孕妇家中的合格碘盐食用率>90%",937 县中有 710 个县满足要求上述条件,227 个县不满足条件。未达标的区县应该在日后监测中作为重点防治地区,加大关注力度。

按照克汀病筛查标准和应急补碘的纳入标准,有历史克汀病的地区和儿童和/或孕妇尿碘低于 100μg/L 地区应该考虑开展克汀病筛查和应急补碘。

4.2　病情情况

2018 年,全国儿童 B 超法甲肿率为 2.0%,与以往监测结果相比变化不大(2016 年 2.6%、2017 年 2.1%)。2018 年进行甲状腺容积检测的 30 个省份及兵团中,所有省份甲肿率均在 5% 以下。本次监测中,在 1 325 个县中有 77 个县儿童甲肿率超过 5%,其中 4 个县儿童甲肿率超过 20%。从尿碘方面看,甲肿率偏高的 77 个县中,2 个县儿童尿碘中位数<100μg/L(分别为河北省肃宁县和山东省烟台市牟平区),38 个县尿碘中位数在 100~199μg/L,36 个县尿碘中位数在 200~299μg/L 之间,1 个县尿碘中位数>300μg/L;从碘盐食用情况方面看,77 个县中,10 个县碘盐覆盖情况不佳(碘盐覆盖率低于 80%,但这 10 个县中仅有山东省烟台市牟平区儿童尿碘中位数在 100μg/L 以下),其余县碘盐覆盖情况较好(>80%)。这部分监测县甲肿率偏高的原因可能由于部分地区营养较好,儿童体格发育较好,致使甲状腺相对同龄人偏大。

8~10 周岁儿童甲状腺容积监测 3 年开展一次,即县级每 3 年检测一次,3 年完成本地区全部县甲状腺 B 超检测工作,掌握全省甲状腺容积情况。从 2016 年新的碘缺乏病监测方案下发至今已历经三年,全国县级碘缺乏病病情情况已大致了解。截止到 2018 年,全国共 188 个县 8~10 岁儿童甲肿率≥5%,占全国总县数的 6.7%,防治形势仍然不容乐观。

4.3　防治措施情况

2018 年全国碘盐覆盖率为 95.7%,与 2017 年监测结果的 95.8% 相比变化不大。2018 年 24 个省份及兵团碘盐覆盖率超过 95%(2017 年为 23 个省份及兵团)。省级水平上,17 省份碘盐覆盖率有所下降,下降幅度较大的是上海,下降了 6.8 个百分点;11 个省份碘盐覆盖率有所上升,上升幅度较大的是宁夏和青海,分别上升了 3.6 和 2.4 个百分点。县级水平上,2018 年 86.4% 的县碘盐覆盖率>95%,与 2017 年的 85.2% 相比上升了 1.2 个百分点。

2018 年合格碘盐食用率为 90.3%,与 2017 年监测结果的 90.1% 相比也变化不大。2018 年合格碘盐食用率>90% 的省份有 22 个省份及兵团（2017年为 21 个省份及兵团），省级水平上共有 13 个省份合格碘盐食用率下降，下降幅度较大的省份为上海，下降了 5.8 个百分点；18 个省份和兵团有所升高，升高较大的是宁夏，升高了 6.5 个百分点。县级水平上，2018 年 79.7% 的县合格碘盐食用率>90%，比 2017 年的 77.0% 略有上升。

本年度部分省份和部分区县碘盐覆盖率和合格碘盐食用率仍然较低，这些地区主要集中于经济发达地区或沿海地区，分析其原因：①随着盐业体制的改革和经济发达地区未加碘食盐销售点的增加，未加碘食盐更容易购买和获取，导致未加碘食盐食用率上升；②一些沿海地区受到"不缺碘"舆论影响，部分居民选择食用未加碘食盐。

本次监测中，81.9% 的县加碘盐盐碘均数低于各自省份选择的碘盐浓度均值标准，其中 4 个县加碘盐盐碘均值低于各自的合格碘盐标准下限；18.1% 的县加碘盐盐碘均值高于各自省份选择的盐碘浓度均值标准，其中 1 个县加碘盐均数高于本省份的合格碘盐标准上限。本次监测中加碘盐整体较均匀，但仍有部分省份盐碘变异系数略高，其原因有待进一步调查。此外，从近几年的监测结果看，选择两个浓度的省份中，孕妇碘盐仍未得到很好的推广。另外，部分地区居民尤其是孕妇食用未加碘食盐，碘缺乏的风险很大。

4.4　重点省份问题分析

北京：2018 年度北京市儿童甲肿率为 3.7%，16 个县中有 7 个县甲肿率≥5%，其中丰台区从 2016 年到 2018 年连续三年的监测中儿童甲肿率都高于5%，平谷区儿童甲肿率近两年也高于 5%，而这两个区儿童尿碘中位数较适宜（200μg/L 左右）。对于甲肿率较高的地区，建议除了认真核查甲状腺肿患病情况外，还要认真查找原因。

浙江：2018 年浙江儿童甲肿率为 3.2%，30 个县中有 8 个县儿童甲肿率≥5%，而这 8 个县儿童尿碘水平并不低（5 个县在 100~200μg/L 之间，3 个县在 200~300μg/L 之间）因此，浙江儿童甲肿率较高的原因还有待分析。浙江 2018 年孕妇尿碘中位数为 128.5μg/L，低于国际组织推荐的150μg/L 的标准，浙江本年度有 9 个县孕妇尿碘中位数低于 100μg/L，63 个县孕妇尿碘中位数在100~149μg/L，而这 72 个县中 50 个县孕妇合格碘盐食用率不足 90%。因此，孕妇尿碘偏低可能是受到未加碘食盐销售点增加以及沿海地区不缺碘等

舆论的影响，居民选择碘盐的比例下降，导致碘盐覆盖率和合格碘盐食用率下降，进而导致孕妇尿碘水平下降。

山东：山东 2018 年孕妇尿碘中位数为 145.4μg/L，比 2017 年的 154.5μg/L 有所下降；118 个县中，14 个县孕妇尿碘<100μg/L，59 个县孕妇尿碘中位数在100~149μg/L 之间；山东碘盐覆盖率和合格碘盐食用率分别为 89.4% 和 81.2%，118 个县中，52 个县碘盐覆盖率<95%，60 个县合格碘盐食用率<90%。山东孕妇尿碘偏低的原因可能也与部分群众选择食用未加碘食盐有关。

西藏：西藏本年度儿童尿碘水平为 187.5μg/L，孕妇尿碘水平为 177.3μg/L，儿童和孕妇尿碘都处于适宜水平。西藏本年度碘盐覆盖率为 99.7%，合格碘盐食用率为 95.8%，连续两年碘盐覆盖率>95%，合格碘盐食用率>90%。在防治技术方面，也从原来的无法进行盐碘定量检测到目前部分县可以开始进行县级尿碘检测和儿童甲状腺容积检测。西藏碘缺乏病防治取得的进步和区政府对碘缺乏病的重视及实施碘盐价格补贴有关。

4.5　碘缺乏病消除状态评估

按照 GB 1006—2008《碘缺乏病消除标准》，碘盐覆盖率≥95%，合格碘盐食用率>90%，儿童甲肿率<5% 和儿童尿碘低于 100μg/L 的比例<50%，且低于 50μg/L 的比例<20% 的条件，我国目前总体上处于消除状态，自 2005 年至今保持了碘缺乏病持续消除状态。

县级水平上，按照新的《重点地方病控制和消除评价办法（2019 版）》中碘缺乏病消除评价判定标准的技术指标，即儿童甲肿率<5%；儿童尿碘中位数≥100μg/L 且儿童尿碘<50μg/L 的比例<20%，或来自儿童家中合格碘盐食用率>90%；孕妇尿碘中位数≥150μg/L，或孕妇尿碘中位数≥100μg/L 且来自孕妇家中的合格碘盐食用率>90% 的条件（上述三项都需满足），2018 年度进行碘缺乏病监测的 2 827 个县中，2 337 个县达到了碘缺乏病消除状态（占总数的 82.7%），490 个县未达到消除评价标准（占17.3%）。其中，152 个县（由于甲状腺容积 3 年全覆盖 1 次，因此，将 3 年的结果进行了合并）由于儿童甲肿率高未达标，2 个县由于儿童尿碘或合格碘盐食用率低未达标，295 个县由于孕妇尿碘或孕妇合格碘盐食用率低未达标，41 个县两项或两项以上指标未达标。其中，上海、北京、浙江、山东、天津、青海和河北未达标县所占比例较高（>30%）。

5　问题与建议

5.1　我国部分县儿童甲肿率偏高,甲状腺肿患病情况需继续核查

在 2018 年监测中,全国有 77 个监测县 8~10 岁儿童甲肿率≥5%,甚至有 19 个县儿童甲肿率超过 10%。部分调查点甲肿率偏高可能由于一些监测地区碘营养确实不足,另外,也与部分地区经济水平较高,儿童营养充足,体格发育较好,导致甲状腺容积较大有关。因此,除了认真核查甲状腺肿患病情况,还要加强科学研究,根据儿童身体发育情况如身高、体重等校正甲状腺容积,必要时修订甲状腺容积评价标准,使其能够更加科学的评价和反映碘缺乏病病情。

5.2　部分县儿童尿碘水平不适宜,应按水碘分布情况分类指导

本次监测中,全国仅有 15 个县处于儿童碘营养不足状态,111 个县处于儿童碘营养过量状态。目前,部分监测县儿童碘营养水平较高可能与饮用水水碘含量较高有关。我国于 2018 年完成了全国饮用水水碘调查,并已绘制全国水碘分布地图,另外,我国不同碘营养地区的划分标准也日臻完善,各地区应根据饮用水水碘含量及划分标准落实碘缺乏病防治措施,加强分类指导。

5.3　部分地区孕妇尿碘水平偏低,我国孕妇尿碘标准亟待建立

本次监测发现,全国省级水平上有 9 个省份孕妇尿碘中位数在 100~150μg/L 范围内;县级水平上,有 108 个县孕妇尿碘中位数低于 100μg/L,937 个县孕妇尿碘中位数在 100~150μg/L 范围内。孕妇尿碘水平偏低尤其是低于 100μg/L 的县主要分布于浙江、山东、广西和河北等沿海地区。在孕妇尿碘偏低的地区尤其要关注孕妇碘营养不足问题,对孕妇给予特殊的补碘措施,并在这些地区重点开展健康教育。对于孕妇尿碘中位数在 100~149μg/L 之间的县是否处于碘缺乏状态尚有争议,因此要加强科学研究,尽快制定适合我国的孕妇群体及个体碘营养评价标准,同时加强健康教育,在人群中尤其是碘缺乏病的重点人群中普及预防碘缺乏病的知识。

5.4　距"三年攻坚"行动目标尚有差距,碘盐防治措施仍需继续重视

以往的监测结果显示,随着人们生活水平的提高和碘获得途径的增加,采用合格碘盐食用率和碘盐覆盖率作为一项重要指标评价碘缺乏病消除情况已经不再适宜,因此 2019 年修订了 2014 年版《重点地方病控制和消除评价办法(2019 版)》中碘缺乏病的消除评价办法,新的评价办法更加科学,既重视碘营养状况,也将碘盐作为重要的辅助指标进行评价。按照该标准,我国目前尚有 17.3% 的县未达到碘缺乏病消除状态,这一结果与地方病"三年攻坚"行动目标仍有一定差距,未达标的主要原因主要是孕妇尿碘水平较低且碘盐食用情况不达标,以及儿童甲肿率不达标。因此,要继续加强健康教育,尤其是儿童、孕妇碘营养不足的地区更要加大宣传碘盐作用的力度,防止居民碘缺乏病防治意识的淡化。

5.5　加强县级碘缺乏病监测能力,完善碘缺乏病信息建设

本次监测覆盖了全国所有非高碘县,覆盖面广,监测中由县级检测尿碘和甲状腺容积,县级尿碘或甲状腺 B 超检测无法独立完成时,由市级或省级协助完成。总体来说,本次监测数据质量较好。但目前仍有部分县级实验室无法进行尿碘的检测工作,因此,对于实验室检测能力不足的县,要继续加强实验室能力建设,未来要形成自上而下的尿碘检测技术体系。碘缺乏病信息管理系统自 2017 年 6 月正式投入使用至今已两年,全国各级地方病防治单位对于碘缺乏病信息管理系统掌握较好,但仍有部分用户在使用过程中还不够熟练,部分用户没有提交数据或提交后地市级未进行审核,可能影响了数据的上报和汇总进度。因此,应继续完善信息系统部分功能,加强对各级专业人员的培训,进一步加强碘缺乏病信息化建设。

6　结论

6.1　2018 年度全国 8~10 岁儿童尿碘中位数为 206.1μg/L,孕妇尿碘中位数为 163.5μg/L,8~10 岁儿童甲肿率为 2.0%,碘盐覆盖率为 95.7%,合格碘盐食用率为 90.3%,尿碘低于 50μg/L 的比例为 3.3%。表明我国自 2005 年以来碘缺乏病防治处于持续消除状态。

6.2　2018 年度全国县级水平上,99.5% 的县儿童尿碘中位数>100μg/L;62.5% 的县孕妇尿碘中位数>150μg/L,96.1% 的县孕妇尿碘中位数>100μg/L;94.1% 的县儿童甲肿率<5%;86.4% 的县碘盐覆盖率>95%,79.7% 的县合格碘盐食用率>90%。

6.3　通过本次监测发现以下问题:①15 个监测县儿童和 108 个监测县孕妇尿碘中位数<100μg/L,

1 420 个县儿童和 1 个县孕妇尿碘中位数超过适宜水平,甚至出现碘过量情况;②全国尚有 77 个监测县 8~10 岁儿童甲肿率≥5%;③部分监测县碘盐覆盖率和合格碘盐食用率下滑明显。

6.4　按照新的《重点地方病控制和消除评价办法（2019 版）》评估,本次监测的 2 827 个县中,仍有 490 个县未达到碘缺乏病消除评价标准（占 17.3%）。

（参加单位:31 个省份和新疆生产建设兵团防治碘缺乏病的卫生行政及专业机构）

2018 年全国碘缺乏病实验室外部质量控制网络考核结果报告

为持续保持省级、地市级和县级碘缺乏病实验室盐碘、尿碘和水碘检测整体水平,及时、动态掌握各实验室检测水平变化情况,中国疾病预防控制中心营养与健康所国家碘缺乏病参照实验室受国家卫健委疾控局的委托,于 2018 年组织全国省、市、县三级实验室开展了尿碘、盐碘和水碘的实验室外部质量控制考核工作,现将考核结果通报如下。

1 尿碘考核结果

全国省级(含新疆生产建设兵团)实验室的反馈率和合格率均为 96.9%(31/32),西藏自治区没有反馈结果。336 个地市级(含新疆生产建设兵团 2 个师)实验室参加尿碘考核,反馈率和合格率分别为 99.4%(334/336)和 99.1%(333/336)。来自 30 个省(市)的 2 332 个县级实验室参加尿碘考核,反馈率和合格率分别为 100% 和 98.7%(2 302/2 332),见表 7。

表 7　2018 年县级尿碘实验室外质控考核结果

省份	发放质控县数/个	反馈县数/个	反馈率/%	合格县数/个	合格率/%
湖北	83	83	100	83	100
山东	137	137	100	137	100
内蒙古	73	73	100	72	98.6
吉林	52	52	100	52	100
陕西	106	106	100	106	100
青海	43	43	100	38	88.4
甘肃	84	84	100	82	97.6
新疆	64	64	100	60	93.8
天津	16	16	100	16	100
安徽	60	60	100	60	100
宁夏	19	19	100	19	100
福建	84	84	100	84	100
四川	180	180	100	171	95.0
贵州	86	86	100	86	100
北京	16	16	100	16	100
江西	94	94	100	94	100.0
云南	100	100	100	97	97.0
黑龙江	81	81	100	79	97.5
辽宁	39	39	100	39	100
上海	7	7	100	7	100
重庆	39	39	100	39	100
江苏	86	86	100	86	100
海南	19	19	100	19	100

续表

省份	发放质控县数/个	反馈县数/个	反馈率/%	合格县数/个	合格率/%
广西	80	80	100	79	98.8
广东	47	47	100	44	93.6
湖南	123	123	100	123	100
河南	146	146	100	146	100
浙江	83	83	100	83	100
河北	166	166	100	166	100
山西	119	119	100	119	100
总计	2 332	2 332	100	2 302	98.7

注:合格率=合格县数/发放质控县数×100%

2 盐碘考核结果

全国省级(含新疆生产建设兵团)实验室的反馈率和合格率均为96.9%(31/32),西藏自治区没有反馈结果。349个地市级(含新疆生产建设兵团14个师)实验室参加盐碘考核,反馈率和合格率分别为99.1%(346/349)和98.3%(343/349)。1 797个县级实验室参加盐碘考核,反馈率和合格率分别为99.2%(1 783/1 797)和98.4%(1 768/1 797),见表8。

表8 2018 年全国县级实验室盐碘质控结果

省份	发放数/个	反馈县数/个	反馈率/%	合格县数/个	合格率/%
黑龙江	30	30	100	30	100
吉林	52	52	100	52	100
辽宁	96	96	100	96	100
内蒙古	100	100	100	100	100
北京	16	16	100	16	100
天津	18	18	100	18	100
河南	146	146	100	146	100
河北	30	30	100	30	100
山东	30	30	100	30	100
山西	119	119	100	119	100
陕西	39	39	100	39	100
甘肃	84	84	100	84	100
宁夏	19	19	100	19	100
青海	43	43	100	39	90.7
新疆	94	94	100	94	100
重庆	39	39	100	39	100
西藏	30	19	63.3	11	36.7
云南	43	43	100	43	100
贵州	87	87	100	87	100
四川	124	121	97.6	118	95.2
湖南	30	30	100	30	100
湖北	30	30	100	30	100
广东	30	30	100	30	100

续表

省份	发放数/个	反馈县数/个	反馈率/%	合格县数/个	合格率/%
广西	80	80	100	80	100
海南	19	19	100	19	100
浙江	30	30	100	30	100
江苏	92	92	100	92	100
江西	30	30	100	30	100
福建	84	84	100	84	100
上海	16	16	100	16	100
安徽	87	87	100	87	100
兵团	30	30	100	30	100
总计	1 797	1 783	99.2	1 768	98.4

注:反馈率=反馈县数/发放质控县数×100%

　　合格率=合格县数/发放质控县数×100%

3　水碘考核结果

全国省级(含新疆生产建设兵团)实验室的反馈率和合格率均为 96.9%(31/32),西藏自治区没有反馈结果。338 个地市级(含新疆生产建设兵团 2 个师)实验室参加水碘考核,反馈率和合格率均为 99.1%(335/338)。来自 7 个省的 257 个县级实验室参加水碘考核,反馈率和合格率均为 100%,见表 9。

2018 年,西藏自治区疾病预防控制中心由于实验室改造没有反馈考核结果,因此除西藏外,全国其余省级实验室盐碘和尿碘的反馈率和合格率已连续 16 年均达到 100%;地市级已连续 14 年反馈率达到 95% 以上,合格率达到 90% 以上。除西藏外,全国其余省级实验室水碘的反馈率和合格率已连续 5 年达到 100%,地市级实验室的反馈率连续 5 年超过 98%,合格率连续 5 年超过 95%。

表 9　2018 年全国碘缺乏病实验室县级水碘考核结果

省份	发放质控县数/个	反馈县数/个	反馈率/%	合格县数/个	合格率/%
天津	16	16	100	16	100
四川	60	60	100	60	100
江苏	67	67	100	67	100
河南	10	10	100	10	100
陕西	83	83	100	83	100
海南	19	19	100	19	100
河北	2	2	100	2	100
总计	257	257	100	257	100

注:反馈率=反馈结果的实验室数/考核样发放数×100%

　　合格率=合格实验室数/考核样发放数×100%

2018 年各省（自治区、直辖市）碘缺乏病监测

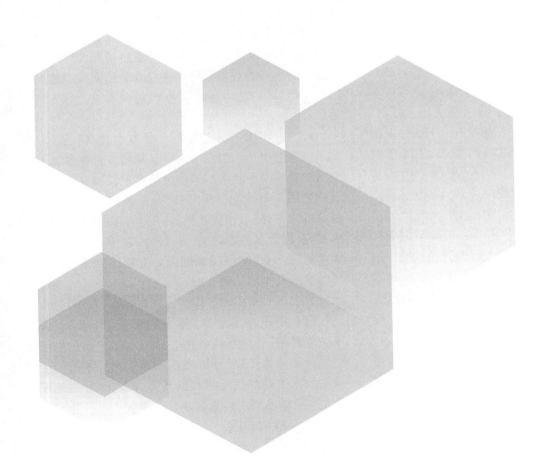

2018 年北京市碘缺乏病监测报告

在北京市卫生健康委员会的重视与领导下,经过北京市各级疾病控制机构的共同努力,项目工作现已按要求顺利完成。现将项目工作总结分析如下:

1 项目实施完成情况

1.1 碘缺乏病监测

1.1.1 碘盐监测。全市 16 个区 100% 均开展了有效监测,共监测学生家庭食盐 3 268 件(户),孕妇家庭食盐 1 617 件,合计 4 885 件。其中碘盐 4 434 件,碘盐覆盖率 90.77%;未加碘食盐 451 件,未加碘食盐率 9.23%;碘盐之中合格碘盐 4 110 件,碘盐合格率 92.69%,合格碘盐食用率 84.14%(学生家庭合格碘盐食用率 82.22%,孕妇家庭合格碘盐食用率 88.00%),低于国家消除标准(合格碘盐食用率>90%)。

1.1.2 人群碘营养状况监测。2018 年北京市针对孕妇人群和 8~10 岁学龄儿童开展人群尿碘水平监测,以掌握北京市各类碘缺乏病防控重点人群碘营养状况,评价各项碘缺乏病防控措施落实情况,并为策略的调整提供有效的数据支持。按照《全国碘缺乏病监测方案》(2016 版)的要求,2018 年北京市监测了 8~10 岁学生 3 277 人,尿碘中位数为 175.3μg/L;孕妇 1 617 人,尿碘中位数为 142.3μg/L。监测结果显示:按照 WHO 等国际组织推荐的人群碘营养水平分类判定标准,目前北京市除孕妇人群以外的各类碘缺乏病防控重点人群营养状况处于适宜水平,孕妇人群碘营养状况略低于适宜水平下限,属于碘缺乏状态,需要加强针对该人群的监测,并通过有效的措施保证其合理的碘营养,避免碘营养不足造成的人群健康损害。

1.1.3 8~10 岁学生甲肿率调查。全市累计调查学生 3 268 人,检出甲状腺肿患者 154 人,甲肿率为 4.71%,略低于国家消除标准(甲肿率<5%)。全市 16 个区中,有 7 个区学生甲肿率≥5%,达到碘缺乏病轻病区流行水平,分别是平谷区、丰台区、房山区、怀柔区、顺义区、石景山区、大兴区。针对此问题,采取了以下措施:①组织开展有针对性的调查工作,寻找病情复燃的原因;②进行数据分析,积极寻找对策;③在相关地区强化健康教育,提高当地居民的对于碘缺乏病的认识与防病意识。

1.2 监测质量控制

1.2.1 现场质量控制。按照《全国碘缺乏病监测方案》(2016 版)要求,北京市分别抽取了 4 个区县开展现场督导,进行监测质量控制,累计督导 12 人次。督导工作主要包括:督导人员直接参与被督导区县疾病预防控制中心碘盐监测样品采集工作,检查核实采样地点是否与抽样名单相一致,各类原始表单是否填写完整,现场半定量监测结果登记情况;在完成现场采样工作后,对被督导区县相关记录、程序文件及样品保留情况进行检查;并根据送检记录,检验报告对数据报送的完整性和准确性进行抽查;此外,还通过电话对采样及检验结果反馈情况进行了解,同时听取居民对本次监测采样的意见与建议。

1.2.2 实验室质量控制。在本次监测开展前,北京市疾控中心组织全市各区县检测实验室参加了中国疾病预防控制中心碘缺乏病参照实验室的碘缺乏病检测质量控制盲样考核,全市各区县均顺利通过;在样品检测工作完成后,对 3 个区进行了检测结果复判,每个区各抽检 30 件盐样由我中心复核检测碘含量,并对比辖区检测结果。复核结果显示 3 个区的检测工作均准确有效。

1.2.3 质量控制工作结论。在本次监测过程中北京市疾控中心开展了一系列的质量控制工作,督导结果显示,各区县疾控中心严格按照方案和抽样结果开展监测工作,并按照技术要求对样品进行了检测。本次监测获得的数据真实可靠,能客观地反映北京市城乡居民食用盐碘含量情况。

1.3 能力建设

按照项目方案要求,通过专业技术培训与监测材料配备等形式进行能力建设工作,并取得了良好的效果。

2　项目执行过程中存在问题与有关建议

2.1　项目执行过程中存在问题

2.1.1　碘盐监测方面。随着食盐市场的放开,未加碘食盐大量进入市面销售,来自不同加碘标准地区的食盐涌入北京市场,且老百姓存在有意识选择未加碘食盐的行为,北京市居民户碘盐覆盖率和合格碘盐食用率均下降明显,低于消除碘缺乏病的目标要求。

2.1.2　病情监测方面。由于疾控部门没有相应的治疗资质和硬件配置,每年对学生开展的甲状腺 B 超检查都存在一定困难;基层地方病防控人员流动大。

2.2　有关建议

明确各部门职责,研讨碘盐监测相应标准的适宜性,为地方病防控工作提供保障。

(撰稿人:黎新宇　李阳桦)

2018年天津市碘缺乏病监测报告

2018年1~12月，天津市疾病预防控制中心根据《国家卫生计生委办公厅关于印发全国碘缺乏病监测方案的通知》和《关于印发2018年天津市碘缺乏病监测方案等地方病工作方案的函》要求，开展了碘缺乏病监测工作，现将具体监测结果汇报如下：

1 监测结果

1.1 儿童碘营养情况

1.1.1 碘盐情况。2018年天津市共调查儿童家庭盐样3 659份，碘盐覆盖率为73.46%，合格碘盐食用率为56.35%，盐碘中位数为24.30mg/kg。

1.1.2 尿碘中位数。共收集儿童尿样3 656份，调查发现，2018年天津市儿童尿碘中位数为174.45μg/L，属于碘营养适宜状态，且尿碘浓度<50μg/L比例为5.66%，达到国家标准要求；50μg/L≤尿碘浓度<100μg/L比例为16.25%，达到国家标准要求；100μg/L≤尿碘浓度<300μg/L占63.29%，尿碘浓度≥300μg/L占14.80%。

1.1.3 甲肿率。共对3 663名儿童进行甲状腺B超检查，其中甲状腺肿患者90人，甲肿率为2.46%，达到国家碘缺乏病消除标准中儿童甲肿率（<5%）的要求，各区甲肿率均<5%。

1.2 孕妇碘营养调查情况

1.2.1 碘盐情况。共收集1 822份孕妇盐样，孕妇食用碘盐中位数为24.50mg/kg，碘盐覆盖率为78.65%，合格碘盐食用率为59.77%。

1.2.2 尿碘情况。本次共调查孕妇1 822名，发现孕妇尿碘中位数为153.00μg/L，符合国家孕妇碘营养适宜标准。其中，河西区（148.90μg/L）、南开区（141.16μg/L）、东丽区（124.60μg/L）、西青区（127.75μg/L）、津南区（134.95μg/L）、宁河区（147.95μg/L）、蓟州区（136.40μg/L）孕妇尿碘中位数<150μg/L，未达到国家标准。孕妇尿碘浓度<150μg/L比例为48.68%。

2 结果分析

2.1 2018年天津市碘缺乏地区8~10岁学龄儿童家庭食用盐碘盐覆盖率和合格碘盐食用率虽然低于国家碘缺乏病消除标准，儿童碘营养处于适宜水平，尿碘中位数、甲肿率和尿碘<100μg/L及50μg/L的比例均符合国家碘缺乏病消除标准，与2017年儿童碘营养水平基本一致。

2.2 碘缺乏病地区孕妇总体碘营养处于适宜水平，但是仍有7个区孕妇碘营养水平未达标，天津市碘缺乏地区孕妇仍存在碘营养不足的风险。

3 建议

3.1 加强食盐监管，减少未加碘食盐冲击。建议盐业主管部门严格落实《关于规范未加碘食盐管理 保证合格碘盐供应的通知》，加强对食盐生产、流通、供应和销售环节的监管力度，进一步规范未加碘食盐管理，减少未加碘食盐带来的冲击，保证居民合格碘盐的供应。

3.2 加强健康教育，提高孕妇知晓率。针对天津市部分地区孕妇碘营养存在不足风险的情况，建议卫生健康部门、盐业管理部门、宣传部门等相关部门联合行动，着力加强孕妇人群食用碘盐必要性的宣传工作，提高广大市民尤其是特殊人群预防碘缺乏病的意识，化被动为主动，形成全民科学补碘的良好氛围。

3.3 优化监测指标，突出监测重点。受多种因素影响，碘盐覆盖率和合格碘盐食用率指标，与人群碘营养水平关系不密切。尿碘水平是机体碘营养水平内暴露指标，可代表人群的碘营养状况。建议取消食盐指标的监测，用更合理的尿碘指标代替。

（撰稿人：侯常春　王洋）

2018 年河北省碘缺乏病监测报告

根据《全国碘缺乏病监测方案》(2016 版)和《河北省碘缺乏病监测方案(2016 年版)》具体要求,在各级政府的领导下,有关部门密切配合,顺利完成了全省碘缺乏病监测任务,现将监测情况总结如下。

1 调查结果

1.1 儿童碘营养水平调查结果

全省对 162 个县 31 883 名儿童进行调查,采集尿样 31 883 份,尿碘中位数 193.13μg/L。<50μg/L 的样品数 1 337 例,占比 4.19%,<100μg/L 的样品数 5 292 例,占比 16.60%。县级尿碘中位数范围 77.7~486.29μg/L。尿碘中位数低于 100μg/L 的县有 1 个,为沧州市的肃宁县,100~199μg/L 的县 108 个,200~299μg/L 的县 42 个,300μg/L 以上的县 11 个。

1.2 8~10 岁儿童甲状腺容积检测结果

全省开展甲状腺 B 超检测的县共 50 个,共对 8 940 个 8~10 岁儿童进行甲状腺 B 超检测,全省共检出甲状腺肿患病 232 例,甲肿率为 2.59%。50 个县中有 4 个甲肿率>5%,分别是沧州市的运河区(6.16%)、肃宁县(6.70%)和邯郸市的邯山区(5.03%)、邱县(5.59%),其余 46 个县甲肿率<5%。

1.3 孕妇碘营养水平调查结果

全省对 162 个县 15 569 名孕妇进行调查,采集尿样 15 569 份,尿碘中位数 164.86μg/L。<50μg/L 的样品数 1 074 例,占比 6.90%,<100μg/L 的样品数 3 533 例,占比 22.7%。县级尿碘中位数范围为 47.45~371.72μg/L。尿碘中位数<100μg/L 的县有 12 个,分别是保定市的高阳县、容城县、博野县和涿州市,沧州市的运河区和献县,邯郸市的邯山区,石家庄市的行唐县、无极县和新乐市,唐山市的丰南区,邢台市的宁晋县。 100~199μg/L 的县 119 个,200~299μg/L 的县 25 个,300μg/L 以上的县 6 个。尿碘中位数>150μg/L 的县 95 个。

1.4 儿童和孕妇家中食用盐监测情况

全省共检测了 162 个县的 47 455 份盐样,包括 31 883 份儿童家中盐样和 15 572 份孕妇家中盐样。全省监测共发现未加碘食盐 4 656 份,合格碘盐 42 799 份,不合格碘盐 2 980 份,未加碘食盐率为 11.21%,碘盐覆盖率为 88.79%,合格碘盐食用率为 81.69%。除外张家口、承德、廊坊、保定、定州、辛集合格碘盐食用率在 90% 以上,其余各市合格碘盐食用率都在 90% 以下。合格碘盐食用率在 90% 以上的县有 92 个,90% 以下的县有 70 个,其中合格碘盐食用率在 80%~90% 之间的县 22 个,70%~80% 之间的县 19 个,70% 以下的县 29 个。

1.5 新生儿甲减筛查等调查结果

全省统计了 486 444 名新生儿甲减筛查结果,1 573 例异常,异常率 0.32%。共统计复检的甲减筛查异常新生儿 1 858 例,异常 88 例,异常率 4.74%。孕妇甲功和抗体检测结果 123 947 人,异常 7 313 人,异常率 5.9%。

1.6 碘缺乏病高危地区地方性克汀病搜索

本年度没有符合开展地方性克汀病搜索的县。

2 结论

2.1 碘盐覆盖率和合格碘盐食用率呈现持续下降趋势

随着盐业体制改革的不断深入,市场上食盐品种增多以及群众食盐消费需求日趋多样化,加之部分群众对碘缺乏危害认知不足,部分地区碘盐覆盖率持续偏低。本年度河北省碘盐覆盖率和合格碘盐食用率均在 90% 以下,70 个县合格碘盐食用率在 90% 以下,未达到碘缺乏病消除标准。

2.2 部分县孕妇和儿童存在碘营养不足风险

碘盐供应的问题随之引来的是人群碘营养水平的改变,虽然河北省儿童和孕妇的尿碘中位数分别为 193.13μg/L 和 164.86μg/L,碘营养状况处于适宜水平,但以县级为单位来评估儿童和孕妇的碘营养水平,162 个县中分别有 1 个和 12 个尿碘中位数<100μg/L,未达到碘缺乏病控制标准,尤其是孕妇的碘营养状况,如果按照尿碘中位数在 150μg/L 以上为适宜状态的话,河北省尚有 67 个县处于碘营养不足状态。

2.3　少数县儿童甲肿率偏高,部分县存在碘过量

全省 8~10 岁儿童甲肿率<5%,50 个县中 46 个甲肿率<5%,但有 4 个县甲肿率>5%,分布于邯郸市和沧州市。另外,儿童有 11 个县尿碘中位数达到 300μg/L 以上,碘营养水平过量。

3　下一步工作

3.1　认真履行职能,落实防控措施

各有关部门要按照《河北省盐业体制改革方案》《"十三五"河北省地方病防治实施计划》要求,遵循因地制宜、分类指导、科学补碘原则,认真分析监测结果,着力解决碘缺乏病防治工作中存在的矛盾和问题。

3.2　加强碘缺乏病监测,保证人群碘营养水平

各级卫生部门要加强人群碘营养状况监测,采取扩大监测范围及监测频次等方法,适时反映重点人群碘盐消费和碘营养水平变化。要加强监测信息的分析利用,对于监测发现的碘盐覆盖率低、儿童甲肿率高等监测指标异常情况,要及时查找原因,采取针对性措施加以解决。

3.3　强化能力建设,提高防治水平

卫生部门要继续强化对基层防治人员的技术培训,重点培训实验室检测技术和甲状腺容积检测技术,提高检测能力,保证实验数据的准确性,严格按照方案进行监测,保证监测质量和时间进度,客观准确评估监测点的防治效果。

3.4　深入开展健康教育,努力营造防治氛围

有关部门要通过广播、电视、微信、微博等多种形式,进一步加大对科学补碘的宣传力度,普及碘缺乏病防病知识,提高社会尤其是重点人群的防治意识,为防治碘缺乏病营造良好的氛围。

（撰稿人:贾丽辉　尹志娟）

2018年山西省碘缺乏病监测报告

山西省曾是我国碘缺乏病流行比较严重的省份之一,多年来,通过实施食盐加碘为主的综合防治措施,人群碘营养状况总体得到改善。近年来,随着山西省经济社会的快速发展,人民生活水平和膳食营养状况发生了较大变化。为进一步了解人群的碘营养状况,积极推进"因地制宜、分类指导和科学补碘"的防控策略,根据《全国碘缺乏病监测方案》(2016版)及《山西省碘缺乏病监测方案(2018)》,在山西省11个市118个县(市、区)开展了碘缺乏病监测,现将监测结果报告如下:

1 监测结果

1.1 监测工作完成情况

山西省于2018年3月22日召开了"2018年全省地方病防治项目培训班",会后,118个县(市、区)的碘缺乏病监测工作陆续开展,所有监测数据均于2018年11月底前全部录入"全国碘缺乏病监测信息管理系统"并上报。

1.2 居民户食用盐监测结果

全省共检测居民户食用盐35 446份,盐碘均数为23.3mg/kg,盐碘中位数为23.1mg/kg。全省共检出碘盐34 809份,碘盐覆盖率97.70%,合格碘盐食用率90.82%。全省不合格碘盐共有2 387份,占监测份数的6.73%。在5~18mg/kg之间的有1 944份,占所有不合格碘盐的81.44%(1 944/2 387),>33mg/kg的有443份,占到了18.56%(443/2 387)。全省11个市盐碘中位数在22.0~24.9mg/kg之间,各市碘盐覆盖率均在95%以上,碘盐覆盖率维持在较高的水平。有7个市的合格碘盐食用率在90%以上,太原市、大同市、阳泉市、吕梁市4个市的合格碘盐食用率在85%~90%之间。从县级层面看,118个碘缺乏病监测县的盐碘中位数在19.3~30.9mg/kg之间,最低的为山阴县、永济市,最高的为乡宁县。

全省118个县的碘盐覆盖率在77.67%~100%之间。其中,有47个县的碘盐覆盖率达到了100%,

62个县的碘盐覆盖率在95%~99.99%之间,7个县的碘盐覆盖率在90%~94.99%之间,有2个县的碘盐覆盖率<90%,分别为文水县(86.00%)、清徐县(77.67%)。

全省118个县的合格碘盐食用率在57.95%~100%之间。其中,有88个县的合格碘盐食用率>90%,18个县的合格碘盐食用率在80%~90%之间,12个县的合格碘盐食用率在80%以下,分别为清徐县、南郊区、浑源县、平定县、沁源县、山阴县、榆社县、昔阳县、新绛县、大宁县、文水县、临县。

1.3 儿童、孕妇盐碘情况

全省共检测儿童盐样23 696份,盐碘均数为23.0mg/kg,盐碘中位数为23.0mg/kg。其中,共检出碘盐23 233份,碘盐覆盖率为97.49%,合格碘盐食用率为90.44%。全省共检测孕妇盐样11 750份,盐碘均数为23.2mg/kg,盐碘中位数为23.3mg/kg。其中,共检出碘盐11 576份,碘盐覆盖率为98.14%,合格碘盐食用率为91.57%。

1.4 8~10岁儿童尿碘结果

全省共检测儿童尿样23 684份,尿碘中位数为211.2μg/L,略高于适宜量。其中,尿碘值<20μg/L的占0.45%,20~49.99μg/L的占2.47%,50~99.99μg/L的占10.36%,100~199.99μg/L的占37.01%,200~299.99μg/L的占29.54%,300~499.99μg/L的占16.58%,500~799.99μg/L的占3.07%,800~999.99μg/L的占0.31%,≥1 000μg/L的占0.21%;各市尿碘中位数在176.5~248.2μg/L之间,最低的为朔州市,最高的为运城市。太原市、大同市、朔州市、忻州市4个市的碘营养状态为适宜,其余7个市的碘营养状态均为高于适宜量;各县情况。全省118个县的尿碘中位数在112.1~407.1μg/L之间,最低的为朔城区,最高的为万荣县。其中,碘营养适宜的县有57个,超适宜的有56个,过量的有5个。

1.5 8~10岁儿童甲状腺容积结果

全省共检查6~12岁儿童甲状腺7 817人,甲状腺肿患者 127 人,甲肿率为 1.93%。全省 11 个市儿童甲肿率在 0~3.30% 之间,最低的为朔州市,最高的为吕梁市。11 个市的儿童甲肿率均<5%。39 个县的儿童甲肿率在 0~5.00% 之间。其中,38 个县的儿童甲肿率<5%,1 个县的儿童甲肿率为 5%,为忻州市五寨县。

1.6　孕妇尿碘结果

全省共检测孕妇尿样 11 745 份,尿碘中位数为 179.38μg/L,处于适宜区间。其中,尿碘值 <20μg/L 的占 0.93%,20~49.99μg/L 的占 4.45%,50~99.99μg/L 的占 14.21%,100~149.99μg/L 的占 18.54%,150~249.99μg/L 的占 37.15%,250~499.99μg/L 的占 22.05%,500~799.99μg/L 的占 2.49%,800~999.99μg/L 的占 0.09%,≥1 000μg/L 的占 0.08%。各市孕妇尿碘中位数在 152.5~210.5μg/L 之间,均处于适宜区间,最低的为太原市,最高的为运城市。118 个碘缺乏病监测县的孕妇尿碘中位数在 66.2~401.5μg/L 之间,最低的为沁源县,最高的为万荣县。其中,碘营养处于不足区间的有 31 个,适宜的县有 83 个,超适宜区间的有 4 个,碘过量的为 0 个。

2　结果分析

2.1　居民户食用盐监测情况

山西省的合格碘盐标准盐碘含量为 18~33mg/kg。监测结果显示,全省盐碘均数为 23.31mg/kg,盐碘中位数为 23.08mg/kg;碘盐覆盖率为 97.70%,维持在较高的水平;合格碘盐食用率为 90.82%,较 2017 年(88.54%)有所提高。

2018 年省级、市级、县级的碘盐覆盖率、合格碘盐食用率虽然均较 2017 年有所好转,但仍存在 7.62% 的县碘盐覆盖率<95%,25.42% 的县合格碘盐食用率≤90%,主要问题大概有以下几方面:一是盐业体制改革后,不合格碘盐冲击市场,私盐、假盐又重新露头;二是少部分群众因目前甲状腺疾病高发,认为是食用碘盐所致,故自购食用未加碘食盐;三是边远山区经济条件较差,碘缺乏病防治意识淡薄,仍然购买不合格碘盐食用。

全省不合格碘盐中,在 5~18mg/kg 占所有不合格碘盐的 81.44%,>33mg/kg 的占到了 18.56%。山西省不合格碘盐主要是加碘量不足,说明有私盐、假盐或是不符合山西省合格碘盐标准的盐在省内流通、销售。

2.2　碘营养状况监测

本次调查山西省儿童尿碘中位数为 211.2μg/L,

略高于适宜量,但是较 2011 年(食盐加碘含量调整前)下降了 63.4μg/L,较 2014 年(新旧碘盐过渡期)下降了 13.4μg/L,虽然仍处于碘超适宜的范围,但是已经接近其下限,说明碘盐浓度调整对 8~10 岁儿童为代表的一般人群的碘营养的影响结果是理想的、符合预期的。食盐加碘含量的调整在改善以 8~10 岁儿童为代表的一般人群的碘营养方面取得了显著的效果。

山西省儿童尿碘<100μg/L 的比例为 13.27%,其中<50μg/L 的比例为 2.92%,符合 GB 1006—2008《碘缺乏病消除标准》中规定的 "8~10 岁儿童尿碘中位数≥100μg/L,<50μg/L 的比例不超过 20%",说明从儿童尿碘的指标来看,山西省的碘缺乏病处于持续消除状态。

本次调查显示,孕妇的碘营养水平处于适宜区间,但是处于适宜状态的偏低水平,且尿碘值<150μg/L 的占到了 38.13%,而以 8~10 岁儿童为代表的一般人群的碘营养状况为略高于适宜量,说明普通人群碘营养充足时,特需人群仍可能碘摄入不足,在缺碘地区对孕妇等重点人群应采取与一般人群不同的补碘措施。应在考虑自然环境、饮食结构动态变化对碘营养影响的基础上,对不同人群精准补碘。目前碘缺乏病消除标准中没有针对孕妇的指标,孕妇作为重点人群,其碘营养指标也应该列入碘缺乏病消除考核指标中去。

2.3　病情监测

本次调查全省儿童的甲肿率为 1.93%,符合 GB 1006—2008《碘缺乏病消除标准》中规定的 "8~10 岁儿童甲肿率<5%" 的要求。从病情指标讲,山西省的碘缺乏病仍处于持续消除状态。仅有 1 个县的儿童甲肿率为 5%。

近三年,儿童甲肿率持续下降(2016 年为 3.63%、2017 年为 2.41%),儿童甲肿率≥5% 的县数也在不断减少。从全省情况看,2016 年、2017 年、2018 年为儿童甲状腺容积检查的一个周期,共检查了全省 119 个县 23 919 名儿童,三年总甲肿率为 2.56%,显示全省碘缺乏病病情处于消除状态。

3　下一步的主要工作

目前,盐业体制改革后,允许生产企业进入流通和销售领域,放开食盐出厂、批发和零售价格,使碘盐的质量、供应及市场监管已出现了一些令人忧虑的问题,不合格碘盐冲击市场,私盐、假盐又重新露头,对碘缺乏病防治工作提出了严峻挑战。相关部门要根据当前面临的形势和出现的问题,尽快制定应对措施。各部门共同探索新的有效协作模式,在碘盐生产、流通、销售等各个环节加大工作力度,将不合格碘盐蔓延的态势遏制住。

食盐加碘作为持续消除碘缺乏病、改善人群碘营养水平的重要手段,将是我国长期坚持的一项国策。山西省碘缺乏病防治下一步的主要工作是:对一些大型超市及便利店所销售的食盐进行调查,加强盐业市场监管及监测,最大限度地减少未加碘食盐及不合格碘盐的冲击;加强 8~10 岁儿童及孕妇碘营养监测,在持续消除碘缺乏病的前提下,科学补碘,追求不同人群的碘营养适宜状态;加强病情监测,掌握病情动态;大力开展健康教育与健康促进活动,提高群众对食用不合格碘盐对身体危害的认识,为山西省持续消除碘缺乏病目标而努力。

(撰稿人:张向东　郭百锁)

2018年内蒙古自治区碘缺乏病监测报告

1 背景

内蒙古自治区是碘缺乏病历史重病区,全区12个盟市103个旗县(市、区)均存在着不同程度的碘缺乏病流行,通过实施食盐加碘为主的综合防治措施,人群碘营养状况总体得到改善。近年来,随着经济社会的快速发展,人民生活水平和膳食营养状况发生了较大变化。为进一步了解全区人群的碘营养状况,掌握病情的消长趋势,积极推进因地制宜、分类指导和科学补碘的防控策略,根据《全国碘缺乏病监测方案》(2016版)和《内蒙古自治区卫生计生委关于印发全区碘缺乏病监测方案(2016版)的通知》要求,组织开展了2018年全区碘缺乏病监测,现总结如下。

2 结果与分析

本次监测对全区12盟市28个旗县(市、区)6 065名8~10岁儿童进行了甲状腺容积检测,对103个旗县(市、区)20 774名儿童和9 810名孕妇进行了尿碘含量检测,对20 774名儿童和9 810名孕妇家中共30 584份食用盐进行了碘含量检测。

2018年全区碘缺乏病监测,8~10岁学龄儿童B超法检查甲肿率为2.64%;儿童尿碘中位数为209.23μg/L,孕妇尿碘中位数为167.20μg/L;碘盐覆盖率为97.99%,合格碘盐食用率为92.79%,盐碘均数为23.73mg/kg,盐碘中位数为23.4mg/kg。

2.1 8~10岁儿童甲肿率

全区B超法检查8~10岁学龄儿童6 065名,甲肿率为2.64%。通辽市、乌海市在2016年、2017年两个年度完成了全部旗县(市、区)儿童甲肿率检测任务,因此2018年度未开展此项检测。开展甲肿率检测的10个盟市中,除乌兰察布市(5.63%),其余盟市总体上甲肿率均<5%。26个旗县(市、区)中,有2个旗县甲肿率>5%,分别为乌兰察布市的集宁区(8.5%)和察哈尔右翼后旗(6%)。

2.2 8~10岁儿童尿碘结果

共检测20 774名8~10岁儿童随意一次尿碘含量,尿碘中位数为209.23μg/L,其中4个盟市儿童尿碘中位数在100~200μg/L之间,8个盟市在200~300μg/L之间。从频数分布看,尿碘含量<20μg/L、20~49μg/L、50~99μg/L、100~199μg/L、200~299μg/L、≥300μg/L的儿童所占比例分别为0.62%、2.56%、8.98%、35.69%、31.38%和20.77%。儿童尿碘<50μg/L的比例为3.18%,不足20%。旗县(市、区)8~10岁学龄儿童尿碘含量分布。尿碘中位数在100~199μg/L之间的旗县有44个,200~299μg/L之间的旗县有57个,≥300μg/L的旗县有2个:通辽市奈曼旗(314.60μg/L)、呼伦贝尔市新巴尔虎左旗(535.84μg/L)。

2.3 孕妇尿碘结果

共检测9 810名孕妇随意一次尿碘含量,尿碘中位数为167.20μg/L。其中2个盟市孕妇尿碘中位数在100~150μg/L之间,10个盟市在150~250μg/L之间。从频数分布看,尿碘含量<20μg/L、20~49μg/L、50~99μg/L、100~149μg/L、150~249μg/L、250~499μg/L、≥500μg/L的孕妇所占比例分别为0.89%、4.54%、14.96%、23.49%、35.87%、2.27%。旗县(市、区)孕妇尿碘含量分布,尿碘中位数<100μg/L之间的旗县有3个:开鲁县(89.23μg/L)、五原县(87.80μg/L)和四子王旗(94.52μg/L),尿碘中位数100~149μg/L之间的旗县有35个,150~249μg/L之间的旗县有58个,250~499μg/L之间的旗县有7个。

2.4 碘盐结果

2018年,全区共检测了12个盟市103个旗县(市、区)的30 584份盐样,其中20 774份儿童家中食用盐盐样,9 810份孕妇家中食用盐盐样。

全区碘盐覆盖率为97.99%。除呼伦贝尔市(94.29%),其余11个盟市碘盐覆盖率均>95%。103个旗县(市、区)中,碘盐覆盖率≥95%的旗县有87个,占总数的84.47%;碘盐覆盖率<95%的旗县有

16 个,分布于呼伦贝尔市（7 个）、巴彦淖尔市（3 个）、兴安盟（2 个）、赤峰市（2 个）、通辽市（1 个）、锡林郭勒盟（1 个）。

全区合格碘盐食用率为 92.79%。除赤峰市（87.49%）,其余 11 个盟市合格碘盐食用率均>90%。103 个旗县（市、区）中,合格碘盐食用率≥90% 的旗县有 75 个,占总数的 72.81%;合格碘盐食用率<90% 的旗县有 28 个,分布于赤峰市（6 个）、锡林郭勒盟（6 个）、呼伦贝尔市（6 个）、乌兰察布市（3 个）、兴安盟（2 个）、巴彦淖尔市（2 个）、通辽市（2 个）、包头市（1 个）。

全区共检测出未加碘食盐 643 份,12 个盟市均有分布,占盐样总数 2.1%。主要分布在呼伦贝尔市、赤峰市、巴彦淖尔市、锡林郭勒盟、通辽市和兴安盟,其中,未加碘食盐率>5% 的盟市为呼伦贝尔市（6%）。

全区共检测出 1 557 份不合格碘盐,12 个盟市均有分布,占盐样总数 5.09%。主要分布在赤峰市、锡林郭勒盟、乌兰察布市、通辽市,不合格食盐所占比例>5% 的盟市为赤峰市（9.03%）、锡林郭勒盟（6.73%）、通辽市（6.82%）、乌兰察布市（6.43%）。

2.5　孕妇服用碘剂情况

2018 年,全区 12 个盟市共对 9 810 名孕妇服用碘制剂情况进行了调查,其中 30 名孕妇服用过含碘制剂,占总数的 0.31%。

2.6　孕妇甲状腺异常报告情况

2018 年,全区 12 个盟市共收集了 9 810 名孕妇甲状腺异常情况,其中 96 名孕妇甲状腺异常,占总数 0.98%,甲状腺异常主要为甲状腺功能减退、甲状腺结节等。

3　讨论

内蒙古自治区于 1995 年实施以食盐加碘为主的综合防治措施以来,全区 12 个盟市连续多年碘盐覆盖率和合格碘盐食用率均保持在较高水平,居民碘营养状况得到明显改善,碘缺乏病防治工作成效显著。

2018 年全区监测结果总体来看,碘盐覆盖率在 95% 以上,合格碘盐食用率在 90% 以上;8~10 岁儿童尿碘低于 100μg/L 以下的比例<50%,且低于 50μg/L 以下的比例<20%;B 超法检查 8~10 岁儿童甲肿率<5%,三项主要指标达到国家碘缺乏病消除标准。全区总体上处于持续消除碘缺乏病状态。县级水平上,未达标旗县（市、区）数量激增。2 个旗县（市、区）8~10 岁儿童甲肿率>5%;28 个旗县（市、区）合格碘盐食用率<90%;15 个旗县（市、区）孕妇尿碘中位数未达标。盐业体制改革后,居民购买未加碘食盐数量剧增,部分居民将未加碘食盐与碘盐掺和起来食用,成为监测中未加碘食盐、不合格碘盐数量剧增以致合格碘盐食用率下降的主要原因。相当一部分孕妇异地产检,医院配合难度大,导致完成项目规定孕妇采样数量难度大,同时,部分孕妇大量饮水（同时做超声检查,月份小需憋尿）是造成孕妇尿碘中位数偏低的一个重要原因。如果硬性要求样品数量或监测指标达标,往往会导致数据造假,最终造成"人为达标"现象。

8~10 岁儿童甲肿率整体上仍处于较低水平,自治区甲肿率多年来保持在碘缺乏病消除标准内,无地方性克汀病新发病例。乌兰察布市 2016—2018 年连续三年监测中存在甲肿率高于 5% 的旗县,本年度经自治区、盟市两级复核、比对,查明原因为仪器老化、标尺不准,造成各径线测量值偏大。

总体上,儿童和孕妇的尿碘中位数均处于（WHO/UNICEF/ICCIDD）推荐的碘营养水平适宜范围。儿童和孕妇的尿碘频数分布与 2017 年监测一致。儿童尿碘中位数在 100~300μg/L 占 67.07%,孕妇尿碘中位数在 100~150μg/L、150~500μg/L 分别占 22.13%、55.21%,两类重点人群碘营养水平处于适宜及足量的占绝大多数;儿童尿碘中位数>300μg/L 的旗县有两个,碘过量儿童占总数的 20.77%,其中,新巴尔虎左旗存在水源性高碘地区,苏木、嘎查,学龄儿童多为寄宿制,监测中包含了高碘地区的儿童。通辽市奈曼旗儿童碘过量原因需查明,可能与当地居民饮食习惯有关,尚需进一步排查是否受水源性高碘影响。

碘盐监测结果显示,盐碘中位数绝大多数在 20~30mg/kg 之间,碘盐覆盖率与 2017 年（97.90%）接近,合格碘盐食用率较 2017 年（94.98%）进一步降低。分析其原因:一方面,随着盐业体制的改革和未加碘食盐销售点的增加,未加碘食盐容易购买;另一方面,近年来,由于群众健康意识的增强,甲状腺方面的检查项目为越来越多的体检者采纳,同时随着检测技术的提高,甲状腺疾病的发现率增加,选择食用未加碘食盐的居民增加,造成未加碘食盐率上升。不合格碘盐数量急剧上升,主要有以下原因:部分居民自身、家人患有甲状腺疾病,或者受不科学"舆论"的错误引导,担心碘补多了,碘盐和未加碘食盐混合一起食用;加碘盐含量虽在合格碘盐含量标准范围内，但是接近下限，部分居民家中食用盐购买时间过长，储存不当，造成碘盐浓度进一步降低，低于合格碘盐浓度范围；个别旗县仍然存在实验室检测能力方面的问题。

4 问题与建议

4.1 加强对盐业生产部门和市场的监管，严把产品质量关，杜绝不合格碘盐上市，确保合格碘盐的供应。加碘盐含量应尽量接近内蒙古自治区选择盐碘含量均数即 25mg/kg。

4.2 应关注孕妇的碘营养状况，加强同妇幼部门合作，加大健康教育力度。加强孕期课堂碘缺乏病防治知识的宣传，避免胎儿期碘缺乏危害；对碘营养不足孕妇，建议食用富含碘的食物或营养补充制剂，及时纠正碘营养不足状况。

4.3 切实加强碘缺乏病健康教育工作，尤其要加强对重点人群防治知识的普及。加强对不达标旗县（市、区）居民的碘缺乏病防治知识宣传。碘缺乏病健康教育工作仍需常抓不懈，多部门联合，社会广泛参与。

4.4 监测指标异常的地区应查找原因，及时更新仪器设备，提高检测水平。结合外环境碘水平，密切关注人群碘营养。开展精准监测，非高碘地区按照《碘缺乏病监测方案》开展监测工作，高碘地区按照《全国水源性高碘地区监测方案（2018 版）》开展监测工作。

5 结论

2018 年监测结果表明，自治区以食盐加碘为主的碘缺乏病综合防治措施成效显著，处于持续消除碘缺乏病状态。当前食用盐碘含量能够满足 8~10 岁儿童和孕妇的基本碘营养需求。应继续坚持食盐加碘防治碘缺乏病策略，加强重点人群碘营养监测，加大碘缺乏病健康教育力度，切实把握好"因地制宜、分类指导、科学补碘"的原则，努力实现持续消除碘缺乏危害。

（撰稿人：郭宏宇   左媛媛）

2018 年辽宁省碘缺乏病监测报告

辽宁省是碘缺乏病流行比较广泛的地区之一。多年来,通过实施食盐加碘为主的综合防治措施,人群碘营养状况总体得到改善,碘缺乏病防治取得显著成效。为进一步了解重点人群碘营养状况和碘盐食用率情况,积极推进"因地制宜、分类指导、科学补碘"的防控策略,省疾病预防控制中心于 2018 年 3 月至 10 月组织完成了碘缺乏病监测工作,现将监测工作报告如下。

1 监测范围

辽宁省 2018 年重大公共卫生项目资助的 100 个县(市、区)。

2 质量控制

2.1 人员培训

省疾控中心举办了全省地方病防治技术培训,针对市、县(市、区)疾控机构监测人员对监测方案、工作任务和监测要求等技术内容进行了培训,确保全省监测技术规范、方法统一、诊断标准一致,各项工作协调有序。

2.2 甲状腺超声检查和实验室检测

超声检查诊断人员具有医学、医学影像或预防医学专业执业医师资格。承担样品检测实验室均是获得全国碘实验室外部质量控制考核合格资质的实验室,省疾控中心对沈阳、大连、抚顺、本溪、丹东、锦州、营口、阜新、辽阳、盘锦、铁岭、葫芦岛市由市级疾控中心完成尿碘检测的样品按批号进行了抽检复测,抽检样品 963 份,并将检测质量较差的葫芦岛市监测尿样调至省疾控中心重新完成了尿碘样品检测工作。沈阳、鞍山、丹东、阜新、铁岭市、朝阳市对辖区 47 个县级疾控机构完成的尿碘检测样品进行了复检。各市疾病预防控制机构还对县级检测的盐样按方案规定进行了复核检测,以保证实验室检测质量。

2.3 质量督导

省疾控中心对沈阳、鞍山、抚顺、营口、辽阳、盘锦、铁岭、葫芦岛市碘缺乏病监测工作进行现场督导,重点指导了监测工作的组织实施、抽样、流行病学调查、样本采集、样品检测、检测过程的质量控制及数据平台录入质量等内容。对发现的问题及时整改,基本保证了各市监测结果的可靠性。

2.4 数据审核

省、市、县疾控中心(地方病所)联合对各县(市、区)录入"全国碘缺乏病信息管理平台"的数据进行了数据审核、清洁和订正,保证了数据录入质量。

3 监测结果

按辽宁省 2018 年重大公共卫生资助项目任务安排,全省 100 个县(市、区)合计调查 8~10 岁儿童 20 228 人、孕妇 10 006 人、新生儿 34 676 人。

3.1 居民合格碘盐食用情况

3.1.1 儿童家庭碘盐食用情况。辽宁省 14 个市、100 个县(市、区)采集 8~10 岁儿童家庭食盐样品 20 228 份。检出未加碘食盐 349 份,不合格碘盐 976 份,合格碘盐 18 903 份;儿童家庭碘盐覆盖率为 98.3%,合格碘盐食用率为 93.4%,食用盐含碘量均值为 23.8mg/kg,变异系数为 20.6%。80 个县(市、区)儿童合格碘盐食用率高于 90%,20 个县(市、区)儿童家庭合格碘盐食用率<90%。其中 15 个县(市、区)儿童家庭合格碘盐食用率在 81%~90%,4 个县(市、区)在 70%~80% 之间。

3.1.2 孕妇家庭碘盐食用情况。本年度采集孕妇家庭食用盐样品 10 006 份。检出未加碘食盐 168 份,不合格碘盐 1 430 份,合格碘盐 8 408 份,孕妇家庭碘盐覆盖率 98.3%,合格碘盐食用率 84.0%,食用盐含碘量均值 23.9mg/kg,变异系数 19.7%。辽宁省有 45 个县(市、区)孕妇合格碘盐食用率>90%,55 个县(市、区)孕妇合格碘盐食用率低于 90%。合格碘盐食用率低于 90% 的县区中,孕妇合格碘盐食用率在 27%~90% 之间。

综合各县（市、区）监测情况，辽宁省合计监测居民户食用盐 30 234 份。其中儿童家庭食盐样品 20 228 份，孕妇家庭食用盐样品 10 006 份。检出未加碘食盐 517 份，不合格碘盐 2 406 份，合格碘盐 27 311 份，居民碘盐覆盖率为 98.3%，居民合格碘盐食用率为 90.3%。辽宁省 64% 的县（市、区）居民合格碘盐食用率>90%，符合碘缺乏病消除标准的要求，36% 的县（市、区）居民合格碘盐食用率较低，未达到国家碘缺乏病消除标准的要求。

3.2　尿碘水平

3.2.1　儿童尿碘水平。全省 100 个县（市、区）共采集 8~10 岁儿童尿样 20 228 人份，儿童尿碘中位数为 165.1μg/L，尿碘值<50μg/L 的比例为 4.6%，儿童碘营养总体水平适宜。以县（市、区）为单位统计，79 个县（市、区）儿童碘营养处于适宜水平；东港市儿童尿碘中位数低于 100μg/L，处于碘缺乏水平，20 个县（市、区）儿童碘营养高于适宜水平，没有碘过量的县（市、区）。儿童碘营养高于适宜水平的县（市、区）分布在沈阳、大连、鞍山、本溪、阜新、盘锦、铁岭和朝阳市。

3.2.2　孕妇尿碘水平。100 个县（市、区）共监测孕妇 10 006 人，孕妇尿碘中位数为 133.3μg/L，尿碘低于 50μg/L 的孕妇占 7.4%，孕妇总体处于碘摄入不足状况。100 个监测县（市、区）中，没有碘过量和碘营养高于适宜的县（市、区）；34 个县（市、区）孕妇碘营养处于适宜水平；66 个县（市、区）孕妇碘营养水平偏低，碘摄入不足。其中，望花、平山和凤城 3 个区（市）孕妇尿碘中位数已低至 100μg/L 以下，处于碘缺乏状况。

3.3　儿童甲状腺肿情况

本年度 14 个市对 75 个县（市、区）的 15 149 名 8~10 岁儿童进行了甲状腺超声检查。甲状腺容积正常儿童 14 920 人，甲状腺容积>同年龄正常值上限的儿童 229 人，甲肿率为 1.5%。75 个监测县（市、区）中，皇姑区、于洪区、古塔区和凌河区儿童甲肿率≥5.0%，其余各县（市、区）儿童甲肿率均在消除标准要求范围内。

3.4　新生儿促甲状腺激素筛查

2018 年 2~8 月，沈阳、大连、丹东、阜新、辽阳、盘锦、铁岭、朝阳市共收集了当地妇幼机构完成的 34 676 名新生儿全血促甲状腺素（thyroid-stimulating hormone，TSH）筛查数据，发现 TSH 异常升高新生儿 88 人，召回新生儿复检，22 名新生儿 TSH 值持续异常升高，66 名新生儿 TSH 值正常，为"一过性"高

TSH 血症。新生儿 TSH 异常率为 6.34/万。新生儿高 TSH 血症检出率显著高于全国新生儿 TSH 筛查异常水平，这可能与孕妇碘营养水平普遍偏低有密切关系。

3.5　高危地区县（市、区）地方性克汀病搜索

100 个监测县（市、区）中，望花区、平山区、东港市和凤城市儿童或孕妇的尿碘中位数低于 100μg/L。东港市未曾发生过地方性克汀病流行，而望花区、平山区和凤城市都曾是地方性克汀病流行区，故望花区、平山区和凤城市应按《全国碘缺乏病监测方案》（2016 版）要求继续完成高危地区县（市、区）地方性克汀病搜索工作。

4　主要结论

4.1　儿童碘营养水平总体适宜，但孕妇碘营养总体水平偏低。100 个县（市、区）碘缺乏病监测结果显示，辽宁省孕妇和 8~10 岁儿童人群的合格碘盐食用率为 90.3%。8~10 岁儿童尿碘中位数为 165.1μg/L，尿碘<50μg/L 儿童比例为 4.6%，儿童碘营养总体水平适宜。没有碘过量的县（市、区），仅东港市儿童碘营养缺乏，碘营养适宜县（市、区）占县区总数的 79%，碘营养高于适宜县（市、区）占监测县（市、区）的 20%。高于适宜县（市、区）分布在沈阳、大连、鞍山、本溪、阜新、盘锦、铁岭和朝阳地区。孕妇尿碘中位数为 133.3μg/L，尿碘<50μg/L 孕妇比例为 7.4%，孕妇碘营养总体水平偏低。辽宁省没有孕妇碘过量和高于适宜的县（市、区），34% 的监测县（市、区）孕妇碘营养在适宜水平，66% 的监测县孕妇碘缺乏。望花、平山和凤城等 3 个区（市）孕妇尿碘中位数已低至 100μg/L 以下，应加强孕妇碘营养干预，改善孕妇碘营养水平。

4.2　持续消除碘缺乏病效果大幅下降。结合重点人群合格碘盐食用率、尿碘水平，儿童甲肿率，应用《重点地方病控制和消除评价办法（2019 版）》评价监测结果，持续保持消除碘缺乏病效果的县（市、区）数量逐年下降。全省应进一步加强碘缺乏病防治工作投入，加强健康教育和健康促进工作，促进全省保持可持续消除状态。

4.3　未能全面普及孕妇专用盐。辽宁省监测孕妇的食用盐含碘量为 23.9mg/kg，远远低于孕妇专用碘盐规定的平均含碘量（30mg/kg±30%）。建议经信和食药监部门加强食盐生产企业的监督管理，敦促碘盐生产企业生产供应合格孕妇碘盐，改善孕妇碘营养水平。

5 取得的成绩和存在的不足

5.1 在各级卫生计生委的领导下,辽宁省三级疾病预防控制机构投入大量人力、物力,基本完成了碘缺乏病监测工作,客观地评价了各地碘缺乏病防治措施落实情况、重点人群碘营养状况、碘缺乏病控制效果和防治成效,为进一步开展防治工作提供了科学依据。

5.2 食用加碘盐情况下,儿童碘营养总体保持在适宜水平,辽宁省应继续落实食盐加碘为主的综合防治措施,重点推进"因地制宜,分类指导、科学补碘"的防控策略。

5.3 辽宁省碘缺乏病防治工作取得显著成效,但新时期碘缺乏病防治工作也存在问题。辽宁省连续5年的监测结果均发现孕妇碘营养水平偏低,亟须各地盐业部门做好孕妇专用碘盐(加碘量30mg/kg)的生产供应,妇幼保健机构加强对孕妇碘营养和甲状腺功能监测,对缺碘孕妇予以补碘干预或指导,使孕妇都保持适宜的碘营养水平,共同推进科学补碘、精准防治。

5.4 局部碘营养水平较低地区未按规定开展和完成高危地区县(市、区)地方性克汀病搜索工作,应尽早开展和完成调查工作。

6 工作建议

6.1 明确责任,履行职责。各级政府要深刻认知食盐加碘对碘缺乏病防治工作的重要性,相关部门加强碘盐生产供应管理,保障孕妇专用碘盐和普通碘盐的生产供应,保障各地不同人群特别是孕妇都能吃上合格碘盐,确保重点人群合格碘盐覆盖率符合《辽宁省盐业体制改革实施方案》的要求。

6.2 增加投入,开展定期监测。加强碘缺乏病防治工作投入,定期开展碘缺乏病监测,数据共享,及时发现防治工作和防治措施落实方面出现的问题,才能巩固碘缺乏病防治成果,科学指导碘缺乏病防控工作。

6.3 加强健康教育,提高公众防病意识。通过健康教育和健康促进,加大宣传力度,提高居民自我保健意识,使重点人群选择适宜含量碘盐,推进"因地制宜,分类指导、科学补碘"的碘缺乏病防控策略。

6.4 加强基层地方病防治技术人员培训。基层地方病防治人员岗位更替频繁,定期开展培训,使基层地方病防治专业人员的培训持续化、常态化。加大县级地方病防治机构能力建设,使其有能力去开展地方病监测的相关工作,为消除碘缺乏病提供技术支持。

(撰稿人:王健辉　冯晓伟)

2018年吉林省碘缺乏病监测报告

按照国家卫生计生委办公厅关于印发《全国碘缺乏病监测方案》(2016版)的通知要求,结合吉林省实际制定《吉林省碘缺乏病监测方案》(2018年版)。方案要求2018年在全省60个县(市、区)开展碘缺乏病监测工作,全面了解吉林省碘缺乏病病情变化趋势,掌握重点人群碘营养水平,为吉林省碘缺乏病防治工作提供科学依据,对已采取的防治措施效果进行评价。在吉林省卫生健康委的领导下,省地方病二所按照国家统一技术要求,组织并开展了2018年碘缺乏病病情调查工作。

1 组织领导与实施

本次监测工作由省卫生健康委统一领导。为保证此次碘缺乏病病情监测的质量,对各市(州)、各县(市、区)疾控中心的工作人员进行了项目工作培训,包括工作布置与实施、实验室检测、网络直报软件系统培训,共培训180余人次,采取授课、集中讨论与上机实际操作的方式开展培训。本次监测工作由省地方病二所负责实验室及上报系统省级数据复核、分析,并按计划完成了对镇赉县、双辽市、长岭县、集安市、长白县、抚松县、汪清县、安图县、东丰县、舒兰市、德惠市、榆树市、梅河口市、公主岭市共九个地区、14个县(市、区)碘缺乏病病情监测现场督导工作。对其他县(市、区)进行了电话及网络督导,并要求在时限内必须完成病情监测工作。

2 监测范围

吉林省2018年碘缺乏病病情监测工作要求全省60个县(市、区)(包括长白山管委会)全部开展,其中长白山管委会按安图县的一个监测乡进行。

3 调查结果

3.1 根据市、县两级防病部门上报的2018年碘缺乏病病情监测结果,全省共采集儿童家庭盐样12 033份、孕妇家庭盐样6 030份,盐碘中位数均为23.60mg/kg,其中未加碘食盐分别为16份及6份,合格碘盐分别为11 573份及5 834份,合格碘盐食用率分别为96.18%、96.75%。

3.2 全省共采集儿童尿样12 033份,尿碘中位数为169.90μg/L,其中<100μg/L为1 748份,占14.53%,<50μg/L为421份,占3.50%,<20μg/L的54份,占0.45%;100~199.99μg/L为5 942份,占49.38%,200~299.99μg/L为2 898份,占24.08%,超过300μg/L为1 445份,占12.01%。

3.3 全省共采集孕妇尿样6 029份,尿碘中位数为153.50μg/L,其中<150μg/L的2 861份,占47.45%,<50μg/L的358份,占5.94%;<100μg/L的1 469份,占24.37%;150~249.99μg/L的2 219份,占36.81%;250~499.99μg/L的828份,占13.73%;超过500μg/L的121份,占2.01%。

4 结论

4.1 从8~10岁学生尿碘结果来看,吉林省自2012年开始执行25mg/kg浓度的碘盐,此次全省尿碘中位数结果处于适宜标准,说明吉林省目前居民总体碘营养水平是充足且适宜的。同时,也应注意此次监测中出现个别项目县及乡镇调查点有尿碘中位数<100μg/L的情况。需特别关注的是近半数项目县(市、区)孕妇尿碘中位数低于国际卫生组织推荐标准(<150μg/L)。从空间分布来看,全省几乎各市(州)辖区内均有监测县尿碘中位数低于国际推荐标准的现象。从时间上来看,连续三年监测中,今年首次出现监测县孕妇尿碘中位数<100μg/L的问题。从尿碘中位数结果看可能提示部分监测县孕妇碘营养不足,今后应该对其进行重点监测,加大宣传教育力度,防止新发克汀病的产生。

4.2 从盐碘监测结果上看个别项目县(市、区)合格碘盐食用率存在波动,有下降趋势,应当引起注意。未加碘食盐主要集中在延边等少数民族集聚地区,可能和少数民族饮食习惯有关。同时,应注意随着生活水平提高以及网络发展,在某些社会舆论影响下,通过网购、海外代购等方式,有岩盐等新型盐流入吉林省,对其碘含量的测定需做进一步的探讨和研究。现阶段碘盐仍是吉林省居民碘摄入的主要来源,碘盐质量直接影响吉林省居民的碘营养水平。

5 存在问题

2018 年按照吉林省碘缺乏病监测方案要求,全省 60 个县(市、区)均开展了碘缺乏病病情监测工作,目前的监测结果可能存在一些偏差,原因可能有以下几个方面。

5.1 各地工作人员对直报系统熟悉程度及操作熟练度较 2017 年有所提高,但个别县(市、区)数据录入仍有错误出现。针对这一情况应每年开设直报系统培训班,强化对直报系统的了解,提高操作熟练度,落实录入专人负责制,提高录入人员责任心。

5.2 8~10 岁儿童和孕妇尿碘检测结果。全省开展监测的部分县(市、区),尿碘实验室能力建设仍需加强完善。与 2017 年相比,虽然半数以上县(市、区)具备尿碘检测设备,同时具备尿碘检测能力,能够独立开展尿碘实验室检测工作。但有部分县(市、区),由于检验科装修或实验设备、条件不足等原因。今年仍需依靠市(州)级疾控中心或选派人员到市(州)疾控中心完成检测任务。与去年相比,今年有 52 个县(市、区)参加尿碘实验室外质控考核工作,增加了尿碘检测结果的可靠性与可信度;但样品采集、运输、贮存过程中仍存在不规范,导致尿样检测结果仍然可能出现偏差。个别县(市)对孕妇进行采样时,利用孕妇在妇幼保健院或当地卫生院产检时采集尿样的情况,应注意部分产检孕妇为做彩超,有大量喝水憋尿的情况,造成尿液稀释,可能导致尿碘检测结果下降;产检孕妇居住地是否为调查点,需认真确认等问题。另外,8~10 岁儿童可能有为排尿取样,现场临时喝水、排尿,导致尿碘浓度稀释的情况。今后防病人员在现场采样时需多加留意,并提前告知采样注意事项。

5.3 盐碘监测结果。个别县存在食盐样品采样量不足,无法进行复核检测或重新检测。针对责任心、人员水平、设备试剂及实验方法的问题造成盐碘结果偏差,当地疾控部门需重视此类问题。同时,加强管理、培训避免此类事件的发生。

2018 年全省 60 个县(市、区)均完成了碘缺乏病病情监测工作,在检测设备、实验室能力建设、人员培训不健全的情况下,监测结果势必会出现一些偏差,随着今后监测工作的逐步完善,监测技术水平逐步提高,监测数据会更加科学可靠。

(撰稿人:赵景深　李维)

2018年黑龙江省碘缺乏病监测报告

1 碘缺乏病监测

开展关于2018年碘缺乏病监测工作部署,黑龙江省全部县区均按照《全国碘缺乏病监测方案》(2016版)运行操作。

全省132个县(市、区)全部按方案要求完成了监测任务。按照方案的要求本年度黑龙江省辖区的全部县区完成了尿碘的监测。2018年度碘缺乏病监测共监测盐样35 828份,盐碘中位数为24.5mg/kg,检出未加碘食盐959份,不合格碘盐1 538份。碘盐覆盖率为98.28%,合格碘盐食用率为94.1%。检测8~10岁儿童尿碘25 919份,8~10岁儿童尿碘中位数为166.57μg/L,其中<20μg/L的份数为127份,占总监测份数的0.48%;<50μg/L的份数为642份,占总数监测分数的2.5%。监测孕妇尿碘份数10 653份,中位数为181.26μg/L。其中<20μg/L的份数为34份,占总数监测分数的0.3%;<50μg/L的份数为957份,占总数监测分数的9%。当前经过复核的儿童甲肿率为2.53%。

2 监测管理

2.1 人员培训

组织邀请中疾控专家对全省13个地市及县级疾控的检验人员进行与碘盐监测有关的技术培训或工作会议,确保了监测方法的统一和技术的规范。

2.2 督导

省疾控中心地病所对13个地市的30个县(区)进行了碘盐监测工作的现场督导。具体方法是:听取工作汇报、查阅档案资料、现场考察。

3 问题与建议

3.1 部分地区与盐业部门沟通不够。建议各部门间及时通报监督、监测结果,建立健全信息发布和沟通机制,针对工作中发现的问题,查找原因,积极会商,适时采取相应的防范措施,努力做到监测有序、信息通畅、及时响应、措施到位。

3.2 个别地区上报数据不及时,从而导致全省数据无法及时统计上报。请各市督促所辖区县严格按照规定时间上报数据,并对所上报的数据检查核实严格把关。

3.3 随着盐业体制的改革,盐业市场监管的难度增大,碘盐覆盖率及合格碘盐食用率的下降应该引起各部门的重视。

3.4 基层地病防治工作人员流动性大,工作交接不清晰。

3.5 县级尿碘实验室仪器设备、检测能力有待进一步加强。

3.6 建议今后各级从业人员进一步提高监测信息管理水平,对各种原始资料及时分类、归档,对上报的资料进行数据导出、备份。

3.7 应继续加大宣传力度,明确食盐加碘预防碘缺乏病政策的正确导向。继续做好碘缺乏病的健康教育工作,使广大群众充分了解碘缺乏病的防控方法,做到科学补碘。完善政府领导、部门协作、群众参与的碘缺乏病预防控制的长效工作机制。

3.8 继续加强尿碘实验室的建设,以确保黑龙江省能更加全面、及时地掌握人群碘营养的动态。

2018年,在各级卫生行政部门高度重视下,协调和支持力度加大,各级疾控中心严格执行《全国碘缺乏病监测方案》(2016版)的各项技术和质量控制措施,进一步加强了监测工作的质量控制以及实验室检测数据的可靠性等各个环节,确保了碘缺乏病监测结果的科学性和真实性。从监测结果看出,黑龙江省8~10岁儿童尿碘、孕妇尿碘中位数均在适宜范围,合格碘盐食用率为92.9%,儿童甲肿率<5%,各项指标均达到了国家消除碘缺乏病标准。

其中合格碘盐食用率有所下降,这也是体现出盐业体制改革以来的持续走低,说明今后的工作力度、难度将随着盐市场开放而加大。

(撰稿人:邢智锋 康敬)

2018 年上海市碘缺乏病监测报告

碘是人体必需的微量元素之一,是合成甲状腺激素的重要物质,长期碘缺乏会造成不同形式的碘缺乏危害。碘缺乏对人类健康有很大危害,成人长期碘缺乏会引起地方性甲状腺肿,胎儿缺碘会造成呆小症。20 世纪 90 年代前,我国碘缺乏病曾广泛流行。1994 年我国开始实施普遍食盐加碘以来,碘缺乏病病情得到了有效控制。

上海自 1996 年 4 月开始全面供应加碘盐,根据碘缺乏病病情监测工作要求,分别于 1995 年、1997 年、1999 年、2002 年、2005 年、2011 年、2014 年、2016 年、2017 年和 2018 年开展了 10 次碘缺乏病监测工作。2011 年我国颁布了食用盐碘含量的标准,上海根据本地人群历年碘营养水平及膳食特点采用了 30mg/kg±30% 的碘盐含量作为标准,并于 2012 年 3 月 15 日开始执行。为掌握新标准实施后本地孕妇和学龄儿童的碘营养状况,上海市于 2018 年开展了重点人群碘营养状况监测。

1 结果

1.1 尿碘水平

1.1.1 8~10 岁学龄儿童。共完成尿碘含量测定 3 222 份,尿碘中位数为 166.00μg/L,碘含量<100μg/L 的比例为 23.9%,其中<20μg/L 和 50μg/L 的比例分别为 1.6% 和 7.6%,碘含量≥200μg/L 的比例为 38.1%,碘含量≥300μg/L 的比例为 14.5%,其中>500μg/L 的比例为 2.7%。

1.1.2 孕妇。共完成孕妇尿碘含量测定 1 612 份,尿碘中位数为 129.00μg/L(P25=72.50μg/L,P75=203.65μg/L),尿碘含量<150μg/L 的比例为 58.5%,其中<20μg/L 和 50μg/L 的比例分别为 2.5% 和 14.6%,尿碘含量>250μg/L 的比例为 16.8%,>500μg/L 的比例为 2.6%。

1.2 盐碘水平

共检测 8~10 岁儿童和孕妇家中食用盐样 4 834 份,其中碘盐 3 359 份,合格碘盐 2 673 份,碘盐覆盖率为 69.5%,碘盐合格率为 79.6%,合格碘盐食用率为 55.3%,碘盐碘含量中位数为 24.7mg/kg,四分位数范围为 21.8~25.5mg/kg。

2 讨论

2.1 8~10 岁儿童碘营养水平适宜

8~10 岁儿童尿碘中位数为 166.00μg/L,处在世界卫生组织/联合国儿童基金会/国际控制碘缺乏病理事会推荐的碘营养适宜范围内,表明本市 8~10 岁学龄儿童碘营养适宜。2002 年、2005 年、2011 年、2016 年和 2017 年本市 8~10 岁儿童尿碘中位数为 173.3μg/L、198.1μg/L、181.7μg/L、191.0μg/L 和 195.0μg/L,均显示该人群碘营养处于适宜范围。

2.2 孕妇碘营养状况不足

孕妇尿碘中位数为 129.00μg/L,处在世界卫生组织/联合国儿童基金会/国际控制碘缺乏病理事会推荐的碘营养不足的范围内,表明本市孕妇可能存在碘营养不足的风险。2011 年、2016 年和 2017 年本市孕妇尿碘中位数分别为 139.80μg/L、142.00μg/L 和 151.00μg/L,其中 2011 年和 2016 年与本次调查结果一样均显示该人群碘营养存在不足的风险。因本市碘盐含量调整选择的含量是国家推荐的最高标准,故建议有必要加强上海孕妇碘营养状况现状及碘缺乏对母体及子代危害的相关健康教育,引导孕妇在孕期适当的多食用一些含碘量高的食物。

2.3 居民户中食用盐碘含量

本次对 8~10 岁儿童和孕妇家中食用盐检测显示碘含量中位数为 24.7mg/kg,碘盐覆盖率为 69.5%,合格碘盐食用率为 55.3%,均较 2002 年(94.7% 和 91.8%)、2005 年(98.6% 和 98.4%)、2011 年(92.3% 和 88.2%)、2016 年(81.1% 和 69.1%)和 2017 年(83.4% 和 64%)有所下降,特别是合格碘盐食用率,与峰值比较下降了 43.1%。

本年度监测显示,8~10 岁儿童碘营养水平处于适宜范围,但本次尿碘中位数较往年有明显降低,孕妇尿碘中位数较往年也有所降低。可能与盐业体制改革导致的碘盐覆盖率和合格碘盐食用率的降低有关。

从 2002 年、2005 年、2011 年、2015 年、2016 年和 2017 年 6 次调查结果来看,通过食盐加碘消除碘缺乏危害工作取得了良好的成效。检测结果显示一方面要继续加强人群碘营养监测,加强健康教育宣传,特别是对孕妇的宣传教育和指导,避免碘缺乏对胎儿脑发育和儿童智力的损伤,另一方面也需要加强与盐务主管部门的沟通,调整食盐中碘含量,严格按照国家推荐食盐加碘量进行添加,使食盐中碘含量达到最优水平。

致谢:感谢上海市各区疾控及相关街道(镇)营养专业工作人员的大力支持,感谢调查对象的支持与配合。

(撰稿人:臧嘉捷　汪正国)

2018 年江苏省碘缺乏病监测报告

1 项目组织管理

1.1 碘缺乏病防治

1.1.1 碘盐监测。全省 13 个设区市共 97 个非高碘县(区、市)监测单位开展碘盐监测,共计收集检测盐碘 29 223 份。全省盐碘均数为 22.89mg/kg±4.95mg/kg,变异系数为 21.6%,最大值为 65.6mg/kg,最小值为 0。碘盐覆盖率为 98.03%,碘盐合格率为 95.23%,合格碘盐食用率为 93.30%。以市为单位,徐州和常州两市合格碘盐食用率低于 90%,其余 11 个设区市均在 90% 以上。以县为单位,2018 年有 18 个县(市、区)合格碘盐食用率等于或低于 90%,相比 2016 年、2017 年有所增加。

1.1.2 人群碘营养监测。在对除丰县、沛县以外的全省所有碘缺乏县市区(97 个)结合碘盐监测工作,开展学龄儿童尿碘、家庭户盐碘检测,甲状腺触诊和 B 超检测(以三年合并完整的全省数据为准)、孕妇尿碘、家庭户盐碘、触诊等指标检测。

2018 年完成 19 499 份儿童尿碘检测,尿碘中位数为 218.5μg/L,各市及下属区县尿碘中位数均>100μg/L,未见儿童尿碘<50μg/L 的县比例超过 20% 的县市。3 个县区儿童尿碘中位数>300μg/L,分别为南京市浦口区,无锡市新吴区和淮安市金湖县。

共计完成了 9 724 名孕妇尿碘检测,尿碘中位数为 162.4μg/L,其中南通市海安市和通州市<100μg/L,孕妇尿碘中位数在 100~150μg/L 的有 36 个,150~250μg/L 的有 55 个,250~500μg/L 的有 4 个,未见>500μg/L 的县(市、区)。其中南通和泰州全市孕妇尿碘中位数低于 150μg/L。

三年完成对 13 个设区市 97 个缺碘县(市、区)的儿童甲状腺 B 超检测,共计 20 358 名学龄儿童。年龄分布为 7 周岁儿童 31 名,8 周岁 5 860 名,9 周岁 7 296 名,10 周岁 7 062 名,11 周岁 102 名,12 周岁 7 名。其中男生 10 257 名,女生 10 101 名。全省

3 年儿童甲肿率为 2.44%。13 个设区市中,除淮安(甲肿率 5.51%)和镇江(6.58%)外,其余 11 个地市甲肿率均<5%。97 个缺碘县(区、市)中,南京市栖霞区、淮安市淮安区、清江浦区、涟水区、盱眙县、金湖县,扬州市宝应县、仪征市,镇江市京口区、润州区、丹徒区、丹阳市、句容市,宿迁市泗阳县的甲肿率高于 5%,共计 14 个。其余各县甲肿率均<5%。监测结果显示:江苏省沿海地区县并无人群碘过量(尿碘中位数>300μg/L)的情况。

2 项目执行过程中存在问题与有关建议

2.1 项目执行过程中存在的问题

2.1.1 全省地方病监测调查工作面广量大,几乎涉及全省每个县(市、区)。2018 年全国突发性特殊任务较多,而且时间紧,任务重,同时没有中央经费支持,只能从省级经费中挤出有限的经费补充,巨大的工作量和有限的工作经费呈现出突出的矛盾。全省地方病监测质量控制工作压力也较大。2017 年、2018 年采用因素法分割中央地方病防制经费,经费存在不确定性,中央补助地方病经费相比以往大幅减少(从原先的年度 200 多万降低为 2017 年的 94 万、2018 年的 83 万)。中央补助地方病健康教育项目近年来由于因素法分配等原因,已连续几年项目县没有经费支持(经费从省爱卫办健教条线下达,只有健康素养经费,没有重点疾病健康教育经费),项目地区开展调查和健教活动难以为继。

2.1.2 重点地方病防控措施和手段形势复杂、变化较快,如食盐加碘面临全省盐业市场放开的复杂局面、江苏省苏北地区区域供水推进速度非常快等,要求建立更及时有效的监测和反应机制。对暴露出的问题尤其是新出现的县市区碘盐三率下滑、重点人群尿碘中位数偏低等问题需引起重视。

2.1.3 各县区的学龄儿童 B 超甲状腺容积的监测,均需要各地临床 B 超检测医生的配合。部分

设区市依旧没有独立的B超检测仪器,检测依赖仪器和人员借调。对临床相关疾病的检测、调查(如甲状腺疾病等)尚缺乏经验、资质等。

2.1.4   开发使用的国家碘缺乏病网络直报系统在县市区录入、省、市级审核方面,界面操作较为烦琐,无法批量审核,对数据库没有设定导入功能,增加了基层很多工作量。地方病防治基层队伍知识结构、年龄层次老化,人员变动频繁,部分重点地方病县区防治工作任务超负荷。

2.2   有关建议

2.2.1   2018年中央补助江苏省经费大幅缩减,建议增加经费投入总量。

2.2.2   增加由国家层面开展的基层工作人员的专业培训及国家健教材料制作。

2.2.3   有关部门做好盐业体制改革后的职能衔接,防止市场出现管理真空,对碘盐监测发现的问题研究解决办法。

2.2.4   对非历史克汀病县(市、区)的孕妇人群尿碘中位数<100μg/L的情况出台干预指导意见。

2.2.5   对地方病现症患者的诊断、治疗、随访、管理等环节制定相应的政策措施和技术要求。

(撰稿人:王培桦   叶云杰)

2018年浙江省碘缺乏病监测报告

1 背景

为及时了解和掌握浙江省人群的碘营养状况,评价以食盐加碘为主导的干预措施落实情况和防治效果,观察碘缺乏病的消长趋势,为碘缺乏病的精准防治工作提供科学的决策依据。按照《全国碘缺乏病监测方案》(2016版)有关要求,2018年在全省89个县开展了学龄儿童和孕妇人群碘营养水平监测工作,现将结果报告如下:

2 项目实施及结果分析

各项目县均按要求制定了2018年碘缺乏病监测实施方案或具体实施计划与进度安排,有关防治内容和时间要求均满足国家和省级要求。调查数量方面,除金华和绍兴完成率未达到100%,其余9个市均超额完成调查任务。

2.1 全省89个县(市/区)重点人群碘营养水平监测

2.1.1 8~10周岁儿童尿碘水平。在省级层面上,全省共检测19 144名8~10周岁学生的尿碘含量,尿碘中位数为175.01μg/L,根据WHO/UNICEF/ICCIDD碘营养评价标准判定为碘营养水平适宜。19 144份尿样中,尿碘水平在100μg/L以下的比例为18.2%,尿碘水平在50μg/L以下的比例为4.9%,达到GB 16006—2008《碘缺乏病消除标准》中要求的100μg/L以下的比例<50%和50μg/L以下的比例<20%。在市级层面上,11市8~10周岁学生的尿碘中位数均处于100~299μg/L,表明该人群碘营养适宜;尿碘含量在100μg/L以下的比例以及在50μg/L以下的比例均已达到GB 16006—2008《碘缺乏病消除标准》中要求。在县级层面上,89个县(市/区)中除庆元县尿碘中位数<100μg/L,未达到国家碘缺乏病消除标准,其余88个县(市/区)均已达到国家碘缺乏病消除标准。

2.1.2 孕妇尿碘水平。共收集和检测全省89个市(县/区)9 511名孕妇的尿碘。在调查数量方面,除金华和丽水未达100.0%之外,其余9市均圆满完成了任务。在省级层面上,孕妇尿碘中位数为126.2μg/L,尿碘中位数水平低于WHO/UNICEF/ICCIDD标准(150μg/L),表明碘营养摄入缺乏。在市级层面上,金华孕妇尿碘水平达到WHO和国家要求的碘营养适宜水平,其他10个市孕妇碘营养不足。在县级层面上,孕妇尿碘含量达到WHO/国家要求的碘营养适宜水平有16个,占18.0%;孕妇尿碘水平在150μg/L以下的县区有73个,占82.0%。与2017年孕妇尿碘含量数据相比,2018年孕妇尿碘水平在省级水平上基本保持稳定在120μg/L水平。但是,2017年衢州和丽水地区孕妇碘营养适宜,2018年均处于不足;金华孕妇2017年碘营养不足,2018年碘营养适宜。县区级达到碘营养适宜的个数从2017年的21个降低到2018年的16个;县区级碘营养不足的个数从2017年的68个上升到2018年的73个。

2.2 碘盐监测工作

各地在规定的时限内完成项目培训、采样、检测、督导及国家碘盐监测新软件平台网络数据上报工作。监测已于2018年8月全部完成,省级盐样复核检测在进行中。全省11个市共89个县(市、区)开展了碘盐随机监测,全省没有监测盲点,碘盐监测工作覆盖率和有效监测率均达100%。

全省共检测居民食用盐样28 655份,其中碘盐23 951份,合格碘盐22 293份,未加碘食盐4 704份,碘盐覆盖率为83.6%,合格碘盐食用率为77.8%。与2017年碘盐监测结果相比,2018年碘盐覆盖率下降了2个百分点。在市级水平上,全省有2个市(湖州和衢州)的碘盐覆盖率>95%水平且合格碘盐食用率>90%,达到国家碘缺乏病消除标准的要求。其余9个市均没有达到国家碘缺乏病消除标准的要求。在县级水平上,全省有65个县(73.0%)的居民碘盐覆盖率<95%;61个县(68.5%)居民合格碘

盐食用率低于 90%。其中,沿海地区碘盐覆盖率低的问题比较严重,乐清、岱山、三门与温岭的碘盐覆盖率低于 50%;乐清的碘盐覆盖率最低,为 27.3%;岱山、温岭、乐清、定海、三门、象山和平阳的合格碘盐食用率低于 50%,乐清合格碘盐食用率最低,为 23.8%。2018 年碘盐覆盖率和合格碘盐使用率与 2017 年相比均有下滑趋势。

2.3 小学食堂碘盐食用情况摸底调查

全省范围内,除苍南县 5 家小学不设有食堂外,其余县区 441 所小学均设有食堂。对儿童进行甲状腺 B 超检测或尿样收集的同天,通过询问、查看食堂用盐包装,获取食堂最近 7 日内使用碘盐情况。在 441 所小学中,31 家小学食用未加碘食盐。台州市选择食用未加碘食盐的小学最多,有 25 家(占 80.6%),主要分布在黄岩、三门、椒江、临海、路桥、天台、温岭和仙居。杭州市有 3 家,分别为:朝晖实验小学、永天实验小学、娃哈哈小学。温州有 2 家,大门镇小学与元觉义校;舟山 1 家,为展茅小学。

3 取得的成绩和经验

在各级政府领导的重视和关怀下,江苏省积极开展碘缺乏病监测与防治工作,加强监测管理,强化质量控制,地方病防治运行机制不断健全,防治网络体系不断完整,重点人群碘营养水平监测工作取得较大成就。

3.1 圆满完成全省 11 个市 89 个县的 8~10 周岁学龄儿童和孕妇的尿碘监测以及居民食用盐的监测;圆满完成了全省本级、11 个市级和 29 个县(市、区)的碘缺乏病实验室外质控样品检测工作。

3.2 建立由各级政府组织协调,各有关部门密切配合、动员全社会参与的管理体制和工作机制是消除和控制碘缺乏病的前提;坚持预防为主的方针,大力推行以食盐加碘为主导的综合性防治措施是巩固消除成果的关键;积极开展健康教育,提高群众自我保护意识,使之自觉行动起来参与防治碘缺乏病活动,是巩固消除成果的长效措施。

4 存在的主要问题

4.1 碘盐覆盖率持续下降可能是维持碘缺乏病消除状态的最大挑战。2018 年对碘缺乏病重点人群监测结果显示,全省在县级层面上,碘盐覆盖率和合格碘盐食用率较往年有所下降。选择食用了未加碘食盐居民从 2016 年的 3% 上升到 2017 年的 14%,2018 年又继续上升到 16.4%。在自产盐县区,

未加碘食盐使用甚至达到 70%。这可能与以下因素有关:①近些年来,有关负面报道碘盐的消息仍在群众中心中萦绕。各级疾控人员每年 5 月 15 日均会在"防治碘缺乏病"宣传日进行宣传,但是由于缺乏足够的人力、财力支持,举办宣传的力度不大,规模较小,覆盖人群也不多。在沿海地区居民正确认识自身碘营养不足而不是过量的意识观念方面还引领不足。②盐业体制改革的实施,打破了碘盐销售的区域限制,市场上食盐品种和产地增多,未加碘食盐、不合格碘盐随处可见、唾手可得。群众购买碘盐也不再需要出示医生处方,而是在超市、菜市场上获得未加碘食盐更加便利。③居民自产盐增多,饮食习惯仍偏好于对腌制食品(未加碘食盐)选择,最终都导致江苏省碘盐覆盖率和合格碘盐食用率的监测结果明显下降。

4.2 孕妇碘营养不足,尽管学龄儿童碘营养基本适宜。2018 年碘缺乏病监测结果显示,从全省层面来看,学龄儿童尿碘中位数水平已经达到 WHO/UNICEF/ICCIDD 标准以及国家要求的标准,但是孕妇的尿碘中位数低于 WHO/UNICEF/ICCIDD 标准,提示本省以学龄儿童为代表的一般人群的碘营养处于适宜水平,但是孕妇碘营养处于不足。分析其主要原因,这可能是由于:孕期生理特殊性使孕妇所需碘营养略高于一般人群,即孕期除了提供母亲碘营养外还需要提供给胎儿;孕期尿量的增加会稀释尿碘含量。但是,如何提升孕期碘营养,需要多领域交叉学科的专家(内分泌学、儿科学、妇产科学、流行病学、心理学、盐企、政府等)参与进来,共同合作,提供科学依据。全省自 2011 年后达到在普通人群中实现消除碘缺乏病目标。从 2017 年开始,这一成果已经不能得到巩固,开始出现 2 个县级儿童碘营养不足。2018 年是地方病防治专项三年攻坚行动实施的第一年。但因种种原因所导致的碘盐覆盖率持续下降,已经出现在学龄儿童碘营养不足,这一局面将会是未来三年内完成攻坚行动中面临的巨大挑战。

4.3 可持续消除碘缺乏病的工作机制有待加强。以政府持续作出维持碘缺乏病消除的政治承诺、盐业部门保证主要供应碘缺乏病防治方案所要求的碘盐、卫生部门加强群体的碘缺乏病防治工作、人民群众自觉抵制食用未加碘食盐的格局在江苏省仍未形成。随着卫生体制和盐业体制改革的不断深入,卫生监督和疾病预防控制机构分离,食盐生产批发区域限制也发生了前所未有的改变。目前各地疾

病预防控制中心已经无法开展对碘盐加工厂的监督执法工作，从整体上来讲，仅靠疾控中心一家维持可持续消除碘缺乏病的工作局面是远远不够的。

5　工作建议

5.1　健全碘盐生产销售网络，提高碘盐覆盖率。为保障居民合格碘盐的供应，应有计划地对浙江省食盐加碘定点厂进行技术改造，优先确保浙江省碘盐生产企业完全能够保证人们的基本需求。同时全面建设碘盐供销网络，形成从盐业公司到各地市、县盐业公司的食盐专营经营体系，增强本省碘盐供销网络在防治碘缺乏病工作中的重要作用，努力提高全省尤其是沿海地区的家庭碘盐覆盖率。

5.2　推广优先使用孕妇专用碘盐，改善孕期碘营养。由于孕期碘营养不足可对胎儿、婴幼儿的语言发育、体格发育、运动功能以及大脑的发育造成不良影响。长期的碘营养不足甚至可造成一个国家人口素质低下。因此，确保碘盐供应的同时，对碘盐中的碘含量和儿童和孕妇这些碘缺乏病高危人群碘营养进行监测。根据居民膳食种类和结构的变化，调整盐中碘含量，以保护这些碘缺乏症高危人群处于碘营养适宜状态。建议备孕期、孕期和哺乳期妇女优先使用孕妇专用加碘食盐。

5.3　大力开展培训和科研，不断提高防治人员的素质和能力。碘缺乏病防治工作是一项科学性、技术性很强的工作。十年来，各级卫生部门针对防治工作中出现的问题，及时开展了大量应用性研究，为进一步开展防治工作和决策提供了科学依据。并根据国内外科学技术的发展和防治工作的需要，组织开展了大量培训，逐步培养和造就出一大批掌握先进科学知识和技能的专业队伍，成为碘缺乏病防治的中坚力量。

5.4　积极开展国际合作与交流，引进国外先进技术和防治经验，促进碘缺乏病防治工作。浙江省碘缺乏病防治工作已得到国内外学术界的重点关注。我们应积极开展国际合作与交流，力争得到来自全球碘营养联盟、联合国儿童基金会、世界卫生组织等国际机构的经济、设备和技术上的支持和帮助。

（撰稿人：莫哲　毛光明）

2018 年福建省碘缺乏病监测报告

为持续动态观察新标准碘盐执行后福建省重点人群碘营养状况,积极推进因地制宜、分类指导和科学补碘的防控策略,按照国家卫生健康委修订的《碘缺乏病监测方案》以及《2018 年度福建省地方病防治项目技术实施方案》要求,组织开展了福建省 2018 年碘缺乏病监测工作,现将监测结果报告如下:

1 监测结果

1.1 盐碘

1.1.1 8~10 岁学生家中盐碘监测情况。全省 84 个监测县共监测学生家中食盐 17 609 份,未加碘食盐 819 份,碘盐 16 790 份,合格碘盐 16 422 份,不合格碘盐 368 份,碘盐覆盖率为 94.0%,合格碘盐食用率为 91.9%,家庭户食用盐盐碘中位数为 23.7mg/kg,加碘食用盐碘盐中位数为 23.7mg/kg,加碘盐变异系数为 15.1%,在省级水平上达到国家消除碘缺乏病的标准。但在地市级水平上,福州市合格碘盐食用率低于 90%,莆田市碘盐覆盖率和合格碘盐食用率均<90%;在县级水平上,平潭综合实验区、鼓楼区、台江区、晋安区、荔城区、惠安县、南安市、漳浦县、东山县的碘盐覆盖率和合格碘盐食用率均低于 90%,涵江区合格碘盐食用率<90%。

1.1.2 孕妇家中盐碘监测情况。全省 84 个监测县共监测孕妇家中食盐 8 538 份,未加碘食盐 371 份,碘盐份数 8 167 份,合格碘盐 8 002 份,不合格碘盐 165 份,盐碘中位数为 23.9mg/kg。碘盐覆盖率为 94.7%,合格碘盐食用率为 92.9%,加碘盐变异系数为 13.2%,在省级和地市级水平上,均达到国家消除碘缺乏病的标准。在县级水平上,平潭综合实验区、鼓楼区、晋安区、闽侯县、荔城区、鲤城区、惠安县、漳浦县、东山县、霞浦县的碘盐覆盖率和合格碘盐食用率均<90%,马尾区、秀屿区、丰泽区、柘荣县、古田县合格碘盐食用率<90%。

1.2 尿碘

1.2.1 8~10 岁儿童尿碘:84 个监测县共检测 17 609 份尿样,尿碘中位数为 177.6μg/L,其中尿碘含量 100μg/L 以下的比例为 21.8%,50μg/L 以下的比例为 6.5%,在省级和市级水平上均达到国家消除碘缺乏病的标准。在县级水平上,仙游县尿碘中位数为 97.5μg/L 处于碘不足状态,占所有监测县比例的 1.2%,未达到消除碘缺乏病目标;其余 83 监测县尿碘中位数均≥100μg/L,占所有监测县比例的 98.8%。

1.2.2 孕妇尿碘:全省 84 个监测县共检测 8 538 份孕妇尿样,尿碘中位数为 128.9μg/L,在省级水平上尚未达到国家消除碘缺乏病的标准。在市级水平上,除南平市尿碘中位数为 167.2μg/L 外,其余 8 个设区市尿碘中位数均低于 150μg/L,尤其是莆田市尿碘中位数为 96.2μg/L,<100μg/L。在县级水平上,仓山区、马尾区、丰泽区、德化县、石狮市、武平县、延平区、光泽县、政和县、邵武市、武夷山市、建瓯市、三元区、明溪县及永安市共 15 个县尿碘中位数>150μg/L、<250μg/L,占所有监测县比例的 17.9%;平潭综合实验区、荔城区、仙游县、惠安县、云霄县、诏安县、平和县、福安市共 8 个县尿碘中位数<100μg/L,占所有监测县比例的 9.5%,未达到消除碘缺乏病目标;其余 61 个县孕妇尿碘中位数<150μg/L、>100μg/L,而连续 2 年以上居民户合格碘盐食用率达到 90% 以上且 8~10 岁儿童尿碘中位数≥100μg/L,达到消除碘缺乏病目标。表明福建省孕妇碘营养仍然处于不足状态,应引起高度的重视。

1.3 甲状腺检查情况

8~10 岁儿童甲肿情况:采用 B 超法测量甲状腺容积,共检测 8~10 岁儿童 17 609 名,甲状腺肿患者 269 人,甲肿率为 2.0%。表明福建省在总体水平上,儿童的甲肿率持续保持降低到国家消除碘缺乏病标准。在市级水平上,全省 9 个设区市儿童的甲肿率均<5%；但在县级水平上，云霄县儿童甲肿率为5%，占所有监测县比例的1.2%，可知云霄县未达到消除碘缺乏病目标。

2　结论

福建省在省级水平上持续保持消除碘缺乏病状态，儿童碘营养总体保持适宜水平，而孕妇存在轻度碘营养不足。按照《碘缺乏病消除标准》评价，以县级为单位，若仅考虑儿童碘营养情况，福建省仅有85.7%的县继续保持消除碘缺乏病状态，而平潭综合实验区、鼓楼区、台江区、晋安区、荔城区、涵江区、惠安县、南安市、漳浦县、东山县、云霄县及仙游县12个县(市、区)未达到碘缺乏病消除目标；若同时考虑孕妇尿碘水平，福建省仅有82.1%的县继续保持消除碘缺乏病状态，而平潭综合实验区、鼓楼区、台江区、晋安区、荔城区、涵江区、惠安县、南安市、漳浦县、东山县、云霄县、仙游县、诏安县、平和县及福安市15个县(市、区)未达到碘缺乏病消除目标。

3　存在的主要问题

3.1　平潭综合实验区、荔城区、仙游县、惠安县、云霄县、诏安县、平和县及福安市8个县和莆田市孕妇尿碘中位数<100μg/L，可能原因为：一是孕妇食用未加碘或者不合格碘盐；二是妊娠期低盐饮食；三是采样环节或者实验室检测存在问题。

3.2　平潭综合实验区、鼓楼区、台江区、晋安区、荔城区、涵江区、惠安县、南安市、漳浦县及东山县10个县合格碘盐食用率低于90%，其可能原因为：一是未加碘食盐冲击当地盐业市场；二是当地居民存在认识误区，认为膳食中有许多海产品，不存在缺碘危险，在思想上不重视碘缺乏病防治；另外食盐种类的多样，碘盐的加碘方式及形式的不同也会增加检测难度，影响检测准确性。

4　下一步工作建议

4.1　按照《"十三五"全国地方病防治规划》及《地方病防治专项三年攻坚行动方案(2018—2020年)》要求，今后福建省应继续坚持"因地制宜、分类指导、科学补碘"的原则，实施以食盐加碘为主的综合防控策略，继续开展以县为单位的碘缺乏病监测，到2020年福建省能够实现100%以上的县保持消除碘缺乏病危害状态以及人群碘营养总体保持适宜水平的目标。

4.2　加强食盐行业管理和安全监管，确保全省碘盐覆盖率、合格碘盐食用率保持在90%以上。继续落实食盐加碘策略，保障合格碘盐市场供给；进一步规范食盐市场，加强食盐质量安全监管，加大对销售私盐、不合格碘盐等违法犯罪行为的查处打击力度，防止私盐、不合格碘盐等冲击碘盐市场，对碘缺乏病防治工作造成不良影响；要将监测中发现的私盐、不合格碘盐及时追踪原因并向有关部门通报情况。

4.3　进一步提高碘缺乏病监测工作质量。各地要严格按照国家和省碘缺乏病监测方案开展碘缺乏病监测工作，认真落实各项技术规范，强化质量控制，切实提高采样点选择、样品采集，实验室检测、数据汇总、信息上报等各个环节工作质量。市级要加强对所辖县级监测的技术指导和工作督导，做好样品复核，及时发现问题并予纠正，确保监测数据及时、准确、可靠。县级卫生健康部门要将每年的监测报告通报相关部门，并上报县级人民政府。县级人民政府要根据监测报告中所反映出的问题及时采取有效的干预措施。

(撰稿人：陈志辉　叶莺)

2018年江西省碘缺乏病监测报告

根据《全国碘缺乏病监测方案》(2016版)的要求,2018年省血地办组织全省各县(市、区)按照方案认真开展了碘缺乏病监测工作,现将监测结果报告如下:

1 监测工作范围及内容

全省11个设区市100个县(市、区)开展重点人群碘营养监测工作,其中,40个县(市、区)开展8~10岁儿童甲状腺容积检测。

2 监测结果

2.1 8~10岁儿童甲状腺容积检测:全省40个县(市、区)采用B超法检测8~10岁儿童8 004名,甲状腺肿患者45名,分布在16个县(市、区),其中南昌市青云谱区甲肿率最高,为3.5%,其次是赣州市崇义县,为3%,吉安市井冈山市为2.5%;8岁、9岁、10岁三个年龄组儿童甲肿率分别为0.96%(16/1 674)、0.59%(23/3 931)和0.25(6/2 399),平均甲肿率为0.56%(45/8 004)。

2.2 8~10岁儿童盐碘、尿碘含量检测:①全省共采集20 008名8~10岁学生家中的食盐进行盐碘含量测定,其中合格碘盐为19 175份,738份不合格碘盐,未加碘食盐95份,盐碘中位数为23.9mg/kg,碘盐覆盖率为99.53%,碘盐合格率为96.29%,合格碘盐食用率为95.84%。②全省共检测20 008份8~10岁儿童尿样,尿碘中位数为185.30μg/L,其中<100μg/L的尿样2 619份占检测样品总数的13.09%,其中<50μg/L的尿样556份占检测样品总数的2.78%,≥300μg/L的尿样3 277份占16.38%,100个县(市、区)中尿碘中位数在100~200μg/L之间的有55个,占监测县(市、区)总数的55%,中位数为200~300μg/L的县(市、区)44个,中位数≥300μg/L的县(市、区)1个。各设区市尿碘中位数均在100μg/L以上,最高为萍乡市230.34μg/L,最低为上饶市137.56μg/L。

2.3 孕妇盐碘、尿碘含量检测:①全省100个县(市、区)共采集10 000名孕妇家中的食盐进行盐碘含量测定,其中合格碘盐为9 650份,不合格碘盐320份,未加碘食盐30份,盐碘中位数为24.14mg/kg,碘盐覆盖率为99.7%,碘盐合格率为96.79%,合格碘盐食用率为96.5%。②全省100个县(市、区)共采集孕妇尿样共计10 000份(其中20人在本年度服用过碘制剂),尿碘中位数为171.5μg/L,<150μg/L的样品占37.72%,≥500μg/L的样品占2.1%。尿碘中位数<150μg/L的县有23个,分别是南昌市青山湖区、青云谱区、湾里区、新建区;吉安市安福县、吉安县、吉州区、井冈山市、万安县、峡江县、新干县;赣州市定南县、龙南县、宁都县、全南县、章贡区、于都县;宜春市袁州区、铜鼓县;上饶市广丰区、鄱阳县、弋阳县;九江市庐山市。各设区市尿碘中位数均>150μg/L,最高为景德镇市,为205.60μg/L,最低为吉安市,为156.93μg/L。

3 监测结果分析

3.1 2018年,全省40个县(市、区)8~10岁儿童甲状腺容积检测结果显示儿童甲肿率为0.56%,较2017年上升了0.22个百分点。

3.2 全省100个县(市、区)8~10岁儿童尿碘含量检测结果显示,尿碘中位数为185.3μg/L,100个县(市、区)中尿碘水平适宜的有55个县(市、区),高于适宜量的县(市、区)44个,尿碘过量的县(市、区)1个。

3.3 值得注意的是,全省100个县(市、区)孕妇尿碘中位数为171.5μg/L,<150μg/L的样品占37.72%,中位数<150μg/L的县有23个,表明该人群中存在碘摄入不足现象,提示我们今后工作中孕妇碘营养值得继续关注。

3.4 全省合格碘盐食用率<90.00%的县(市、区)3个,分别为南昌市东湖区84%、抚州市金溪县85%、上饶市信州区89%。结果说明在江西省少数

地区加碘食盐的供应有出现波动的迹象。

综上所述,2018 年全省碘缺乏病监测结果表明,总体上看,全省各地碘缺乏病防治措施落实到位,人群碘营养处于适宜水平,儿童甲肿率继续维持在较低水平,但部分县(市、区)个别指标未能达到消除碘缺乏病标准要求。大部分县儿童碘营养适宜,部分县碘营养处于充足。通过监测也暴露出江西省碘缺乏病防治中存在的问题,部分地区孕妇碘摄入不足,个别地区碘盐供应出现滑坡现象,警示我们在今后的防治与监测工作中应有针对性的调整和完善相关措施,持续巩固江西省碘缺乏病防治成果。

(撰稿人:上官俊　严月康)

2018 年山东省碘缺乏病监测报告

为了及时掌握山东省碘缺乏地区碘盐普及情况,动态评价人群碘营养状况及病情的消长趋势,以及为适时采取针对性防治措施和科学调整干预策略提供依据,根据《2018 年度山东省重大公共卫生服务碘缺乏病与高碘防治项目技术实施方案》要求,山东省在全省 99 个非高碘县和存在部分非高碘乡镇(街办)的 18 个县(市、区)及烟台市经济技术开发区共 118 个监测点,开展碘盐监测及病情调查。现将监测情况汇报如下:

1 调查结果

根据方案要求,在山东省 118 个监测点开展调查,分别完成儿童及孕妇尿碘检测 24 306、11 835 份,完成盐碘检测 36 168 份;在 46 个监测点完成 8~10 岁儿童甲状腺 B 超检测 9 582 人次。

1.1 8~10 岁儿童尿碘监测结果。本次监测,8~10 岁儿童尿碘中位数为 188.10μg/L(2016 年、2017 年分别为 184.20μg/L、187.70μg/L)。118 个监测点中,尿碘中位数<100μg/L 的有 3 个,分别为烟台莱州市、牟平区以及德州齐河县;100~200μg/L 有 73 个;200~300μg/L 有 37 个;>300μg/L 有 4 个,分别为临沂临沭县、济宁鱼台县、聊城东昌府区、济宁金乡县。

1.2 孕妇尿碘监测结果。本次监测,孕妇尿碘中位数为 143.40μg/L(2016 年、2017 年分别为 152.22μg/L、145.35μg/L)。118 个监测点中,孕妇尿碘中位数<100μg/L 的有 13 个,分别为青岛李沧区、烟台莱州市、日照东港区、泰安泰山区、威海荣成市、莱芜钢城区、滨州无棣县及博兴县、济南章丘市及长清区、德州齐河县、临沂沂水县、东营利津县;100~150μg/L 的有 60 个;150~250μg/L 有 41 个;250~500μg/L 有 4 个,分别为聊城高唐县及阳谷县、烟台蓬莱市、济宁金乡县。

1.3 8~10 岁儿童甲肿率。完成 8~10 岁儿童甲状腺 B 超检测 9 582 人次,检出甲状腺肿患者 302 例,甲肿率为 3.15%(2016 年、2017 年分别为 3.63%、2.36%),在进行甲状腺 B 超检测的 46 个监测点中,甲肿率≥5% 的有 11 个,济宁市汶上县最高,为 11.00%。

1.4 碘盐监测结果。共测定儿童及孕妇盐样 36 168 份。其中碘盐 32 140 份(合格碘盐 28 943 份,不合格碘盐 3 197 份),未加碘食盐 4 028 份。碘盐覆盖率、碘盐合格率、合格碘盐食用率分别为 88.86%、90.05%、80.02%(2017 年分别为 90.39%、90.73%、82.01%)。118 个监测点中,碘盐覆盖率达到 95% 以上的有 66 个(55.93%),低于 90% 的有 52 个(44.07%);合格碘盐食用率达到 90% 以上的有 57 个(48.31%),低于 90% 的有 61 个(51.69%)。

2 讨论

山东省今年碘缺乏病病情监测结果与去年相比基本稳定,儿童甲肿率和尿碘水平均符合碘缺乏病消除标准,孕妇尿碘、碘盐覆盖率和合格碘盐食用率尚不满足碘缺乏病消除标准,且较 2017 年略有下降。

2.1 碘盐监测

本次监测中盐碘中位数为 23.40mg/kg,较 2017 年的 22.46mg/kg 略有升高。山东省碘盐食用情况与碘缺乏病消除标准尚有一定差距,碘盐覆盖率、合格率和合格碘盐食用率较 2017 年均有所下降。

碘缺乏地区,碘盐是人群获取碘的重要途径,山东省自 1995 年起,在碘缺乏地区实施普遍食盐加碘防治碘缺乏病措施以来,合格碘盐食用率逐年升高,2012 年达到 96.47%,此后又逐渐呈下滑趋势,2016 年之后已低于 90%,碘盐覆盖率 2015 年之后也已低于 95%。近几年市场上食盐购买途径及购买方式逐渐多样化,在食盐选择上,地域供应的影响在减小,而人群购买意愿的影响在增加。在今后的工作中我们需更加注重人群的健康教育,减少人群对碘盐的误解,促进形成对碘盐社会价值的正确认识。针对碘盐监测情况,应加强同食盐监管部门的沟通、协调,确保非高碘地区人群食用到合格碘盐。

2.2 儿童甲肿率

8~10 岁儿童甲肿率是衡量人群碘营养状况的一个重要指标。本次监测采用 B 超测量法,结果显示,山东省总体儿童甲肿率为 3.15%,低于 5% 的碘缺乏病消除标准,但存在部分县区的甲肿率高于 5% 的情况。在接下来的工作中,需加强对该类地区的监测,并结合碘营养水平开展进一步分析,也需继续开展 B 超监测的技术培训,尽量减少人员操作造成的结果偏差。

2.3 儿童及孕妇尿碘

本次监测中,8~10 岁儿童的尿碘中位数为 188.10μg/L,与 2017 年的 187.70μg/L 基本一致,处于 100~199μg/L 的碘适宜水平。孕妇尿碘中位数为 143.40μg/L,较 2017 年的 145.35μg/L 略有下降,已低于 150~249μg/L 的碘适宜水平。孕妇碘营养的水平对婴幼儿智力发育起着至关重要的作用,若该人群碘营养不能得到满足,将直接影响下一代人口素质。在今后工作中,孕妇的碘营养水平仍需进行特别关注,需继续加强对孕妇的健康教育和碘营养监测。食用碘盐是孕妇碘摄入的重要途径,此外,增加富碘食物的摄入,或服用含碘补充剂,也可增加碘的摄入量。

2.4 97 个碘缺乏县(市、区)监测

97 个碘缺乏县(市、区)中,儿童尿碘中位数 <100μg/L 的有 2 个,分别为烟台市的莱州市及牟平区;孕妇尿碘中位数 <150μg/L 的有 61 个。在进行甲状腺 B 超检测的 40 个县(市、区)中,甲肿率 ≥5% 的有 6 个,分别为济宁汶上县、烟台蓬莱市及牟平区、泰安岱岳区、青岛城阳区及崂山区。

3 下一步工作重点

3.1 加强碘盐监测。随着盐业体制改革的推进,食盐的可选择性增强,山东省市场上的食盐品牌、种类日趋丰富,食盐购买方式更加多样化,小商铺、大型超市、电商均可购买食盐。在这种情况下,人们的主观性在是否购买加碘盐这一问题上所起作用将逐渐增大,而食盐的区域性供应所起作用将逐渐减小,尤其是城镇居住人口这一现象将更加明显。因此,在接下来的工作中我们要做好碘盐的监测工作,实时掌握山东省不同地区的碘盐食用情况,并结合各人群碘营养状况,针对新出现的问题,不断优化、调整防治措施,保证各人群碘营养水平处于适宜状态。

3.2 加强孕妇碘营养水平监测。今年山东省孕妇碘营养水平较低,已略低于碘适宜水平的标准,孕妇碘摄入不仅影响其自身的健康,并且将直接影响胎儿的身体和智力发育。一般情况下,同一地区的孕妇尿碘水平低于该地区的儿童尿碘水平,而孕妇的尿碘适宜水平为 150~249μg/L,高于儿童的尿碘适宜水平 100~199μg/L。因此,若某一地区的碘供给不足,将首先影响孕妇这一群体。在接下来的工作中,应重点关注该人群的碘营养水平,本着因地制宜、科学补碘的原则持续开展下去,寻找更为精准化,多样化的补碘方式,促进孕妇碘营养水平保持在碘适宜状态。

3.3 继续加强健康教育。加强健康教育,是保证碘盐覆盖率和提高孕妇碘营养水平的重要措施。只有认识到合理补碘的重要性和必要性,人们才会主动选择碘盐,或通过食用富碘食物,主动补碘。这需要我们长期的健康宣传和指导,除了传统的报刊、书籍、宣传册以外,电视、网络等新媒体都应该成为我们的健康教育方式,同时也需要政府部门、医务人员、媒体工作者等社会各界的广泛参与和支持。

(撰稿人:蒋雯 王晓明 梁娜)

2018 年河南省碘缺乏病监测报告

河南省曾是历史上碘缺乏病广泛流行的省份之一，共有 156 个县(市、区)为缺碘地区，实施食盐加碘为主的综合防治措施。为进一步了解人群的碘营养状况，积极推进因地制宜、分类指导和科学补碘的防控策略，按照《国家卫生计生委办公厅关于印发全国碘缺乏病监测方案的通知》精神，我们制定了《2018 年河南省碘缺乏病监测计划》，按照工作计划，156 县(市、区)工作已经完成，县级监测覆盖率 100%。现将工作总结如下。

1 工作情况

1.1 制订工作计划

按照上级工作任务要求及目标管理标准，根据河南省实际情况，3 月初研究制订了工作计划，保证任务目标合理、结果准确科学和及时圆满完成。

1.2 举办培训班，部署工作

4 月 8~11 日，全省地方病防治工作培训班在郑州召开。培训内容紧扣目标任务，来自各省辖市、省直管县(市)疾控中心的主管领导、地方病科长、地方病业务技术骨干和检验科长及省疾控中心地方病所相关项目负责人及各项业务工作人员共 120 人参加了本次培训，保证了工作程序得到有效的落实。

1.3 各省辖市、直管县积极部署、实施，及时完成监测任务

8 月 30 日前，各单位完成监测工作，按时上报监测数据。

1.4 工作督导

在开展工作的不同进程中，对周口市、鹤壁市、濮阳市、商丘市、三门峡市、鹿邑县、永城市开展了工作督导。督导主要内容为碘缺乏病工作进展情况及存在问题。对于督导中发现的问题，现场向主管领导进行了反馈，基本能够解决落实。

1.5 实验室质量控制

按照国家盐碘外质控考核安排，年初对所有省辖市实验室开展了外质控，经过国家考核，所有参加单位完成外质控考核。该项工作由地方病所实验室负责。

1.6 监测结果

共 156 个县(市、区)按计划完成了碘盐监测工作，儿童甲状腺肿监测 58 个县(市、区)，完成 2016—2018 年 156 个县级监测全覆盖任务。儿童及孕妇尿碘监测 156 个县(市、区)，按国家计划监测覆盖率达到 100%。

1.6.1 碘盐监测。共监测 156 县(市、区)儿童及孕妇家食用盐 46 515 份，其中碘盐 44 384 份，合格碘盐 40 255 份，盐碘中位数为 25.6mg/kg，按县级人口加权碘盐覆盖率 95.14%，合格碘盐食用率 85.84%。

1.6.2 儿童碘缺乏病监测。共监测 156 县(市、区)儿童尿样 31 084 份，尿碘中位数为 232.8μg/L，共采用 B 超测量儿童甲状腺 11 404 名，甲肿率为 2.98%。

1.6.3 孕妇碘缺乏病监测。共监测 156 县(市、区)孕妇尿样 15 378 份，尿碘中位数为 196.7μg/L。

1.7 因河南省碘缺乏病监测结果不符合地方性克汀病搜索条件，故未启动该项工作

2 结果分析

根据国家碘缺乏病消除标准，要求以县为单位合格碘盐食用率达到 90% 以上，儿童甲肿率 5% 以下，儿童及孕妇尿碘中位数分别达到 100μg/L 和 150μg/L 以上。

2.1 从省级层面来看，河南省儿童及孕妇总体碘营养水平处于合理水平，儿童甲肿率低于国家标准，合格碘盐食用率偏低。

2.2 从县级层面看，河南省仍有 77 个县级未能达到国家碘缺乏病消除标准。未达标的主要原因为合格碘盐食用率偏低，次要未达标因素依次为孕妇尿碘中位数偏低、儿童甲肿率偏高及儿童尿碘中位数偏低。

3　成绩和经验

3.1　加强培训,注重工作计划和程序的细节落实及操作技术的准确把握,从而保证了工作质量。

3.2　一些地区工作态度积极,超额完成任务,例如大部分直管县,2016—2018 每年均开展了儿童甲状腺肿调查工作。

3.3　通过外部质量控制及督导,实验室检测数据质量有了可靠的保证。

4　问题及不足之处

4.1　个别地区采用 B 超测量甲状腺肿技术水平有待提高,需要通过上级现场督导和指导来保证监测工作质量。

4.2　一些地方数据上报环节存在问题,还有个别地方抽样人数不够、采样量不足及数据存在瑕疵。

4.3　由于盐业体制改革,食盐市场活跃,原有的盐业供应市场受到冲击,监管没有及时到位,河南省碘盐市场受到很大影响,导致合格碘盐食用率持续下降。

4.4　河南省一些地区碘营养水平不平衡,儿童存在碘营养水平偏高现象,孕妇存在碘不足现象。

5　结语

针对碘盐市场受到冲击,合格碘盐食用率下降的状况,我们及时将监测结果上报,通过加强领导,密切部门协作,尤其是和盐业、市场监管部门的协作,完善市场监管体系,应能有效遏制目前合格碘盐食用率下滑的局面;对于一些地区的儿童碘营养水平偏高和碘不足现象,应加强研究,建议试行孕妇用盐和普通居民用盐两种碘浓度,以纠正河南省碘营养水平不平衡现象。

(撰稿人:李小烽　杨金)

2018 年湖北省碘缺乏病监测报告

为保证普遍食用合格碘盐的防控策略得到有效落实,继续做好实现持续消除碘缺乏病目标工作,按照《全国碘缺乏病监测方案》(2016 版)(以下简称《监测方案》)的要求,湖北省疾控中心慢病所认真组织实施,进行全省培训及技术支持和督导,在湖北省 103 个县(市、区)开展了居民户碘盐监测工作,现将监测结果报告如下:

1 监测范围

全省 103 个县(市、区)。

2 监测结果

2.1 碘盐监测

2018 年,全省在 103 个县(市、区)开展了碘盐监测,共抽取 515 个乡(镇、街道办事处),2 060 个行政村(居委会);抽取监测盐样 30 900 份,所有监测单位监测点抽取及监测份数均符合《监测方案》要求,并全部按时上报监测结果,监测覆盖率 100%,有效监测率为 100%。

在全省应监测的 30 900 份食盐,实际采集检测盐样 30 902 份,其中碘含量合格份数的 29 028 份,不合格 1 675 份,未加碘食盐 199 份,碘盐覆盖率 99.45%,合格碘盐食用率 94.27%;未加碘食盐率为 0.64%,盐碘中位数 25.14mg/kg。各监测单位将碘盐监测结果及时反馈给相关部门。以县级为单位的监测结果表明,全省今年所有县级监测完成率和上报率均为 100%。因市场未加碘食盐公开销售,市民选择购买食用未加碘食盐,加大了未加碘食盐份数,同时还有大量居民户因为网络媒体的错误导向,特意购买未加碘食盐或有意将盐采取不密封等保存方式造成碘含量不合格,结果已反馈给各相关部门。

2.2 甲状腺监测情况

全省开展碘盐监测,其中 33 个县开展碘缺乏病情监测,共对 6 601 名 8~10 岁儿童甲状腺进行了检查,B 超法检测出甲状腺肿 34 人,甲肿率 1.18%。

无 Ⅱ 度甲状腺肿。

2.3 尿碘监测

2.3.1 儿童尿碘检测结果:共测定 8~10 岁儿童尿样 20 600 份,尿碘中位数为 251.73μg/L。其中,尿碘<20μg/L 的 127 份,占 0.62%;20~99μg/L 的 1 865 份,占 9.05%;100~299μg/L 的 11 370 份,占 55.19%;300~499μg/L 的 5 209 份,占 25.28%;≥500μg/L 的 2 029 份,占 9.84%。

2.3.2 孕妇尿碘检测结果:共采集检测孕妇尿样 10 300 份,尿碘中位数为 172.75μg/L。其中,尿碘<20μg/L 的 2 157 份,占 20.9%,尿碘<150μg/L 的 3 971 份,占 38.55%。

3 存在的主要问题

3.1 由于碘缺乏病达到消除标准,部分领导不够重视地方病防治工作,造成碘缺乏病防治工作效果的下滑,监测结果显示存在重大隐患,需引起各方重视。

3.2 未加碘食盐在市场公开销售情况越来越多,地方病健康教育经费尚有缺口,导致地方病健康宣传官方声音过弱,尚未找到有效措施。

3.3 个别监测单位现场采样信息登记不完整,导致实验室检测结果不准确。因特殊原因盐样信息记录不全,导致实验室检测结果出现较大偏差。如海藻盐因生产过程与普通碘盐掺杂;特殊概念的食盐还在市场流通,居民拆袋用盐罐不知道食盐种类等情况均有发生。

3.4 受文化程度或网络不正确知识影响,较多居民对碘缺乏病危害了解不多,对碘盐防治碘缺乏病的认识不足,碘盐存放和使用方法等知识知晓率不高,特需人群用盐,请相关部门尽快提上日程,如:孕妇专用盐,儿童专用盐等。

4 下一步工作要求

4.1 严格按全国统一的监测方案开展监测工

作,进一步加强采样环节和检测环节的质量控制,确保监测结果真实可靠,为碘缺乏病防治工作提供科学依据。

4.2 继续加强地方病防治专业人员岗位培训,进一步提高专业人员业务素质和工作能力。

4.3 加强督导检查和技术指导。市(州)疾控中心在辖区县开展碘盐监测期间要进行一次全面督导,省疾控中心针对个别地方存在的突出问题将进行重点检查和指导。

4.4 加强监测结果的利用。各监测单位要将监测结果及时上报给当地卫生行政主管部门并反馈给盐业主管部门,共同针对监测中发现的问题采取相应措施,确保普遍食用合格碘盐。

4.5 进一步加强健康教育。使为什么要食盐加碘、如何正确保存和使用碘盐家喻户晓,人人皆知。

(撰稿人:石青 张碧云)

2018 年湖南省碘缺乏病监测报告

按照《全国碘缺乏病监测方案》(2016 版)文件要求,为掌握湖南省居民户碘盐食用情况,评价人群碘营养状况,为持续消除碘缺乏病策略提供依据,在省卫生计生委的领导和支持下,湖南省各级卫生行政和疾控部门认真组织实施,圆满地完成了今年的碘缺乏病监测工作任务,现将监测结果报告如下:

1 监测范围

根据方案要求,对全省 122 个县(市、区)进行了碘缺乏病监测,全省监测覆盖率为 100%;随机抽选三分之一的县(市、区)进行儿童甲状腺 B 超检测工作,本年度共计 41 个县(市、区)完成了此项工作,完成率 100%。

2 监测结果

2.1 碘盐监测

全省共检测食用盐 36 633 份,覆盖了全省 14 个市(州)的 122 个县(市、区)。盐碘均值 26.34mg/kg± 5.52mg/kg,中位数为 26.20mg/kg,变异系数为 20.96%。共发现未加碘食盐 135 份,未加碘食盐率为 0.37%。发现不合格碘盐 1 762 份,合格碘盐 34 736 份,碘盐合格率为 95.17%,碘盐覆盖率为 99.63%,合格碘盐食用率为 94.82%。

2.1.1 碘盐覆盖率。全省 122 个县(市、区)中碘盐覆盖率低于 95% 的是保靖县(88.33%)和凤凰县(94.00%),其余县(市、区)碘盐覆盖率均>95%。

2.1.2 未加碘食盐率。本次监测中全省有 12 个县(市、区)未加碘食盐率≥1%,其中未加碘食盐率>5% 的两个县(市、区)是保靖和凤凰县,其未加碘食盐率分别为 15.67%、6.00%。

2.1.3 碘盐合格率。本次监测中全省有 9 个县(市、区)碘盐合格率低于 90%,其中碘盐合格率最低的三个县分别是邵阳县(69.67%)、新邵县(79.33%)和溆浦县(79.60%)。

2.1.4 合格碘盐食用率。全省有 13 个县(市、区)合格碘盐食用率≤90%,其中合格碘盐食用率最低的四个县分别是邵阳县(69.67%)、保靖县(78.33%)、新邵县(79.33%)和溆浦县(79.33%)。

2.1.5 变异系数。该指标能够反映各地盐碘含量的变异程度。本次监测的 122 个县(市、区)中有 5 个盐碘变异系数>30%,变异系数最高的三个县(市、区)是新化县、桑植县和城步县,分别为 90.49%、84.26% 和 52.99%。

2.2 尿碘水平监测

2.2.1 儿童尿碘检测结果。全省 122 个县(市、区)共采集并检测了儿童尿样 24 431 份,儿童尿碘中位数为 219.3μg/L,其中儿童尿碘中位数最大值和最小值分别为桑植县(418.4μg/L)和桃江县(129.0μg/L),没有儿童尿碘中位数低于 100μg/L 的县(市、区)。122 个县(市、区)中有 36 个县(市、区)儿童尿碘中位数处于 WHO 推荐儿童碘适宜范围(100~200μg/L),占比 29.5%;有 77 个县(市、区)儿童尿碘中位数处于超适宜范围(200~300μg/L),占比 63.1%;有 9 个县(市、区)处于碘过量范围(≥300μg/L),占比 7.4%。全省 8~10 岁儿童尿碘 100μg/L 以下比例为 8.0%,122 个县(市、区)8~10 岁儿童尿碘 100μg/L 以下比例最高的县(市、区)是长沙市天心区(36.5%)。全省 8~10 岁儿童尿碘 50μg/L 以下比例为 1.6%,122 个县(市、区)8~10 岁儿童尿碘 50μg/L 以下比例最高的县(市、区)是长沙市天心区(19.0%)。

2.2.2 孕妇尿碘检测结果。全省 122 个县(市、区)共采集并检测了孕妇尿样 12 202 份,全省孕妇尿碘中位数为 183.2μg/L,122 个县(市、区)中尿碘中位数最大值和最小值分别为新宁县(402.6μg/L)和洪江市(110.0μg/L)。122 个县(市、区)中孕妇尿碘中位数处于 WHO 推荐孕妇碘缺乏范围(<150μg/L)的有 18 个(占比为 14.8%),处于碘适宜范围(150~250μg/L)的有 97 个(占比为 79.5%),

处于超适宜范围（250~500μg/L）的有 7 个（占比为 5.7%）。

2.3　甲状腺容积 B 超检测结果

在 41 个县（市、区）开展了 B 超法检测 8~10 岁学生甲状腺容积工作，共检测 8 209 人，检出甲状腺肿 66 人，甲肿率为 0.8%。41 个县（市、区）中甲肿率最高的为邵阳县（6.0%），其他县（市、区）甲肿率均低于 5%。

3　评价与分析

3.1　从省级指标层面来看，2018 年湖南省居民户碘盐质量和食用状况良好，盐碘含量和变异程度较往年处于同一水平，未加碘食盐数量有小幅增加，碘盐覆盖率和合格碘盐食用率保持在较高水平，在省级指标上达到了碘缺乏病消除标准。

3.2　在全省开展监测的 122 个县（市、区）中有 13 个县（市、区）未达到碘缺乏病消除标准（占比为 10.7%），相较 2017 年（20 个）明显下降。此 13 个未达标县（市、区）合格碘盐食用率均低于 90%，反映出碘盐质量是影响湖南省县级层面上消除碘缺乏病的关键因素。

3.3　全省孕妇尿碘中位数均处于 WHO 推荐适宜范围之内，学生尿碘中位数处于超适宜范围内，说明湖南省人群碘营养水平有利于持续消除碘缺乏病。全省 122 个县（市、区）中儿童尿碘中位数和孕妇尿碘中位数处于适宜范围的比例分别是 29.5% 和 79.5%，较之 2017 年的 29.6% 和 70.4% 来看，儿童变化不大，孕妇略有增加。有更多的以孕妇为代表的特需人群进入 WHO 推荐的碘适宜范围是我们一直希望的结果，但以儿童为代表的大部分非特需人群的尿碘水平持续保持在 WHO 推荐的超过适宜量范围内，虽然有利于碘缺乏病的持续消除，但会不会带来其他的医学风险，还需要进一步的调查与研究。

4　结论与建议

4.1　应继续加强对"食用合格碘盐是防治碘缺乏病的最有效途径"的宣传，推广"科学补碘、按需补碘"的健康生活理念，增强广大人民群众对加碘盐的认知度，同时积极推广新媒体新平台，做好碘盐及甲状腺疾病的科普宣传工作，与谣言伪科学抢夺话语权，争取舆论主动权，努力营造一个"防治碘缺乏病，全民共同参与"的良好氛围，进一步提高湖南省的碘缺乏病防治工作质量，巩固碘缺乏病防治成果。

4.2　针对监测中发现的各指标异常进行分析，针对发现的问题分门别类，并制订工作计划和整改方案，争取落实到下一年度工作中，切实提高碘缺乏病监测的效能和成果。建议通报本监测结果给未达到碘缺乏病消除标准的县级卫生行政部门，以提高重视，督促他们做好今后的碘缺乏病防治工作。

4.3　国家对盐业制度的改革，形成了碘缺乏病防治的新形势。应继续呼吁卫生主管部门加强对碘缺乏病防治的重视，积极配合盐业企业和行政部门工作，配套出台新的碘缺乏病防治策略或法规文件，才能确保碘缺乏病的持续消除，保证人民身体健康。

4.4　各级疾控中心要进一步加强碘缺乏病流调人员和实验室检验人员能力建设，严格质量控制措施，增强业务人员的工作责任心，对发现的问题要及时查因和整改，造成不良后果的要把责任落实到人，全面提高碘盐监测工作的准确性和真实性，为全省持续消除碘缺乏病提供更准确、更科学的监测数据。

4.5　从 2018 年起碘缺乏病监测中尿碘检测将成为每年每县开展的常规监测项目，建议上级卫生主管部门增加资金和设备投入，给各级疾控中心配备尿碘快速检测设备，以提高基层开展项目工作的积极性，提高工作的效率和准确性，降低工作的难度和不确定性。

（撰稿人：庄世锋　赵林娜）

2018年广东省碘缺乏病监测报告

根据《广东省卫生计生委关于印发2018年中央财政补助广东省重大公共卫生服务疾控项目任务清单的通知》,全省各级疾控中心按《全国碘缺乏病监测方案》(2016版)开展了2018年碘缺乏病监测工作。现将监测结果总结如下。

1 监测完成情况

1.1 尿碘监测

要求全部县和东莞市、中山市开展孕妇、8~10岁儿童尿碘的监测。123个应监测县均完成了监测并上报结果,监测覆盖率100%。

1.2 甲状腺容积监测

要求2016年、2017年未曾开展8~10岁儿童甲状腺容积监测的县(市、区,以下简称"县")完成本项工作(监测方案要求每个县3年监测一次即可)。全省今年共有77个县完成了监测,结合近三年的监测开展情况,3年内全省所有县均已开展过一次或以上的监测,监测完成率100%。

1.3 儿童和孕妇家庭碘盐监测

要求全省121个县和中山市、东莞市开展8~10岁儿童和孕妇的家庭盐碘含量监测。123个应监测县(东莞、中山同时按市级和县级统计,下同)均完成了监测并上报结果,监测覆盖率100%。

2 监测结果

2.1 尿碘监测

2.1.1 8~10岁儿童尿碘监测结果。全省共检测24 629名儿童尿碘含量,尿碘中位数为189.5μg/L(省和市级的尿碘中位数、碘盐的率和甲肿率均为人口标化结果,下同),尿碘含量<100μg/L样品的比例为17.6%,<50μg/L的比例为4.8%。以市计,21个市的儿童尿碘中位数范围在134.8~230.3μg/L之间,均在碘营养适宜范围(2018年UNICEF最新推荐儿童碘摄入"适宜"的尿碘中位数范围扩大至100~299μg/L)。无儿童尿碘含量<50μg/L样品的

比例超过20%的市。以县计,123个县的儿童尿碘中位数范围在110.5~301.0μg/L之间;儿童碘摄入在适宜范围的县占99.2%(122/123),只有黄埔区的儿童尿碘中位数稍超出此范围。未发现尿碘含量<50μg/L的样品比例超过20%的县。

2.1.2 孕妇尿碘监测结果。全省共检测12 309名孕妇的尿碘含量,尿碘中位数为144.4μg/L,整体为碘摄入量不足状态(WHO/UNICEF/ICCIDD评价标准,孕妇尿碘中位数<150μg/L为碘摄入量不足,150~249μg/L为碘摄入量适宜,250~499μg/L为超过适宜量,≥500μg/L为碘过量)。以市计,21个市的孕妇尿碘中位数范围在95.2~174.8μg/L之间;孕妇尿碘中位数在150~249μg/L之间的地市有6个,在100~149μg/L之间有14个市,<100μg/L有1个市。以县计,123个县的孕妇尿碘中位数范围在64.7~252.0μg/L之间,最高为番禺区,最低为潮安区。按WHO/UNICEF/ICCIDD的标准评价孕妇尿碘中位数水平,孕妇碘摄入量超过适宜量的县占0.8%(1/123),碘摄入量适宜的县占39.8%(49/123),碘摄入量不足的县占59.3%(73/123),其中,有5个县的尿碘中位数在100μg/L以下,分别是潮安区、赤坎区、紫金县、盐田区和电白区。

2.2 儿童甲状腺容积监测

全省共监测了15 406名8~10岁儿童甲状腺容积,甲状腺肿大儿童370名,甲肿率为3.2%。从县级层面看,77个县的甲肿率范围在0~10.5%之间,甲肿率≥5%的县有信宜市和化州市,甲肿率为9.0%和10.5%;其余75个县在5.0%以下,占监测县总数的97.4%(75/77)。进一步分析信宜市和化州市的监测数据,未发现甲状腺肿的监测点(学校)聚集现象。

2.3 碘盐监测

全省共监测居民(儿童和孕妇合计)家庭盐样36 938份,其中碘盐36 417份,合格碘盐35 756份,碘盐覆盖率为98.1%,合格碘盐食用率为96.2%。

全省居民家庭碘盐均数（即碘盐的含碘量均数，不包括未加碘食盐）为 25.4mg/kg，各市的碘盐均数范围在 24.4~27.3mg/kg 之间，各市相差不大。以市计，各市碘盐覆盖率范围在 94.7%~100.0% 之间，<95% 的只有湛江市；各市合格碘盐食用率范围在 90.8%~99.5% 之间，无≤90% 的市。以县计，碘盐覆盖率≥95% 的县占 95.1%（117/123），<95% 的县是雷州市（80.3%）、徐闻县（90.3%）、南山区（91.0%）、澄海区（93.3%）、潮南区（94.0%）和汕尾城区（94.3%）。合格碘盐食用率>90% 的县占 96.7%（119/123），≤90% 的县是雷州市（70.0%）、徐闻县（80.3%）、龙川县（86.7%）和南山区（87.3%）。

3　结果分析

3.1　县级碘缺乏病防治效果分析

按《广东省卫生计生委等 7 部门转发关于开展"十三五"全国地方病防治规划中期评估工作的通知》要求，今年碘缺乏病监测数据作为中期评估的主要依据，参照《重点地方病控制和消除评价办法（2019 版）》中的标准判定县级是否达到碘缺乏病消除水平。

结合今年的监测结果和部分县前两年的甲肿率综合判定，全省持续保持消除碘缺乏危害状态的县有 112 个，占 91.0%（112/123），比例已达不到《"十三五"全国地方病防治规划》目标要求（95% 以上）。未能保持消除碘缺乏危害状态 11 个县的未达标技术指标分布：有 2 个县（化州市、信宜市）是儿童甲肿率偏高超标（≥5%），有 5 个县（盐田区、赤坎区、惠城区、紫金县和潮安区）是孕妇尿碘中位数偏低（结合近两年的居民户合格碘盐食用率综合判定，<150μg/L 或<100μg/L），有 4 个县（南山区、雷州市、徐闻县和龙川县）是防治措施不达标（居民户合格碘盐食用率≤90%）。

3.2　"十三五"期间全省碘缺乏病监测结果分析

全省整体的碘缺乏病防治指标在"十三五"期间基本保持较好的状态，2016—2018 年间全省居民户碘盐覆盖率和合格碘盐食用率都在消除标准内（≥95% 和>90%），8~10 岁儿童尿碘中位数巩固在 180.8~189.5μg/L 之间（碘摄入量适宜范围），8~10 岁儿童甲肿率均在消除标准内（<5%），可是孕妇尿碘中位数始终低于 150μg/L（碘摄入量不足）。

但是，县级防治效果与"十二五"末期结果比较，则局部出现波动。2015 年"十二五"末期评估

结果全省所有县均达到碘缺乏病消除标准，即居民合格碘盐食用率均>90%，8~10 岁儿童甲肿率均在 5% 以下（触诊法结果），8~10 岁儿童和孕妇尿碘中位数均≥100μg/L。但"十三五"中期评估已有 2 个县儿童甲肿率≥5%（B 超法），5 个县的孕妇尿碘中位数<100μg/L，4 个县居民户合格碘盐食用率≤90%，表明局部地区的碘缺乏病的防治措施未能持续巩固，消除效果出现了波动。此外，全省防治效果同时出现改善的一面，是全省孕妇碘摄入量不足（尿碘中位数<150μg/L）的县比例减少，2015 年为 70.2%（85/121），2018 年降至 59.3%（73/123），减少了 10.9 个百分点。

4　碘缺乏病监测能力建设进展

国家卫生计生委下发《全国碘缺乏病监测方案》（2016 版）要求，2018 年起地市级疾控中心须具备儿童甲状腺容积现场测量能力、县级疾控中心须具备尿碘检测能力。省卫生计生委利用省级财政资金分三年分批补助经济欠发达地区碘缺乏病监测能力建设资金，至 2018 年已完成经济欠发达地区 14 个市、74 个县级疾控中心补助的任务。

截至 2018 年底，全省 21 个地市均具备了儿童甲状腺容积 B 超测量能力；100 个县级疾控中心中，有 80.0%（80/100）具备了独立完成碘缺乏病监测能力。其中，珠三角地区的 26 个县区级疾控中心（省不补助），具备能力的占 76.9%（20/26），未具备能力的区级名单：荔湾区、海珠区、番禺区、花都区、南沙区、从化区。经济欠发达地区 74 个县级疾控中心，具备能力占 81.1%（60/74），未具备能力的县级名单：开平市、徐闻县、茂南区、四会市、平远县、兴宁市、陆河县、陆丰市、紫金县、阳东区、清城区、佛冈县、连山县、揭东区。2018 年地方病项目补助的 33 个县疾控中心，按时完成能力建设任务的县占 66.7%（22/33）；未及时完成的县有：开平市、徐闻县、茂南区、四会市、平远县、陆河县、阳东区、清城区、佛冈县、连山县、揭东区。

5　存在问题及原因分析

5.1　部分地区防治措施不稳定，防治效果出现波动。2018 年监测和中期评估结果表明，广东省部分地区的碘缺乏病防治措施不稳定，防治效果出现波动，全省有 11 个县未能保持碘缺乏病消除状态，已达不到《"十三五"全国地方病防治规划》目标要求。同时，部分地区"政府领导、部门配合、群众参

与"的地方病防控工作机制运行不畅，对地方病防治长期性、艰巨性认识不足，思想出现松懈，导致政府对地方病防治重视力度不够，个别职能部门履职不到位，群众防治意识不高，最终影响地方病防治措施的有效落实，防治效果出现波动。广东省合格碘盐食用率下滑的主要原因，是部分群众碘缺乏病防治意识薄弱、防治知识匮乏，以至于尚未形成食用加碘盐自主行为。由于广东省近年碘盐覆盖率维持在高水平，全省居民整体碘营养一直处于适宜状态，其严重危害性也淡出公众视野，再加上前几年媒体对食盐加碘负面报道较多，也影响部分群众食用碘盐预防碘缺乏的意识，具有这种错误意识的居民在大城市、沿海和珠三角地区尤其明显。2016 年盐业体制改革启动后，盐业市场管理制度发生改变，食用加碘盐行动实际上已从强制普及转变为推广普及；同时，全国为满足不适宜食用加碘食盐的特殊人群需求而增加未加碘盐销售点，群众能轻易从市场上购买到未加碘盐。在群众食用加碘盐科学补碘整体自觉行为未形成前，容易引起合格碘盐食用率下滑。2017 年全国有 529 个县的合格碘盐食用率<90%，表明这是个共性问题。

5.2　防治经费不足，基层防治能力有待加强。"十二五"期间，中央财政补助广东地方病防治项目经费 1 200 万元，而 2016—2018 年三年间才补助 177 万元，经费大幅减少；近三年省、市、县三级投入地方病防治经费共 1 138 万元，其中省级财政已约占 850 万元（其中 700 万元是补助经济欠发达地区的碘缺乏病监测能力建设），市、县级的投入非常少，共才 288 万元。"十三五"开局以来，碘缺乏病监测增多，工作要求愈加专业，而县级却面临尿碘检测人员、仪器设备及试剂欠缺问题。虽然国家规定公共卫生经费由中央和地方政府分级负担的原则，但实际情况却是广东省经济欠发达地区的市、县级财政基本没安排地方病防治配套经费，一直来靠国家补助经费支撑日常地方病监测工作，如果项目经费现状得不到改善，可能会影响到监测工作质量或可持续性。今年粤东地区已有个别区级疾控中心的监测工作进展滞后。此外，通过省财政三年分批补助和经济发达地区财政的自筹，仍有 39 个县级疾控中心尚未建立起尿碘检测能力，主要的原因是这些县级疾控中心面临人员、场所不足等现实问题，但日常监测经费缺乏的影响也不容忽视。另一方面，地方病防治工作长期面向基层，工作条件艰苦，人员流失严重，一些工作缺乏连续性，影响

监测工作质量。

6　下一步工作及建议

6.1　提高站位，力争完成防治任务。防治碘缺乏病是维护人民健康福祉的民生工程、民心工程，体现党和政府对人民健康高度负责的精神，是对患病群众疾苦的亲切关怀。全国现正开展地方病防治三年攻坚行动，广东省部署要求 2020 年全面实现消除碘缺乏危害。因此，建议各地政府、职能部门要深刻领会防治任务的重要性、紧迫性，各级相关部门履职尽责，密切配合，有效落实各项防控措施。按国家、省的统一部署，认真实施地方病防治三年攻坚行动，力争如期完成全面消除碘缺乏病目标任务。

6.2　真抓实干，全面落实防治措施。监测和评估发现，居民地方病防治意识淡薄，部分地区防治措施落实不稳定，防治效果出现波动，少数基层防治队伍能力有待提高。因此，建议全省各级职能部门认真分析历年的监测和本次中期评估结果，总结"十三五"以来的经验和成效，针对目前存在的重点、难点问题，分析提出调整策略，真抓实干，全面落实防治措施。应着力做好以下几方面工作：一是建议各级政府加大碘缺乏病防治经费的投入，确保全省碘缺乏病防治措施的有效落实，确保监测、评估、宣传教育等工作顺利推进。二是建议各级职能部门加大力度，认真落实碘缺乏病防控措施。各地要强化盐业市场依法管理力度，认真贯彻执行《广东省食盐生产和批发企业管理办法（试行）》《广东省小包装食盐分类经营管理办法（试行）》等行政规定，加强碘盐生产、流通和销售环节的管理工作，进一步健全碘盐供应网络；各地盐业主管部门要想方设法，增加食用盐销售点居民科学补碘的指引，既要确保合格碘盐食用率在国家标准要求以上，又要满足不适宜食用加碘食盐的特殊人群需求。三是加强宣传教育，作为重要抓手予以实施，开展形式多样的健康教育和科普宣传，采取有效的方式提高群众的碘缺乏病防治意识和知识，加强健康促进，形成广大群众购买及食用加碘盐的健康生活自觉行为。积极宣传推广《中国居民补碘指南》，在重点人群中（学生和孕妇）普及预防碘缺乏病的知识，将重点碘缺乏病防治知识纳入学校、医疗卫生机构、社区等的健康教育内容，要求小学每个学期至少开展一次科学补碘宣传，通过"学校→家庭"方式传递地方病知识，推广孕产科医生首诊健康宣传责任制，增强孕妇科

学补碘意识。四是加强监测和评估,加强碘缺乏病专业人员队伍和机构能力建设,加强培训提高监测结果准确性,建立完善的碘缺乏病防治体系,及时发现和预警可能出现的问题,为调整防控策略提供依据。

（撰稿人:杨通）

2018年广西壮族自治区碘缺乏病监测报告

1 碘缺乏病监测

1.1 监测范围及资料上报情况

根据监测方案要求,2018年广西全区的109个县(市、区)均按照《2016—2018年广西碘缺乏病监测方案》开展监测,其中,第三批监测县(36个)需要开展儿童甲状腺B超检查,其他监测内容与第一、二批监测县相同。第三批监测县(市、区)的具体名单如下:南宁市:邕宁区和马山县;柳州市:城中区、柳南区和融安县;桂林市:秀峰区、叠彩区、七星区、雁山区、兴安县、龙胜县和荔浦市;梧州市:万秀区、长洲区和蒙山县;北海市:银海区和铁山港区;防城港市:防城区;钦州市:灵山县;贵港市:覃塘区;玉林市:北流市;百色市:那坡县、田林县和西林县;贺州市:昭平县;河池市:南丹县、天峨县、凤山县、环江县和大化县;来宾市:合山市、象州县和金秀县;崇左市:凭祥市、龙州县和大新县。

广西14个市共有109个县(市、区)级碘缺乏病监测单位,2018年全部按照要求完成了监测任务。全部县(市、区)均按时报送监测结果,数据上报率达到100%。

1.2 监测结果

1.2.1 食盐含碘情况。109个县区共监测食盐32 997份(儿童食盐22 047份,孕妇食盐10 950份);其中,碘盐32 441份,未加碘食盐556份,未经人口加权全区碘盐覆盖率为98.31%,未加碘食盐率1.69%。在32 441份碘盐中,有30 566份是合格碘盐,未经人口加权全区碘盐合格率为94.22%,未经人口加权全区居民合格碘盐食用率为92.63%;盐碘中位数为24.30mg/kg。以市为单位,除北海市、钦州市的合格碘盐食用率为49.92%、87.15%外,其余各市合格碘盐食用率均>90%;以县为单位,109个监测县区中,有84.40%(92/109)的县区的居民合格碘盐食用率>90%,有15.60%(17/109)的县区的儿童合格碘盐食用率≤90%。

1.2.2 儿童甲状腺容积检查。全区共对36个县区的7 308名8~10岁儿童进行B超法甲状腺容积检查,男生3 656人,女生3 652人,甲状腺肿患者32人(男12人,女20人),甲肿率为0.44%。以市为单位,各市的儿童甲肿率均<5%;以县为单位,各县区的儿童甲肿率均<5%;按年龄分组,9岁组甲肿率最高,为0.63%。

1.2.3 尿碘监测情况。

1.2.3.1 儿童尿碘。109个县区共采集8~10岁儿童尿样22 047份,尿碘中位数184.70μg/L,<50μg/L的比例为3.86%,<20μg/L的比例为0.64%,>300μg/L的比例为14.90%。各市儿童尿碘<50μg/L的比例在2.02%~7.63%之间;各县区儿童尿碘<50μg/L的比例在0~20.00%之间。不同年龄组、不同性别的儿童尿碘中位数差别不大;各市儿童尿碘中位数在131.90~222.40μg/L之间,各县区儿童尿碘中位数在105.20~356.10μg/L之间。

1.2.3.2 孕妇尿碘。全区109个县区共采集孕妇尿样10 948份,尿碘中位数134.90μg/L,<50μg/L的比例为9.94%,<20μg/L的比例为1.64%,>500μg/L的比例为1.65%。各市孕妇尿碘<50μg/L的比例在4.25%~35.15%之间;各县区孕妇尿碘<50μg/L的比例在0~73.00%之间。各市孕妇尿碘中位数在75.85~155.80μg/L之间,有14.29%(2/14)的市孕妇尿碘中位数<100μg/L;各县区孕妇尿碘中位数在42.50~331.60μg/L之间,有11.01%(12/109)的县区的孕妇尿碘中位数<100μg/L。

2 监测结果分析

根据国家及自治区下发的碘缺乏病监测方案要求,2018年全区均按照新监测方案开展监测。在自治区卫生健康委的直接领导下,碘缺乏病防治工作得到高度重视,全区各市、县(市、区)的碘缺乏病监测工作得到了各级部门和相关领导的大力支持,都较好地完成2018年度的监测任务,确保了广西

2018 年碘缺乏病监测顺利完成。

全区碘盐监测结果显示,碘盐覆盖率、碘盐合格率和居民合格碘盐食用率分别为 98.31%、94.22%、92.63%,碘盐"三率"的总体水平保持在国家标准要求以上。在市级水平,除北海市、钦州市外,其余各市居民合格碘盐食用率均>90%,较 2017 年增加 2 个市;在县级水平,109 个监测县区中,有 84.40%(92/109)的县区儿童合格碘盐食用率>90%,比 2017 年增加 3 个县区。全区 86.15%(479/556)的未加碘食盐来自沿海的三个地市,说明沿海地区仍是广西碘缺乏病防治工作的薄弱和重点地区。此外,可能受盐业体制改革的影响,各地制贩假盐问题突出,未加碘食盐冲销市场的现象加剧;部分内陆地区(如:桂林市)不合格碘盐份数明显增加。

B 超法检测 8~10 岁儿童 7 308 名,发现甲状腺肿患者 32 名,平均甲肿率为 0.44%。在市级及县级水平,各市、县区的儿童甲肿率均<5%,不同年龄、性别的儿童甲肿率均<5%,儿童甲肿率维持在较低的水平,满足持续消除碘缺乏病的指标要求。

全区儿童尿碘中位数为 184.70μg/L,<50μg/L 的比例为 3.86%,各市儿童尿碘中位数在 131.90~222.40μg/L 之间,各县区儿童尿碘中位数在 105.20~356.10μg/L 之间,符合国家消除碘缺乏病标准要求,全区儿童尿碘处在适宜水平。全区孕妇尿碘中位数为 134.90μg/L,有 14.29%(2/14)的市孕妇尿碘中位数<100μg/L,较 2017 年的 7.14%(1/14)增加了 7.15%;有 11.01%(12/109)的县区孕妇尿碘中位数<100μg/L,较 2017 年的 21.92%(16/73)降低了 10.91%,根据《碘缺乏病防治工作研讨会会议纪要》中的消除碘缺乏病评价标准,孕妇尿碘中位数≥100μg/L 可认为孕妇人群碘营养适宜,说明广西部分县区孕妇人群碘营养水平欠佳,胎儿的神经发育需要适宜的碘,其碘的来源需要从其母体即孕妇的血液获得,如果在此期间碘营养不足或欠佳,将影响其神经发育。

3 监测结论

参照国家"十二五"碘缺乏病考评技术指标,本年度的监测结果,以县级为单位:儿童尿碘中位数、8~10 岁儿童甲肿率均达标;居民合格碘盐食用率有 17 个县未达标,孕妇尿碘中位数有 12 个县级未达标;未达标的县中,有 3 个重复;综上,全区共有 26 个县未达标,未达标率 24.85%。"十二五"碘缺乏病考评结果:全区 109 个县,有 4 个县未达标,达标率 96.33%。两相比较,本年度的达标率仅 75.15%。广西碘缺乏病防治形势十分严峻。

4 存在的问题

4.1 受盐业体制改革的影响,部分地区制贩假盐问题突出,未加碘食盐冲销市场的现象加剧,尤其在沿海地区还较为严重,并形成向内陆地区延伸的趋势。需继续加强打击未加碘食盐冲销市场的行为,提高碘盐覆盖率。

4.2 部分县区孕妇碘营养水平欠佳,未能达到孕妇适宜碘营养标准。需继续组织力量,加大经费投入,探索提高特殊人群碘营养水平的办法。

4.3 部分市、县的数据管理人员在使用碘缺乏病监测系统上报数据的过程中,仍存在系统使用不熟练、数据审核不到位等问题,需要加强对录入系统的操作培训。

5 建议

5.1 普通食盐加碘是目前最有效的碘缺乏病防治措施,应继续加强对沿海盐场的管理和打击未加碘食盐冲销市场的行为,提高碘盐覆盖率;同时,加强市售碘盐质量控制工作,提高市售合格碘盐率。

5.2 部分县区孕妇碘营养水平欠佳,需继续组织力量,加大经费投入,探索提高特殊人群碘营养水平的办法。

5.3 健康教育是持续消除碘缺乏病重要的综合防治措施之一,开展多种形式的宣传和健康教育活动,让群众真正认识到缺碘对自身健康、对子孙后代的严重危害,提高食用碘盐的自觉性。

5.4 加强县级碘营养监测能力的建设,提高对人群碘营养的监测能力和覆盖范围,及时、全面的掌握广西人群碘营养水平的变化趋势,以便采取针对性的防制措施。

(撰稿人:廖敏 罗兰英)

2018年海南省碘缺乏病监测报告

为进一步加强和完善消除海南省碘缺乏病的长效工作机制,进一步了解人群的碘营养状况,积极推进因地制宜、分类指导和科学补碘的防控策略。根据国家卫生健康委等七厅局《关于开展"十三五"全国地方病防治规划中期评估工作的通知》和国家卫生健康委《关于开展全国地方病现症病人个案调查工作的通知》,以及《全国碘缺乏病监测方案》(2016版)的要求,全面部署,认真落实,完成项目工作。具体工作情况总结如下。

1 项目组织管理

1.1 项目管理

省卫生健康委、省财政厅负责项目的组织、协调和监督,并根据项目内容统一编制有关项目的实施方案,在省疾控中心设立项目办,成立项目领导和技术小组,下发了《海南省2018年中央补助地方病防治项目实施方案》的通知,和海南省发改委、省工信厅、省食药监等五部门联合下发《海南省"十三五"碘缺乏病防治工作实施方案》中期评估的通知,各市县设立了县级项目办,成立项目领导和技术小组,组织实施各项工作。

1.2 项目启动与培训

2018年3月,省疾控中心在全省热带病与慢性病防控工作综合培训班对2018年碘缺乏病防治工作进行了部署。根据海南省实际情况,在全省21个市县区开展了重点人群碘营养监测和碘缺乏病现症患者调查工作,用监测结果评估碘缺乏病消除目标达到情况。

1.3 项目实施与督导

2018年4~8月份各市县完成重点人群现场监测,撰写"十三五"中期自评报告;9~10月省级复查;撰写省级评估报告。2018年14个市县区开展儿童甲状腺B超检测,其他市县用触诊法。省卫生健康委于2018年5~8月组织疾控专家对儋州、琼海、白沙、龙华、万宁等市县(区)开展督导检查,海口市疾控中心对海口4区开展督导。复核海口4区、临高、万宁学生和孕妇尿样120份,家中食用盐256份,全省水样4份,复查结果一致性较好。

2 项目完成情况

2.1 碘缺乏病现症患者调查

根据国家卫生健康委办公厅《关于开展全国地方病现症病人个案调查工作的通知》的要求,制定《海南省2018年碘缺乏病现症病人个案调查工作方案》并在各市县开展调查,经审核全省上报现症患者112人,其中三亚4人、儋州5人、五指山16人、琼海1人、万宁1人、屯昌1人、白沙17人、昌江67人,均为历史2度以上甲状腺肿患者,无克汀病患者。弥漫性甲状腺肿39人、结节性甲状腺肿58人、混合性甲状腺肿15人;立档建卡贫困户35人(儋州1、五指山10、屯昌1、白沙7、昌江16),非贫困户77人。

2.2 重点人群碘营养监测

以市县为单位,在全省21个市县区开展重点人群碘营养监测。全省共监测儿童4 170名,尿碘中位数为178μg/L,<50μg/L的比例为3.4%,儿童1度甲肿率为0.15%,未发现2度肿大;共监测孕妇2 128名,尿碘中位数为124μg/L;共监测儿童和孕妇家中食用盐6 353份,未加碘食盐147份,不合格碘盐156份,碘盐覆盖率97.5%,碘盐合格率97.5%,合格碘盐食用率95.2%。

2.3 《海南省"十三五"碘缺乏病防治工作实施方案》中期评估工作

根据国家卫生健康委、国家发展改革委等七部门《关于开展"十三五"全国地方病防治规划中期评估工作的通知》和海南省原卫生计生委、海南省发展改革、海南省财政厅关于《海南省"十三五"碘缺乏病防治工作实施方案》的要求,开展海南省"十三五"碘缺乏病防治工作中期考评工作。全省21个市县区开展自评,省级复核,除临高外,95%的市县达到碘缺乏病消除标准。评估报告详见《海南省碘缺乏病防治工作"十三五"中期评估报告》。

3　存在问题与建议

3.1　存在问题

3.1.1　碘缺乏病的健康教育力度仍薄弱,健康教育项目的转移和海南省健康教育机构的改革,也一定程度上影响了健康教育工作的开展,群众认为生活在海边不缺碘、近几年甲状腺疾病检出率增高,群众误认为补碘引起,以上两种错误观点直接影响群众食用碘盐。

3.1.2　2017 年由于盐业体制改革,对盐业市场冲击很大(三亚最为明显),加上少数沿海产盐市县当地生产私盐直接冲销市场和居民家庭,直接影响碘盐覆盖率。食盐加碘是碘缺乏病最安全、经济、有效的防治措施,未加碘食盐和不合格碘盐的影响,势必造成人群碘营养,尤其孕妇等重点人群的碘营养缺乏。

3.1.3　东方达到碘缺乏病消除标准后,近几年有下滑的趋势,临高离目标差距很远,主要是合格碘盐食用率的问题,如果合格碘盐食用率不达标,重点人群尿碘水平也很难提高。"十三五"目标是 95% 市县达标,但国家"扶贫攻坚战"的目标,2020 年 100% 市县达标。临高存在很大困难。

3.2　建议

3.2.1　继续强化政府职责,加强相关部门碘缺乏病防治力度。及时通报碘缺乏病监测结果,协调工商部门及当地政府对东方、临高私盐、未加碘食盐进行查处、打击;协调发改委对临高小盐场关停转。

3.2.2　加强健康教育。协调健康教育所、盐务、广电等相关部门开展碘缺乏病的健康教育宣传工作,让群众了解碘缺乏病相关知识,消除误解,引导群众采取正确的健康行为。

3.2.3　加强重点人群的监测和干预工作。通过监测,准确掌握全省重点人群碘营养水平,适时调整食用盐碘含量水平,实现科学补碘策略。

（撰稿人：吴红英）

2018 年重庆市碘缺乏病监测报告

为进一步了解重庆市人群的碘营养状况,积极推进因地制宜、分类指导和科学补碘的防控策略,根据《国家卫生计生委办公厅关于印发全国碘缺乏病监测方案的通知》和重庆市原卫生计生委办公室《关于印发 2017 年度重大公共卫生项目疾病预防控制项目实施方案的通知》要求,结合重庆市实际情况,2018 年 3~11 月重庆市在各区县和万盛经开区开展了碘缺乏病监测工作,现将监测结果总结如下。

1 监测范围

全市 38 个区县和万盛经开区开展碘缺乏病监测。其中,渝中区、北碚区、江津区、綦江区、南川区、铜梁区、潼南区、长寿区、垫江区、梁平区、巫山县、巫溪县和万盛经开区等 13 个区县采用 B 超法检测 8~10 岁儿童甲状腺容积。

2 结果

2.1 儿童监测

2.1.1 甲肿率。13 个区县 65 个乡镇(街道)的 65 所小学,甲状腺容积(B 超法)共调查 8~10 岁儿童 2 656 人,甲状腺肿患者 43 人,甲肿率为 1.62%。各监测区县甲肿率在 0~2.50% 之间,最高是江津区为 2.50%,最低是南川区为 0.00%。甲肿率与 2017 年监测结果 1.93%(60/3 111)($P>0.05$)差异无统计学意义。年龄分布:8 岁、9 岁、10 岁组甲肿率分别为 2.20%、2.30%、0.43%,8 岁、9 岁组高于 10 岁组($P<0.05$)差异有统计学意义,8 岁组与 9 岁组($P>0.05$)差异无统计学意义,8 岁组与 10 岁组($P<0.05$)、9 岁组与 10 岁组($P<0.05$)差异有统计学意义;8 岁、9 岁、10 岁组甲状腺容积中位数分别为 2.7ml、2.9ml、3.2ml,甲状腺容积随年龄增长而增大($P<0.01$)差异有统计学意义,与 2017 年监测结果(2.6ml、2.9ml、3.1ml)比较,各年龄组甲状腺容积无显著变化($P>0.05$)差异无统计学意义;性别分布:男、女甲肿率分别为 1.44%、1.79%,男与女之间($P>0.05$)差异无统计学意义。

2.1.2 盐碘。38 个区县和万盛经开区共调查 8~10 岁儿童家庭食用盐 7 973 份,其中,碘盐 7 899 份,合格碘盐 7 474 份,未加碘食盐 74 份。碘盐覆盖率、合格率、合格碘盐食用率、未加碘食盐率分别为 99.07%、94.62%、93.74%、0.93%。盐碘中位数在 24.0~29.9mg/kg 之间,最高是大渡口区为 29.9mg/kg,最低是万州区为 24.0mg/kg,平均为 26.2mg/kg。

碘盐覆盖率在 90.50%~100% 之间,其中,90%~94% 之间有丰都县 1 个县,占 2.56%,95%~99% 之间江津区、长寿区等 21 个区县,占 53.85%,达到 100% 有沙坪坝区、城口县等 17 个区县,占 43.59%;

碘盐合格率在 85.64%~100.00% 之间。其中,<90% 的有开州区、奉节县、垫江县 3 个区县,占 7.69%;90%~94% 之间有璧山区、南岸区等 18 个区县,占 46.15%;95%~99% 之间江津区、巫溪县等 16 个区县,占 41.03%,达到 100% 有黔江区、城口县 2 个区县,占 5.13%;

合格碘盐食用率在 85.64%~100.00% 之间。其中,<90% 的有开州区、奉节县、垫江县和丰都县 4 个区县,占 10.26%,90%~94% 之间有梁平区、铜梁区等 21 个区县,占 53.85%;95%~99% 之间大足区、巫溪县等 12 个区县,占 30.77%,达到 100% 有黔江区、城口县 2 个区县,占 5.13%。

未加碘食盐率在 0~9.50% 之间。其中,未加碘食盐率为 0 的有沙坪坝区、城口县等 17 个区县,占 43.59%,0.45%~3.50% 之间有江津区、长寿区等 21 个区县,占 53.85%,5% 以上为丰都县(9.50%)1 个区县,占 2.56%。存在未加碘食盐的有丰都县、长寿区等 22 个区县,占 56.41%。

与 2017 年监测结果比较:盐碘中位数比 2017 年(26.1mg/kg)上升了 0.38%;碘盐覆盖率下降了 0.46 个百分点,碘盐合格率上升了 2.34 个百分点,合格碘盐食用率上升了 1.89 个百分点,未加碘食盐率上升了 0.46 个百分点。

2.1.3　尿碘。38 个区县和万盛经开区 8~10 岁儿童共调查 7 973 人，尿碘中位数为 228.6μg/L，尿碘值<50μg/L 的占 2.58%，50~99μg/L 的占 7.70%，100~199μg/L 的占 30.34%，200~299μg/L 的占 31.61%，≥300μg/L 占 27.77%。其中，8 岁、9 岁、10 岁组尿碘中位数分别为 223.0μg/L、227.8μg/L、233.7μg/L，10 组高于 8 岁组（$P<0.01$），差异有统计学意义。

38 个区县和万盛经开区，尿碘中位数在 167.8~302.0μg/L 之间，最高是大渡口区为 302.0μg/L，最低是梁平区为 167.8μg/L。其中，中位数在 100~199μg/L 有梁平区、荣昌区等 8 个区县，占 20.51%，200~299μg/L 有彭水县、城口县等 29 个区县，占 74.36%，≥300μg/L 有渝北区、大渡口区 2 个区县，占 5.13%。

与 2017 年监测结果比较：尿碘中位数比 2017 年（221.9μg/L）上升（$H=2.5$，$P<0.05$），差异有统计学意义；尿碘值<50μg/L（2.68%）下降了 0.1 个百分点，50~99μg/L（8.09%）下降了 0.39 个百分点，100~199μg/L（31.66%）下降了 1.32 个百分点，200~299μg/L（30.03%）上升了 1.58 个百分点，≥300μg/L（27.24%）上升了 0.53 个百分点。

2.2　孕妇监测

2.2.1　盐碘。38 个区县和万盛经开区 195 个乡镇（街道）共调查孕妇家庭食用盐 3 927 份，其中，碘盐 3 910 份，合格碘盐 3 732 份，未加碘食盐 17 份。碘盐覆盖率、合格率、合格碘盐食用率、未加碘食盐率分别为 99.27%、95.45%、95.03%、0.43%。盐碘中位数在 23.2~30.0mg/kg 之间，最高是大渡口区为 30.0mg/kg，最低是云阳县为 23.2mg/kg，平均为 26.2mg/kg。

碘盐覆盖率在 95%~100% 之间，其中，95%~99% 之间江津区、石柱县等 11 个区县，占 28.21%，达到 100% 有渝中区、城口县等 28 个区县，占 71.79%；碘盐合格率在 87.88%~100.00% 之间。其中，<90% 的有梁平区、奉节县 2 个区县，占 5.13%；90%~94% 之间有江北区、垫江县等 13 个区县，占 33.33%；95%~99% 之间九龙坡区、酉阳县等 19 个区县，占 48.72%，达到 100% 有荣昌区、永川区等 5 个区县，占 12.82%；合格碘盐食用率 87.00%~100.00% 之间。其中，<90% 的有奉节县、梁平区、石柱县 3 个区县，占 7.69%，90%~94% 之间有北碚区、垫江县等 13 个区县，占 33.33%；95%~99% 之间南岸区、酉阳县等 20 个区县，占 51.28%，达到 100% 有荣昌区、合川区、大足区 3 个区县，占 7.69%；未加碘食盐率

在 0~5.00% 之间。其中，未加碘食盐率为 0 的有渝中区、城口县等 28 个区县，占 71.79%，0.89%~5.00% 之间有江津区、云阳县等 11 个区县，占 28.21%。

2.2.2　尿碘。38 个区县和万盛经开区 195 个乡镇（街道）孕妇尿碘共监测 3 927 人，尿碘中位数为 186.3μg/L，尿碘值<50μg/L 占 4.86%，50~99μg/L 占 12.91%，100~149μg/L 占 18.49%，150~199μg/L 占 18.79%，200~299μg/L 占 25.92%，≥300μg/L 占 19.02%。孕妇尿碘中位数比 2017 年（171.9μg/L）上升（$P<0.01$）差异有统计学意义。

孕妇尿碘中位数在 115.0~286.0μg/L 之间，最高的是奉节县为 286.0μg/L，最低的是巫溪县为 115.0μg/L；中位数<150μg/L 有巫溪县、江津区、合川区和垫江县 4 个区县，占 10.26%；150~250μg/L 万州区、石柱县等 32 个区县，占 82.05%，250μg/L 以上的有大足区、綦江区和奉节县 3 个区县，占 7.69%。

2.3　新生儿甲减筛查

2.3.1　初筛。在 39 个监测区县中，渝中区、酉阳县等 33 个区县在当地妇幼保健机构收集上报了新生儿甲减筛查数据资料。33 个区县新生儿甲减共筛查 27 699 人，TSH（时间分辨免疫荧光分析法）升高（≥9.0μIU/ml）305 人，检出率为 1.10%。检出率在 0~9.97% 之间，最高是铜梁区为 9.97%，渝北区、南岸区、大足区、璧山区、开州区、潼南区、丰都县和城口县等 8 个区县未检出。

2.3.2　复查。涪陵区、垫江县等 14 个区县对初筛 TSH 升高（≥9.0μIU/ml）可疑者进行了复查，共复查 132 人，TSH（时间分辨免疫荧光分析法）升高确诊病例（≥9.0μIU/ml）20 人，检出率为 0.07%。与 2017 年复查确诊病例检出率（0.08%）结果基本一致。

3　结果分析

本次监测 8~10 岁儿童甲肿率为 1.62%，学生家庭食用盐合格碘盐食用率为 93.74%，尿碘中位数为 228.6μg/L，且<50μg/L 的比例为 2.58%；孕妇合格碘盐食用率为 95.03%，尿碘中位数为 186.3μg/L，且<50μg/L 的比例为 4.86%，各项指标均达到国家碘缺乏病消除标准，重庆市持续保持碘缺乏病消除状态。

13 个区县甲状腺容积（B 超法）共调查 8~10 岁儿童 2 656 人，甲状腺肿患者 43 人，甲肿率为 1.62%。甲肿率比 2017 年（1.93%）下降了 0.31 个百分点，低于 2017 年全国甲肿率平均水平（2.10%），保持在国

家消除标准(5.00%)范围之内,达到历史最低水平。

38个区县和万盛经开区共调查8~10岁儿童家庭食用盐7 973份,碘盐覆盖率、合格率、合格碘盐食用率、未加碘食盐率分别为99.07%、94.62%、93.74%、0.93%。盐碘中位数在24.0~29.9mg/kg之间,平均为26.2mg/kg;碘盐覆盖率除丰都县为90.50%外,其余38个区县均在95.00%以上;碘盐合格率≥90.00%有36个区县,占92.31%;合格碘盐食用率≥90.00%有35个区县,占89.74%,比2017年略有上升,高于2017年全国平均(90.10%)水平,说明重庆市碘盐市场供应充足,碘盐质量比较稳定。但是,合格碘盐食用率低于国家标准(<90%)的仍然有开州区、奉节县、垫江县和丰都县4个区县,占10.26%,开州区、奉节县、垫江县主要是盐中碘含量偏低,丰都县主要是未加碘食盐较多,导致了合格碘盐食用率没有达到国家要求。全市发现存在未加碘食盐的有丰都县、江津区等22个区县,占56.41%,未加碘食盐主要分布在丰都县,其次是分布在江津区、涪陵区等区县,主城区的渝中区、南岸区、江北区、渝北区、巴南区等也有未加碘食盐冲销。丰都县、涪陵区等区县未加碘食盐主要来源于榨菜加工用未加碘食盐,江津区、荣昌区等区县主要来源于私盐,主城区主要来源于私盐或者居民有意识选择未加碘食盐。说明未加碘食盐在重庆市广泛存在,应高度重视。

38个区县和万盛经开区8~10岁儿童尿碘共调查7 973人,尿碘中位数在167.8~302.0μg/L之间,平均为228.6μg/L。比2017年尿碘中位数(221.9μg/L)上升。根据中国地方病防控《食盐加碘计划监测及人群碘营养状况评价指南》中规定,学龄儿童碘摄入"适宜"的尿碘中位数范围可以扩大至100~299μg/L。重庆市儿童尿碘中位数总体为228.6μg/L,在100~299μg/L之间有37个区县,占94.87%,因此,重庆市8~10岁儿童碘营养处于适宜水平;孕妇尿碘中位数为186.3μg/L,总体处于适宜水平。但是,中位数<150μg/L的有巫溪县、江津区、合川区和垫江县4个区县,占10.26%的孕妇存在碘营养不足的现象,有缺碘的风险。

新生儿甲减筛查,初筛检出率为1.10%,复查确诊检出率为0.07%,这一现象是否与孕妇碘不足有关,有待进一步研究。

4　问题与建议

4.1　不合格碘盐和未加碘食盐广泛存在。

2018年监测结果显示,合格碘盐食用率<90%的有开州区、奉节县、垫江县和丰都县4个区县,占10.26%,全市存在未加碘食盐的有丰都县、江津区等22个区县,占56.41%。通过对盐碘频数分布的分析,开州区、奉节县等区县主要是盐中碘含量偏低,丰都县主要是未加碘食盐较多,影响了合格碘盐食用率。未加碘食盐率总体虽然只有0.93%,但是,波及区县多,范围广。未加碘食盐主要来源于榨菜加工用未加碘食盐和私盐,其次是少部分群众在超市主动购买的未加碘食盐。说明自2016年开始盐业体制改革后,食盐市场开放,食盐供应渠道发生变化,有碘含量偏低的碘盐和未加碘食盐流入市场,尤其是涪陵区、丰都县等榨菜生产加工用未加碘食盐市场供应和管理比较混乱,导致未加碘食盐和不合格碘盐广泛存在,合格碘盐食用率下降。这一现象对重庆市持续巩固碘缺乏病防治效果有较大的影响,政府应高度重视。卫生部门要继续加强监测,掌握变化趋势,及时通报反馈监测信息;质监、工商等部门加强盐业市场监督和管理,保证合格碘盐的市场供应。

4.2　部分区县孕妇碘营养不足,存在缺碘风险。

全市孕妇尿碘中位数为186.3μg/L,总体处于适宜水平。但是,中位数<150μg/L的有4个区县,占10.26%,孕妇存在碘营养不足的现象,有缺碘的风险。因此,对孕妇应加强碘缺乏病健康教育,提高碘缺乏危害的认识,增强防治碘缺乏病的健康意识,自觉购买和食用碘盐。同时,应适当采取其他补碘措施,保障胎儿的正常发育。

4.3　区县疾控中心B超机配备不足,甲状腺容积B超检测技术力量薄弱。

2018年碘缺乏病监测工作中,首次由各区县自行承担辖区内8~10岁儿童甲状腺容积B超检测任务。由于大部分区县疾控中心没有B超机和缺少专业的B超检测人员,因此,很多区县借用医院的B超机和聘请临床B超医师来完成监测工作。由于临床B超甲状腺容积检测方法与碘缺乏病监测要求的方法有所不同,个别区县不同乡镇聘请不同的B超医生来检测,方法不统一,导致甲状腺容积结果出现了一定的偏差,通过现场督导和指导,问题得到基本解决。区县疾控中心B超机配备不足,甲状腺容积B超检测技术力量薄弱,对重庆市开展碘缺乏病监测工作有一定的影响。应加强区县疾控中心能力建设,统一配置甲状腺容积检测用B超机,同时每年举办甲状腺容积B超检测技术培训班,逐步提高专业人员甲状腺容积 B 超检测技术水平,打造一支专业技术过硬的队伍,确保重庆市碘缺乏病监测工作的有序开展。

4.4　新生儿甲减筛查数据收集困难。新生儿甲减筛查数据,是国家碘缺乏病监测方案中的选择指标,需要从当地妇幼保健机构去收集相关信息资料。重庆市妇幼保健部门对区县要求不一致,有部分区县未开展新生儿甲减筛查工作。因此,区县疾控中心从妇幼保健部门收集到新生儿甲减筛查数据资料只是一年中某个时间段的数据,数据收集非常困难,并且内容缺失较多,存在数据不齐全、不完整的现象,难以开展统计分析,无法做出正确评价。建议由卫生行政管理部门牵头采取切实措施加以协调解决。

4.5　新生儿、孕妇甲功数据无法收集。新生儿、孕妇甲功数据资料,也需要从当地妇幼保健机构去收集,大部分区县妇幼保健机构没有开展新生儿、孕妇甲功检测工作,数据资料无法收集。

4.6　尿碘、盐碘样品保存、运输不规范。个别区县没有严格按照冷藏要求保存尿碘样品,出现将尿碘样品冷冻保存现象,影响尿碘含量检测质量;有的区县将尿碘、盐碘样品混装在一个容器内进行运输,造成盐碘对尿碘的污染。各区县地方病防治人员应加强学习,严格按照方案要求保存和运输样品。

(撰稿人:周爽　谢君)

2018年贵州省碘缺乏病监测报告

为客观评价贵州省碘缺乏病防控效果,受贵州省卫生计生委委托,贵州省疾控中心于2018年3~10月组织完成全省碘乏病监测工作。现将评价结果报告如下:

1 基本情况

贵州省境内均处于缺碘状况,曾是碘缺乏病的重病区之一。1978年防治前的调查结果显示,全省88个县均是碘缺乏病病区,人群甲肿率在25%~60%之间,尿碘在25.0~63.2μg/g Cr之间。通过长期坚持以食盐加碘为主的综合防控措施,2010年全省88个县(市、区)均实现了消除碘缺乏病目标,2015年"十二五"考核评估达到消除碘缺乏病目标。

2 监测范围

88个县(市、区)及贵安新区。

3 结果

3.1 居民户合格碘盐食用率:平坝区60.0%、钟山区74.0%、凤冈县71.3%、余庆县74.3%,4个县(市、区)低于90%未达标,其余85个县(市、区)居民户合格碘盐食用率在90.0%~100.0%之间达标。

3.2 8~10岁儿童尿碘水平:89个县(市、区)8~10岁儿童尿碘中位数范围128.5~304.5μg/L达标,仅三穗县为304.5μg/L处于碘过量,其余88个县(市、区)128.5~288.2μg/L之间,处于适宜或超过适宜水平,<50μg/L的样品的比例为0~18.4%,低于20%。

3.3 8~10岁儿童甲肿率:除盘州未开展该项检查外,其余88个县(市、区)8~10岁儿童范围在0~4.9%,均<5%达标。

3.4 孕妇尿碘水平:89个县(市、区)孕妇尿碘中位数在102.7~259.9μg/L之间。

4 建议

4.1 加强地方病工作的管理,持续消除地方病的危害。由于贵州省外环境缺碘的状况无法改变,所以还要继续加强加碘盐宣传管理,防止未加碘食盐冲击市场,加大碘盐和人群碘营养监测力度,合理调整碘盐浓度,逐步使贵州省人群碘营养水平趋于合理。

4.2 监测结果显示,以学生为代表的普通人群食用30mg/kg含量的食盐能满足碘营养需求,并处于适宜水平;居民户合格碘盐食用率>90%,盐碘中位数在21~39mg/kg,仍然有34个县(市、区)孕妇中位数低于150μg/L,甚至有4个县接近100μg/L,处于边缘性缺碘和缺碘状态的比例增加,提示我们要关注重点人群的碘营养水平,除了食用碘盐,是否有必要对其强化补碘将是今后研究的课题,同时也要加强监测工作中各个环节的质量控制,规范采样、严格实验室操作。

4.3 加强食盐市场管理,确保销售符合贵州省含量要求的碘盐。

4.4 加强健康教育与健康促进活动,坚持正确舆论导向,宣传科学、合理补碘,正确防治碘缺乏病。

(撰稿人:李杨 周德梅)

2018年云南省碘缺乏病监测报告

为进一步了解云南省人群碘营养状况,及时掌握县级人群碘营养水平及碘缺乏病病情变化趋势,积极推进因地制宜、分类指导和科学补碘的防控策略,2018年云南省地方病防治所在云南省卫生计生委的部署下,在中国疾病预防控制中心地方病控制中心的指导下,依据《全国碘缺乏病监测方案》(2016版),组织全省129个县(市、区)开展了碘缺乏病监测。

1 结果

1.1 碘缺乏病监测

1.1.1 8~10岁儿童监测结果。①甲状腺B超检查:26 073名8~10岁儿童进行甲状腺B超检查,甲状腺平均容积为2.65ml,甲肿率为1.18%。无甲肿率>5%的县。②儿童尿碘监测:在129个县(市、区)共检测26 071名学龄儿童尿碘,尿碘中位数为216.48μg/L。34个县(市、区)尿碘中位数在100~199μg/L之间,占26.4%,处于WHO推荐的适宜水平;92个县(市、区)尿碘中位数在200~299μg/L,占71.3%,处于高于适宜量水平;3个县≥300μg/L,占2.3%,处于碘过量,分别为镇康(300.2μg/L)、寻甸(316.76μg/L)、剑川(323.45μg/L)。

1.1.2 孕妇监测结果。①孕妇尿碘监测:全省共监测129个县(市、区)13 039名孕妇尿碘,孕妇尿碘中位数为167.12μg/L。43个县(市、区)尿碘中位数<150μg/L,占33.3%,处于碘营养不足水平,无<100μg/L的县(市、区);83个县尿碘中位数在150~249μg/L之间,占64.3%,处于碘营养适宜水平;3个县尿碘中位数在250~296.57μg/L,占2.3%,处于高于适宜量水平;没有碘过量的县。②碘制剂服用情况:共有29人服用碘制剂,分别是:官渡区4人、马龙县1人、沾益区2人、宣威市1人、澄江县6人、通海县8人、易门县2人、新平县1人、丘北县1人、剑川县1人、陇川县2人。

1.2 碘盐监测

129个县(市、区),每个采集200份儿童家中食盐和100份孕妇家中食盐,进行碘含量测定。共监测39 134份居民食用盐,盐碘中位数为24.9mg/kg,未加碘食盐率为0.5%,未加碘食盐率>5%的县有1个,景谷县5.06%;碘盐覆盖率为99.5%,全部项目县的碘盐覆盖率均在90%以上;合格碘盐食用率为95.6%,8个县(市、区)<90%,占6.2%,分别是昭阳83.4%、鲁甸84.7%、巧家89%、盐津85.3%、大理87.7%、弥渡87.3%、兰坪86.9%、维西87.3%。在州(市)级水平,16个州(市)碘盐覆盖率均>95%。

自2012年以来,在省级水平上,碘盐覆盖率、碘盐合格率和合格碘盐食用率波动不大,碘盐覆盖率维持在95%以上,碘盐合格率和合格碘盐食用率均维持在90%以上,开展碘缺乏病病情监测的2016年、2017年、2018年,各个率间的差异很小。

2 成绩与经验

2.1 政府重视,监测工作顺利开展。监测工作得到各级政府和各级卫生行政部门的高度重视。云南省卫生计生委结合云南省实际制定下发了《云南省碘缺乏病监测方案》。各级卫生行政部门在当地政府的领导下,按照云南省卫生计生委的要求,均制定了本级的实施方案,并认真组织完成了本年度碘盐监测工作。

2.2 开展人群碘营养监测,适时动态掌握人群碘营养状况及儿童甲状腺肿患病情况。食盐加碘标准不是一成不变的,而是根据人群的碘营养状况和人群的需求进行适时调整。本项目工作为政府制定因地制宜的碘缺乏病防治措施提供了基础依据,为食盐加碘标准是否满足人群需要提供理论和实际依据,为食盐加工企业和盐业管理部门提供了基础信息。

2.3 严格控制监测质量。本年度,省级、州(市)级加强了监测工作的监督管理和技术指导,全省所有项目监测县(市、区)均按照方案要求完成监测。对 6 个县开展省、州、县联合监测,锻炼了各级疾控队伍的现场工作能力,调查质量得到保障。

2.4 部门协作得到加强。卫生与教育部门密切配合,完成了学龄儿童病情监测工作和日常的防治知识的宣传工作;与盐业、质监、公安、工商等部门协作开展调查,整顿盐业市场,打击多个制售假盐窝点,提高了云南省的碘盐覆盖率。各地各级医疗机构对本次监测的甲状腺 B 超检查给予大力支持。

3 存在问题

3.1 云南省部分项目监测县(市、区)所辖的中小学,除县城所在学校外,均为寄宿制小学,所抽取的学生不符合方案要求的非寄宿学生;所采集的盐样为家庭食用的盐,而其食用的为学校统一采购的食盐,所以学生尿碘检测结果和盐碘检测结果间不存在关系。

3.2 甲状腺 B 超检测:各地甲状腺检测数据差别较大,同地区不同医生的检测结果间差别也较大,部分地区的甲肿率主要集中在个别学校;部分地区甲状腺检测值间存在不合理、不合逻辑。建议省级、州(市)级加强培训、督导,统一检测标准,及时发现问题;加强检测设备的配备。

3.3 尿碘、盐碘检测:部分地区实验室外质控考核不合格;检测值与上级复核结果差别较大,基本达不到国家要求的质量标准;永胜、砚山、屏边、鹤庆等部分地区的盐碘检测结果过于集中,其中,经省级考评组现场考评发现,永胜的盐碘检测值为半定量检测;各地尿碘差别较大。加强实验室建设和质量管理,提高实验室检测能力和检测质量;严格按照实验室检测方法对样品进行实验室检测。

3.4 样本抽样:红河、盈江、维西等部分地区未按照监测方案的要求进行抽样,不在 8~10 岁范围内的学生样本量较多。建议州(市)级加强培训和督导,严格按照监测方案开展监测工作。

3.5 昭通市部分项目县(市、区)存在合格碘盐食用率<90%,通过市级复核,结果和项目县(市、区)的结果基本一致,主要是因为 2017 年盐业市场存在假冒伪劣碘盐和未加碘食盐冲销造成的后续影响,大理州弥渡县的合格碘盐食用率连续 2 年<90%。

3.6 持续消除碘缺乏病状态情况:2018 年有 8 个县(市)由于合格碘盐食用率达不到 90%,造成达不到消除碘缺乏病状态;2017—2018 年合格碘盐食用率达不到 90% 的有昭阳、鲁甸、盐津、巧家、大理、

弥渡、云龙、剑川、河口和弥渡县,其中 2018 年孕妇尿碘中位数<150μg/L 有昭阳、鲁甸、盐津、剑川、云龙和河口等 6 个县(市)。

3.7 实施新方案监测以来,虽然大部分县级配备了尿碘检测设备,但由于实验室条件、人员条件等原因,相当部分项目县还不具备独立检测能力,样品还得借助上级或其他具有检测能力的实验室检测。

3.8 部分地区对碘缺乏病监测不够重视,部分州(市)级在培训、指导、督导和数据的审核方面不认真,存在敷衍了事情况,对本辖区项目县(市、区)的项目开展情况不了解,所审核上报的数据逻辑错误较多,影响全省的数据质量;州(市)级、县级人员身兼数职,事务繁杂,人员岗位变动大,在业务素质上还有待提高。

4 建议

4.1 继续强化政府领导,加强部门合作

4.1.1 各级政府应继续加强领导,客观总结防治工作取得的成绩和不足,并进一步加强与盐业、工商、广电、教育等各有关部门的沟通,卫生部门将监测结果及时向相关部门反馈,使监测工作中发现的问题得到及时解决。进一步加强质量管理,质检和工商部门加强碘盐生产环节的监督和流通环节的监管。

4.1.2 加强碘盐市场管理。加强食盐监管,外省盐流入关口的控制,确保所进入市场的食盐均为按照云南省食盐加碘标准所生产的食盐。对于云南省部分地区未加碘食盐冲销市场的问题比较严重,各地应客观分析原因,相关部门对碘盐市场管理需要引起重视,对发现的问题和地区进行认真整改,打击未加碘食盐,防止假盐在市场上流通;其次,应杜绝云南省加碘标准以外的碘盐流入市场,确保人群适宜的碘营养,以巩固云南省消除碘缺乏病工作的持续性。

4.1.3 提高碘盐生产质量。碘盐生产企业应保证各品种、每一批次碘盐的生产质量,加强对不同碘制剂在食盐中稳定性的研究,提高碘盐质量。

4.1.4 云南省部分地区存在除县城所在的小学外,其余均为寄宿制小学校的情况,不能满足国家方案"非寄宿制学校"的要求,学生食用的为食堂统一采购的食盐,而非其家庭食用的盐。

4.2 加强技术培训,确保监测质量

4.2.1 认真总结,按时上报。建议有针对性地对出现的问题进行分析和总结,数据统计准确,尽量

避免文字、逻辑等方面的错误等;数据上报并核对无误后,及时进行总结并按要求上报。

4.2.2　加强技术培训。目前市场上流通的碘盐种类较多,需要用不同方法进行检测,加上合格碘盐的范围变窄,对实验室检测技术和质量要求有所提高。部分地区存在工作人员沟通不到位,检测方法选择不正确,实验室检测质量难以保证的问题。建议加强对实验人员的检测技术培训。

4.2.3　加强实验室质量控制。部分实验室检测结果与上级复核结果间差异较大,提示存在实验室误差,各级应加强实验室质量控制,避免由于实验室检测问题而影响本地区数据质量和病情判断;规范样品的采集和保存工作,避免样品的交叉污染,确保样品质量;各地应按照方案要求做好样品的留存工作,以方便上级的抽样复核工作。

4.3　加强健康教育

提高居民自愿食用碘盐预防碘缺乏病的意识及保存碘盐方法。

4.4　加强碘缺乏病能力建设

确保云南省县级实验室尿碘检测设备和州市级 B 超设备的配置。

（撰稿人:黄开莲　李加国）

2018年西藏自治区碘缺乏病监测报告

1 背景

西藏自治区是我国碘缺乏病流行最广泛的地区之一,多年来,通过实施食盐加碘为主的综合防治措施,人群碘营养状况总体得到改善。近年来,随着西藏经济社会的快速发展,人民生活水平和膳食营养状况发生了较大变化。为进一步了解人群的碘营养状况,及时掌握县级人群碘营养状况及病情的消长趋势,适时采取针对性防治措施,积极推进因地制宜、分类指导和科学补碘的防控策略,2018年西藏自治区根据《全国碘缺乏病监测方案》(2016版)开展了以县为单位的碘缺乏病监测工作。

2 结果

本次检测74个县乡共检测22 136户居民食用盐盐碘,8~10岁儿童甲状腺B超检测3 364人,对13 317名学生和2 695名孕妇进行了尿碘检测。各项指标的合计以全国第六次人口普查数据进行加权后得到。碘盐覆盖率为97.75%,合格碘盐食用率为98.91%,8~10岁儿童B超检测甲肿率为3.63%,盐碘中位数为25.38mg/kg,8~10岁儿童尿碘中位数为187.52μg/L,哺乳妇女尿碘中位数为177.26μg/L。

2.1 碘盐情况

全区74县共检测22 136份居民户盐样,合格碘盐21 894份,不合格碘盐或未加碘食盐242份。碘盐覆盖率为97.75%,合格碘盐食用率为98.91%,盐碘中位数为25.38mg/kg。

2.2 8~10岁儿童甲肿率情况

全区16个县8~10岁儿童甲状腺B超检测3 364人,甲状腺肿患者34人,甲肿率为3.63%。其中,昌都市洛隆县儿童甲肿率>5%,为6.5%。

2.3 8~10岁儿童尿碘情况

全区74县进行了儿童尿样采集,拉萨市8县因实验室改造,未做检测。其余66县8~10岁儿童尿碘检测13 317份,尿碘中位数187.52μg/L。

2.4 孕妇尿碘情况

全区65县进行了儿童尿样采集,其中拉萨市8县因实验室改造,未做检测。定结、仲巴、贡觉、察雅、左贡、芒康、洛隆、普兰、色尼9县未进行孕妇采样。其余57县共调查孕妇2 695人,检测孕妇尿碘2 695份,尿碘中位数为177.26μg/L,林芝市米林县尿碘中位数高于500μg/L;那曲聂荣县、阿里地区噶尔、日土、改则县尿碘中位数低于100μg/L,分别为97μg/L、71.3μg/L、77.2μg/L、69.7μg/L。

2.5 孕妇、哺乳妇女碘油投服情况

全区特殊人群补碘106 753人。其中0~2岁补碘52 982人,15~49岁补碘53 771人(孕妇哺乳期妇女17 030人)。

3 讨论

3.1 碘盐情况

2018年西藏74县碘盐覆盖率为97.75%,合格碘盐食用率为98.91%,盐碘中位数为25.38mg/kg。其中5个县碘盐覆盖率低于85%,分别为芒康、嘉黎、申扎、班戈、双湖5县。69个县碘盐覆盖率90%以上;合格碘盐食用率高于90%的71个县,低于85%的3个县。同2017年度比较,碘盐覆盖率变化不大,合格碘盐食用率有较大提高,盐碘中位数变化不大。究其原因:一是个别地区仍存在食用未加碘食盐现象;二是西藏部分地区食用川盐,检测方法存在差异,各级在碘盐检测过程中检测技术水平参差不齐。

3.2 8~10岁儿童甲肿率和儿童尿碘情况

2018年全区7地(市)16个县儿童B超法甲肿率为3.63%。除洛隆县儿童甲肿率>5%外,均<5%。8~10岁儿童尿碘中位数为187.52μg/L,64个县尿碘中位数处于100~299μg/L之间,其中19个县尿碘中位数处于200~299μg/L之间。2个县尿碘中位数超过300μg/L,占3.1%。说明西藏儿童碘营养水平适宜,基本满足儿童碘营养需求。这与西藏农牧区小学实行的"三包"政策、易地育人等措施有关。

3.3　孕妇尿碘情况

57 个县孕妇监测结果显示,孕妇尿碘中位数为 177.26μg/L,其中 20 个县孕妇尿碘中位数低于 150μg/L,占 35.09%,孕妇尿碘中位数在 200~249μg/L 之间,占比为 61.4%,仅林芝市米林、波密县孕妇尿碘中位数高于 300μg/L。提示西藏孕妇碘营养不平衡,部分地区孕妇碘营养不足。说明西藏碘缺乏病防治工作还存在薄弱环节,部分地区重点人群投服碘油补碘措施和健康教育工作不到位,导致孕妇尿碘水平偏低。

4　结论

4.1　全区 8~10 岁儿童 B 超检测甲肿率为 3.63%,碘盐覆盖率为 97.75%,合格碘盐食用率为 98.91%,8~10 岁儿童尿碘中位数为 187.52μg/L,孕妇尿碘中位数为 177.26μg/L。提示西藏以食盐加碘为主、投服碘油丸为辅的综合防治措施是符合西藏实际的、切实可行的。

4.2　本年度监测发现尚有 1 个县儿童甲肿率>5%、20 个县孕妇碘营养严重不足,为此,需进一步落实突出重点、分类指导的科学补碘策略。

5　问题与建议

5.1　继续加强盐业市场管理,杜绝未加碘食盐流入市场冲击碘盐市场,同时,有待加强碘盐在生产和出厂环节的质量监管力度。

5.2　全区病情总体呈下降趋势,个别地区儿童甲肿率高于 5%,仍需核查,建议对这些地区作为重点防控地区,进一步开展调查研究工作。

5.3　尿碘水平是评价个体和群体碘营养水平的重要指标,西藏儿童碘营养水平基本满足儿童碘营养需求。但孕妇尿碘中位数偏低,碘营养不足。建议采用孕妇专用碘盐、继续加强投服碘油等补碘措施,纠正部分地区孕妇碘营养不足问题。同时,与妇幼等部门合作,通过多渠道开展适合本地区居民生活习惯的健康宣传,提高西藏居民特别是孕妇、哺乳期妇女对碘盐的需求,达到自我保健意识。

5.4　继续加强病情监测,依据防治形势的变化不断完善监测体系,一是针对基层人才队伍不稳定等问题,应加强培训,提高业务水平和项目执行能力,稳定专业队伍;二是针对基层无必要的监测工具,配置相应的设备仪器,保障地方病防治工作的有效开展;三是针对基层无法开展尿碘等检测工作的问题,应建立健全尿碘检测体系,建立尿碘实验室并培训专业人员开展相应的检测工作。

(撰稿人:郭敏　尼玛仓决)

2018年陕西省碘缺乏病监测报告

1 上年度监测结果反馈利用情况

2017年陕西省监测结果显示,全省碘盐质量从总体上看维持在较高水平。碘盐覆盖率为99.48%、合格率为96.75%,合格碘盐食用率为96.24%,未加碘食盐率为0.52%,盐碘中位数为24mg/kg,各项指标均与去年持平,且连续12年三率均保持在95%以上,省、市和91.67%的县级持续达到国家消除碘缺乏病标准。按照地方性甲状腺肿的诊断标准(WS 276—2007)进行甲状腺触诊检查8~10学生22 708名,甲状腺肿患者476例,加权甲肿率为1.84%。全省抽取部分县区进行甲状腺B超检查,样本涉及39个县市区,抽查8~10学生7 140名,甲状腺肿患者150例,加权甲肿率为1.56%。

2 组织与实施情况

2.1 年初组织实施了省市县三级碘缺乏病实验室参加全国外质控考核工作,盐碘10个市级实验室、39个县级实验室;尿碘10个市级实验室、107个县级实验室;水0个市级实验室、83个县级实验室,考核全部合格。

2.2 3月中旬举办了健康扶贫2018年度全省碘缺乏病防治业务工作会,对碘盐、尿碘、儿童甲状腺肿等监测工作进行全面详细安排,提出具体的时间、目标、进程及要求。9月下旬召开了全省碘缺乏病B超技术培训班,对甲状腺B超技术进行详细培训和实习。

2.3 通过"陕西省碘缺乏病防治QQ群",与各设区市保持紧密联系,及时对各地在监测工作中存在困难给予帮助,问题加以解决。先后发布通告15期,为保质保量完成监测工作提供了快速、迅捷的信息交流平台。

2.4 在全省抽查10县区200份碘盐监测样品做省县间实验室质量比对工作,确保碘盐检测结果的准确性和工作质量。

2.5 各设区市严格按照监测方案规定的目标任务、时间进程,开展了现场采样、实验检测、数据上报、资料汇总等监测工作。

3 监测结果

3.1 有效监测率及上报率

全省107个县市区及西咸新区、西安国际港务区全部按要求开展了监测工作,无监测盲区,有效监测率为100%,上报率为100%。

3.2 碘盐监测

全省涉及107个县市区及西咸新区、西安国际港务区的545个乡(镇、街道办事处),34 264户家庭。全省应监测34 335份,实际监测34 264份,其中合格碘盐33 295份,不合格碘盐924份,未加碘食盐45份,碘盐覆盖率99.87%、碘盐合格率97.3%,合格碘盐食用率97.17%,未加碘食盐率为0.13%,盐碘中位数为23.91mg/kg。其中8~10岁非寄宿学生应监测22 890份,实际监测22 895份,其中合格碘盐22 224份,不合格碘盐635份,未加碘食盐36份,碘盐覆盖率99.47%、碘盐合格率97.22%,合格碘盐食用率97.07%,未加碘食盐率为0.16%,盐碘中位数为23.9mg/kg;孕妇家中食用盐应监测11 445份,实际监测11 369份,其中合格碘盐11 071份,不合格碘盐289份,未加碘食盐9份。碘盐覆盖率为99.92%、碘盐合格率为97.46%,合格碘盐食用率为97.38%,未加碘食盐率为0.08%,盐碘中位数为23.95mg/kg。

3.3 8~10岁学生甲状腺肿监测

与碘盐监测同步进行,以县为单位划分东、南、西、北、中5个片区,在每个片区内随机抽取1所中心学校,每所学校随机抽取8~10岁学生42名,按照WS 276—2007《地方性甲状腺肿诊断标准》进行甲状腺触诊检查。样本涉及107个县市区及西咸新区、西安国际港务区,共抽查8~10学生22 895名,甲状腺肿患者309例,加权甲肿率为1.39%。全省抽取部分县区进行甲状腺 B 超检查,样本涉及 35 个县市区,抽查 8~10 学生 7 350 名,甲状腺肿患者 132 例,加权甲肿率为 2.13%。

3.4　全省共检测 8~10 岁学龄儿童尿样 22 891 份,中位数 225.84μg/L。从频数分布看,尿碘值在 100.0~200.0μg/L 的 占 31.07%,200.0~300.0μg/L 的占 31.65%,≥300.0μg/L 的 占 27.26%,<100.0μg/L 的占 11.10%(其中<50.0μg/L 的占 2.63%)。监测结果显示,陕西省儿童尿碘中位数与去年基本持平,人群碘营养总体水平持续处于超适量摄入状态。

3.5　全省共检测孕妇尿样 11 366 份,中位数 183.57μg/L。从频数分布看,尿碘值在 150.0~250.0μg/L 占 35.65%,250.0~500.0μg/L 占 23.45%,≥500.0μg/L 占 2.91%,<150.0μg/L 占 37.99%(其 中<50.0μg/L 占 5.04%)。监测结果显示,陕西省孕妇尿碘中位数与去年基本持平,处于适量摄入范围,特需人群碘营养总体水平持续处于适宜状态。

4　监测结论

4.1　全省碘盐质量从总体上看维持在较高水平。碘盐覆盖率为 99.87%、碘盐合格率为 97.3%,合格碘盐食用率为 97.17%,未加碘食盐率为 0.13%,盐碘中位数为 23.91mg/kg。与去年相比三率有所上升,连续 13 年保持在 95% 以上。从省、市和县级层面上看,达到国家消除碘缺乏病标准。

4.2　病情进一步回落,巩固了防治成果。8~10 岁学生甲肿率为 1.39%,比去年(1.84%)略有下降,从省、市、县级层面上看全部达到国家消除碘缺乏病标准。

4.3　人群碘营养水平更趋适宜状态。连续监测显示,全省盐碘平均水平近五年一直维持在 23~28mg/kg 之间,儿童尿碘水平在 220.0~250.0μg/L 之间,比食盐浓度调整前儿童尿碘水平显著下降。尤其是频数分布进一步好转。孕妇等特需人群碘营养水平总体处于适宜状态。

5　问题及建议

5.1　碘盐市场的不稳定对碘缺乏病防治工作带来严峻考验

5.1.1　随着盐业体制改革不断深入和碘盐价格放开,对碘盐市场管理造成很大冲击。一是个别经营商户不管有无经营食盐资质,纷纷将外省不同地区、不同标准的碘盐引入市场,造成符合陕西省标准的碘盐产品相对减少;二是盐业执法部门调查结果显示,部分厂家、不法商贩,为谋取暴利,将不含碘、含少量碘或不符合标准的盐品,以各种名目充斥市场,对正品碘盐供应形成强烈对冲;三是市场监管措施不健全,执法主体责任落实不到位,造成碘盐市场波动。

5.1.2　建议进一步加强盐务、工商、质检、卫生等部门的配合,从以下方面加大对盐业市场管理力度,一是严把碘盐市场准入制,严格市场监管,建立公平竞争、监管到位的市场环境,确保市场供应合格碘盐。二是加大碘盐市场督察力度,确保防治措施长期落到实处。三是对宾馆饭店、学校、厂矿企业、民工食堂进行定期或不定期食用盐检查,确保大型酒店和集中用餐食堂食用安全、卫生的碘盐。

5.2　继续加强健康教育工作,不断提高群众的自我保健意识

一方面在碘缺乏病区大力普及碘缺乏病防治科学知识,增强群众自觉食用碘盐的意识和辨别未加碘食盐的能力;另一方面在高碘危害地区积极普及高碘危害防治知识,增强群众自觉食用未加碘食盐的意识和辨别碘盐的能力,确保在不同的地区相应防治措施落到实处。

5.3　进一步加强专业人员的培训工作

由于基层人员变动频繁,尤其是乡镇专业人员防治知识欠缺、防治技能不高,对整个防治工作的质量有一定的影响。建议加强县、乡级专业人员的业务培训,提高防治队伍的整体水平。

5.4　注意有关资料及全国碘缺乏病监测网络平台数据填报的完整性和规范性

(撰稿人:段刚　牛刚)

2018 年甘肃省碘缺乏病监测报告

根据甘肃省卫生计生委《关于印发甘肃省碘缺乏病监测方案的通知》文件要求,2018 年全省 87 个监测单位均按照《甘肃省碘缺乏病监测方案(2016 版)》开展了碘缺乏病监测工作。在各级单位的共同努力下,监测工作已经顺利完成,现将工作总结如下:

1　监测范围

全省 86 个县区及嘉峪关市共 87 个监测单位。

2　监测结果

2.1　8~10 岁儿童监测结果

2.1.1　8~10 岁儿童尿碘监测结果。2018 年全省共监测 8~10 岁儿童尿碘 17 659 份,总体尿碘中位数为 202.08μg/L,处于碘营养适宜水平。87 个监测单位尿碘中位数范围在 91.20~327.43μg/L 之间,除康乐县(91.20μg/L)和天祝县(98.95μg/L)儿童尿碘中位数<100μg/L 之外,其余 85 个县市区儿童尿碘中位数均在 100μg/L 以上,其中:39 个县市区儿童尿碘中位数在 100~200μg/L 之间,占监测县市区的 44.8%;45 个县市区儿童尿碘中位数在 200~300μg/L 之间,占监测县市区的 51.7%;1 个县区(甘州区,327.43μg/L)的儿童尿碘中位数>300μg/L。87 个监测单位尿碘含量<50μg/L 的比例均<20%。

2.1.2　8~10 岁儿童甲状腺 B 超检查结果。2018 年全省 42 个县开展了儿童甲状腺 B 超检查,共监测 8 511 名 8~10 岁儿童甲状腺体积,107 名儿童患甲状腺肿,总体甲肿率为 1.3%。42 个监测县区市甲肿率均<5%。2016—2018 年全省 87 个县区市开展的 8~10 岁儿童甲状腺 B 超检查,除金塔县、镇原县、夏河县 3 个县儿童甲肿率≥5% 外,其余县区市均<5%。

2.2　孕妇尿碘监测结果

2018 年全省共监测孕妇尿碘 8 535 份,总体尿碘中位数为 172.09μg/L,处于碘营养适宜水平。87 个监测单位尿碘中位数范围在 99.94~287.50μg/L 之间,其中:25 个县市区孕妇尿碘中位数<150μg/L,占监测县市区的 28.7%;57 个县市区孕妇尿碘中位数在 150~250μg/L 之间,占监测县市区的 65.5%;5 个县孕妇尿碘中位数>250μg/L,占监测县市区的 5.8%。

2.3　儿童和孕妇总体碘盐监测结果

全省共监测儿童和孕妇家庭食用盐 26 191 份,其中碘盐 25 956 份,合格碘盐 24 313 份、不合格份数 2 035 份,未加碘食盐 235 份,未加碘食盐率、碘盐覆盖率、碘盐合格率、合格碘盐食用率分别为 0.9%、99.1%、92.2% 和 91.3%。所有市(州)碘盐覆盖率均>95%,但合格碘盐食用率武威市(68.1%)、定西市(85.9%)及酒泉市(89.2%)<90%,其余市(州)均>90%。87 个监测县区市,碘盐覆盖率范围在 90.3%~100.0% 之间,其中广河县(90.3%)、临洮县(92.3%)、阿克塞县(92.5%)、东乡县(93.0%)4 个县的碘盐覆盖率<95%,其余县区市均>95%;居民合格碘盐食用率范围在 48.7%~100.0% 之间,其中 22 个县市区居民合格碘盐食用率<90%,占监测县市区的 25.3%,其余 65 个县市区合格碘盐食用率≥90%。

3　存在问题及建议

2018 年碘缺乏病监测结果显示,全省总体碘盐覆盖良好,儿童和孕妇碘营养适宜,但防治工作进展不平衡,部分县存在以下的问题。

3.1　食用碘盐监管不到位

22 个县合格碘盐食用率低于 90%,碘盐防治措施未得到很好的落实。卫生部门应及时加强和盐业部门的反馈和沟通,促使盐业部门把握好碘盐质量关,保障居民食用合格碘盐。

3.2　各地人群碘营养不均衡

全省监测结果显示仍有 25 个县市区孕妇尿碘和 2 个县儿童尿碘未达到世界卫生组织推荐标准,

应进一步加强人群碘营养监测,重点关注孕妇碘营养状况,查找人群碘营养不足的原因及时采取针对性的防治措施。

3.3　碘缺乏病信息平台管理欠规范

全省普遍缺少对上报数据的有效性检查,责任报告人对纸质表格的错项、漏项、逻辑错误检查不够严谨,加上数据录入过程中的随机错误,导致系统问题数据较多。责任报告人要加强基本数据的准确性和完整性审核,录入人员要对数据进行逻辑性检查,切实保证上报数据质量。

（撰稿人：王燕玲　曹永琴）

2018年青海省碘缺乏病监测报告

为充分了解碘缺乏病防治措施落实情况,掌握全省人群的碘营养状况,为推进"因地制宜、分类指导、科学补碘"的防控策略、制定针对性控制措施提供依据,确保到2020年实现消除碘缺乏病目标,根据《全国碘缺乏病监测方案》(2016版)的要求,在全省43个县开展了碘缺乏病监测,现将结果报告如下。

1 监测结果

1.1 盐碘

共在43个县采集、检测学生家中(学校)食盐和孕妇家中食盐12 995份,碘盐覆盖率为97.14%,合格碘盐食用率为85.93%,盐碘均数26.35mg/kg,盐碘中位数25.6mg/kg。

1.2 尿碘

1.2.1 8~10岁儿童尿碘。共检测8 647名8~10岁儿童随意一次尿碘含量,尿碘中位数为188.93μg/L,碘营养整体适宜;其中民和县低于100μg/L,存在碘缺乏风险。

1.2.2 孕妇尿碘。共检测孕妇尿样4 319份,尿碘中位数为150.0μg/L,碘营养整体适宜。但尿碘中位数<150μg/L的有24个县,其中7个县<100μg/L,存在碘缺乏风险。

1.3 8~10岁儿童甲肿率

按照方案要求,2018年不要求做甲状腺容积监测,但有14个县继续做了甲状腺容积监测,结果显示,没有甲肿率>5%的县。

2 结果分析

2.1 盐碘

2018年碘缺乏病监测结果显示,青海省碘盐覆盖率为97.14%,合格碘盐食用率为85.93%,盐碘均数为26.35mg/kg,盐碘中位数为25.6mg/kg。全省碘盐覆盖率仍保持较高水平,但合格碘盐食用率继续出现下滑,表明碘盐质量仍然是目前青海省持续消除碘缺乏危害面临的主要问题。其主要是因为随着盐业市场体制改革,相关部门对食盐市场监管的弱化,不加碘食盐市场占有率不断提高以及不正确的舆论导向,同时不符合青海省标准(30mg/kg±30%)的食盐也在部分地区市场销售,而老百姓对市场上流通的食盐无辨别能力,造成合格碘盐食用率下降。

2.2 尿碘

尿碘监测结果表明,青海省8~10岁儿童和孕妇尿碘中位数整体处于适宜水平,分别为188.93μg/L和150.0μg/L。青海省大部分农牧区实施了集中办学的寄宿制教育,学生在学校均食用加碘盐,除民和县外,42个县的8~10岁儿童尿碘中位数均在100μg/L以上,处于碘营养适宜水平;虽然全省孕妇尿碘中位数达到150μg/L,但本次监测结果中有24个县的孕妇尿碘中位数<150μg/L,其中7个县<100μg/L,表明这些地区的孕妇存在碘缺乏的风险,仍是碘缺乏病防治的重点地区。

3 问题与建议

碘盐质量问题是导致孕妇尿碘水平下降的因素之一。建议供应青海省市场的生产企业按照青海省标准充足加碘,使碘盐中位数达到30mg/kg±30%,避免因不合格碘盐导致的人群碘营养缺乏,同时建议继续加强食盐市场监管。

青海省经济发展存在严重的不平衡性,东部大部分县区合格碘盐食用率低但人群尿碘水平适宜,玉树、海西2个原盐产区、青南高原少数民族地区和东部部分经济欠发达地区存在碘缺乏风险。建议在这些地区加大防治力度,筹集资金扩大免费碘盐发放范围。

(撰稿人:孟献亚 甘培春)

2018 年宁夏回族自治区碘缺乏病监测报告

为全面了解人群碘营养状况,及时掌握病情的消长趋势,为适时采取针对性防治措施和科学调整干预策略提供依据。2018 年 4~9 月,宁夏组织 22 个县(市、区)开展了碘缺乏病监测工作。现将监测结果报告如下:

1 监测范围

1.1 碘盐监测
在 22 个县(市、区)开展。

1.2 碘营养监测
1.2.1 学生甲状腺容积检查:在兴庆区、灵武市、平罗县、利通区、同心县、盐池县、青铜峡市、彭阳县、沙坡头区、海原县 10 个县(市、区)开展 8~10 岁学生甲状腺容积检查。

1.2.2 学生、孕妇尿碘检测:在 22 个县(市、区)开展学生和孕妇尿碘检测。

2 监测对象和内容

2.1 碘盐监测
全区 22 个县(市、区),每个监测县按东、西、南、北、中划分 5 个抽样片区,在每个片区随机抽取 1 个乡镇/街道(至少包括一个街道),每个乡镇/街道各抽取 1 所小学校,每所小学抽取 8~10 岁非寄宿学生 40 人(不足 40 人可在邻近的学校补齐),采集学生家中食用盐;每个监测县在所抽取的 5 个乡中每乡抽取 20 名孕妇(人数不足可在邻近乡镇补齐),采集孕妇家中食用盐;全区共采集食用盐样 6 605 份(其中学生 4 400 份,孕妇 2 205 份)。

2.2 碘营养监测
在上述监测范围,采集学生和孕妇尿样。22 个县(市、区)共采集尿样 6 605 份(学生 4 400 份、孕妇 2 205 份)。同时在兴庆区、灵武市等 10 个县(市、区)共检查 8~10 岁学生甲状腺容积 2 000 名。

3 检测方法

3.1 盐碘检测
采集食盐后,在现场进行半定量检测筛查未加碘食盐,并登记未加碘食盐的来源渠道;随后将盐样送到县(市、区)疾病预防控制机构实验室,按照 GB/T 13025.7—2012《制盐工业通用试验方法 碘的测定》直接滴定法(川盐及其他强化食用盐采用仲裁法)测定盐中碘含量。

3.2 甲状腺容积检查
采用 B 超法,按照 WS 276—2007《地方性甲状腺肿诊断标准》。

3.3 尿碘检测
采用 WS/T 107—2006《尿中碘的砷铈催化分光光度测定方法》测定。

4 结果

4.1 食用盐碘含量
本次监测采集 6 605 份盐样中,碘盐 6 323 份,未加碘食盐 282 份,合格碘盐 5 683 份,不合格碘盐 640 份。碘盐覆盖率为 95.73%,碘盐合格率为 89.88%,合格碘盐食用率为 86.04%,盐碘中位数为 24.3mg/kg。

4.2 8~10 岁学生甲肿率
4.2.1 地区分布。10 个监测县(市、区)共完成 8~10 岁学生甲状腺容积检查 2 000 名,检出甲状腺肿患者 36 名,甲肿率为 1.80%。

4.2.2 年龄分布。在检查的 2 000 名 8~10 岁学生中,8 岁组检出甲状腺肿患者 17 名,9 岁组 14 名,10 岁组 5 名,甲肿率分别为 2.92%、1.71% 和 0.84%。

4.3 尿碘检测结果
4.3.1 8~10 岁学生尿碘。地区分布:本次共采集检测学生随意一次尿样 4 400 份,尿碘中位数为 197.85μg/L。其中尿碘<50μg/L 的 130 份,占 2.95%,

尿碘≥50μg/L 且<100μg/L 的 429 份, 占 9.75%, 尿碘≥100μg/L 且<300μg/L 的 3 063 份, 占 69.62%, 尿碘≥300μg/L 的 778 份, 占 17.68%。年龄分布:8~10 岁学生尿碘中位数分别为 199.25μg/L、197.7μg/L 和 196.2μg/L。

4.3.2　孕妇尿碘。本次共采集检测孕妇一次性随机尿样 2 205 份, 尿碘中位数为 158.0μg/L。其中尿碘<150μg/L 的 1 023 份, 占 46.39%, 尿碘≥150μg/L 且<250μg/L 的 693 份, 占 31.43%, 尿碘≥250μg/L 且<500μg/L 的 452 份, 占 20.50%, 尿碘≥500μg/L 的 37 份, 占 1.68%。

5　结论

5.1　全区碘盐覆盖率为 95.73%, 碘盐合格率为 89.88%, 合格碘盐食用率为 86.04%, 碘盐中位数为 24.3mg/kg。合格碘盐食用率以省为单位未达到消除标准。以县为单位, 利通区、同心县、红寺堡区、原州区、西吉县、隆德县、沙坡头区、中宁县、海原县 9 个县(区)未达到消除标准。

5.2　全区 10 个县 2 000 名学生甲肿率为 1.8%, 达到甲肿率<5.0% 的消除标准, 以县为单位全部达到消除标准。

5.3　全区 22 个县 8~10 岁学生尿碘中位数为 197.85μg/L, 其中<50μg/L 的样品数占 2.95%。按照 100~299μg/L 的标准判定, 以省为单位达到适宜水平。

5.4　全区 22 个县孕妇尿碘中位数为 158.0μg/L, 达到 150~250μg/L 的适宜水平。以县为单位, 灵武市、利通区、隆德县、彭阳县、中宁县 5 个县(市、区)未达到适宜水平。

6　问题及建议

6.1　合格碘盐食用率以省为单位未达到消除标准。本年度碘盐覆盖率和合格碘盐食用率较 2017 年有所上升, 未加碘食盐较 2017 年减少, 但是依旧未达到消除标准。建议进一步加强和完善地方病联防联控工作机制, 相关部门加强食盐流通、销售的各环节管理, 特别是加大对未加碘食盐多的地区的查处力度, 保证居民真正购买和食用合格的碘盐。继续加强健康教育, 不断提高人群自觉购买和食用碘盐的意识和自觉性。

6.2　部分县级孕妇尿碘水平偏低。建议县级妇幼保健部门积极对孕妇等特殊人群开展碘营养水平健康指导, 通过食用碘盐和个人食用富碘食品等手段, 纠正孕妇碘营养不足, 重视碘营养健康状态。

6.3　加强重点人群的碘营养监测, 通过监测及时掌握重点人群碘营养水平, 积极采取适宜的干预措施, 预防碘缺乏病发生。

(撰稿人:王晓莉　田涛)

2018 年新疆维吾尔自治区碘缺乏病监测报告

新疆历史上是碘缺乏病的重病区之一,根据《全国碘缺乏病监测方案》(2016 版),2018 年开展了自治区碘缺乏病监测,现将监测结果报告如下:

1 监测结果

1.1 碘盐监测结果

2018 年监测采集 8~10 岁学生家及孕妇家中盐样,每个县 300 份,94 个县共计 27 929 份盐样,做定量分析,合格碘盐数 26 269 份,未加碘食盐 166 份,未加碘食盐率为 0.59%,碘盐覆盖率 99.41%,合格碘盐食用率为 94.06%,盐碘中位数 26.63mg/kg。其中有个 9 县的合格碘盐食用率低于 90%,分别是乌鲁木齐的沙依巴克区、高新区(新市区)、经济技术开发区(头屯河区)、米东区,喀什地区的喀什市,伊犁州的伊宁县和新源县,克州的阿图什市,博州的博乐市。

1.2 8~10 岁儿童甲状腺 B 超监测结果

全区抽查 470 所小学,B 超检测 8~10 岁儿童甲状腺容积 18 787 人,甲状腺肿患者 231 人,甲肿率为 1.23%,94 个县 8~10 岁儿童甲肿率范围在 0~12.05%,甲肿率>5% 的有 2 个县,为乌鲁木齐市的米东区和水磨沟区。

1.3 尿碘监测结果

按照 WHO/UNICEF/ICCIDD 和《中国居民补碘指南》的推荐标准进行评价:儿童尿碘中位数 <20μg/L 为严重碘缺乏,20~49μg/L 为中度碘缺乏,50~99μg/L 为中度碘缺乏,100~199μg/L 为碘适宜,200~299μg/L 为>碘适宜量,≥300μg/L 为碘过量。94 个监测县共检测 8~10 岁儿童尿样 18 862 份,尿碘范围 0~1 708.4μg/L,儿童尿碘中位数为 227.00μg/L,以省为单位,儿童碘营养>碘适宜量。其中尿碘值<20μg/L 的儿童占总人数的 0.46%,尿碘值 20~49μg/L 的占 2.09%,尿碘值 50~99μg/L 的占 6.86%,尿碘值 100~199μg/L 的占 30.48%,尿碘值 200~299μg/L 的占 33.78%,尿碘值>300μg/L 的占 26.34%,适宜以及超适宜的合计占到 64.26%。以县为单位,94 个县儿童尿碘中位数在 139.5~371.5μg/L 之间,中位数>300μg/L 有 8 个县,其中 6 个集中在阿克苏地区,需要引起关注。

按照 WHO/UNICEF/ICCIDD 和《中国居民补碘指南》的推荐标准进行评价:孕妇尿碘<150μg/L 为碘缺乏,150~249μg/L 为碘适宜,250~499μg/L 为>适宜量,≥500μg/L 为碘过量。94 个监测县共检测孕妇尿样 9 070 份,尿碘范围 0~1 016.3μg/L,孕妇尿碘中位数为 182.00μg/L,以省为单位,孕妇碘营养处于适宜水平。其中孕妇尿碘值<150μg/L 的孕妇有 3 407 人占 37.56%,150~249μg/L 有 3 005 人占 33.13%,250~499μg/L 的孕妇有 2 491 人占 27.46%,>500μg/L 的孕妇有 201 人占 2.22%。以县为单位,94 个县孕妇尿碘中位数在 59.75~366.1μg/L 之间,孕妇尿碘中位数<150μg/L 的县有 23 个,占 4.09%,其中尿碘中位数<100μg/L 的县有 2 个,集中在哈密市巴里坤县和伊吾县,需要引起关注。

2 历年监测结果比较

自治区参加全国碘缺乏病(病情)监测,共计 10 次,分析连续十次的监测结果。2011 年以后,儿童甲肿率均在 5% 以下,儿童病情稳定;儿童尿碘中位数呈逐年上升趋势,2017 年后超出适宜水平;孕妇尿碘中位数较为稳定,整体在适宜水平范围;合格碘盐食用率持续下降,但是还维持在 90% 以上;2011 年以后,盐碘浓度维持在 25~30mg/kg 区间范围。

3 问题与讨论

碘缺乏病是新疆历史上一个有地域特征的严重的公共卫生问题,也是严重制约新疆健康脱贫、乡村振兴、人口素质和社会发展的重要原因。历年的监测结果表明,经过多年的不懈努力,新疆的碘缺乏病防治已取得较为稳定的防治效果。

2018 年监测的结果显示,自治区的盐碘、尿碘、甲肿率三项指标以省为单位均已达到国家规定的消除指标，表明新疆大部分县已实现消除碘缺乏危害。但监测仍然反映出一些问题和不足，其具体表现有以下几方面：

3.1 市场监督管理部门对碘盐监管存在短板。从 2016 年开始乌鲁木齐、昌吉、克拉玛依等大型城市相继出现假盐的问题，我们一直通过监测发现问题并及时上报，但是 2018 年在乌鲁木齐市 4 个区仍然出现了合格碘盐食用率低的问题，包括喀什市、博乐市、阿图什市等人口密集型大城市相继也出现不合格碘盐供应现象，并且有上升的势头，主要原因，一是与市场监督管理部门的责任监管缺失有关。由于深化改革，很多部门职责重新划分，从 2016 年到 2018 年，食盐的监管部门更换了多次，给部门履行责任带来困难；二是盐业体制改革后，碘盐由专营制度改为备案制度，食盐可以跨省流通，既推动了食盐品种的多样化，也加大了对未加碘食盐、不合格碘盐的监管难度。

3.2 尿碘实验室的质量控制有待提高。2018 年监测发现，儿童尿碘中位数 $>300\mu g/L$ 的 8 个县中 6 个均集中在阿克苏地区，而且同样外环境缺碘的和田地区 8 个县（市）儿童尿碘中位数在 $155\sim220\mu g/L$，这两个地区均由温宿盐厂供应精制碘盐，阿克苏地区县级尿碘实验室质量控制可能存在问题，地州疾控应该及时加强对县级实验室巡回质控。

3.3 孕妇碘营养分布不均衡。虽然以省为单位，孕妇碘营养总体处于适宜水平，但是有 23 个县孕妇尿碘中位数 $<150\mu g/L$，比 2017 年增加了 8 个县。其中既有历史上的重病区和田地区的 3 个县，也有已经达标的乌鲁木齐市 4 个区、哈密市的 3 个县，其中哈密市的孕妇尿碘水平与监测上报的 3 个县合格碘盐食用率以及儿童尿碘水平不匹配。

4 建议

为维持自治区碘缺乏病防治成果，推动碘缺乏病防治可持续发展，今后自治区应加强以下几方面工作：

4.1 政府需重视碘缺乏病防治成果的巩固，科学解读监测结果

消除碘缺乏病不仅是重大公共卫生问题，也是实施健康扶贫、智力扶贫的关键举措，需要各级政府给予高度重视和支持。根据自治区地方病防治专项三年攻坚行动实施方案的要求，各级政府必须保证经费投入及防治队伍，维持巩固防治措施的有效落实。碘缺乏病监测结果受到碘盐生产、流通、监管和居民防病意识等诸多因素的影响，政府有关部门要科学对待监测结果，保证疾控部门按照监测方案如实反映人群碘营养水平。

4.2 加强碘盐市场管理力度

针对新疆丰富的盐资源，食药监管部门要加强市场管理，加大对未加碘食盐的监督、执法力度。客观上增加土盐贩卖的成本，消减其价格优势。提高对未加碘食盐的打击力度，从而使居民更多的选择碘盐，并且管控不合格碘盐的售卖。由 2019 年起，监管责任将移交市场监督管理局，从自治区级到县级监管力度还需要规范加强。

4.3 继续实施科学补碘、分类指导的防治措施

目前，新疆正处在脱贫攻坚的关键阶段，购买食用加碘盐对于贫困家庭，特别是南疆 22 个深度贫困县的贫困人口还存在困难，建议继续对贫困家庭实施免费发放碘盐，以确保这类人群不受碘缺乏危害，避免因为智力残疾造成的疾病负担；联合临床内分泌、妇幼保健、计划生育、教育等多部门，深入持久开展健康教育，挖掘适应新疆实际情况又适合少数民族生活习惯的宣传形式，提高居民自觉养成购买碘盐行为意识；在碘缺乏病防治重点地区既要维持强化补碘工作，也要预防碘过量造成的风险隐患；针对基层工作基础薄弱的现象，需加强对各部门专业人员的培训，提高业务水平和执行项目的能力。对于哈密地区食用碘盐合格率与尿碘水平严重不符的问题，建议由哈密市卫生健康委组织开展专题调研，查找分析原因，提供对策。

4.4 加强县市级尿碘实验室能力建设

2017 年自治区疾控中心给全疆县级疾控配发了 53 套尿碘设备，地州级负责培训县级实验室，各县级尿碘实验室也积极回应主动学习，其中伊犁州、阿克苏地区、昌吉州已经实现了县级检测全覆盖，建议各地州疾控继续加强培训，维持已有的县级检测能力；对于没有能力独立完成尿碘检测任务的县级，建议继续放在具有资质的地州实验室完成；已经通过外质控考核的县级疾控，应该继续学习和建设，严把质量关，以保证监测数据的质量。

（撰稿人：王琛琛　林勤）

2018 年新疆生产建设兵团碘缺乏病监测报告

为进一步了解目前全国碘缺乏病防治工作进展情况,评估《碘缺乏病消除标准》的执行效果,在中央补助地方公共卫生地方病防治专项资金的支持下,根据《全国碘缺乏病监测方案》的要求,2018 年在全兵团开展了碘缺乏病病情监测工作。

1 结果

2018 年兵团碘盐覆盖率为 99.8%,合格碘盐食用率为 97.6%,盐碘中位数为 27.2mg/kg;8~10 岁儿童尿碘中位数为 212.7μg/L,孕妇的尿碘中位数为 178.1μg/L;8~10 岁儿童 B 超法甲肿率为 1.2%。

1.1 碘盐情况

2018 年兵团碘盐覆盖率为 99.8%。各师碘盐覆盖率均>95%。居民合格碘盐食用率为 97.6%。除第十二师(90.4%)和第十四师(94.2%)合格碘盐食用率低于 95% 外,其余各师合格碘盐食用率均达到 95% 以上。未加碘食盐率为 0.2%。

1.2 儿童尿碘监测

2018 年兵团 2 605 名 8~10 岁儿童尿碘中位数为 212.7μg/L。本次监测,未见儿童尿碘中位数低于 100μg/L 的师。

1.3 8~10 岁儿童甲肿率监测

本次 13 个师的 65 个团场共完成了 2 605 名 8~10 岁儿童甲状腺 B 超检测,甲肿率为 1.2%,13 个师的 8~10 岁儿童甲肿率均<5%。

1.4 孕妇尿碘监测

13 个师 65 个团检测孕妇尿碘 1 269 人,尿碘中位数为 178.1μg/L。

2 结论

2.1 2018 年碘缺乏病监测表明,兵团碘盐覆盖率整体维持在较高水平。8~10 岁儿童尿碘中位数 212.7μg/L(2017 年为 234.3μg/L),处于较适宜的碘营养水平;8~10 岁儿童甲状腺 B 超甲肿率为 1.2%,较 2017 年(1.72%)有所下降,达到国家标准(国家标准:8~10 岁儿童甲肿率<5%)。

2.2 兵团学生尿碘水平处于适宜范围内,而孕妇尿碘水平处于基本适宜范围内,部分师(团)孕妇尿碘偏低。

3 建议

3.1 加强碘盐监测的力度,提高监测的灵敏度和覆盖率及有效监测率,加强监测管理与质量控制,强化监测与防治干预措施的有机结合,不断完善监测评估体系,为兵团可持续消除碘缺乏病提供科学依据。尤其是重点师(团)重点人群碘营养的监测,防止碘缺乏现象出现,杜绝克汀病的发生。

3.2 积极开展健康教育,大力普及碘缺乏病防治知识。结合每年的全国“5.15”防治碘缺乏病日开展团场贫困人口和重点人群免费发放碘盐活动,通过广播、电视、报刊、宣传画、宣传标语、宣传板报、知识竞赛等多种形式,广泛深入地宣传碘缺乏病防治知识,增强兵团职工群众自我保护意识,广泛动员全兵团广大职工群众积极参与防治碘缺乏病工作,逐步把食用合格碘盐变为兵团广大职工群众的自觉行动。

(撰稿人:马晓玲 葛永梅)

2019 年全国碘缺乏病监测

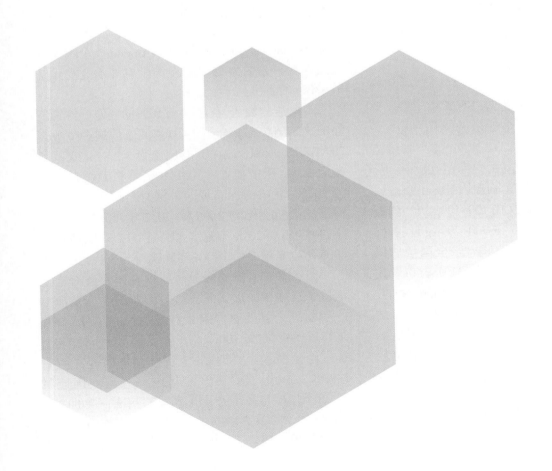

2019 年全国碘缺乏病监测报告

摘要 为进一步了解人群碘营养状况、及时掌握碘缺乏病病情的消长趋势、落实以食盐加碘为主的防治措施,积极推进因地制宜、分类指导和科学补碘的防控策略,为地方病防治专项"三年攻坚"行动及全国地方病防治"十三五"规划终期考评提供参考,2019 年中国疾病预防控制中心地方病控制中心在国家卫生健康委员会部署下,依据《全国碘缺乏病监测方案》(2016 版),在全国的 31 个省(自治区、直辖市)(以下简称"省份")及新疆生产建设兵团(以下简称"兵团")开展了碘缺乏病监测工作。本次监测对全国的 31 个省份及兵团 2 819 个县、市、区、旗(以下简称"县")的 568 716 名 8~10 岁儿童和 2 790 个县的 276 505 名孕妇进行了尿碘含量的检测,对 30 个省份及兵团 1 580 个县的 316 875 名儿童进行了甲状腺容积的检测,并对 31 个省份及兵团 2 814 个县的儿童和孕妇家中共 836 446 份食用盐进行了碘含量检测。

2019 年全国 8~10 岁儿童尿碘中位数为 207.1μg/L;省级水平上,31 个省份及兵团中,17 个省份尿碘中位数在 100~199μg/L 之间,14 个省份及兵团尿碘中位数在 200~299μg/L 之间;县级水平上,2 819 个监测县中,8 个县儿童尿碘中位数<100μg/L,1 340 个县儿童尿碘中位数在 100~199μg/L 之间,1 360 个县儿童尿碘中位数在 200~299μg/L 之间,111 个县儿童尿碘中位数 >300μg/L。全国孕妇尿碘中位数为 169.4μg/L;省级水平上,31 个省份及兵团中,7 个省份尿碘中位数在 100~149μg/L 之间,24 个省份及兵团尿碘中位数在 150~249μg/L 之间;县级水平上,2 790 个监测县中,48 个县孕妇尿碘中位数<100μg/L,795 个县孕妇尿碘中位数在 100~149μg/L 之间,1 821 个县孕妇尿碘中位数在 150~249μg/L 之间,125 个县孕妇尿碘中位数在 250~499μg/L 之间,1 个县孕妇尿碘中位数>500μg/L。全国 8~10 岁儿童 B 超法甲状腺肿大率(以下简称"甲

肿率")为 1.5%;全国开展甲状腺容积检测的 30 个省份(不含上海)和兵团中,甲肿率均<5%;1 580 个监测县中 8 个县儿童甲肿率超过 5%。全国碘盐覆盖率为 95.9%;31 个省份及兵团中有 24 个省份及兵团碘盐覆盖率≥95%,上海、天津、浙江、山东、河北、北京和福建碘盐覆盖率<95%;县级水平上,2 814 个县中 2 480 个县碘盐覆盖率≥95%,334 个县碘盐覆盖率<95%。全国合格碘盐食用率为 90.2%;31 个省份及兵团中有 23 个省份及兵团合格碘盐食用率>90%,天津、上海、山东、浙江、北京、河北、河南和青海 8 个省份合格碘盐食用率≤90%;县级水平上,2 814 个县中 2 342 个县合格碘盐食用率>90%,472 个县合格碘盐食用率≤90%。全国加碘盐盐碘均数为 24.8mg/kg,选择碘盐浓度为 25mg/kg、30mg/kg 和 25/30mg/kg 的省份加碘盐盐碘均数分别为 24.0mg/kg、26.4mg/kg 和 24.1mg/kg。全国加碘盐盐碘变异系数为 15.8%,全国没有加碘盐变异系数>30% 的省份。

本次监测表明,我国在国家水平上处于持续消除碘缺乏病状态。全国 8~10 岁儿童尿碘中位数为 207.1μg/L、尿碘<50μg/L 的比例为 3.2%,儿童甲肿率为 1.5%,碘盐覆盖率为 95.9%、合格碘盐食用率为 90.2%,各项指标满足国家层面上碘缺乏病消除标准的要求。结合 2005 年、2011 年、2014 年、2016 年、2017 年和 2018 年的监测结果可以看出,我国自 2005 年以来始终处于持续消除碘缺乏病状态。

虽然本次监测结果显示我国在国家层面上处于持续消除碘缺乏病状态,然而,监测中还发现一些问题,8 个县儿童尿碘中位数<100μg/L,48 个县孕妇尿碘中位数<100μg/L,8 个县甲肿率>5%,8 个省份碘盐覆盖率<95%,8 个省份合格碘盐食用率≤90%。因此,需要突出重点,进一步落实因地制宜、分类指导与差异化干预、科学与精准补碘的防控策略。本次以县为单位在全国所有非高碘地区开展监测,为地方病防治专项"三年攻坚"行动及全国地

方病防治"十三五"规划终期考评提供参考。

1 背景

我国曾经是碘缺乏病分布广泛、病情较严重的国家之一,通过实施食盐加碘为主的综合防治措施,人群碘营养状况得到了极大改善。近年来,随着我国经济社会的快速发展,人民生活水平和膳食营养状况发生了较大变化。为全面了解人群的碘营养现状,及时掌握病情的消长趋势,适时采取针对性防治措施,积极推进因地制宜、分类指导与和科学补碘的防控策略,并为地方病防治专项"三年攻坚"行动的顺利完成及全国地方病防治"十三五"规划终期考评提供参考,2019 年中国疾病预防控制中心地方病控制中心(以下简称"地病中心")按照国家卫生健康委员会工作安排,部署开展了以县级为单位的碘缺乏病监测工作。

2 材料与方法

2.1 抽样方法

以县(市、区、旗,以下简称"县")为单位,每个监测县按东、西、南、北、中划分 5 个抽样片区,在每个片区各随机抽取 1 个乡镇/街道(至少包括 1 个街道),每个乡镇/街道各抽取 1 所小学校,每所小学抽取 8~10 岁非寄宿学生 40 人(不足 40 人可在邻近的学校补齐)。每个监测县在所抽取的 5 个乡中每乡抽取 20 名孕妇(人数不足可在邻近乡镇补齐)。要求监测对象是监测点居民户及居住半年以上的常住人口,即每个监测县总计监测 200 名儿童和 100 名孕妇。按照《全国碘缺乏病监测方案》(2016 版)的要求,2019 年度在全国的 31 个省份及兵团的所有非高碘地区开展碘缺乏病监测工作。

2.2 现场调查和实验室检测方法

2.2.1 尿碘测定:采用尿中碘的测定方法(WS/T 107)进行检测。检测工作应由县级疾病预防控制中心或地方病防治研究所完成,如县级机构不具备检测能力,则由省级专业机构根据国家外质控考核结果统一安排完成。

2.2.2 儿童甲肿率:采用 B 超法进行检测。检测工作应由从事甲状腺 B 超检查的专业人员进行。

2.2.3 盐碘测定:碘酸钾碘盐采用直接滴定法测定,川盐及其他强化食用盐采用仲裁法(氧化还原滴定法)(GB/T 13025.7—2012《制盐工业通用试验方法 碘的测定》)测定。检测工作应由县级疾病预防控制中心或地方病防治研究所完成。

2.3 评价标准

本次监测结果的评价标准主要是中华人民共和国国家标准:GB 16006—2008《碘缺乏病消除标准》《重点地方病控制和消除评价办法(2019版)》、WS 276—2007《地方性甲状腺肿诊断标准》和 GB 26878—2011《食品安全国家标准 食用盐碘含量》标准,并参照国内外的其他推荐标准或相关规定。

2.3.1 尿碘判定标准

儿童尿碘:尿碘中位数<100μg/L 为碘不足,100~199μg/L 为适宜,200~299μg/L 为>适宜量,≥300μg/L 为碘过量。

孕妇尿碘:尿碘中位数<150μg/L 为碘不足,150~249μg/L 为适宜,250~499μg/L 为>适宜量,≥500μg/L 为碘过量。

2.3.2 甲状腺肿的判定标准

甲状腺肿的判定标准为 8 岁儿童甲状腺容积>4.5ml,9 岁儿童甲状腺容积>5.0ml,10 岁儿童甲状腺容积>6.0ml。

2.3.3 盐碘判定标准

未加碘食盐:<5mg/kg 为未加碘食盐。

合格碘盐:选择盐碘浓度为 25mg/kg 的省份,盐碘含量在 18~33mg/kg 之间为合格,选择盐碘浓度为 30mg/kg 的省份,盐碘含量在 21~39mg/kg 之间为合格,选择盐碘浓度为 25mg/kg 和 30mg/kg 的省份,盐碘含量在 18~39mg/kg 之间为合格。陕西、海南、湖北、广西、江西、安徽、云南、山西、江苏、福建、内蒙古、山东、浙江和吉林选择的碘盐浓度为 25mg/kg;兵团、四川、甘肃、贵州、新疆、青海、湖南、重庆、河南、宁夏、西藏、天津和上海选择的碘盐浓度为 30mg/kg;黑龙江、辽宁、河北、北京和广东选择的碘盐浓度为 25mg/kg 和 30mg/kg 两个浓度。

2.4 质量保障

2.4.1 国家卫生健康委疾控局组织项目的开展,地病中心负责对监测方案等相关内容进行技术指导和培训;各省份分别召开了 2019 年度碘缺乏病监测启动会,并在会上介绍了本年度监测工作实施细节。

2.4.2 国家碘缺乏病参照实验室开展了对各省盐碘、尿碘测定实验室的外部质量控制考核工作。

2.5 统计学处理

本年度碘缺乏病监测数据通过碘缺乏病信息管理系统进行上报,使用 SAS 软件进行统计分析。

甲状腺肿患病情况、碘盐覆盖情况、合格碘盐食用情况等采用率表示,尿碘采用中位数和四分位间距表示,盐碘采用均数、标准差和变异系数表示。

3 结果与分析

本次监测共对全国的 31 个省份及兵团 2 819 个县的 568 716 名 8~10 岁儿童和 2 785 个县的 282 918 名孕妇进行了尿碘含量的检测,对 30 个省份及兵团 1 580 个县的 316 875 名儿童进行了甲状腺容积的检测,对 31 个省份及兵团 2 814 个县 8~10

岁儿童和孕妇家中共 836 446 份食用盐进行了碘含量的检测。

2019 年监测的主要结果中,各项指标的省级结果和全国合计以中国疾病预防控制中心 2019 年各省份县级人口相关数据进行标准化。全国儿童尿碘中位数为 207.1μg/L,孕妇尿碘中位数 169.4μg/L;儿童 B 超法甲肿率为 1.5%;碘盐覆盖率为 95.9%,合格碘盐食用率为 90.2%,加碘盐盐碘均数为 24.8mg/kg,变异系数为 15.8%。主要结果见表 1。

表 1 2019 年全国各省份及兵团碘缺乏病监测的主要结果

省份	B 超法甲肿率/%	尿碘中位数/(μg·L⁻¹) 儿童	孕妇	碘盐覆盖率/%	合格碘盐食用率/%	加碘盐盐碘均数/(mg·kg⁻¹)	加碘盐盐碘变异系数/%
北京	3.8	175.5	155.4	90.1	82.2	23.8	16.3
天津	1.9	185.7	166.1	75.0	55.5	23.4	21.1
河北	2.2	196.4	171.3	89.8	82.9	23.0	16.6
山西	2.3	218.8	191.6	98.3	90.2	23.1	15.2
内蒙古	1.2	202.0	172.3	98.3	93.7	23.7	16.8
辽宁	1.6	169.0	149.8	98.8	96.6	24.2	12.4
吉林	0.5	185.9	163.6	99.7	96.0	23.5	13.5
黑龙江	1.2	178.9	189.0	99.0	95.8	24.7	15.9
上海	—	183.0	147.1	71.3	59.4	23.7	20.7
江苏	1.6	218.6	162.7	97.5	94.4	23.6	13.8
浙江	3.2	175.8	134.3	85.7	80.0	23.5	16.6
安徽	1.9	259.0	194.2	99.7	97.1	24.2	12.2
福建	1.5	175.2	135.1	94.3	92.3	24.2	10.5
江西	0.6	195.8	175.5	99.6	96.4	24.8	17.0
山东	1.8	196.2	159.9	87.5	78.6	23.3	23.6
河南	1.4	231.4	198.8	95.1	85.3	25.8	20.6
湖北	1.2	247.3	182.1	99.6	95.2	24.7	17.2
湖南	0.9	240.4	184.9	99.7	95.2	26.4	16.5
广东	1.3	187.3	151.0	97.8	95.5	25.0	13.7
广西	0.2	178.2	139.2	98.8	93.9	24.4	15.5
海南	0.2	184.9	132.4	98.1	95.6	24.2	20.5
重庆	1.9	230.6	176.5	99.2	93.5	25.6	15.7
四川	1.8	199.0	170.9	99.3	95.0	27.3	14.3
贵州	0.7	215.1	163.9	99.8	91.2	26.7	15.5
云南	1.1	225.8	169.9	99.5	96.1	24.4	13.7
西藏	1.0	234.0	138.6	99.9	93.0	26.7	21.9
陕西	1.8	225.6	187.0	99.9	97.6	24.1	12.7
甘肃	1.4	197.4	178.7	99.5	93.6	25.2	12.0
青海	0.6	206.0	163.3	97.2	88.0	26.1	22.6
宁夏	1.3	209.3	177.1	98.3	91.8	25.2	14.4

续表

省份	B 超法甲肿率/%	尿碘中位数/($\mu g \cdot L^{-1}$)		碘盐覆盖率/%	合格碘盐食用率/%	加碘盐盐碘均数/($mg \cdot kg^{-1}$)	加碘盐盐碘变异系数/%
		儿童	孕妇				
新疆	0.7	230.7	199.3	99.4	95.4	27.7	18.8
兵团	1.4	236.6	178.2	99.6	97.4	27.8	11.0
合计	1.5	207.1	169.4	95.9	90.2	24.8	15.8

注:省级和全国结果采用中国疾病预防控制中心 2019 年各省份县级人口相关数据进行标化。

3.1 儿童尿碘结果

2019 年全国共检测了 2 819 个县的 568 716 名 8~10 岁儿童随意一次尿碘含量,尿碘中位数为 207.1μg/L,安徽最高,为 259.0μg/L,辽宁最低,为 169.0μg/L。本次监测中有 16 个省份尿碘中位数在 100~199μg/L 之间;15 个省份及兵团尿碘中位数在 200~299μg/L 之间,见表 2。未见儿童尿碘中位数<100μg/L 或儿童尿碘<50μg/L 的比例超过 20% 的省份,也未见儿童尿碘中位数超过 300μg/L 的省份。

表 2   2019 年全国各省份及兵团 8~10 岁
儿童尿碘中位数分类(按尿碘从低到高)

尿碘中位数	省份
100~199μg/L	辽宁、福建、北京、浙江、广西、黑龙江、上海、海南、天津、吉林、广东、江西、山东、河北、甘肃、四川
200~299μg/L	内蒙古、青海、宁夏、贵州、江苏、山西、陕西、云南、重庆、新疆、河南、西藏、兵团、湖南、湖北、安徽

2019 年监测结果显示,儿童尿碘含量<20、20~49、50~99、100~199、200~299、300~499、500~799、800~999 和≥1 000μg/L 的比例分别为 0.6%、2.6%、9.6%、37.7%、29.1%、16.6%、3.2%、0.3% 和 0.2%,儿童尿碘<50μg/L 的比例为 3.2%,不足 20%。

县级水平上,2 819 个县中,8 个县儿童尿碘中位数<100μg/L,1 340 个县儿童尿碘中位数在 100~199μg/L 之间,1 360 个县儿童尿碘中位数在 200~299μg/L 之间,111 个县儿童尿碘中位数≥300μg/L。儿童尿碘中位数<100μg/L、100~199μg/L、200~299μg/L 和≥300μg/L 的县分别占监测总县数的 0.3%、47.5%、48.3% 和 3.9%,儿童尿碘中位数<100μg/L 的 8 个县分布于广东(2 个)以及河北、黑龙江、河南、广西、四川、青海(各 1 个);儿童尿碘中位数>300μg/L 的 111 个县分布于湖北(16 个,占本省监测总县数的 15.5%)、安徽(13 个,占 12.5%)、河南(18 个,占 11.5%)、西藏(5 个,8.8%)和重庆(3 个,占 7.7%)等,见表 3。

表 3   2019 年 31 个省份及兵团县级儿童尿碘中位数(μg/L)分布情况

省份	监测人数/人	尿碘监测总县数/个	县数/个			
			<100	100~	200~	300~
北京	3 356	16	0	11	5	0
天津	3 419	16	0	12	3	1
河北	32 096	162	1	102	49	10
山西	23 703	117	0	45	68	4
内蒙古	20 744	103	0	47	53	3
辽宁	20 211	100	0	86	14	0
吉林	12 003	60	0	47	13	0
黑龙江	25 208	130	1	93	34	2
上海	3 208	16	0	12	4	0
江苏	19 595	97	0	29	63	5
浙江	19 103	89	0	70	19	0
安徽	20 566	104	0	4	87	13

续表

省份	监测人数/人	尿碘监测总县数/个	县数/个			
			<100	100~	200~	300~
福建	17 273	83	0	57	26	0
江西	20 003	100	0	51	47	2
山东	23 899	119	0	68	47	4
河南	31 626	156	1	50	87	18
湖北	20 600	103	0	22	65	16
湖南	24 450	122	0	22	94	6
广东	24 830	124	2	72	50	0
广西	22 364	111	1	80	29	1
海南	4 226	21	0	17	4	0
重庆	7 965	39	0	10	26	3
四川	37 142	185	1	105	77	2
贵州	17 852	89	0	33	54	2
云南	26 243	129	0	33	95	1
西藏	11 479	57	0	16	36	5
陕西	23 101	110	0	39	65	6
甘肃	17 772	87	0	45	41	1
青海	8 658	43	1	26	15	1
宁夏	4 405	22	0	9	13	0
新疆	19 012	96	0	26	65	5
兵团	2 604	13	0	1	12	0
合计	568 716	2 819	8	1 340	1 360	111

3.2　孕妇尿碘结果

2019 年,全国 31 个省份及兵团共检测了 2 790 个县的 276 505 名孕妇随意一次尿碘含量,尿碘中位数为 169.4μg/L,总体处于碘营养适宜范围内。以省级为单位结果显示,新疆孕妇尿碘中位数最高,为 199.9μg/L,海南孕妇尿碘中位数最低,为 132.4μg/L。全国有 7 个省份尿碘中位数在 100~149μg/L 之间;24 个省份及兵团尿碘中位数在 150~249μg/L 之间,见表 1、表 4。

全国孕妇尿碘含量以<20、20~49、50~99、100~149、150~249、250~499、500~749、750~999、≥1 000μg/L 划分 9 组,所占比例分别为 0.9%、4.7%、15.0%、20.7%、36.3%、19.6%、2.3%、0.3% 和 0.2%。

以县级为单位,全国 2 790 个县中,48 个县孕妇尿碘中位数<100μg/L,795 个县孕妇尿碘中位数在 100~149μg/L 之间,1 821 个县孕妇尿碘在 150~249μg/L 之间,125 个县尿碘中位数在 250~499μg/L 之间,1 个县尿碘中位数>500μg/L(见表 5),分别占监测总县数的 1.7%、28.5%、65.3%、4.5% 和 0.0%。孕妇尿碘中位数<100μg/L 的 48 个县分布于西藏(10 个,占本省监测总县数的 21.7%)、福建(5 个,占 6.0%)、北京(1 个,占 6.3%)和上海(1 个,占 6.3%)等;孕妇尿碘中位数>500μg/L 的 1 个县为湖北省恩施土家族苗族自治州咸丰县(579.0μg/L)。见表 5。

表 4　2019 年全国各省份及兵团孕妇尿碘中位数分类
(按尿碘从低到高)

尿碘中位数	省份
100~149μg/L	浙江、福建、西藏、广西、上海、辽宁、海南
150~249μg/L	广东、北京、山东、江苏、青海、吉林、贵州、天津、云南、四川、河北、内蒙古、江西、重庆、宁夏、兵团、甘肃、湖北、湖南、陕西、黑龙江、山西、安徽、河南、新疆

表 5　2019 年 31 个省份及兵团县级孕妇尿碘中位数（μg/L）分布情况

省级名称	监测县数/个	监测尿碘数量/个	县数/个				
			<100	100~	150~	250~	500~
北京	16	1 631	1	6	8	1	0
天津	16	1 614	0	1	14	1	0
河北	160	15 380	6	44	99	11	0
山西	117	11 807	0	12	100	5	0
内蒙古	103	10 061	0	19	80	4	0
辽宁	100	10 019	0	57	43	0	0
吉林	60	6 007	2	21	33	4	0
黑龙江	117	10 320	0	15	95	7	0
上海	16	2 400	1	9	6	0	0
江苏	97	9 723	0	32	62	3	0
浙江	89	9 544	4	59	25	1	0
安徽	104	10 275	0	16	81	7	0
福建	83	8 454	5	54	24	0	0
江西	100	10 000	1	29	66	4	0
山东	118	11 796	1	54	56	7	0
河南	156	15 369	2	15	121	18	0
湖北	103	10 303	2	18	74	8	1
湖南	122	12 209	0	16	99	7	0
广东	124	12 423	4	55	62	3	0
广西	111	11 220	3	63	45	0	0
海南	21	2 137	0	15	6	0	0
重庆	39	3 923	0	5	33	1	0
四川	185	17 521	3	46	126	10	0
贵州	89	8 933	0	27	62	0	0
云南	129	13 079	0	32	94	3	0
西藏	46	2 892	10	20	14	2	0
陕西	110	11 555	0	12	94	4	0
甘肃	87	8 605	1	16	66	4	0
青海	43	4 336	2	14	27	0	0
宁夏	22	2 201	0	0	21	1	0
新疆	94	9 460	0	12	73	9	0
兵团	13	1 308	0	1	12	0	0
合计	2 790	276 505	48	795	1 821	125	1

3.3　8~10 岁儿童甲肿率

2019 年，全国监测甲状腺容积的 30 个省份（上海市将于 2020 年完成儿童甲状腺容积监测）及兵团 8~10 岁儿童总甲肿率为 1.5%，全国 30 个省份和兵团儿童甲肿率均在 5% 以下，见表 1、图 1。

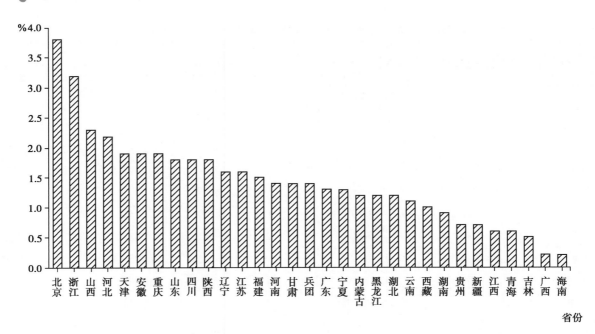

图 1   2019 年全国 30 个省份(不含上海)及兵团 8~10 岁儿童 B 超法甲肿率

全国共检测了 1 580 个县儿童甲状腺容积,其中 8 个县儿童甲肿率≥5%,占监测总县数的 0.51%。在 8 个甲肿率≥5% 的县中,其中 5 个县甲肿率>5%<10%,3 个县甲肿率≥10%<20%,见表 6。甲肿率≥5% 的县分布于北京(3 个)、安徽(3 个)、山东(1 个)和西藏(1 个)。

3.4   碘盐结果

2019 年,全国 31 个省份及兵团共检测了 2 814 个县的 836 446 份盐样,其中 559 434 份儿童家中盐样,277 012 份孕妇家中盐样。

3.4.1   碘盐覆盖情况

2019 年,全国碘盐覆盖率为 95.9%。上海最低,

表 6   2019 年全国各省份及兵团 8~10 岁儿童县级甲肿率≥5% 的县数

省份	监测人数/人	监测县数/个	甲肿率≥5% 的县数/个	省份	监测人数/人	监测县数/个	甲肿率≥5% 的县数/个
北京	3 356	16	3	湖北	7 000	35	0
天津	3 419	16	0	湖南	8 225	41	0
河北	14 483	73	0	广东	14 630	73	0
山西	8 058	40	0	广西	7 829	39	0
内蒙古	7 758	39	0	海南	2 226	14	0
辽宁	20 211	100	0	重庆	2 719	13	0
吉林	8 003	40	0	四川	12 429	62	0
黑龙江	19 324	100	0	贵州	4 833	27	0
上海	—	—	—	云南	26 242	129	0
江苏	10 488	52	0	西藏	10 306	52	1
浙江	6 449	30	0	陕西	8 191	39	0
安徽	20 566	104	3	甘肃	8 269	40	0
福建	17 273	83	0	青海	8 089	40	0
江西	7 803	39	0	宁夏	1 803	9	0
山东	10 113	51	1	新疆	19 022	96	0
河南	15 154	75	0	兵团	2 604	13	0

为 71.3%；陕西、西藏最高，均为 99.9%。31 个省份及兵团中有 24 个省份及兵团碘盐覆盖率≥95%，福建和北京碘盐覆盖率在 90%~95% 之间，上海、天津、浙江、山东和河北碘盐覆盖率<90%，见表 1。全国监测共发现未加碘食盐 25 701 份，未加碘食盐占盐样总数的 2.1%。未加碘食盐率>5% 的省份从高到低为上海（28.7%）、天津（25.0%）、浙江（14.3%）、山东（12.5%）、河北（10.2%）、北京（9.9%）和福建（5.7%），见图 2。

县级水平上，全国 2 814 个县中，碘盐覆盖率≥95% 的县共有 2 480 个，占总数的 88.1%，碘盐覆盖率<95% 的县有 334 个，占总数的 11.9%。在碘盐覆盖率<95% 的 334 个县中有 104 个县碘盐覆盖率低于 80%。碘盐覆盖率<95% 的县分布于上海（16 个，占省份监测县数的 100.0%）、天津（15 个，占 93.8%）、北京（11 个，占 68.8%）、浙江（58 个，占 65.2%）、山东（59 个，占 49.6%）、河北（46 个，占 28.6%）和福建（23 个，占 27.4%）等。

3.4.2　合格碘盐食用情况

2019 年全国合格碘盐食用率为 90.2%。天津最低，为 55.5%；陕西最高，为 97.6%。31 个省份及兵团中有 22 个省份及兵团合格碘盐食用率>90%。合格碘盐食用率在 90% 及以下的省份分别是天津、上海、山东、浙江、北京、河北、河南、青海 8 个省份，见表 1、图 3。

县级水平上，全国 2 814 个县中合格碘盐食用率≤90% 的县有 472 个，占监测总县数的 16.8%，其中有 141 个县合格碘盐食用率低于 70%。合格碘盐食用率≤90% 的县分布于天津（16 个，占本省监测总县数的 100%）、上海（16 个，占 100%）、山东（72 个，占 60.5%）、北京（9 个，占 56.3%）、浙江（49 个，占 55.1%）、河北（70 个，占 43.5%）和河南（57 个，占 37.3%）等。

3.4.3　加碘盐盐碘水平

全国加碘盐盐碘均数 24.8mg/kg。兵团最高，为 27.8mg/kg；河北最低，为 23.0mg/kg。按照选择的盐碘浓度不同分组，选择盐碘浓度为 25mg/kg 的省份，加碘盐盐碘均数为 24.0mg/kg；选择碘盐浓度为 30mg/kg 的省份，加碘盐盐碘均数为 26.4mg/kg；选择碘盐浓度为 25mg/kg 和 30mg/kg 的省份，加碘盐盐碘均数为 24.1mg/kg。监测的 31 个省份及兵团加碘盐盐碘均数均在 20~30mg/kg 之间，见表 1。从频数分布看，全国 836 526 份盐样中，盐碘含量<5mg/kg（未加碘食盐）、低于合格标准下限碘盐、合格碘盐、高于合格标准上限碘盐分别占 3.0%、4.0%、92.2% 和 0.8%。其中天津和上海盐碘含量低于合格标准碘盐所占百分比较高，其比例分别为 19.0% 和 13.1%。

县级水平上，2 814 个县中，2 394 个县加碘盐盐碘均值低于各自省份选择的盐碘浓度均值标准；430 个县加碘盐盐碘均值高于各自省份选择的碘盐浓度均值。

全国加碘盐变异系数为 15.8%。山东最高，为 23.6%；福建最低，为 10.5%。全国没有加碘盐变异

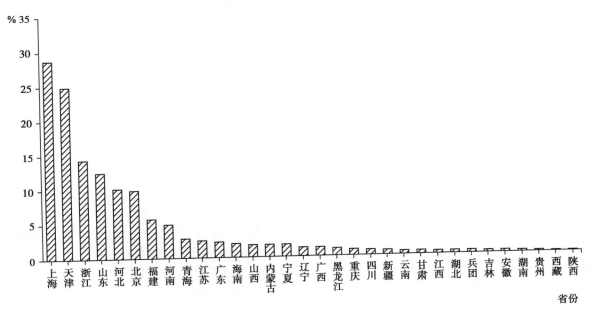

图 2　2019 年全国各省份居民户层次未加碘食盐率

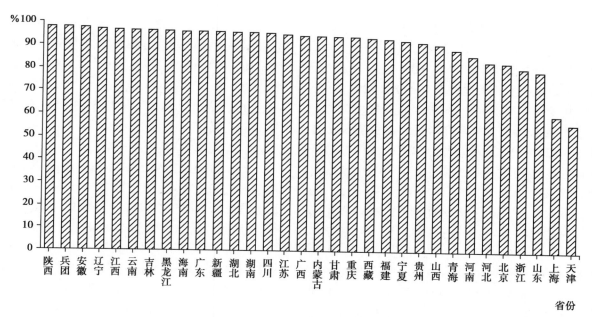

图 3　2019 年全国各省份及兵团居民户层次合格碘盐食用率

系数>30% 的省份。

县级水平上,全国 2 814 个县中,2 707 个县加碘盐变异系数<30%,占总县数的 96.2%;107 个县变异系数>30%,占总县数的 3.8%。

3.5　孕妇服用碘剂情况

2019 年,全国 31 个省份及兵团共对 273 310 名孕妇服用碘制剂(碘盐除外)情况进行了调查,其中 5 344 名孕妇服用过含碘制剂,占总数的 2.0%。西藏和新疆服用碘制剂的比例较高(服用率分别为 40.7% 和 24.1%),西藏和新疆服用比例较高的原因是在高危地区投服了碘油丸。此外,青海、辽宁、北京、浙江和天津孕妇服用含碘制剂的比例分别为 7.3%、4.2%、2.9%、2.6% 和 2.1%,其他省份孕妇服用含碘制剂的比例不足 2%。

3.6　孕妇甲状腺异常报告情况

2019 年,全国 31 个省份及兵团共收集了 273 311 名孕妇甲状腺情况数据,其中 2 625 名孕妇甲状腺异常,占总数的 1.0%,甲状腺异常主要为甲状腺功能减退、甲状腺功能亢进、甲状腺结节等。

4　讨论

4.1　碘营养情况

2019 年我国 31 个省份及兵团的 8~10 岁儿童尿碘中位数为 207.1μg/L,儿童尿碘水平略高于 100~200μg/L 的适宜范围,如果按照儿基会 2018 年的标准衡量则尿碘处于适宜状态。儿童尿碘水平与 2016 年(210.4μg/L)、2017 年(203.1μg/L)、2018

年(206.1μg/L)相比差异不大。儿童尿碘水平从 2016 至 2019 连续四次的监测中都在 200μg/L 左右,显示以儿童为代表的普通人群碘营养水平基本适宜。2019 年 16 个省份儿童尿碘中位数在 100~199μg/L 之间,15 个省份和兵团尿碘中位数在 200~299μg/L 之间;2018 年分别有 17 个省份、14 个省份和兵团在这两个范围内。与 2018 年相比,15 个省份和兵团儿童尿碘中位数下降,16 个省份上升。2019 年 8~10 岁儿童尿碘水平<100μg/L 的儿童比例为 12.8%,略低于 2018 年的 13.4%。2019 年 8~10 岁儿童尿碘水平超过 300μg/L 的儿童比例为 20.3%,略高于 2018 年的 20.0%。可见,近些年来儿童尿碘水平虽然略有波动,但全国和省级儿童碘营养整体水平基本适宜。县级水平上,2019 年儿童尿碘<100μg/L 的县有 8 个,占全部监测县的 0.3%;2018 年儿童尿碘<100μg/L 的县有 15 个,占全部监测县的 0.5%。2019 年这 8 个监测县中,河北肃宁县 2018 年儿童尿碘水平也低于 100μg/L,另外,这 8 个县的孕妇尿碘水平也普遍较低(4 个县<100μg/L,4 个县在 100~150μg/L 之间);甲肿率方面,8 个县中有 3 个县本年度进行了甲状腺容积的检测,儿童甲肿率均<5%;食用碘盐方面,除河北肃宁县(碘盐覆盖率和合格碘盐食用率分别为 73.6% 和 72.3%)、广西铁山港区(40.0% 和 15.0%)碘盐覆盖率和合格碘盐食用率较低外,其余县两个率都较高(均高于 80%)。全国有 111 个监测县儿童尿碘高于 300μg/L,这 111 个县中有 2 个县儿童甲肿率

≥5%,分别为安徽省临泉县(5.0%)和滁州市琅琊区(5.5%)。

2019 年孕妇尿碘水平为 169.4μg/L,与 2016 年(161.1μg/L)、2017 年(165.5μg/L)、2018 年(163.5μg/L)相比变化不大。2019 年,有 7 个省份孕妇尿碘中位数低于 150μg/L,24 个省份和兵团在 150~250μg/L 的范围内;2018 年,有 9 个省份孕妇尿碘中位数低于 150μg/L,22 个省份和兵团在 150~250μg/L 的范围内。近年来,孕妇尿碘水平在全国和省级孕妇碘营养水平基本处于碘营养适宜状态。县级水平上,全国 2 790 个县中,48 个县(占总数的 1.7%)孕妇尿碘中位数低于 100μg/L,795 个县(占总数 28.5%)孕妇尿碘中位数在 100~149μg/L 之间。孕妇尿碘中位数<100μg/L 的 48 个县中,部分监测县(如上海静安区,福建诏安县、平和县,广西北海市铁山港区,四川新龙县等)在 2018 年的监测中孕妇尿碘水平也低于 100μg/L。结合食用碘盐情况分析,48 个县中有 13 个县合格碘盐食用率≤90%。另外,对于 795 个孕妇尿碘中位数在 100~149μg/L 之间的县,参照《重点地方病控制和消除评价办法(2019版)》中的孕妇相关技术指标,即"孕妇尿碘中位数≥150μg/L,或孕妇尿碘中位数≥100μg/L 且孕妇补碘率>90%",795 个县中有 725 个县满足上述条件(按照合格碘盐食用率>90% 估算),70 个县不满足条件。不满足要求的区县应该在日后监测中作为重点防治地区,加大关注力度。

4.2　病情情况

2019 年全国儿童 B 超法甲肿率为 1.5%,与以往监测结果相比继续下降(2016 年 2.6%、2017 年 2.1%,2018 年 2.0%)。2019 年进行甲状腺容积检测的 30 个省份及兵团中,所有省份甲肿率均在 5% 以下。2019 年监测中,在县级水平上 1 580 个县中有 8 个县儿童甲肿率≥5%,其中 3 个县甲肿率≥10%、<20%。2019 年甲肿率较高的县仅占监测总县数的 0.5%,较之 2016—2018 年总体的 6.7% 大幅下降。分析其可能原因,一是本年度地方病防治专项"三年攻坚"计划即将接近尾声,经过三年的努力,各地区碘营养状况更加趋于适宜,因此甲肿率超标的县数明显减少;二是经过 2016—2018 年第一轮县级甲状腺容积的监测后,各个地区工作积累了一定的工作经验,儿童甲状腺容积的检测能力有所提升,检测结果更加准确。

分别结合尿碘、碘盐食用情况分析,甲肿率偏高的 8 个县中,1 个县尿碘中位数在 100~199μg/L,

5 个县尿碘中位数在 200~299μg/L 之间,2 个县尿碘中位数>300μg/L;从碘盐食用情况看,8 个县中,除北京市顺义区碘盐覆盖及合格碘盐食用情况不佳外(分别<95% 及≤90%),其余县两个率都较好。从甲肿率较高县的分布看,甲肿率较高的 8 个县主要分布于北京(3 个)、安徽(3 个)两个省份。2019 年度北京市儿童甲肿率为 3.8%,16 个区县中有 3 个区县甲肿率较高,较之 2018 年度的 7 个虽有所下降,然而甲肿率高的地区占监测总县数的百分比仍然较高。另外,北京市部分区在连续几次的监测中儿童甲肿率均≥5%,而这些地区儿童尿碘中位数较适宜(200μg/L 左右)。安徽省 2019 年度有 3 个县甲肿率较高,其中滁州市琅琊区连续两年甲肿率≥5%,而儿童尿碘水平高于 300μg/L。对于上述甲肿率较高的地区,建议除了认真核查甲状腺肿患病情况,排除因甲状腺 B 超检测技术等原因引起的测量误差外,进一步查找原因。

4.3　防治措施情况

2019 年全国碘盐覆盖率为 95.9%,与 2018 年监测结果的 95.7% 相比变化不大。2019 年 24 个省份及兵团碘盐覆盖率≥95%,数量与 2018 年相同;省级水平上,6 个省份和兵团碘盐覆盖率有所下降,21 个省份碘盐覆盖率有所上升;县级水平上,2019 年 88.1% 的县碘盐覆盖率≥95%,与 2018 年的 86.4% 相比上升了 1.7 个百分点。

2019 年合格碘盐食用率为 90.2%,与 2018 年监测结果的 90.3% 相比也变化不大。2019 年合格碘盐食用率>90% 的省份有 23 个省份及兵团(2018年为 22 个省份及兵团),省级水平上共有 13 个省份合格碘盐食用率下降,下降幅度较大的省份为上海,下降了 5.8 个百分点。18 个省份和兵团有所升高,升高较大的是宁夏,升高了 6.5 个百分点。县级水平上,2019 年 83.2% 的县合格碘盐食用率>90%,比 2018 年的 79.7% 上升 3.5 个百分点。

本年度碘盐覆盖率和合格碘盐食用率总体情况较 2018 年有一定好转,分析原因,可能是近年来国家对地方病包括碘缺乏病较重视,地方病防治投入相对较多;另外,近年来碘缺乏病防治宣传形式多样,宣传力度也较大。然而,部分省份和部分区县2019 年碘盐覆盖率和合格碘盐食用率仍然较低,这些地区主要集中于经济发达地区或沿海地区,分析其原因:一是未加碘食盐销售点的增加,未加碘食盐更容易购买和获取,导致未加碘食盐率上升;二是一些沿海地区受到"不缺碘"舆论影响,部分居民选择食用未加碘食盐。

本次监测中,85.1% 的县加碘盐均数低于各自省份选择的碘盐浓度均值标准,14.9% 的县加碘盐盐碘均值高于各自省份选择的盐碘浓度均值标准。本次监测中加碘盐整体较均匀,但仍有部分省份盐碘变异系数略高,其原因有待进一步调查。此外,部分地区居民尤其是孕妇食用未加碘食盐,碘缺乏的风险很大。按照克汀病筛查标准和应急补碘的纳入标准,对于"历史上曾有地克病流行,本年度孕妇或 8~10 岁儿童尿碘中位数低于 100μg/L"的地区开展克汀病筛查和应急补碘。

4.4 碘缺乏病消除状态评估

按照 GB 1006—2008《碘缺乏病消除标准》,碘盐覆盖率≥95%,合格碘盐食用率>90%,儿童甲肿率<5% 和儿童尿碘<100μg/L 的比例<50%,且<50μg/L 的比例<20% 的条件,我国目前总体上处于消除状态,自 2005 年至今保持了碘缺乏病持续消除状态。

县级水平上,按照新的《重点地方病控制和消除评价办法(2019 版)》中碘缺乏病消除评价判定标准的技术指标进行推算(因基于监测数据无法准确统计合格碘盐覆盖率,采用合格碘盐食用率代替;孕妇补碘率采用孕妇的合格碘盐食用率代替),即"必备指标:无新发地方性克汀病患者;儿童甲肿率<5%。辅助指标:儿童尿碘中位数≥100μg/L;孕妇尿碘中位数≥150μg/L,或孕妇尿碘中位数≥100μg/L 且孕妇补碘率>90%;合格碘盐覆盖率>90%。必备指标两项必须同时满足;辅助指标需满足上述三项指标中的两项,即可判定为技术指标达标。"2019 年度儿童甲状腺肿数据、儿童尿碘数据、孕妇尿碘数据及盐样数据齐全的 1 566 个县中,1 531 个县达到了碘缺乏病消除状态(占总数的 97.8%),35 个县未达到消除评价标准(占 2.2%)。其中,7 个县由于必备指标不达标(儿童甲肿率高),28 个县辅助指标不达标,其中辅助指标不达标的多为孕妇尿碘和合格碘盐食用率两项不满足达标条件。

5 问题与建议

5.1 我国少数县儿童甲肿率偏高,应加强甲状腺容积检测复核

本次监测中,全国仅 8 个监测县 8~10 岁儿童甲肿率≥5%,而大部分监测县的儿童尿碘情况较适宜,因此,在甲肿率较高的地区要认真核查甲状腺肿患病情况,对于甲肿率连续较高的地区,要加强省级、国家级督查。另外,还要继续加强科学研究,探讨是否需要根据儿童身体发育情况如身高、体重等校正甲状腺容积,使其能够更加科学的评价和反映碘缺乏病病情。

5.2 部分县儿童尿碘水平不适宜,应按不同水碘地区落实防治措施

本次监测中,全国仅有 8 个县处于儿童碘营养不足状态,111 个县处于儿童碘营养过量状态。目前,我国一般人群碘缺乏病防治的主要矛盾正在从纠正碘营养不足逐渐过渡为保持人群碘营养状况适宜,因此,未来要继续利用好已绘制的全国水碘分布地图和逐步完善的不同水碘地区的划分标准,根据各地区饮用水水碘含量及划分标准落实碘缺乏病防治措施,加强分类指导。

5.3 部分地区孕妇尿碘水平偏低,我国孕妇尿碘标准亟待建立

本次监测发现,全国省级水平上有 6 个省份孕妇尿碘中位数在 100~149μg/L 范围内;县水平上,有 48 个县孕妇尿碘中位数<100μg/L,795 个县孕妇尿碘中位数在 100~149μg/L 范围内。孕妇尿碘水平偏低尤其是低于 100μg/L 的县主要分布于西藏、福建、浙江、广东等地区。在孕妇尿碘偏低的地区尤其要关注孕妇碘营养不足问题,对孕妇给予特殊的补碘措施,并在这些地区重点开展健康教育。对于孕妇尿碘中位数在 100~149μg/L 之间的县是否处于碘缺乏状态尚有争议,因此要加强科学研究,尽快制定适合我国的孕妇群体及个体碘营养评价标准,同时加强健康教育,在人群中尤其是碘缺乏病的重点人群中普及碘缺乏病的防治知识。

5.4 "三年攻坚"行动目标尚有差距,碘盐防治措施仍需继续重视

以往的监测结果显示,随着人们生活水平的提高和碘获得途径的增加,采用合格碘盐食用率和碘盐覆盖率作为评价碘缺乏病消除情况的必备指标已经不再适宜。因此,2019 年修订了《重点地方病消除和控制评价办法(2019 版)》,同时,开展了 GB 1006—2008《碘缺乏病消除标准》的修订项目。但是,并不等于这两个指标失去了监测的意义,我国居民的碘营养大部分来自碘盐,可见这两个指标作为辅助指标是合适的。从本次监测结果来看,我国仍有 8 个省份、472 个县合格碘盐食用率≤90%,天津、上海分别低至 55.5%、59.4%。为此,要继续加强健康教育,尤其是儿童、孕妇碘营养不足的地区仍要注重碘盐的作用,加大宣传力度,防止居民碘缺乏病

防治意识淡化。

5.5　加碘盐盐碘均数偏低,需修订和提高我国食盐加碘精确度

本次监测中发现,全国 85.1% 的县加碘盐均数低于各自省份选择的碘盐浓度均值标准,加碘盐变异系数为 15.8%,远低于 30% 的国家标准,这说明我国碘盐生产厂家为了节约成本,大多数选择了国家标准变异系数容许范围的低端加碘。为了保证加碘盐的碘水平精确性,应该抓紧修订我国加碘盐变异系数,这有利于提升我国精准补碘、科学补碘的工作水平。

5.6　加强县级碘缺乏病监测能力,完善碘缺乏病信息建设

本次监测中仍是由县级检测尿碘和甲状腺容积,县级尿碘或甲状腺 B 超检测无法独立完成时,由市级或省级协助完成。总体来说,本次监测数据质量较好,但目前仍有部分县级实验室无法进行尿碘的检测工作。因此,对于实验室检测能力不足的县,要继续加强实验室能力建设,未来要形成自上而下的尿碘检测技术体系。碘缺乏病信息管理系统自 2017 年 6 月正式投入使用至今已三年,全国各级地方病防治单位对于碘缺乏病信息管理系统掌握较好,未来将继续完善信息系统部分功能,利用好信息系统,提高信息系统使用效率,逐步体现出我国碘缺乏病信息化建设的效果。

6　结论

6.1　2019 年度全国 8~10 岁儿童尿碘中位数为 207.1μg/L,孕妇尿碘中位数为 169.4μg/L,8~10 岁儿童甲肿率为 1.5%,碘盐覆盖率为 95.9%,合格碘盐食用率为 90.2%,尿碘<50μg/L 的比例为 3.2%;表明我国自 2005 年以来碘缺乏病防治处于持续消除状态。

6.2　2019 年度全国县级水平上,99.7% 的县儿童尿碘中位数≥100μg/L;69.8% 的县孕妇尿碘中位数≥150μg/L,98.3% 的县孕妇尿碘中位数≥100μg/L;99.5% 的县儿童甲肿率<5%;88.1% 的县碘盐覆盖率≥95%,83.2% 的县合格碘盐食用率>90%。

6.3　通过本次监测发现以下问题:①8 个监测县儿童和 48 个监测县孕妇尿碘中位数<100μg/L,111 个县儿童和 1 个县孕妇尿碘中位数超过适宜水平,甚至出现碘过量情况;②全国尚有 8 个监测县 8~10 岁儿童甲肿率≥5%;③部分监测县碘盐覆盖率和合格碘盐食用率有所下滑。

(参加单位:31 个省份和新疆生产建设兵团防治碘缺乏病的卫生行政及专业机构)

2019 年全国碘缺乏病实验室外部质量控制网络考核结果报告

为持续保持省级、地级和县级碘缺乏病实验室盐碘、尿碘和水碘检测整体水平，及时、动态掌握各实验室检测能力，中国疾病预防控制中心营养与健康所国家碘缺乏病参照实验室受国家卫生健康委疾控局的委托，于 2019 年组织全国省、地、县三级实验室开展了尿碘、盐碘和水碘的实验室外部质量控制考核工作，现将考核结果通报如下。

1 考核结果

1.1 尿碘考核结果

全国 32 个省级实验室的反馈率和合格率均为 96.9%（31/32），西藏没有反馈结果。335 个地级（含兵团 2 个师）实验室接到尿碘考核样，反馈率和合格率分别为 99.1%（332/335）和 98.8%（331/335）。来自 30 个省份的 2 021 个县级实验室参加了尿碘考核，反馈率和合格率分别为 100% 和 98.8%

（1 996/2 021），见表 7、表 8。

1.2 盐碘考核结果

全国 32 个省级实验室的反馈率和合格率均为 96.9%（31/32），西藏没有反馈结果。347 个地级（含兵团 14 个师）实验室接到盐碘考核样，反馈率和合格率分别为 99.1%（344/347）和 98.6%（342/347）。1 699 个县级实验室参加盐碘考核，反馈率和合格率分别为 99.6%（1 693/1 699）和 98.6%（1 676/1 699），见表 7、表 8。

1.3 水碘考核结果

全国 31 个省级实验室的反馈率和合格率均为 100%。329 个地级（含兵团 2 个师）实验室接到水碘考核样，反馈率和合格率均为 100%。来自 7 个省份的 294 个县级实验室参加了本年度水碘考核，反馈率和合格率均为 100%。西藏和其 7 个地级实验室未参加本次水碘考核，见表 7、表 8。

表 7　2019 年全国县级实验室尿碘、盐碘和水碘质控结果

省份	尿碘发放实验室数/个	尿碘合格率/%	盐碘发放实验室数/个	盐碘合格率/%	水碘发放实验室数/个	水碘合格率/%
北京	16	100.0	16	100.0	—	—
天津	16	100.0	16	100.0	16	100.0
河北	166	100.0	30	100.0	2	100.0
山西	118	100.0	118	100.0	—	—
内蒙古	93	97.8	100	99.0	—	—
辽宁	56	100.0	96	100.0	—	—
吉林	52	100.0	52	100.0	—	—
黑龙江	64	96.9	30	100.0	—	—
上海	8	100.0	16	100.0	—	—
江苏	86	100.0	92	100.0	67	100.0
浙江	45	100.0	31	100.0	—	—
安徽	60	100.0	87	100.0	—	—
福建	84	100.0	84	100.0	—	—
江西	50	100.0	30	100.0	—	—
山东	138	100.0	30	100.0	—	—

续表

省份	尿碘发放实验室数/个	尿碘合格率/%	盐碘发放实验室数/个	盐碘合格率/%	水碘发放实验室数/个	水碘合格率/%
河南	80	95.0	78	98.7	78	100.0
湖北	42	97.6	30	100.0	—	—
湖南	122	99.2	30	100.0	—	—
广东	62	100.0	30	100.0	—	—
广西	79	100.0	79	100.0	—	—
海南	19	100.0	19	100.0	19	100.0
重庆	39	100.0	39	100.0	—	—
四川	111	100.0	146	100.0	58	100.0
贵州	44	95.5	30	100.0	—	—
云南	54	100.0	49	100.0	—	—
西藏	—	—	30	50.0	—	—
陕西	107	100.0	39	100.0	54	100.0
甘肃	83	98.8	84	100.0	—	—
青海	43	88.4	43	86.0	—	—
宁夏	19	100.0	19	100.0	—	—
新疆	65	89.2	96	100.0	—	—
兵团	—	—	30	100.0	—	—
总计	2 021	98.8	1 699	98.7	294	100.0

表 8　2019 年碘缺乏病实验室质控考核未合格县级实验室

省份	尿碘质控考核未合格	盐碘质控考核未合格
湖北	咸宁市咸安区疾病预防控制中心	
内蒙古	呼伦贝尔市海拉尔区疾病预防控制中心 五原县疾病预防控制中心	凉城县疾病预防控制中心
青海	共和县疾病预防控制中心 互助县疾病预防控制中心 杂多县疾病预防控制中心 玉树市疾病预防控制中心 曲麻莱县疾病预防控制中心	班玛县疾病预防控制中心 乌兰县疾病预防控制中心 称多县疾病预防控制中心 曲麻莱县疾病预防控制中心 玉树市疾病预防控制中心 杂多县疾病预防控制中心
甘肃 新疆	合作市疾病预防控制中心 精河县疾病预防控制中心 和硕县疾病预防控制中心 拜城县疾病预防控制中心 木垒县疾病预防控制中心 乌恰县疾病预防控制中心 乌苏市疾病预防控制中心 乌鲁木齐市经济技术开发区(头屯河区)疾病预防控制中心	
贵州	大方县疾病预防控制中心 安顺市平坝区疾病预防控制中心	
黑龙江	嘉荫县疾病预防控制中心 铁力市疾病预防控制中心	

续表

省份	尿碘质控考核未合格	盐碘质控考核未合格
湖南	新田县疾病预防控制中心	
河南	商城县疾病预防控制中心	
	兰考县疾病预防控制中心	
	上蔡县疾病预防控制中心	
	焦作市中站区疾病预防控制中心	
西藏		林芝市巴宜区疾病预防控制中心
		工布江达县疾病预防控制中心
		米林县疾病预防控制中心
		墨脱县疾病预防控制中心
		萨嘎县疾病预防控制中心
		贡嘎县疾病预防控制中心
		乃东卫生服务中心
		琼结县疾病预防控制中心
		桑日县疾病预防控制中心
		扎囊县疾病预防控制中心
		萨迦县疾病预防控制中心
		墨竹工卡县疾病预防控制中心
		江达县疾病预防控制中心
		贡觉县疾病预防控制中心
		类乌齐县疾病预防控制中心

注:无水碘考核不合格的县级实验室。

2　存在问题

部分县级实验室检测能力有待进一步提高。2019 年全国有 2 021 个县级实验室通过国家尿碘实验室外部质量考核,还有一部分县级实验室未参加考核或未通过考核,无法开展尿碘检测工作。基层实验室检测能力不足,将会制约碘缺乏病监测工作的顺利开展。

3　下一步工作

各地要认真落实习近平总书记系列重要指示精神,把公共卫生服务体系作为补短板、强弱项的重点领域,不断加强地方病防治专业人员队伍和机构能力建设,重点加强基层网底建设,稳定专业队伍,加强专业技术培训,确保防治工作可持续。各级卫生健康行政部门要结合实验室外部质量控制考核情况,对考核不合格的实验室进行整改,确保检测结果准确可靠。

2019 年各省（自治区、直辖市）碘缺乏病监测

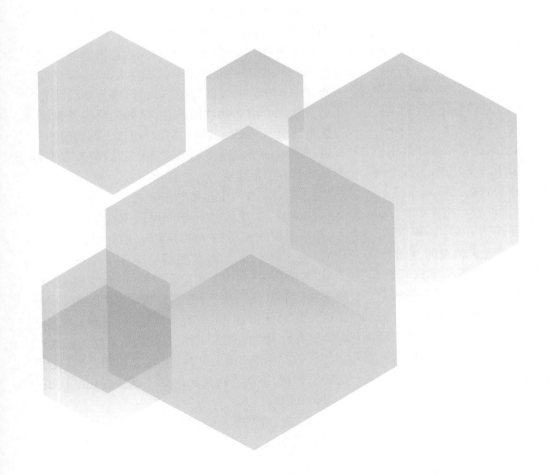

2019 年北京市碘缺乏病监测报告

为做好中央补助地方公共卫生专项资金地方病防治相关项目工作,按照国家卫生健康委与中国疾病预防控制中心的要求,北京市制定了《2019 年重点地方病防治项目北京市实施方案》,以保证本次项目工作的科学性与可行性,力求项目工作的完成效果与质量以及项目调查数据的准确性,以期更好地为北京市及全国的地方病防控决策提供有效地依据。在北京市卫生健康委的重视与领导下,经过北京市各级疾病预防控制机构的共同努力,项目工作现已按要求顺利完成。现将项目工作总结分析如下:

1 项目实施完成情况

1.1 碘缺乏病监测

1.1.1 碘盐监测

1.1.1.1 合格碘盐食用率监测。全市 16 个区 100% 均开展了有效监测,共监测学生家庭食盐 3 356 件(户),孕妇家庭食盐 1 631 件,合计 4 987 件。其中碘盐 4 574 件,碘盐覆盖率(人口标化后)90.06%;不含碘食盐 413 件,不含碘食盐率(人口标化后)9.94%;碘盐之中合格碘盐 4 231 件,碘盐合格率 92.50%,合格碘盐食用率 82.20%(学生家庭合格碘盐食用率 81.25%,孕妇家庭合格碘盐食用率 84.23%),低于国家控制标准(合格碘盐食用率>90%)。

1.1.1.2 合格碘盐覆盖率调查。按照《地方病防治专项三年攻坚行动年度评估方案》的要求,北京市各区在学生家庭食用盐碘含量调查的基础上,开展了相关学校(碘缺乏病监测的 5 所学校)及为本辖区学校供餐的配餐企业调查,累计调查学校食堂 73 家、供餐企业 122 家。全市 16 个区中,7 个区达到国家控制标准(非必须达标,区级考评辅助指标,不低于 90%),不达标区分别为:东城区、朝阳区、丰台区、石景山区、通州区、门头沟区、顺义区、大兴区、怀柔区。

1.1.2 人群碘营养状况监测

1.1.2.1 根据国家级监测方案,北京市共对 3 356 名 8~10 岁学生与 1 631 名孕妇开展人群尿碘水平监测,以掌握北京市各类碘缺乏病防控重点人群碘营养状况,评价各项碘缺乏病防控措施落实情况,并为策略的调整提供有效的数据支持。其中,8~10 岁学生人群尿碘中位数为 175.5μg/L;孕妇人群尿碘中位数为 155.4μg/L。

1.1.2.2 在国家级监测的基础上,北京市增加了对育龄妇女人群、成年男性人碘营养状况的监测,同时在孕妇人群国家级监测(上半年每区监测不少于 100 人)的基础上,增加了监测任务量(下半年每区监测不少于 100 人)。监测结果显示:育龄妇女人群共计监测 3 256 人,尿碘中位数为 138.6μg/L;成年男性人群共计监测 3 234 人,尿碘中位为数 157.4μg/L;孕妇人群全年共计监测 3 453 人,尿碘中位数为 151.7μg/L。

按照 WHO 等国际组织推荐的人群碘营养水平分类判定标准,目前北京市育龄妇女人群、成年男性人群、8~10 岁学生人群与孕妇人群,碘营养状况处于适宜水平。但需要注意的是,孕妇人群碘营养状况接近适宜水平下限,需要加强针对该人群的监测,并通过有效的措施适度提升该人群的碘营养水平,避免碘营养不足造成的人群健康损害。

1.1.3 8~10 岁学生甲肿率调查

1.1.3.1 常规监测。全市累计调查学生 3 356 人,检出患甲状腺肿的学生 183 人,甲肿率(人口标化后)为 3.84%,低于国家控制标准(甲肿率<5%)。全市 16 个区中,有 3 个区学生甲肿率≥5%,达到碘缺乏病轻病区流行水平,分别是延庆区、平谷区、顺义区。针对此问题,北京市采取了以下措施:①组织开展有针对性的调查工作,寻找病情复燃的原因;②进行数据分析,积极寻找对策;③在相关地区强化健康教育,提高当地居民的对于碘缺乏病的认识与防病意识。

1.1.3.2 学生甲肿率复核调查。按照中国疾控中心的要求,北京市于 2019 年 9~10 月对 2018 年度及 2019 年度调查中出现学生甲肿率≥5% 的 8 个区（延庆区、平谷区、丰台区、房山区、怀柔区、顺义区、石景山区、大兴区）进行复核调查,结果显示:共调查学生 682 人,甲肿率为 4.25%,8 个区学生甲肿率均<5%。

2　项目执行过程中存在问题与有关建议

2.1　项目执行过程中存在问题

2.1.1　监测方面:随着盐业市场的开放、碘盐覆盖率存在下降趋势;学生甲状腺 B 超的开展有一定困难;基层地方病防控人员流动大。

2.1.2　经费方面:2019 年经费到位较晚,影响经费的使用。

2.2　有关建议

2.2.1　加强与其他部门的联合,为地方病防控工作提供保障。

2.2.2　确保经费及时到位。

（撰稿人:黎新宇　李阳桦）

2019 年天津市碘缺乏病监测报告

2019 年 1~12 月，天津市疾病预防控制中心根据《国家卫生计生委办公厅关于印发全国碘缺乏病监测方案的通知》和《关于印发 2019 年天津市碘缺乏病监测方案等地方病工作方案的函》要求，开展了碘缺乏病监测工作，现将具体监测结果汇报如下：

1 内容与方法

1.1 监测内容。儿童盐碘、尿碘和甲状腺肿情况；孕妇盐碘、尿碘；成人盐碘、尿碘。

1.2 监测标准。甲状腺容积：采用 B 超法检查，按 WS 276—2007《地方性甲状腺肿诊断标准》判定；尿碘含量：采用 WS/T 107.1—2016《尿中碘的测定 第 1 部分：砷铈催化分光光度法》检测；盐碘含量：采用 GB/T 13025.7《制盐工业通用试验方法碘的测定》，川盐及其他强化食用盐采用仲裁法。

1.3 监测范围。天津市 16 个区按东、西、南、北、中划分 5 个抽样片区，在每个片区各随机抽取 1 个乡（镇、街道办事处），每个区调查 200 名儿童、100 名孕妇和 40 名成人。

2 监测结果

2.1 儿童碘营养情况

2.1.1 碘盐情况。2019 年天津市共调查儿童家庭盐样 3 419 份，碘盐覆盖率为 71.13%，合格碘盐食用率为 51.65%，盐碘中位数为 23.51mg/kg。

2.1.2 尿碘情况。共收集儿童尿样 3 419 份，调查发现，2019 年天津市儿童尿碘中位数为 181.88μg/L，属于碘营养适宜状态，且尿碘浓度<50μg/L 比例为 6.46%，达到国家标准要求；50μg/L≤尿碘浓度<100μg/L 比例为 14.71%，达到国家标准要求；100μg/L≤尿碘浓度<300μg/L 占 60.90%，尿碘浓度≥300μg/L 占 17.93%。

2.1.3 甲状腺肿的情况。共对 3 419 名儿童进行甲状腺 B 超检查，其中患甲状腺肿的人数为 71 人，甲肿率为 2.08%，达到国家碘缺乏病消除标准中儿童甲肿率（<5%）的要求，各区甲肿率均<5%。

2.2 孕妇碘营养调查情况

2.2.1 碘盐情况。共收集 1 614 份孕妇盐样，孕妇食用碘盐中位数为 23.98mg/kg，碘盐覆盖率为 80.67%，合格碘盐食用率为 62.27%。

2.2.2 尿碘情况。本次共调查孕妇 1 614 名，发现孕妇尿碘中位数为 164.15μg/L，符合国家孕妇碘营养适宜标准。只有宁河区（119.50μg/L）孕妇尿碘中位数<150μg/L，未达到国家标准。孕妇尿碘浓度<150μg/L 比例为 44.67%。

2.3 成人碘营养调查情况

2.3.1 碘盐情况。共收集 649 份成人盐样，成人食用碘盐中位数为 23.97mg/kg，碘盐覆盖率为 74.30%，合格碘盐食用率为 57.01%。

2.3.2 尿碘情况。共收集成人尿样 649 份，调查发现，2019 年天津市成人尿碘中位数为 162.34μg/L，属于碘营养适宜状态，尿碘浓度<100μg/L 占 29.74%，100μg/L≤尿碘浓度<300μg/L 占 58.70%，尿碘浓度≥300μg/L 占 11.56%。

3 结果分析

3.1 2019 年天津市碘缺乏地区 8~10 岁学龄儿童家庭食用盐碘盐覆盖率和合格碘盐食用率虽然低于国家碘缺乏病消除标准，但儿童碘营养处于适宜水平，尿碘中位数、甲肿率和尿碘低于 100μg/L 及 50μg/L 的比例均符合国家碘缺乏病消除标准，与 2018 年儿童碘营养水平基本一致。

3.2 2019 年天津市碘缺乏病地区孕妇总体碘营养处于适宜水平，且仅有 1 个区孕妇碘营养水平未达标，与 2018 年监测结果相比有了明显提升。

3.3 2019 年天津市碘缺乏病地区成人家庭食用盐碘盐覆盖率和合格碘盐食用率虽然低于国家碘缺乏病消除标准，但总体碘营养处于适宜水平。

4　建议

相关部门应严格按照要求,保障市场的碘盐供给和销售工作。要依法开展碘盐质量安全、流通环节的监督执法,防止不合格碘盐流入市场,加强对未加碘食盐的日常监督检查,促进碘盐两率达标。同时应充分利用传统媒体和新媒体,以百姓关注、专业准确、通俗易懂的核心信息为主体,开展内容丰富、形式多样的宣传教育活动,提高广大市民预防碘缺乏病的意识,化被动为主动,形成全民科学补碘的良好氛围。

(撰稿人:侯常春　王洋)

2019 年河北省碘缺乏病监测报告

根据《全国碘缺乏病监测方案》(2016 版)和《河北省碘缺乏病监测方案(2016 年版)》具体要求,在各级政府的领导下,有关部门密切配合,于 3~9 月份完成了全省碘缺乏病监测任务,现将监测情况总结如下。

1 调查结果

1.1 儿童碘营养水平调查结果

全省对 162 个县 8~10 岁儿童进行调查,采集尿样 32 096 份,尿碘中位数为 196.38μg/L。<50μg/L 的样品数 3 790 例,占比为 11.8%,<20μg/L 的样品数 224 例,占比 0.70%。县级尿碘中位数范围为 87.75~642.73μg/L。尿碘中位数<100μg/L 的县有 1 个,为沧州市的肃宁县,100~199μg/L 的县 102 个,200~299μg/L 的县 49 个,300μg/L 以上的县 10 个。

1.2 8~10 岁儿童甲状腺容积检测结果

全省开展甲状腺 B 超检测技术的县共 72 个,共对 14 483 个 8~10 岁儿童进行甲状腺 B 超检测,全省共检出患甲状腺肿的人数为 292 例,甲肿率为 2.17%。无甲肿率>5% 的县。

1.3 孕妇碘营养水平调查结果

全省对 161 个县(南宫市无孕妇)15 386 名孕妇进行调查,采集尿样 15 380 份,尿碘中位数 171.31μg/L。<50μg/L 的样品数 797 例,占比 5.18%,<20μg/L 的样品数 146 例,占比 0.95%。县级尿碘中位数范围为 58.67~377.1μg/L。尿碘中位数<150μg/L 的县有 50 个,150~249μg/L 的县 99 个,250~499μg/L 的县 12 个,500μg/L 以上的县 0 个。尿碘中位数>150μg/L 的县 111 个。

1.4 儿童和孕妇家中食用盐监测情况

儿童和孕妇家中食用盐碘含量检测结果全省共检测了 47 487 份盐样,包括 32 101 份儿童家中盐样和 15 386 份孕妇家中盐样。碘盐覆盖率为 89.81%,合格碘盐食用率为 82.91%。32 101 份儿童家中食用盐中碘盐份数 29 025,合格碘盐份数 27 008,经过人口加权,碘盐覆盖率 89.43%,合格碘盐食用率 82.67%。市级碘盐覆盖率高于 95% 的 5 个,合格碘盐食用率高于 90% 的市 4 个。县级碘盐覆盖率高于 95% 的 109 个,合格碘盐食用率高于 90% 的县 84 个。15 386 名孕妇家中食用盐中碘盐份数 14 168,合格碘盐份数 13 176,经过人口加权,碘盐覆盖率 90.70%,合格碘盐食用率 83.54%。市级碘盐覆盖率高于 95% 的 7 个,合格碘盐食用率高于 90% 的 6 个。县级碘盐覆盖率高于 95% 的 118 个,合格碘盐食用率高于 90% 的 93 个。

2 结论

2.1 碘盐覆盖率和合格碘盐食用率呈现持续下降趋势

随着盐业体制改革的不断深入,市场上食盐品种增多以及群众食盐消费需求日趋多样化,加之部分群众对碘缺乏危害认知不足,部分地区碘盐覆盖率持续偏低。本年度河北省碘盐覆盖率和合格碘盐食用率均在 90% 以下,77 个县合格碘盐食用率在 90% 以下。

2.2 部分县孕妇和儿童存在碘营养不足风险

碘盐供应的问题随之引来的是人群碘营养水平的改变,虽然河北省儿童和孕妇的尿碘中位数分别为 196.38μg/L 和 171.31μg/L,碘营养状况处于适宜水平,但以县级为单位来评估儿童和孕妇的碘营养水平,尚有一个县儿童尿碘中位数<100μg/L,尤其是孕妇的碘营养状况,如果按照尿碘中位数 150μg/L 以上为适宜状态的话,河北省尚有 50 个县处于碘营养不足状态。

2.3 少数县存在碘过量

有 10 个县儿童尿碘中位数>300μg/L,碘营养水平过量。部分属于碘缺乏地区与高碘地区并存的县,应该排除一下这些县监测抽样是否严格按照原则进行,并对该 10 个实验室检测能力进行复核。

3　下一步工作

3.1　认真履行职能,落实防控措施

各有关部门要按照《河北省盐业体制改革方案》《"十三五"河北省地方病防治实施计划》要求,遵循因地制宜、分类指导、科学补碘原则,认真分析监测结果,着力解决碘缺乏病防治工作中存在的矛盾和问题。

3.2　加强碘缺乏病监测,保证人群碘营养水平

各级卫生部门要加强人群碘营养状况监测,采取扩大监测范围及监测频次等方法,适时反映重点人群碘盐消费和碘营养水平变化。要加强监测信息的分析利用,对于监测发现的碘盐覆盖率低、碘营养过量等监测指标异常情况,要及时查找原因,采取针对性措施加以解决。

3.3　强化能力建设,提高防治水平

卫生部门要继续强化对基层防治人员的技术培训,重点培训实验室检测技术和甲状腺容积检测技术,提高检测能力,保证实验数据的准确性,严格按照方案进行监测,保证监测质量和时间进度,客观准确评估监测点的防治效果。

3.4　深入开展健康教育,努力营造防治氛围

有关部门要通过广播、电视、微信、微博等多种形式,进一步加大对科学补碘的宣传力度,普及碘缺乏病防病知识,提高社会尤其是重点人群的防治意识,为防治碘缺乏病营造良好的氛围。

(撰稿人:贾丽辉　尹志娟)

2019 年山西省碘缺乏病监测报告

山西省曾是我国碘缺乏病流行比较严重的省份之一,多年来,通过实施食盐加碘为主的综合防治措施,人群碘营养状况总体得到改善。近年来,随着山西省经济社会的快速发展,人民生活水平和膳食营养状况发生了较大变化。为进一步了解人群的碘营养状况,积极推进"因地制宜、分类指导和科学补碘"的防控策略,根据《全国碘缺乏病监测方案》(2016 版)及《山西省碘缺乏病监测方案》,在山西省 11 个市 117 个县(市、区)开展了碘缺乏病监测,现将监测结果报告如下:

1 监测结果

1.1 监测工作完成情况

山西省 117 个县(市、区)于 3 月 15 日~7 月 15 日陆续开展碘缺乏病监测现场工作,所有监测数据均于 2019 年 10 月底前全部录入"全国碘缺乏病监测信息管理系统"并上报,上报率 100%。

1.2 居民户食用盐监测结果

1.2.1 全省情况

全省共检测居民户食用盐 35 509 份,盐碘均数为 22.70mg/kg,盐碘中位数为 22.80mg/kg。全省共检出碘盐 34 959 份,碘盐覆盖率 98.32%,合格碘盐食用率 90.15%。

全省未加碘食盐共有 550 份,占监测份数的 1.55%。不合格碘盐共有 2 440 份,占监测份数的 6.87%。其中,在 5~18mg/kg 之间的有 2 105 份,占所有不合格碘盐的 86.27%(2 105/2 440),>33mg/kg 的有 335 份,占到了 13.73%(335/2 440)。

1.2.2 市级、县级情况

从市级层面看,全省 11 个市盐碘中位数在 21.80~23.85mg/kg 之间,各市碘盐覆盖率均在 95% 以上,碘盐覆盖率维持在较高的水平。有 7 个市的合格碘盐食用率在 90% 以上,大同市、临汾市、太原市 3 个市的合格碘盐食用率在 85%~90% 之间,吕梁市的合格碘盐食用率低于 80%,为 79.74%。

从县级层面看,117 个碘缺乏病监测县的盐碘中位数在 12.90~28.34mg/kg 之间,最低的为临县,最高的为偏关县。

全省 117 个县的碘盐覆盖率在 76.32%~100% 之间。其中,有 47 个县的碘盐覆盖率达到了 100%,62 个县的碘盐覆盖率在 95%~99.99% 之间,5 个县的碘盐覆盖率在 90%~94.99% 之间,有 3 个县的碘盐覆盖率<90%,分别为天镇县(87.00%)、清徐县(85.67%)、侯马市(76.32%)。

全省 117 个县的合格碘盐食用率在 17.39%~100% 之间。其中,有 88 个县的合格碘盐食用率>90%,15 个县的合格碘盐食用率在 80%~90% 之间,14 个县的合格碘盐食用率在 80% 以下,由高到低依次为天镇县、尧都区、安泽县、云冈区、榆社县、平定县、昔阳县、云州区、襄垣县、清徐县、文水县、稷山县、侯马市、临县。

1.2.3 儿童、孕妇盐碘情况

全省共检测儿童盐样 23 702 份,盐碘均数为 22.66mg/kg,盐碘中位数为 22.80mg/kg。其中,共检出碘盐 23 310 份,碘盐覆盖率为 98.16%,合格碘盐食用率为 89.25%,有 30 个县合格碘盐食用率 ≤90%。

全省共检测孕妇盐样 11 807 份,盐碘均数为 22.78mg/kg,盐碘中位数为 22.80mg/kg。其中,共检出碘盐 11 649 份,碘盐覆盖率为 98.66%,合格碘盐食用率为 91.98%,有 26 个县合格碘盐食用率 ≤90%。

1.3 8~10 岁儿童尿碘结果

1.3.1 全省情况

全省共检测儿童尿样 23 703 份,尿碘中位数为 218.83μg/L,略高于适宜量。其中,尿碘值<20μg/L 的占 0.42%,20~49.99μg/L 的占 2.00%,50~99.99μg/L 的占 7.99%,100~199.99μg/L 的占 37.05%,200~299.99μg/L 的占 32.53%,300~499.99μg/L 的占 16.42%,500~799.99μg/L 的占 3.14%,800~999.99μg/L 的占

0.25%，≥1 000μg/L 的占 0.19%。

1.3.2　市级、县级情况

从市级层面看，11 个市儿童尿碘中位数在 177.68~256.41μg/L 之间，最低的为朔州市，最高的为晋中市。吕梁市、朔州市、忻州市 3 个市的碘营养状态为适宜，其余 8 个市的碘营养状态均为高于适宜量。

从县级层面看，全省 117 个县的儿童尿碘中位数在 135.00~398.15μg/L 之间，最低的为古县，最高的为广灵县。其中，碘营养适宜的县有 45 个，超适宜的有 68 个，过量的有 4 个。

1.4　孕妇尿碘结果

1.4.1　全省情况

全省共检测孕妇尿样 11 807 份，尿碘中位数为 191.63μg/L，处于适宜区间。其中，尿碘值 <20μg/L 的占 0.81%，20~49.99μg/L 的占 3.06%，50~99.99μg/L 的占 9.68%，100~149.99μg/L 的占 17.56%，150~249.99μg/L 的占 42.14%，250~499.99μg/L 的占 23.53%，500~799.99μg/L 的占 2.83%，800~999.99μg/L 的占 0.21%，≥1 000μg/L 的占 0.18%。

1.4.2　市级、县级情况

从市级层面看，11 个市孕妇尿碘中位数在 178.20~208.61μg/L 之间，均处于适宜区间，最低的为太原市，最高的为运城市。

从县级层面看，117 个碘缺乏病监测县的孕妇尿碘中位数在 117.65~301.15μg/L 之间，最低的为山阴县，最高的为临猗县。其中，碘营养处于不足区间的县有 12 个，适宜的县有 100 个，超适宜区间的县有 5 个，碘过量的县为 0 个。

1.4.3　孕周

按照孕周不同，将孕妇分为孕早期（0~12 周）、孕中期（13~27 周）、孕晚期（28~42 周）三组，尿碘中位数分别为 195.30μg/L、191.60μg/L、187.03μg/L，经检验，差异无统计学意义（P>0.05）。

1.5　8-10 岁儿童甲状腺容积检查结果

1.5.1　全省情况

全省共检查 6~13 岁儿童甲状腺 8 058 人，患甲状腺肿的有 158 人，甲肿率为 2.34%。

1.5.2　市级、县级情况

从市级层面看，11 个市儿童甲肿率在 0.80%~3.76% 之间，最低的为大同市，最高的为太原市。11 个市的儿童甲肿率均<5%。

从县级层面看，40 个县的儿童甲肿率在 0~4.50% 之间，儿童甲肿率均<5%。

1.6　县级检测结果省级复核情况

为进一步了解各县监测、检测工作的执行情况，对碘缺乏病监测上报数据的可信度进行评估，省地方病防治研究所对 11 个市的 22 个县（市、区）的碘缺乏病监测留存儿童尿样进行实验室复核，其中 14 个县有留存尿样。本次共复检尿样 212 份，若将县和省级检测结果相对误差在 20% 以内的数据定义为符合监测一致的情况，在全部 14 个县（市、区）中复核一致率≥80% 的有 4 个县，低于 80% 的有 10 个县。

2　结果分析

根据《全国碘缺乏病监测方案》（2016 版）及《山西省碘缺乏病监测方案》，2019 年在山西省 11 个市 117 个县（市、区）开展了碘缺乏病监测，对其中 40 个县（市、区）进行了儿童甲状腺容积检查。2018 年 11 月，撤销长治市城区和郊区，合并设立为潞州区，由于行政区划正在调整中，2019 年对城区、郊区均进行了监测，数据合并上报到潞州区，潞州区共监测了 400 名儿童和 200 名孕妇。

2.1　居民户食用盐

山西省的合格碘盐标准盐碘含量为 18~33mg/kg。监测结果显示，全省盐碘中位数为 22.80mg/kg；碘盐覆盖率为 98.32%，达到了近五年来的最高点，维持在较高的水平；合格碘盐食用率为 90.15%，较 2018 年（90.82%）略有下降。

全省不合格碘盐中，在 5~18mg/kg 占所有不合格碘盐的 86.27%，>33mg/kg 的占到了 13.73%。说明山西省不合格碘盐主要是加碘量不足，有私盐、假盐或是不符合山西省合格碘盐标准的盐在省内流通、销售。

从市级层面看，全省 11 个市盐碘中位数在 21.80~23.85mg/kg 之间，各市碘盐覆盖率均在 95% 以上，碘盐覆盖率维持在较高的水平。有 7 个市的合格碘盐食用率在 90% 以上，大同市、临汾市、太原市 3 个市的合格碘盐食用率在 85%~90% 之间，吕梁市的合格碘盐食用率低于 80%，为 79.74%。

从县级层面看，全省 117 个县的盐碘中位数在 12.90~28.34mg/kg 之间。继 2017 年首次出现盐碘中位数以县为单位不在 18~33mg/kg 范围内（山阴县，17.60mg/kg）后，再次出现盐碘中位数低于 18mg/kg 的情况，为吕梁市临县（12.90mg/kg）。经分析，吕梁市临县监测的 299 份食盐中，不合格碘盐占到了 80.60%（241/299），其中 97.51% 的不合格碘盐在 5~17.99mg/kg 之间。经吕梁市级抽样复核及检验科调查，发现主要问题出在实验室，实验室自配试剂硫代硫酸钠过期，导致检测结果不准确，盐碘含量低。

全省 117 个县的碘盐覆盖率在 76.32%~100.00% 之间，有 109 个县的碘盐覆盖率≥95%，5 个县的碘盐覆盖率在 90%~94.99% 之间，3 个县的碘盐覆盖率<90%；合格碘盐食用率在 17.39%~100% 之间，有 88 个县的合格碘盐食用率>90%，15 个县的合格碘盐食用率在 80%~90% 之间，14 个县的合格碘盐食用率在 80% 以下，距离碘缺乏病消除标准 90% 还有一定差距。

分析原因，少部分群众因目前甲状腺疾病高发，认为是食用碘盐所致，故自购食用未加碘食盐；三是边远山区经济条件较差，碘缺乏病防治意识淡薄，仍然购买不合格碘盐食用。

2.2 碘营养状况

山西省儿童尿碘中位数为 218.83μg/L，略高于适宜量，为近五年来最高。而 UNICEF 最新发表的《食盐加碘计划监测及人群碘营养状况评价指南》指出，儿童适宜尿碘中位数范围可以从 100~199μg/L 扩大至 100~299μg/L，从这项指标看，山西省的儿童碘营养状况为适宜。11 个市的儿童尿碘中位数在 177.68~256.41μg/L 之间，117 个县的儿童尿碘中位数在 135.00~398.15μg/L 之间，其中碘营养适宜的县有 45 个，超适宜的有 68 个，过量的有 4 个。符合 GB 1006—2008《碘缺乏病消除标准》中规定的"儿童尿碘中位数≥100μg/L"指标，说明从儿童尿碘的指标来看，山西省碘缺乏病处于持续消除状态。

山西省孕妇尿碘中位数为 191.63μg/L，处于适宜区间，为近五年来最高。11 个市孕妇尿碘中位数在 178.20~208.61μg/L 之间，均处于适宜区间，117 个县的孕妇尿碘中位数在 117.65~301.15μg/L 之间，其中碘营养处于不足区间的县有 12 个，适宜的有 100 个，超适宜区间的有 5 个，碘过量的为 0 个。符合《碘缺乏病消除标准》中规定的"孕妇尿碘中位数≥150μg/L，或孕妇尿碘中位数≥100μg/L 且孕妇补碘率>90%"指标，说明从孕妇尿碘的指标来看，山西省碘缺乏病处于持续消除状态。

本次调查显示，孕妇的碘营养水平处于适宜区间，但是仍有 10.26% 的县孕妇尿碘中位数处于不足区间，而以 8~10 岁儿童为代表的一般人群的碘营养状况为略高于适宜量，说明普通人群碘营养充足时，特需人群仍可能碘摄入不足，在缺碘地区对孕妇等重点人群应采取与一般人群不同的补碘措施。应在考虑自然环境、饮食结构动态变化对碘营养影响的基础上，对不同人群精准补碘。

2.3 病情监测

本次调查全省儿童甲肿率为 2.34%，较 2018 年有所升高，但仍持续<5%。11 个市的儿童甲肿率在 0.80%~3.76% 之间，40 个监测县的儿童甲肿率在 0.00%~4.50% 之间，省级、市级、县级层面儿童甲肿率均<5%。符合《碘缺乏病消除标准》中规定的"儿童甲肿率<5%"的基本指标。从病情指标讲，山西省的碘缺乏病仍处于持续消除状态。

3 下一步主要工作

食盐加碘作为持续消除碘缺乏病、改善人群碘营养水平的重要手段，将是我国长期坚持的一项国策。目前，盐业体制改革后，允许生产企业进入流通和销售领域，放开食盐出厂、批发和零售价格，使碘盐的质量、供应及市场监管已出现了一些令人忧虑的问题，不合格碘盐冲击市场，私盐、假盐重新露头，对碘缺乏病防治工作提出了严峻挑战。相关部门要根据当前面临的形势和出现的问题，尽快制定应对措施。各部门共同探索新的有效协作模式，在碘盐生产、流通、销售等各个环节加大工作力度，将不合格碘盐蔓延的态势遏制住。

结合地方病防治专项三年攻坚行动，山西省碘缺乏病防治下一步的主要工作是：加强 8~10 岁儿童及孕妇碘营养监测，在持续消除碘缺乏病的前提下，科学补碘，追求不同人群的碘营养适宜状态；加强病情监测，及时了解和掌握病情动态；及时将碘缺乏病监测结果反馈卫生健康委及相关部门，加强盐业市场监管，最大限度地减少不加碘食盐及不合格碘盐的冲击；大力开展健康教育与健康促进活动，提高群众对食用不合格碘盐对身体危害的认识；完成好克汀病患者、Ⅱ度及以上甲状腺肿患者的个案管理和随访工作，为山西省持续消除碘缺乏病目标而努力，确保完成地方病防治目标，打赢地方病防治三年攻坚战。

（撰稿人：张向东　郭百锁）

2019年内蒙古自治区碘缺乏病监测报告

内蒙古自治区曾是碘缺乏病危害较为严重的地区,全区12个盟市103个旗县(市、区)均存在着不同程度的碘缺乏病流行,通过实施食盐加碘为主的综合防治措施,人群碘营养状况总体得到改善。为认真贯彻《内蒙古自治区地方病防治专项三年攻坚行动方案(2018—2020年)》各项措施有效落实,不断完善防控措施,实现持续消除碘缺乏病,根据《全国碘缺乏病监测方案》(2016版)、《内蒙古自治区卫生计生委关于印发全区碘缺乏病监测方案(2016版)的通知》和《内蒙古自治区碘缺乏病及水源性高碘危害防治专项三年攻坚行动实施方案》要求,组织开展了2019年全区碘缺乏病监测,现总结如下。

1 结果与分析

本次监测对全区12盟市103个旗县(市、区)7 758名8~10岁儿童进行了甲状腺容积检测,对103个旗县(市、区)20 744名儿童和10 061名孕妇进行了尿碘含量检测,对20 744名儿童和10 061名孕妇家中共30 805份食用盐进行了碘含量检测。

2019年全区碘缺乏病监测,8~10岁学龄儿童B超法检查甲肿率为1.21%;儿童尿碘中位数为202.02μg/L,孕妇尿碘中位数为172.28μg/L;碘盐覆盖率为98.28%,合格碘盐食用率为93.59%,碘盐均数为23.71mg/kg,碘盐中位数为23.3mg/kg。

1.1 8~10岁儿童甲肿率

全区B超法检查8~10岁学龄儿童7 758名,甲肿率为1.21%。12个盟市39个旗县(市、区)开展本年度儿童甲肿率检测任务,各旗县(市、区)甲肿率均<5%。

1.2 8~10岁儿童尿碘结果

共检测20 744名8~10岁儿童随意一次尿碘含量,尿碘中位数为202.02μg/L,其中7个盟市儿童尿碘中位数在100~200μg/L之间,5个盟市在200~300μg/L之间。从频数分布看,尿碘含量<20μg/L、20~49μg/L、50~99μg/L、100~199μg/L、200~299μg/L、≥300μg/L的儿童所占比例分别为0.56%、2.29%、8.91%、39.86%、29.63%和18.74%。儿童尿碘<50μg/L的比例为2.85%,不足20%。旗县(市、区)8~10岁学龄儿童尿碘含量中位数在100~199μg/L之间的旗县有47个,200~299μg/L之间的旗县有53个,≥300μg/L的旗县有3个:通辽市奈曼旗(317.30μg/L)、通辽市扎鲁特旗(342.95μg/L)包头市石拐区(342.95μg/L)。

1.3 孕妇尿碘结果

共检测10 061名孕妇随意一次尿碘含量,尿碘中位数为172.28μg/L。12个盟市尿碘中位数均在150~250μg/L之间。从频数分布看,尿碘含量<20μg/L、20~49μg/L、50~99μg/L、100~149μg/L、150~249μg/L、250~499μg/L、≥500μg/L的孕妇所占比例分别为0.60%、4.17%、12.98%、20.91%、40.81%、18.37%、2.16%。旗县(市、区)孕妇尿碘含量中位数100~149μg/L之间的旗县有19个,150~249μg/L之间的旗县有80个,250~499μg/L之间的旗县有4个。

1.4 碘盐结果

2019年,全区共检测了12个盟市103个旗县(市、区)的30 805份盐样,其中20 744份儿童家中食用盐盐样,10 061份孕妇家中食用盐盐样。其中,碘盐30 315份,合格碘盐29 127份,不合格碘盐1 188份,未加碘食盐490份。

1.4.1 碘盐覆盖情况和合格碘盐食用情况。全区碘盐覆盖率为98.28%。全区12个盟市碘盐覆盖率均>95%。103个旗县(市、区)中,碘盐覆盖率≥95%的旗县有93个,占总数的90.29%;碘盐覆盖率<95%的旗县有10个,分布于呼伦贝尔市(3个)、巴彦淖尔市(3个)、锡林郭勒盟(2个)、兴安盟(1个)、通辽市(1个)。全区合格碘盐食用率为93.59%。全区12个盟市合格碘盐食用率均>90%。103个旗县(市、区)中,合格碘盐食用率≥90%的旗县有85个,占总数的82.52%;合格碘盐食用率<90%的旗县有

18 个,分布于赤峰市(5 个)、通辽市(4 个)、兴安盟(3 个)、巴彦淖尔市(3 个)、呼伦贝尔市(2 个)、鄂尔多斯(1 个)。

1.4.2　未加碘食盐情况。全区共检测出未加碘食盐 490 份,除包头市外,其余 11 个盟市均有分布,占盐样总数 1.59%。主要分布在呼伦贝尔市、巴彦淖尔市、兴安盟和锡林郭勒盟。

1.4.3　不合格碘盐分布。全区共检测出 1 188 份不合格碘盐,12 个盟市均有分布,占盐样总数 3.86%。主要分布在赤峰市、通辽市、呼伦贝尔市、兴安盟和呼和浩特市。不合格食盐所占比例>5% 的盟市为赤峰市(7.57%)、通辽市(6.55%)、兴安盟(6.39%)。

1.5　孕妇服用碘剂情况

2019 年,全区 12 个盟市共对 10 061 名孕妇服用碘制剂情况进行了调查,其中 68 名孕妇服用过含碘制剂,占总数的 0.68%。

1.6　孕妇甲状腺异常报告情况

2019 年,全区 12 个盟市共调查 10 061 名孕妇甲状腺病史,其中 141 名孕妇甲状腺异常,占总数 1.40%,甲状腺异常主要为甲状腺功能减退、甲状腺结节等。

2　讨论

内蒙古自治区于 1995 年实施食盐加碘为主的综合防治措施以来,全区 12 个盟市连续多年碘盐覆盖率和合格碘盐食用率均保持在较高水平,居民碘营养状况得到明显改善,碘缺乏病防治工作成效显著。

2019 年全区监测结果总体来看,碘盐覆盖率在 95% 以上,合格碘盐食用率在 90% 以上;8~10 岁儿童尿碘低于 100μg/L 以下的比例<50%,且低于 50μg/L 以下的比例<20%;B 超法检查 8~10 岁儿童甲肿率<5%,三项主要指标达到国家碘缺乏病消除标准。全区总体上处于持续消除碘缺乏病状态。按照《重点地方病控制和消除评价办法(2019 版)》"碘缺乏病消除评价内容及判断标准"进行评价,2019 年内蒙古 103 个旗县(市、区)均达到碘缺乏病消除标准,处于持续消除状态。有 18 个旗县(市、区)技术指标中合格碘盐覆盖未达到 90%,此项指标仅为辅助指标之一,不影响旗县达标情况。8~10 岁儿童甲肿率整体上仍处于较低水平,自治区甲肿率多年来保持在碘缺乏病消除标准内,无地方性克汀病新发病例。

总体上,儿童和孕妇的尿碘中位数均处于 WHO/UNICEF/ICCIDD)推荐的碘营养水平适宜范围。儿童和孕妇的尿碘频数分布与 2018 年监测较一致。儿童尿碘中位数在 100~300μg/L 占 69.49%,孕妇尿碘中位数在 150~500μg/L 占 59.18%,比例均较 2018 年有所增高;儿童尿碘中位数>300μg/L 的旗县有三个,占总数的 18.74%,比例较 2018 年降低,与水源性高碘地区划出另行监测有关。孕妇采样数量较上年度减少,主要由于相当一部分孕妇异地产检,医院配合难度大,导致完成项目规定孕妇采样数量难度大。另外,部分孕妇大量饮水(同时做超声检查,月份小需憋尿)仍然是造成有些地区孕妇尿碘中位数偏低的一个重要原因。

碘盐监测结果显示,碘盐中位数绝大多数在 20~30mg/kg 之间,碘盐覆盖率与合格碘盐食用率均较 2018 年略提高,未加碘食盐和不合格碘盐数量均较 2018 年降低,且东部盟市分布较多。分析其原因:一方面,未加碘食盐容易购买;另一方面,近年来,由于群众健康意识的增强,甲状腺方面的检查项目为越来越多的体检者采纳,同时随着检测技术的提高,甲状腺疾病的发现率增加,选择食用未加碘食盐的居民增加,造成未加碘食盐率上升。不合格碘盐数量急剧上升,主要有以下原因:部分居民自身、家人患有甲状腺疾病,或者受不科学"舆论"的错误引导,担心碘补多了,碘盐和未加碘食盐混和一起食用;部分不符合内蒙古食用盐碘含量标准范围的加碘盐跨省销入内蒙古;加碘盐浓度虽在合格碘盐浓度标准范围,但是接近下限,部分居民家中食用盐购买时间过长,储存不当,造成碘盐浓度进一步降低,低于合格碘盐浓度范围;个别旗县仍然存在实验室检测能力方面的问题。

3　问题与建议

3.1　加强对盐业生产部门和市场的监管,严把产品质量关,杜绝不合格碘盐上市,确保合格碘盐的供应。应保证碘盐加碘量为 25mg/kg±30%。

3.2　应关注孕妇的碘营养状况,加强同妇幼部门合作,加大健康教育力度。加强孕期课堂碘缺乏病防治知识的宣传,避免胎儿期碘缺乏危害;对碘营养不足孕妇,建议食用富含碘的食物或营养补充制剂,及时纠正碘营养不足状况。

3.3　碘缺乏病健康教育工作仍需常抓不懈,多部门联合,社会广泛参与。尤其要加强对重点人群防治知识的普及,加强对合格碘盐覆盖率较低旗县

(市、区)居民的碘缺乏病防治知识宣传。

3.4　技术指标不达标的地区应查找原因,及时更新仪器设备,提高检测水平。结合外环境碘水平,密切关注人群碘营养。

4　结论

2019 年监测结果表明,自治区以食盐加碘为主的碘缺乏病综合防治措施成效显著,处于持续消除碘缺乏病状态。当前食用盐碘含量能够满足 8~10 岁儿童和孕妇的基本碘营养需求。应继续坚持食盐加碘防治碘缺乏病策略,加强重点人群碘营养监测,加大碘缺乏病健康教育力度,遵循"因地制宜、分类指导和差异化干预、科学与精准补碘"的原则,努力巩固持续消除碘缺乏病的防治成果,保障全区人民健康。

(撰稿人:郭宏宇　左媛媛)

2019 年辽宁省碘缺乏病监测报告

辽宁省是碘缺乏病流行比较广泛的地区之一。多年来,通过实施食盐加碘为主的综合防治措施,人群碘营养状况总体得到改善,碘缺乏病防治取得显著成效。为有效落实《辽宁省地方病防治专项攻坚行动实施方案(2019—2020年)》关于实施监测评价全覆盖行动的要求,掌握辽宁省重点人群碘营养状况和碘盐覆盖情况,省疾病预防控制中心于 2019 年 3 月至 9 月组织完成了碘缺乏病监测工作,现将监测工作报告如下。

1 监测范围

辽宁省所辖的 100 个县(市、区)。

2 监测结果

2019 年,辽宁省 100 个县(市、区)合计调查 8~10 岁儿童 20 211 人,孕妇 10 019 人,成人 601 人,新生儿 26 710 人。

2.1 居民合格碘盐食用情况

2.1.1 儿童碘盐食用情况。辽宁省 14 个市、100 个县(市、区)采集 8~10 岁儿童家庭食盐样品 20 211 份。检出未加碘食盐 233 份,不合格碘盐 621 份,合格碘盐 19 357 份;8~10 岁儿童碘盐覆盖率 98.8%,合格碘盐覆盖率 95.8%,食用盐含碘量均值在 23.8mg/kg±4.3mg/kg,变异系数在 17.6%。97 个县(市、区)儿童合格碘盐覆盖率高于 90%,3 个县(市、区)儿童合格碘盐覆盖率低于 90%。

2.1.2 孕妇碘盐食用情况。本年度采集孕妇家庭食用盐样品 10 019 份。检出未加碘食盐 93 份,不合格碘盐 291 份,合格碘盐 9 635 份,孕妇碘盐覆盖率 99.1%,合格碘盐覆盖率 96.2%,食用盐含碘量均值在 24.3mg/kg±4.1mg/kg,变异系数 16.9%。92 个县(市、区)孕妇合格碘盐覆盖率在 90% 以上,8 个县(市、区)孕妇合格碘盐覆盖率低于 90%。

综合监测儿童和孕妇家庭食盐情况,辽宁省合计监测居民户食用盐 30 230 份。其中儿童家庭食盐样品 20 211 份,孕妇家庭食用盐样品 10 019 份。检出未加碘食盐 326 份,不合格碘盐 912 份,合格碘盐 28 992 份,居民碘盐覆盖率为 98.9%,居民合格碘盐覆盖率 95.9%。

2.2 尿碘水平

2.2.1 儿童尿碘水平。全省 100 个县(市、区)共采集 8~10 岁儿童尿样 20 211 人份,儿童尿碘中位数 165.9μg/L,儿童碘营养总体水平适宜。以县(市、区)为单位统计,86.0% 的县(市、区)处于碘适宜水平,14.0% 的县(市、区)处于超适宜水平,没有碘缺乏和碘过量的县(市、区)。碘营养超适宜的县(市、区)分布在大连、抚顺、锦州、营口、阜新、盘锦和朝阳地区。

2.2.2 孕妇尿碘水平。全省 100 个县(市、区)共监测孕妇 10 019 人,孕妇尿碘中位数 148.6μg/L,孕妇总体水平为碘缺乏。100 个监测县(市、区)中,没有碘过量和超适宜的县(市、区);43 个县(市、区)孕妇处于碘适宜水平;57 个县(市、区)孕妇处于碘缺乏水平。

2.3 儿童甲状腺肿情况

14 个市对 100 个县(市、区)的 20 211 名 8~10 岁儿童进行了甲状腺超声检查。甲状腺容积正常儿童 19 901 人,甲状腺容积>同年龄正常值上限的儿童 310 人,甲肿率为 1.5%,人口标化甲肿率为 1.6%。全省未发现儿童甲肿率高于 5.0% 的县(市、区)。

2.4 试点地区成人碘营养状况调查

3 个市 6 个行政村共调查成人 601 名,采集成人家庭食用盐样品 601 份,检出未加碘食盐 15 份,不合格碘盐 39 份,合格碘盐 547 份,成人碘盐覆盖率 97.5%,合格碘盐覆盖率 91.0%,食用盐含碘量均值在 22.4mg/kg±5.1mg/kg,变异系数在 22.8%。同时,收集成人尿样 601 份,尿碘中位数 182.0μg/L,成人碘营养总体水平适宜。由于大连、盘锦、沈阳市抽样点水碘呈阶梯式递增,成人尿碘水平也呈逐步升高的趋势。

2.5　新生儿促甲状腺素（thyroid-stimulating hormone，TSH）筛查

2019 年 1~9 月，沈阳、大连、丹东、盘锦、朝阳市在攻坚任务繁重情况下，协调当地妇幼机构收集 26 710 名新生儿全血促甲状腺激素筛查数据，发现 TSH 异常升高新生儿 137 人，召回新生儿复检发现 11 名新生儿 TSH 值持续异常升高，其余新生儿 TSH 值恢复正常，为"一过性"高 TSH 血症。新生儿 TSH 异常率为 4.12/万。新生儿高 TSH 血症检出率与新生儿 TSH 筛查异常水平基本一致。

2.6　高危地区县（市、区）地方性克汀病搜索

100 个监测县（市、区）中，儿童和孕妇尿碘中位数均高于 100μg/L。2019 年，辽宁省没有需要启动高危地区地方性克汀病搜索的县（市、区）。

3　主要结论

3.1　辽宁省儿童碘营养水平总体适宜，但孕妇碘营养总体水平偏低。100 个县（市、区）碘缺乏病监测结果显示，辽宁省孕妇和 8~10 岁儿童人群的合格碘盐覆盖率为 96.8%。8~10 岁儿童尿碘中位数为 165.9μg/L，儿童碘营养总体水平适宜。没有碘缺乏和碘过量的县（市、区），超适宜县（市、区）占监测县（市、区）的 14%。超适宜县（市、区）分布在大连、抚顺、锦州、营口、阜新、盘锦和朝阳地区。孕妇尿碘中位数为 148.6μg/L，尿碘低于 50μg/L 孕妇比例为 3.9%，孕妇碘营养总体水平偏低。43% 的县（市、区）孕妇在碘适宜水平，57% 的县（市、区）孕妇碘缺乏，没有碘过量和高于适宜的县（市、区）。

3.2　持续消除碘缺乏病效果有所提升。结合重点人群合格碘盐覆盖率、尿碘水平、儿童甲肿率，应用《重点地方病控制和消除评价办法（2019 版）》评价监测结果。2019 年，辽宁省各县（市、区）儿童甲肿率均低于 5%，站前区、西市区和盖州市的儿童合格碘盐覆盖率低于 90%，但其儿童和孕妇尿碘中位数均高于 100μg/L，且孕妇补碘率高于 90%。因此，辽宁省持续保持消除碘缺乏病的县（市、区）数量较 2018 年显著提升，但全省仍应加大碘缺乏病防治工作投入，加强健康教育和健康促进工作，保持全省可持续消除状态。

4　取得的成绩和存在的不足

4.1　在各级卫生健康委的领导下，辽宁省三级疾病预防控制机构投入大量人力、物力，全面完成了碘缺乏病监测工作，客观地评价了各地碘缺乏病防治措施落实情况、重点人群碘营养状况、碘缺乏病控制效果和防治成效，为进一步开展防治工作提供了科学依据。沈阳、大连、盘锦、朝阳在碘缺乏病监测的组织实施、实验室质控考核、样品检测质量和数据审核工作中表现突出，尤为出色地完成了本地区碘缺乏病监测工作。

4.2　食用加碘盐情况下，儿童碘营养总体保持在适宜水平，辽宁省应继续落实食盐加碘为主的综合防治措施，重点推进"因地制宜，分类指导、科学补碘"的防控策略。

4.3　碘缺乏病防治工作取得显著成效，但新时期碘缺乏病防治工作也存在问题。辽宁省连续 5 年的监测结果均发现孕妇碘营养水平偏低，亟须各地盐业部门做好孕妇碘盐（加碘量 30mg/kg）的生产供应，妇幼保健机构加强对孕妇碘营养和甲状腺功能监测，对缺碘孕妇予以补碘干预或指导，使孕妇都保持适宜的碘营养水平，共同推进科学补碘、精准防治。

5　工作建议

5.1　明确责任，履行职责。各级政府要深刻认知食盐加碘对碘缺乏病防治工作的重要性，相关部门加强碘盐生产供应管理，保障孕妇专用碘盐和普通碘盐的生产供应，保障各地不同人群特别是孕妇都能吃上合格碘盐，确保重点人群合格碘盐覆盖率符合《辽宁省盐业体制改革实施方案》的要求。

5.2　增加投入，开展地方病能力建设，保障监测工作。辽宁省县级疾控机构在实施碘缺乏病监测中，存在尿碘样品检测和儿童甲状腺超声检查等工作的执行能力不足问题。加强碘缺乏病防治工作投入，提升基层监测评价工作执行能力，才能保证碘缺乏病监测工作顺利开展。同时，做好监测数据共享，及时发现防治工作和防治措施落实方面出现的问题，才能可持续巩固碘缺乏病防治成果，科学指导碘缺乏病防控工作。

5.3　加强健康教育，提高公众防病意识。充分运用各种新闻媒介，加大宣传力度，广泛开展碘缺乏病健康教育和健康促进活动，提高群众自我保健意识，使重点人群选择适宜浓度碘盐，推进"因地制宜，分类指导、科学补碘"的碘缺乏病防控策略。

5.4　加强基层地方病防治技术人员培训。基层地方病防治人员岗位更替频繁，定期开展培训，使基层地方病防治专业人员的培训持续化、常态化。加大县级地方病防治机构能力建设，使其有能力去开展地方病监测的相关工作，为消除碘缺乏病提供技术支持。

（撰稿人：王健辉　冯晓伟）

2019 年吉林省碘缺乏病监测报告

为了进一步了解吉林省人群碘营养水平,积极推进"因地制宜、分类指导和差异化干预、科学与精准补碘"的碘缺乏病防治原则,确保吉林省持续保持消除碘缺乏病目标,根据《全国碘缺乏病监测方案》(2016 版)和国家《地方病防治专项三年攻坚行动方案(2018—2020 年)》要求,吉林省于 2019 年完成了全省碘缺乏病监测工作。

1 结果

1.1 儿童尿碘

全省共采集儿童尿样 12 003 份,尿碘中位数为 185.85μg/L,尿碘<100μg/L 有 1 933 份,占 16.10%,<50μg/L 为 470 份,占 3.92%。县级尿碘中位数均超过 100μg/L,尿碘中位数在 100~200μg/L 之间的县 47 个,占 78.33%,≥200μg/L 之间的县 13 个,占 21.67%。各县儿童尿碘<100μg/L 的比例均<50%,<50μg/L 的比例均<20%。

1.2 孕妇尿碘

共采集孕妇尿样 6 007 份,尿碘中位数为 163.59μg/L,<150μg/L 有 2 490 份,占 41.45%。县级尿碘中位数范围为 130.46~180.08μg/L,尿碘中位数<100μg/L 的有 2 个县,100~150μg/L 的有 23 个县,≥250μg/L 的县为 4 个。

1.3 儿童盐碘

12 003 份儿童家庭盐样中,盐碘中位数为 22.9mg/kg。合格碘盐为 11 553 份,合格碘盐食用率 95.98%,未加碘食盐 32 份,不合格碘盐 418 份,县级合格碘盐食用率≤90% 的县有 4 个。

1.4 孕妇盐碘

孕妇家庭盐样 6 007 份中,盐碘中位数为 22.8mg/kg,合格碘盐 5 791 份,合格碘盐食用率 96.09%,未加碘食盐 13 份,全省 60 个县孕妇家庭合格碘盐食用率>90% 的有 53 个,占 88.33%。

1.5 儿童甲状腺容积

共在 40 个县开展儿童 B 超检测,共对 8 003 例 8~10 岁儿童进行甲状腺 B 超检测,检出患甲状腺肿的有 50 例,甲肿率为 0.62%。40 个县儿童甲肿率均<5%。

2 讨论

吉林省地处环境碘缺乏地区,曾广泛流行碘缺乏疾病。研究表明,食盐加碘是持续防治碘缺乏疾病,维持人群碘营养水平的根本措施。8~10 岁儿童及孕妇为碘缺乏病重点关注人群,合格碘盐食用率,尿碘与盐碘水平是碘缺乏病消除标准中的重要指标。2019 年吉林省碘盐覆盖率及儿童和孕妇合格碘盐食用率均在 90% 以上,省级水平达到了碘缺乏病消除标准。结合各县今年监测结果,从碘缺乏病消除标准中技术指标看,全省 60 个县均达到消除碘缺乏病标准。

从全省和各县尿碘监测结果看,代表吉林省普通人群的儿童尿碘水平处于适宜水平,全省 60 个县人群碘营养充足,无碘营养不足的地区,但有部分县人群碘营养高于适宜水平,无碘营养过剩的地区。作为碘缺乏病防治重点人群的孕妇,从全省孕妇尿碘监测结果看,尽管省级层面达到国际组织推荐标准,但吉林省近一半的县孕妇碘营养水平达不到国际组织推荐标准,存在胎儿碘营养不足可能,增加了胎儿脑发育受缺碘危害的风险。今后各县应该结合监测结果有针对性地对孕妇在孕期强化补碘,经常在孕期食用些海带、紫菜类富碘食品,避免孕妇在孕期单纯靠食用碘盐来同时满足母体和胎儿所需要的碘营养存在不足可能。

从全省和各县碘盐监测结果看,吉林省碘盐质量较好,从食盐加碘量和合格碘盐供应方面能够满足碘缺乏病防治需求。吉林省盐业部门按国家要求在部分超市和药店供应未加碘食盐,有特殊需要的居民购买未加碘食盐已不受过多限制,如果对患有各种甲状腺疾病的人群不能够进行正确宣传引导可能会对吉林省碘缺乏病防治成果产生影响,尤其是满足孕妇和哺乳妇女充足的碘营养方面更要加强宣传引导。

　　吉林省持续食盐加碘防治碘缺乏病数十年,儿童碘营养水平较适宜,40 个县儿童甲肿率均<5%。今后应通过学校健康教育课让学生知晓食用碘盐防治碘缺乏病的重要,如果出现甲状腺肿的情况应该去医院进一步检查甲状腺疾病,并宣传给家庭成员,对持续消除碘缺乏病,逐步实现科学、精准补碘。

(撰稿人:赵景深　李维)

2019 年黑龙江省碘缺乏病监测报告

1 组织实施

根据中国疾控中心地病中心方案要求,黑龙江省疾控中心地病虫媒所召开了项目启动会和岗位培训班,会议总结了 2018 年全省碘缺乏病各项工作情况,部署了 2019 年质控考核、碘缺乏病监测工作的具体要求。

2 碘缺乏病监测

全省 132 个县(市、区)全部按中国疾控中心地病中心方案要求完成了监测任务。按照方案的要求本年度黑龙江省辖区的全部县区完成了尿碘的监测。2019 年度碘缺乏病监测共监测盐样 35 664 份,盐碘中位数为 24.74mg/kg,检出未加碘食盐 359 份,不合格碘盐 1 211 份。盐碘覆盖率 99.04%,合格碘盐食用率 95.79%。检测 8~10 岁儿童尿碘分数 25 208 份,8~10 岁儿童尿碘中位数为 178.87μg/L,其中<20μg/L 的份数为 98 份,占总数监测分数的 0.003 9%;<50μg/L 的份数为 463 份,占总数监测分数的 0.022%。监测孕妇尿碘份数 10 320 份,中位数为 188.99μg/L。其中<20μg/L 的份数为 40 份,占总数监测分数的 0.003 9%;<50μg/L 的份数为 244 份,占总数监测分数的 0.024%。今年进行 8~10 儿童甲状腺 B 超监测的县区为 98 个,甲肿率未见超标县区,全省 8~10 岁儿童甲肿率为 1.17%。

3 监测管理

3.1 人员培训

组织邀请中疾控专家对全省 13 个地市及县级疾控的检验人员进行与碘盐监测有关的技术培训或工作会议,确保了监测方法的统一和技术的规范。

3.2 实验室外质控

为持续保持省级和地市级碘缺乏病实验室盐碘、尿碘和水碘检测整体水平和加速提高县级实验室尿碘检测水平,及时掌握各实验室间检测水平存在的差异,黑龙江省积极组织参加 2019 年中国疾病预防控制中心营养与健康所国家碘缺乏病参照实验室的实验室外质控盲样考核。黑龙江省省级实验室及全省 13 个地市级的盐碘、尿碘、水碘实验室和 30 个县区的盐碘实验室及 64 个县区的尿碘实验室进行实验室外质控的盲样考核。将购买的标注物质与盲样一并下发至考核单位,并对所发现的问题及时进行指导。黑龙江省省级及地市级实验室盐碘、尿碘、水碘均通过国家碘缺乏病参照实验的外质控考核,县级盐碘实验室均通过实验室外质控考核,县级尿碘实验室考核通过率为 97%。

3.3 督导

黑龙江省疾控中心地病虫媒所对 13 个地市抽取县(区)进行了碘盐监测工作的现场督导。具体方法是:听取工作汇报、查阅档案资料、现场考察。

4 问题与建议

4.1 个别地区上报数据不及时,从而导致全省数据无法及时统计上报。请各市督促所辖区县严格按照规定时间上报数据,并对所上报的数据检查核实严格把关。

4.2 随着盐业体制的改革,盐业市场监管的难度增大,碘盐覆盖率及合格碘盐食用率的下降应该引起各部门的重视。

4.3 基层地病防治工作人员流动性大,工作交接不清晰。

4.4 县级尿碘实验室仪器设备、检测能力有待进一步加强。

4.5 建议今后各级业人员进一步提高监测信息管理水平,对各种原始资料及时分类、归档,对上报的资料进行数据导出、备份。

4.6 应继续加大宣传力度,明确食盐加碘预防碘缺乏病政策的正确导向。继续做好碘缺乏病的健康教育工作,使广大群众充分了解碘缺乏病的防控方法,做到科学补碘。完善政府领导、部门协作、群众参与的碘缺乏病预防控制的长效工作机制。

4.7 继续加强尿碘实验室的建设,以确保黑龙江省能更就加全面、及时地掌握人群碘营养的动态。

2019 年,各级疾控中心严格执行《全国碘缺乏病监测方案》(2016 版)的各项技术和质量控制措施,进一步加强了碘缺乏病监测工作的质量控制以及实验室检测数据的可靠性等各个环节,确保了碘盐监测结果的科学性和真实性。从监测结果看出,黑龙江省 8~10 岁儿童尿碘及孕妇尿碘中位数均达标,8~10 儿童甲肿率<5%,各项指标均达到了国家消除碘缺乏病标准。

(撰稿人:邢智锋 康敬)

2019年上海市碘缺乏病监测报告

为掌握新标准实施后本地孕妇和学龄儿童的碘营养状况,上海市于2019年开展了重点人群碘营养状况监测。

1 结果

1.1 尿碘水平

1.1.1 8~10岁学龄儿童。共完成尿碘含量测定3 208份,尿碘中位数为181.3μg/L,碘含量<100μg/L的比例为18.4%,其中<20μg/L和50μg/L的比例分别为1.0%和4.9%,碘含量≥200μg/L的比例为43.2%,碘含量≥300μg/L的比例为17.1%,其中>500μg/L的比例为2.6%。

1.1.2 孕妇。共完成孕妇尿碘含量测定2 401份,尿碘中位数为148.2μg/L(P25=86.5μg/L,P75=245.0μg/L),尿碘含量<150μg/L的比例为50.4%,其中<20μg/L和50μg/L的比例分别为2.3%和10.3%,尿碘含量>250μg/L的比例为24.6%,>500μg/L的比例为6.7%。

1.2 盐碘水平

共检测8~10岁儿童和孕妇家中食用盐样5 609份,其中碘盐3 924份,合格碘盐3 164份,碘盐覆盖率为70.0%,碘盐合格率为80.6%,合格碘盐食用率为56.4%,碘盐碘含量中位数为24.9mg/kg,四分位数范围为23.1~27.0mg/kg。

2 讨论

2.1 8~10岁儿童碘营养水平适宜

8~10岁儿童尿碘中位数为181.3μg/L,处在世界卫生组织/联合国儿童基金会/国际控制碘缺乏病理事会推荐的碘营养适宜范围内,表明本市8~10岁学龄儿童碘营养适宜。2002年、2005年、2011年、2016年、2017年和2018年本市8~10岁儿童尿碘中位数为173.3μg/L、198.1μg/L、181.7μg/L、191.0μg/L、195.0μg/L、166.0μg/L,均显示该人群碘营养处于适宜范围。

2.2 孕妇碘营养状况不足

孕妇尿碘中位数为148.2μg/L,处在世界卫生组织/联合国儿童基金会/国际控制碘缺乏病理事会推荐的碘营养不足的范围内,表明本市孕妇可能存在碘营养不足的风险。2011年、2016年、2017年和2018年本市孕妇尿碘中位数分别为139.8μg/L、142.0μg/L、151.0μg/L和129.0μg/L,其中2011年、2016年和2018年与本次调查结果一样均显示该人群碘营养存在不足的风险。因本市碘盐浓度调整选择的浓度是国家推荐的最高标准,故建议有必要加强该部分人群上海孕妇碘营养状况现状及碘缺乏对母体及子代危害的相关健康教育,引导孕妇在孕期适当的多食用一些含碘量高的食物。

2.3 居民户中食用盐碘含量

本次对8~10岁儿童和孕妇家中食用盐检测显示碘盐的碘含量中位数为24.9mg/kg,碘盐覆盖率为70.0%,合格碘盐食用率为56.4%,较2002年(94.7%和91.8%)、2005年(98.6%和98.4%)、2011年(92.3%和88.2%)、2016年(81.1%和69.1%)和2017年(83.4%和64%)均有所下降,与2018年(69.5%和55.3%)基本持平。表明碘盐覆盖率和合格碘盐食用率在2002—2017年持续下降后,18年和19年维持在一定水平。

本年度监测显示,8~10岁儿童碘营养水平处于适宜范围,孕妇尿碘中位数但仍略低于适宜范围,但较去年有大幅升高,而碘盐覆盖率和合格碘盐食用率较去年持平。这可能由于孕妇孕期服用补碘相关营养素补充剂有关,对孕期需补碘的宣传工作使孕妇补碘意识增强,表明营养指导与干预工作取得一定成效。

从2002年、2005年、2011年、2015—2019年八次调查结果来看,通过食盐加碘消除碘缺乏病危害工作取得了良好的成效。检测结果显示一方面要继续加强人群碘营养监测,加强健康教育宣传,特别是对孕妇的宣传教育和指导，避免碘缺乏对胎儿脑发育和儿童智力的损伤，另一方面也需要加强与盐务主管部门的沟通，调整食盐中碘含量，严格按照国家推荐食盐加碘量进行添加，使食盐中碘含量达到最优水平。

（撰稿人：臧嘉捷　汪正园）

2019 年江苏省碘缺乏病监测报告

依照《省政府血地防办公室关于开展江苏省"十三五"地方病防治规划中期评估工作的通知》和《重点地方病控制和消除评价办法（2019版）》，2019在全省13个设区市、94个缺碘县区和3个缺碘新区进行人群碘营养调查及评估，儿童B超甲状腺监测的市辖区名单由各省辖市于2018年上报省疾控中心，现将江苏省2019年碘营养工作总结如下：

1 主要监测结果

1.1 碘盐情况

2019年，全省完成调查盐样29 318份，盐碘均值为23.07mg/kg±5.13mg/kg，其中儿童19 595份，对应儿童合格碘盐食用率为93.93%；孕妇9 723份，对应孕妇合格碘盐食用率为94.65%；全省的合格碘盐食用率为94.17%，13个设区市除徐州外其余12个合格碘盐食用率均在90%以上，97个县（区、市）中，有10个合格碘盐食用率等于或低于90%。

1.2 8~10岁儿童甲状腺B超检测情况

2019年，全省共计完成52个县市的学龄儿童甲状腺肿的B超检测，共计检测10 488名儿童，其中男生5 324名，女生5 264名；年龄分布为7周岁3名，8周岁2 895名，9周岁4 170名，10周岁3 370名，11周岁44名，12周岁6名。全省受调儿童的甲肿率为1.49%，低于2016—2018年总计的2.44%。监测的52个县区中，未见有甲肿率超过5%的县区，其中最高为4.5%的县区有4个，分别为南通市如东县，淮安市淮安区和洪泽区，以及扬州宝应县。此外全省各县均进行了甲状腺触诊，全省触诊甲肿率为0.39%，其中触诊最高甲肿率为徐州贾汪区4.5%。

1.3 儿童尿碘情况

2019年完成19 595名儿童的尿碘检测，全省尿碘中位数为217.00μg/L，未见有县区儿童水碘中位数<100μg/L，其中最低为南通市海安市128.35μg/L，最高为徐州睢宁县415.00μg/L，未见儿童尿碘中位数<50μg/L的县比例超过20%的县市。南京市六合区、徐州市睢宁县、镇江市京口区和润州区，宿迁泗阳县5个县区儿童尿碘中位数高于300μg/L。

1.4 孕妇尿碘情况

2019年完成9 723名孕妇尿碘检测，全省尿碘中位数161.6μg/L，97县市中，未见有中位数<100μg/L的县，在100~150μg/L的有32个，150~250μg/L的有62个，250~500μg/L的有3个，未见高于500μg/L的县（市、区）。其中南通市和泰州市全市孕妇尿碘中位数<150μg/L。

2 碘缺乏病各项指标评价结果

2.1 基础指标

由于本省非克汀病病区，未有克汀病新发病例；全省未见有B超甲肿率或者触诊甲肿率≥5%的县区，基础指标全省所有县市均通过。

2.2 辅助指标

2.2.1 儿童尿碘中位数≥100μg/L：全省所有县区均通过。

2.2.2 孕妇水碘中位数≥150μg/L，或者水碘中位数<150μg/L，孕妇补碘率>90%：全省孕妇尿碘中位数位于100~150μg/L的县区32个，另外孕妇合格碘盐食用率≤90%的县区有16个，以此初次计算未达到该项消除指标的县区有3个，为徐州邳州市、苏州姑苏区和连云港连云区。其中徐州邳州区补做了补碘率调查，得出孕妇补碘率为100%，再次判定，该项未通过县区为苏州姑苏区和连云港连云区。

2.2.3 人群合格碘盐覆盖率>90%：由于评价指标晚于现场调查发布，且全省各地未补做食堂/配餐点的调查，用儿童合格碘盐食用率替代进行评判。该项指标未达标县区有10个，为南京市鼓楼区，无锡市新吴区，徐州市云龙区、贾汪区和泉山区，苏州市虎丘区，太仓市，南通市通州区，淮安市清江浦区和盐城市射阳县。

2.2.4 综合以上指标，全省所有县区均达成两项基本指标和三项辅助指标的两项，全省97个缺碘县区和新区均达到了碘缺乏病消除标准。

3　讨论

3.1　全省碘营养状态持续处于适宜状态：全省各县儿童尿碘中位数大部分在 100~300μg/L 的区间，未见有低于 100μg/L 的，且全省儿童甲肿率<5% 的水平。全省孕妇尿碘中位数也均高于 100μg/L，从整体而言，江苏全省持续处于碘营养适宜状态。

3.2　合格碘盐食用率达标县数略有回升：数据显示，合格碘盐食用率未达标的县数，从 2016 年的 6 例，到 2017 年的 11 例，再到 2018 年的 18 例，呈现逐年增加趋势；而 2019 年为 10 个。与此同时，2016—2019 年全省检测的盐碘均值呈现为逐渐下降趋势，依次为：23.35mg/kg、23.24mg/kg 和 22.89mg/kg，而 2019 年为 23.07mg/kg，但是依旧低于 25mg/kg 的标准。主要原因是受盐业市场的改制，外省的盐开始进入江苏省的盐业市场，且现阶段盐业部门对于盐业市场的监管力度和能力较之以往有所削弱，同时受食用碘盐有害论等言论影响，部分群众开始主动寻求未加碘食盐有关。

3.3　县区 B 超甲肿率督导后未见>5%：淮安和镇江部分县，其 2016—2018 年 B 超监测结果显示有下辖县的甲肿率>5%，经过今年的 B 超培训和督导，今年未见有甲肿率超标县市。

3.4　孕妇低于理想水平的人群依旧较多：全省三年的孕妇尿碘中位数反映，孕妇的碘营养水平基本处于适宜状态；但是以县级为单位的 MUI 频数分布显示，2019 年孕妇 MUI<150μg/L 的县数依旧占全省县区 1/3 左右，可能与部分地区盐业市场的冲击有关。

4　下一步工作

4.1　加强碘缺乏病检测评估，保证人群碘营养水平。各级疾控中心要加强人群碘营养状况监测，及时反映人群碘盐消费和点营养水平的变化。同时要加强监测信息的分析利用，对于合格碘盐食用率降低、甲肿率偏高和孕妇尿碘值偏低的地区，要注意加强监测，找出原因并积极应对。

4.2　加强与其他部门的联动合作，强化食盐市场监管。对于盐业市场，应当主动和当地盐业主管部门联系，及时反馈碘盐监测结果，并开展联动宣传防控行动，保证食用碘盐从生产到消费整个途径中的质量合格，保证合格碘盐的市场覆盖率。

4.3　加强基层防控人员队伍建设。增加基层防控人员队伍数量，并保证队伍的基本稳定，同时开展培训，强化基层人员的调查、检测和研究水平，同时要注重基础设施的投入，对部分地区，可增加经费和物力的支持，强化其工作能力上限。

4.4　开展健康宣传，促进健康行为。针对各种对于食用碘盐/未加碘食盐的不正确信息，缺碘/高碘地区应当依照各地实际情况，针对性地开展健康宣传活动，通过和广电、教育部门的合作，扩展宣传的范围和途径，让群众有方便可及的信息获取途径，促进其选购正确的食用盐行为。

（撰稿人：王培桦　叶云杰）

2019年浙江省碘缺乏病监测报告

1 结果与分析

1.1 盐碘

全省89个县（区）进行了居民家庭食用盐监测，检测居民食用盐样28 649份，其中碘盐24 614份，合格碘盐23 045份，未加碘食盐4 035份，碘盐覆盖率经人口标化结果为85.32%，合格碘覆盖率经人口标化结果为79.54%。加碘盐盐碘均数23.48mg/kg。

1.2 尿碘

全省共监测19 103名8~10周岁学生的尿碘含量，尿碘中位数经人口标化结果为175.89μg/L。无监测点中位数低于100μg/L；共有70个监测点尿碘中位数在100~200μg/L，占78.7%，有19个监测点尿碘中位数在200~300μg/L，没有监测点尿碘中位数>300μg/L。检测9 545名孕妇的尿碘含量，尿碘中位数经人口标化结果为135.12μg/L，有4个监测点的尿碘中位数<100μg/L，占4.6%，分别为淳安市（83.9μg/L）、江山市（84.4μg/L）、萧山区（98.8μg/L）和上虞区（99.3μg/L）。有59个监测点尿碘中位数在100~150μg/L，占63.3%；有25个监测点尿碘中位数处于适宜水平（150~200μg/L）占28.1%，有1个监测点的尿碘中位数>250μg/L，占1.1%，青田县为272.5μg/L。

1.3 儿童甲肿率

全省共监测8~10周岁学生6 449名，检出甲状腺弥漫性肿大者178名，甲肿率人口标化结果为3.31%。浙江省全部监测点甲肿率<5%。

2 讨论

本次甲状腺B超显示儿童甲肿率为3.31%，达到了碘缺乏病消除标准。居民合格碘盐食用率为79.54%，低于90%标准，较2011年和2014年监测分别为91.8%和84.79%，有较大下降。2016年开始实行盐业体制改革后，食盐市场开放，食盐供应渠道发生变化，未加碘食盐的冲击严重，对浙江省持续巩固碘缺乏病防治效果应高度重视；同时，也可能随着生活水平提高以及网络发展，通过网购、海外代购等方式，有新型盐流入江苏省，对其碘含量的测定需做进一步的探讨和研究。

浙江省儿童尿碘中位数为175.85μg/L，处在碘适宜水平，表明浙江省食盐含碘量处于适宜水平。监测孕妇尿碘中位数为135.12μg/L，碘营养水平低于WHO/UNICEF/ICCIDD会所提出的适宜量（150~249μg/L）的水平，提示我们前孕妇可能存在的碘缺乏病风险。在妊娠期随着胎儿甲状腺合成的甲状腺激素增加，胎儿对碘的需求量也增加，孕妇为防止发生水肿、妊高征等，选择清淡低盐饮食，或因妊娠呕吐导致碘摄入量减少。除碘摄入不足外，导致孕妇碘营养不足的另一原因是怀孕致使血容量增加，造成碘稀释，肾血流量增加，促使孕妇肾小球滤过率升高，从而使肾脏对碘的清除率增加，在孕晚期表现更为明显。孕妇的碘营养水平直接影响胎儿和婴幼儿的生长发育，对子代神经系统发育产生巨大影响。建议结合孕期保健、健康教育因地制宜采取碘强化措施提高孕妇碘营养水平。此外，有条件也可利用浙江省妇幼保健机构现有的新生儿甲减筛查体系，尽早对筛查对象进行促甲状腺激素以及甲状腺球蛋白监测，以及时发现个体问题并纠正。针对监测过程中发现的重点人群（孕妇）面临碘营养水平不足的风险时，及时调整防治工作重点，组织多方力量研究探讨切实可行的解决方案和应对策略，在专家论证的基础上推出孕妇专用碘盐，指导盐业等部门生产销售合格碘盐。

自然环境缺碘没有改变状态下，要使绝大多数人群的碘营养水平处在世界卫生组织、联合国儿童基金会所提出的适宜水平，只有坚持食盐加碘的策略的同时重点关注孕妇、哺乳期妇女碘营养水平。

（撰稿人：莫哲　毛光明）

2019 年安徽省碘缺乏病监测报告

为了解和掌握全省食盐加碘措施落实情况,巩固防控成果,及时发现可能存在的问题,根据安徽省卫生健康委《安徽省碘缺乏病监测实施方案(2019年版)》的要求,安徽省 104 个非高碘县(市、区)按时完成了 2019 年碘缺乏病监测工作,并在 2019 年10 月 31 日前通过全国碘缺乏病监测网络系统上报审核了监测结果,现将结果汇总分析如下。

1 开展情况

全省各级地方病防治机构根据方案要求,认真组织监测工作,在 2019 年 6 月 15 日前,完成了所有现场调查工作和实验室检测工作;9 月 15 日前,各监测县(市、区)通过碘缺乏病信息平台完成了监测数据的在线录入和上报工作;9 月 30 日前,各市完成了监测数据的审核和监测报告撰写工作;10 月 30日前,省级完成了监测数据审核、上报工作。

全省非高碘地区共监测 104 个县(市、区)的530 所小学的 20 566 名 8~10 岁学生家庭食用盐、尿样和 B 超甲状腺容积,监测 10 275 名孕妇家庭食用盐和尿样。共监测 26 个含有水源性高碘地区的县(市、区)的 96 个行政村的 5 478 份居民食盐,监测 4 517 名 8~10 岁学生尿样和 B 超甲状腺容积。

2 质量控制

2.1 实验室质量控制

2019 年省本级参加并组织安徽省 16 个市和 87个县级地方病实验室(全省共 104 个单位)积极有序地参加中国疾控中心碘缺乏病参比实验室开展的盐碘、尿碘、水碘外质控考核工作,通过碘缺乏病信息管理平台上报考核数据,反馈率 100%,考核结果均为合格,合格率 100%,均收到国家参比实验室的考核合格证书,其中参加尿碘考核的 60 个县区级单位经过各级培训参加全国尿碘外质控考核。一次性尿碘考核不通过二次考核通过的 2 个单位有太和县疾控中心与和县血防站。

2.2 督导检查

根据《安徽省碘缺乏病监测实施方案(2019 年版)》规定,省级至少对 1 个监测县和 1 个监测乡镇/街道进行现场督导,市级参与指导辖区监测县(市、区)工作,至少对 1/3 的监测县进行现场督导,市级参与指导监测县(市、区)的工作,省、市两级均已按要求完成督导检查工作。样品抽检复核方面,省级对全省 1.2% 的尿样和盐样进行了复核,共复核样品盐样和尿样 1 320 份。省级对上报甲肿率超过 5% 的阜阳市、滁州市和淮南市进行了甲状腺容积复核。

3 监测结果

3.1 碘缺乏病监测结果

3.1.1 碘盐监测。全省共检测 20 566 份学生家庭食用盐,其中合格碘盐 19 934 份,不合格碘盐572 份,未加碘食盐 60 份;碘盐覆盖率为 99.71%,合格碘盐覆盖率(合格碘盐食用率)为 96.93%,碘盐合格率为 97.21%,平均含碘量(中位数)为23.90mg/kg;共检测 10 275 份孕妇家庭食用盐,其中合格碘盐 10 026 份,不合格碘盐 210 份,未加碘食盐 39 份;碘盐覆盖率为 99.62%,合格碘盐覆盖率为96.93%,碘盐合格率为 97.95%,平均含碘量(中位数)为 23.87mg/kg。结果显示学生家庭盐碘和孕妇家庭盐碘数据无明显差异,且安徽省仅供应一种加碘标准的食盐,因此可对两人群合并分析,作为全省居民户家庭食用盐碘含量的代表。合并后,全省共检测 30 841 份居民户食用盐,其中合格碘盐 29 960份,不合格碘盐 782 份,未加碘食盐 99 份。全省碘盐覆盖率为 99.68%,合格碘盐覆盖率为 97.14%,碘盐合格率为 97.46%,未加碘食盐率为 0.32%,平均含碘量(中位数)为 23.90mg/kg。

3.1.2 碘盐覆盖率。全省碘盐覆盖率为 99.68%。15 个市的碘盐覆盖率>99.00%,其中亳州市、马鞍山市和铜陵市 3 个市的碘盐覆盖率达到 100%。

在县级水平上,全省各县(市、区)的碘盐覆盖率均>95.00%,其中有 76 个县(市、区)碘盐覆盖率达到 100%,约占全省非高碘地区监测总县数的 73.08%。

3.1.3　合格碘盐覆盖率。全省居民合格碘盐覆盖率为 97.14%。12 个市的合格碘盐覆盖率均>95%。除了东至县(80.00%)、谯城区(82.00%)、宣州区(86.33%)和凤阳县(87.67%)合格碘盐覆盖率<90%,其余 100 个县(市、区)合格碘盐覆盖率均>90%,有 21 个县(市、区)的合格碘盐覆盖率达到了 100%。84 个县(市、区)合格碘盐覆盖率为 95%~100%。

3.1.4　碘盐合格率。全省居民碘盐合格率为 97.46%。全省共发现不合格碘盐 782 份,其中 290 份(37.08%)碘含量>33mg/kg,492 份(62.92%)碘含量<18mg/kg。14 个市的碘盐合格率均>95%。除了东至县(80.54%)、谯城区(82.00%)、宣州区(88.70%)和凤阳县(87.67%)碘盐合格率低于 90% 外,其余 100 个县(市、区)碘盐合格率均>90%,有 24 个县(市、区)的碘盐合格率达 100%,85 个县(市、区)碘盐合格率达 95% 及以上。

3.1.5　未加碘食盐率。全省共发现 99 份未加碘食盐,未加碘食盐率为 0.32%。13 个市发现了未加碘食盐,在县(市、区)级水平上,28 个县(市、区)发现了未加碘食盐,其中广德市发现 11 份未加碘食盐。

3.1.6　平均含碘量(中位数)。全省居民户碘盐平均含碘量为 23.90mg/kg。其中安庆市最高(25.50mg/kg),阜阳市最低(22.30mg/kg);在县(市、区)级水平上,以滁州市全椒县为最高(28.80mg/kg)、亳州市谯城区为最低(20.20mg/kg),但所有市、县(市、区)盐碘中位数均处于 18~33mg/kg 范围内。

3.1.7　病情监测

3.1.7.1　儿童尿碘水平。共检测 8~10 岁儿童尿样 20 566 份,尿碘中位数为 244.49μg/L,<100μg/L 的有 1 748 人,占 8.50%;全省 16 个市中,有 14 个市 8~10 岁儿童尿碘中位数位于 200~300μg/L,黄山市 8~10 岁儿童尿碘中位数为 199.15μg/L,亳州市 8~10 岁儿童尿碘中位数为 354.83μg/L。所有县(市、区)的儿童尿碘浓度中位数均高于 100μg/L。

3.1.7.2　8~10 岁儿童甲肿率。所有县(市、区)均采用 B 超法检测甲状腺容积,共检测 8~10 岁儿童 20 566 人,其中男生 10 260 人(占 49.89%),女生 10 306 人(占 50.11%),检出患甲状腺肿的儿童 376

人,甲肿率为 1.83%。

3.1.7.3　孕妇尿碘水平。共检测孕妇尿样 10 275 份,尿碘中位数为 178.57μg/L。<50μg/L 的有 434 人,占 4.22%;其中有 15 个市的孕妇尿碘浓度中位数均处于适宜水平(150~250μg/L)。亳州市孕妇尿碘中位数为 267.31μg/L。有 16 个县(市、区)的孕妇尿碘浓度中位数低于 150μg/L。

4　结果分析及建议

4.1　碘缺乏病监测中发现个别县区未严格按监测方案开展监测工作,比如年龄段分布严重不均衡(涡阳县)。2019 年是碘缺乏病监测信息管理系统投入使用第三年,仍存在部分县级信息录入不完整、录入错误、驳回信息修改不及时,市级系统审核不严谨、未按时完成上报审核等问题。因此在今后的工作中,省市两级地方病防治机构要继续加强对监测方案和信息管理系统的培训和督导工作,确保监测工作按方案开展,同时按时准确上报至碘缺乏病监测信息管理系统。

4.2　2017—2019 年,安徽省居民碘盐平均含碘量(中位数)分别为 24.20mg/kg、23.90mg/kg 和 23.90mg/kg,合格碘盐食用率分别为 97.77%、97.67% 和 97.14%,监测结果显示近 3 年全省碘盐浓度较为稳定,全民食盐加碘工作得到有效实施,2019 年有 3 个市碘盐覆盖率达到 100%,较 2018 年(9 个市)有所下降;2019 年有 12 个市的合格碘盐覆盖率均>95%,其中有 4 个县区合格碘盐覆盖率<90%;2019 年有 13 个市发现未加碘食盐,未加碘食盐的份数也有所增加,这是由于国家食盐专卖政策的调整,越来越多种类和来源的食盐流入安徽省市场造成的,因此应加强食盐销售点和销售企业销售环节碘盐监测和管理。

4.3　2017—2019 年,安徽省儿童尿碘浓度中位数分别为 237.15μg/L、244.44μg/L 和 244.49μg/L,孕妇尿碘浓度中位数分别为 176.55μg/L、178.00μg/L 和 178.57μg/L,监测结果显示近 3 年安徽省居民碘营养水平充足且较稳定。亳州市连续三年儿童尿碘浓度中位数>300μg/L,处于碘过量的水平。因此亟须出台新划定的高水碘地区碘盐停供的具体实施方案。2019 年度所有市孕妇尿碘浓度中位数均>150μg/L,15 个市孕妇尿碘浓度中位数处于适宜水平,但全省仍有 16 个县(市、区)的孕妇尿碘浓度中位数<150μg/L,分布在潘集区、寿县、舒城县、博望区、当涂县、广德市、绩溪县、枞阳县、迎江区、

大观区、宜秀区、怀宁县、宿松县、休宁县、黟县和徽州区,表明孕妇存在碘缺乏风险,其中寿县、当涂县和广德市已经连续三年孕妇尿碘浓度中位数低于150μg/L,需要在这些地区针对孕妇加强食用富碘食品的宣传。

4.4　碘缺乏病病情监测中,2019 年安徽省 16 个市 B 超甲肿率均<5%,其中阜阳市、滁州市和淮南市原上报的儿童甲肿率偏高(>5%),后经现场核查中发现甲状腺 B 超检查结果不准确,原因是市级 B 超操作人员技术掌握不足和因部分受检儿童年龄不准确影响甲状腺肿判定界值造成的。因此 2020 年监测工作中需要加强甲状腺 B 超检查技术的培训和检查,提升各市、县碘缺乏病监测人员的技术水平。

4.5　继续做好碘缺乏病的健康教育工作,使广大群众充分了解碘缺乏病的防控方法,做到科学补碘。继续完善政府领导、部门协作、群众参与的碘缺乏病预防控制的长效工作机制。

(撰稿人:许娴　田翠翠)

2019 年福建省碘缺乏病监测报告

为持续动态观察新标准碘盐执行后福建省重点人群碘营养状况，积极推进因地制宜、分类指导和科学补碘的防控策略，根据国家卫生健康委等10部门制定的《地方病防治专项三年攻坚行动方案（2018—2020 年）》相关要求，为确保碘缺乏病监测工作的质量，保证监测工作严格按照《福建省卫生健康委员会关于进一步做好碘缺乏病防治工作的通知》，我中心组织开展了福建省 2019 年碘缺乏病监测工作，现将监测结果报告如下：

1 监测范围

全省 83 个县（市、区）及平潭综合实验区（以下简称"县"）。

2 监测结果

2.1 8~10 岁儿童病情监测情况

2.1.1 家中盐碘监测情况。全省 84 个监测县共监测儿童家中食用盐 17 483 份，未加碘食盐 899份，碘盐 16 584 份，合格碘盐 16 206 份，不合格碘盐 378 份，碘盐覆盖率为 93.9%，合格碘盐食用率为 91.7%，家庭户食用盐盐碘中位数为 24.1mg/kg，加碘食用盐碘盐中位数 24.2mg/kg，加碘盐变异系数为 11.6%。在市级水平上，除福州市合格碘盐食用率为 89.9%，<90%，其余 8 个设区市合格碘盐食用率范围为 90.5%~99.4%，>90.0%。在县级水平上，平潭综合实验区、东山县、荔城区、鼓楼区、台江区、福安市、漳浦县、思明区 8 个县合格碘盐食用率分别为 21.2%、64.0%、70.8%、79.0%、80.1%、83.5%、85.0%、86.7%，<90%；其余 76 个县合格碘盐食用率范围为 90.0%~100%，≥90%。

2.1.2 尿碘。84 个监测县共检测 17 483 份尿样，尿碘中位数为 176.0μg/L，其中尿碘含量 100μg/L 以下的比例为 21.9%，50μg/L 以下的比例为 7.5%。在市级水平上，南平市、龙岩市和三明市尿碘中位数分别为 201.5、202.3 和 232.3μg/L，处于碘超适宜水平；其余 6 个设区市尿碘中位数范围为 121.8~193.0μg/L，均在 100~199μg/L，处于碘适宜水平。在县级水平上，全省 84 个监测县尿碘中位数范围为 105.9~272.2μg/L，均>100μg/L；其中上杭县、惠安县、延平区、浦城县、晋江市、明溪县、宁化县、建宁县、石狮市、政和县、大田县、鼓楼区、建瓯市、尤溪县、永春县、将乐县、仓山区、武夷山市、梅列区、丰泽区、长汀县、沙县、三元区、德化县、永安市、武平县、清流县 27 个县尿碘中位数范围为 200.2~272.2μg/L、>200μg/L，处于碘超适宜水平；其余 57 个县尿碘中位数范围为 105.9~193.3μg/L、>100μg/L、<200μg/L，处于碘适宜水平。

2.1.3 甲状腺检查情况。8~10 岁儿童患甲状腺肿的情况：采用 B 超法测量甲状腺容积，共检测 8~10 岁儿童 17 483 名，患甲状腺肿的有 272 人，甲肿率为 1.5%。全省 84 个县儿童甲肿率范围为 0~4.5%，均低于 5%。

2.2 孕妇病情监测情况

2.2.1 家中盐碘监测情况。全省 84 个监测县共监测孕妇家中食用盐 8 554 份，未加碘食盐 373份，碘盐份数 8 181 份，合格碘盐 8 045 份，不合格碘盐 136 份，盐碘中位数为 24.2mg/kg，碘盐中位数为 24.3mg/kg，碘盐覆盖率为 95.1%，合格碘盐食用率为 93.4%，加碘盐变异系数为 10.6%。在市级水平上，除福州市合格碘盐食用率为 89.4%，<90%，其余 8 个设区市合格碘盐食用率范围为 90.3%~97.9%，>90.0%。在县级水平上，平潭综合实验区、台江区、福安市、晋安区、鼓楼区、漳浦县、古田县、城厢区、仓山区、闽侯县 10 个县合格碘盐食用率分别为 31.4%、71.0%、81.0%、83.0%、84.0%、86.0%、87.1%、88.0%、88.0%、89.0%，均<90%；其余 74 个县合格碘盐食用率范围为 90.0%~100.0%，均≥90.0%。

2.2.2 尿碘。全省 84 个监测县共检测 8 554份孕妇尿样，尿碘中位数为 136.0μg/L。在市级水平上，除泉州市和三明市尿碘中位数分别为 152.7

和 166.0μg/L 外,其余 7 个设区市尿碘中位数均 >100μg/L、<150μg/L。在县级水平上,秀屿区、平和县、龙海市、古田县、诏安县 5 个县尿碘中位数范围为 76.2~98.4μg/L,处于中度碘缺乏水平;翔安区、梅列区、台江区、延平区、鼓楼区、漳平市、尤溪县、武夷山市、明溪县、鲤城区、晋江市、仓山区、石狮市、长汀县、大田县、永泰县、安溪县、武平县、德化县、清流县、永春县、将乐县、永安市、三元区 24 个县尿碘中位数范围为 150.1~222.5μg/L,处于碘适宜水平;其余 55 个县尿碘中位数范围为 101.3~148.9μg/L,处于轻度碘缺乏水平。

2.2.3　孕妇补碘率调查情况。根据碘缺乏病消除评价内容及判定标准,对平潭综合实验区、漳浦县、东山县和福安市进行孕妇补碘率调查,孕妇补碘率分别为 90.5%、92.0%、91.0% 和 92.5%,均 >90%。

3　结论

按照《重点地方病控制和消除评价办法(2019版)》评价,以县为单位进行判定,全省 84 个监测县技术指标均达到消除标准。福建省在省、市、县级水平上持续保持消除碘缺乏病状态,儿童碘营养总体保持适宜水平,而孕妇存在轻度碘营养不足。

4　存在的主要问题

4.1　秀屿区、平和县、龙海市、古田县、诏安县5 个县孕妇尿碘中位数 <100μg/L,可能原因为:一是孕妇食用未加或者不合格碘盐;二是妊娠期低盐饮食;三是采样环节或者实验室检测存在问题。

4.2　平潭综合实验区、东山县、荔城区、鼓楼区、台江区、福安市、漳浦县、思明区 8 个县儿童合格碘盐食用率低于 90%。其可能原因为:一是不加碘盐冲击当地盐业市场;二是当地居民存在认识误区,认为膳食中有许多海产品,不存在缺碘危险,在思想上不重视碘缺乏病防治;另外食盐种类的多样,碘盐

的加碘方式及形式的不同也会增加检测难度,影响检测准确性。

5　下一步工作建议

5.1　按照《"十三五"全国地方病防治规划》及《地方病防治专项三年攻坚行动方案(2018—2020 年)》要求,今后福建省应继续坚持"因地制宜、分类指导、科学补碘"的原则,实施以食盐加碘为主的综合防控策略,继续开展以县为单位的碘缺乏病监测,到 2020 年福建省能够实现 100% 以上的县保持消除碘缺乏病危害状态以及人群碘营养总体保持适宜水平的目标。

5.2　加强食盐行业管理和安全监管,确保全省合格碘盐覆盖率、食用率保持在 90% 以上。继续落实食盐加碘策略,保障合格碘盐市场供给;进一步规范食盐市场,加强食盐质量安全监管,加大对销售私盐、不合格碘盐等违法犯罪行为的查处打击力度,防止私盐、不合格碘盐等冲击碘盐市场,对碘缺乏病防治工作造成不良影响;要将监测中发现的私盐、不合格碘盐及时追踪原因并向有关部门通报情况。

5.3　进一步提高碘缺乏病监测工作质量。各地要严格按照国家和省碘缺乏病监测方案开展碘缺乏病监测工作,认真落实各项技术规范,强化质量控制,切实提高采样点选择、样品采集,实验室检测、数据汇总、信息上报等各个环节工作质量。市级要加强对所辖县级监测的技术指导和工作督导,做好样品复核,及时发现问题并予纠正,确保监测数据及时、准确、可靠。县级卫生健康部门要将每年的监测报告通报相关部门,并上报县级人民政府。县级人民政府要根据监测报告中所反映出的问题及时采取有效的干预措施。

(撰稿人:陈志辉　叶莺)

2019 年江西省碘缺乏病监测报告

根据国家卫生计生委下发的《全国碘缺乏病监测方案》(2016 版)的要求,2019 年江西省血地办组织全省各县(市、区)按照方案认真开展了碘缺乏病监测工作,现将监测结果报告如下:

1　监测工作范围及内容

全省 11 个设区市 100 个县(市、区)开展重点人群碘营养监测工作,其中,39 个县(市、区)开展 8~10 岁儿童甲状腺容积检测。

2　监测结果

2.1　8~10 岁儿童碘营养监测

2.1.1　8~10 岁儿童甲状腺容积检测。全省 39 个县(市、区)采用 B 超法检测 8~10 岁儿童 7 803 名,甲状腺肿患者 45 名,分布在 21 个县(市、区),其中赣州市南康区甲肿率最高 4.0%,其次是萍乡市上栗县 2.5%,抚州市东乡区、新余市分宜县均为 2%;8、9、10 岁三个年龄组儿童甲肿率分别为 0.70%(17/2 444)、0.59%(22/3 742)和 0.37%(6/1 617),平均甲肿率为 0.58%(45/7 803)。

2.1.2　8~10 岁儿童盐碘、尿碘含量检测。①全省共采集 20 004 名 8~10 岁学生家中的食盐进行盐碘含量测定,其中合格碘盐为 19 229 份,689 份不合格碘盐,未加碘食盐 86 份,盐碘中位数为 24.6mg/kg,合格碘盐覆盖率为 96.13%。②全省共检测 20 005 份 8~10 岁儿童尿样,尿碘中位数为 189.89μg/L,其中<100μg/L 的尿样 2 104 份占检测样品总数的 10.52%,其中<50μg/L 的尿样 457 份占检测样品总数的 2.28%,≥300μg/L 的尿样 3 175 份占 15.87%,100 个县(市、区)中尿碘中位数在 100~200μg/L 之间的有 51 个,占监测县(市、区)总数的 51%,中位数为 200~300μg/L 的县(市、区)47 个,中位数≥300μg/L 的县(市、区)2 个。各设区市尿碘中位数均在 100μg/L 以上,最高为新余市 226.87μg/L,最低为抚州市 162.02μg/L。

2.1.3　孕妇盐碘、尿碘含量检测。①全省 100 个县(市、区)共采集 10 000 名孕妇家中的食盐进行盐碘含量测定,其中合格碘盐为 9 717 份,不合格碘盐 263 份,未加碘食盐 20 份,盐碘中位数为 24.53mg/kg,合格碘盐覆盖率为 97.17%。②全省 100 个县(市、区)共采集孕妇尿样共计 10 000 份(其中 32 人在本年度服用过碘制剂),尿碘中位数为 175.69μg/L,<150μg/L 的样品占 36.28%,≥500μg/L 的样品占 1.77%。尿碘中位数<150μg/L 的县有 30 个,分别是南昌市东湖区、青山湖区、湾里区、西湖区;抚州市东乡区、南丰县、资溪县;吉安市青原区、吉州区、井冈山市、新干县;赣州市南康区、石城县、于都县;景德镇市浮梁县;宜春市袁州区、铜鼓县、丰城市、上高县、宜丰县;上饶市信州区、余干县;九江市都昌县、濂溪区、彭泽县、浔阳区;萍乡市莲花县、芦溪县、湘东区、上栗县。各设区市尿碘中位数除萍乡市外均>150μg/L,最高为鹰潭市 214.45μg/L,最低为萍乡市 142.43μg/L。

3　监测结果分析

3.1　2019 年,全省 39 个县(市、区)8~10 岁儿童甲状腺容积检测结果显示儿童甲肿率为 0.58%,较 2018 年上升了 3.58 个百分点。

3.2　全省 100 个县(市、区)8~10 岁儿童尿碘含量检测结果显示,尿碘中位数为 189.89μg/L,100 个县(市、区)中尿碘水平适宜的有 51 个县(市、区),高于适宜量的县(市、区)47 个,尿碘过量的县(市、区)2 个。

值得注意的是,全省 100 个县(市、区)孕妇尿碘中位数为 175.69μg/L,<150μg/L 的样品占 36.28%,中位数<150μg/L 的县有 30 个,较 2018 年增加 7 个,表明该人群中存在碘摄入不足现象,提示我们今后工作中孕妇碘营养值得继续关注。

全省合格碘盐覆盖率<90.00% 的县(市、区)5 个,分别为吉安市吉水县 67.00%、青原区 82.00%、

万安县 88.37%；萍乡市上栗县 83.33%、上饶市横峰县 88.33%。结果说明在福建省少数地区加碘食盐的供应有出现波动的迹象。

综上所述，2019 年全省碘缺乏病监测结果表明，总体上看，全省各地碘缺乏病防治措施落实到位，人群碘营养处于适宜水平，儿童甲肿率继续维持在较低水平。大部分县儿童碘营养适宜，部分县碘营养处于充足。值得注意的是，按照《碘缺乏病消除评价内容及判定标准》（2019 版）吉安市青原区、萍乡市上栗县可能未能达到消除碘缺乏病标准要求（因本年度未做孕妇补碘率调查，还不能直接判定）。通过监测也暴露出福建省碘缺乏病防治中存在的问题，部分地区孕妇碘摄入不足，个别地区碘盐供应出现滑坡现象，警示我们在地方病防治专项三年攻坚工作的最后一年，也就是 2020 年，在地方病防治与监测工作中应有针对性的调整和完善相关措施，持续巩固福建省碘缺乏病防治成果。

（撰稿人：上官俊　严月康）

2019 年山东省碘缺乏病监测报告

为了及时掌握山东省碘缺乏地区碘盐普及情况,动态评价人群碘营养状况及病情的消长趋势,以及为适时采取针对性防治措施和科学调整干预策略提供依据,根据《碘缺乏病与高碘防治项目技术实施方案》要求,山东省在全省 99 个非高碘县和存在部分非高碘乡镇(街办)的 18 个县(市、区)及烟台市经济技术开发区及淄博市高新区共 119 个监测点,开展碘盐监测及病情调查。现将监测情况汇报如下:

1 调查结果

根据方案要求,在山东省 119 个监测点开展调查,分别完成儿童及孕妇尿碘检测 23 889、11 986 份,完成盐碘检测 23 889、11 993 份;在 50 个监测点完成 8~10 岁儿童甲状腺 B 超检测 10 111 人次。

1.1 8~10 岁儿童尿碘监测结果

本次监测,8~10 岁儿童尿碘中位数为 192.50μg/L (2017 年、2018 年分别为 187.70、188.10μg/L)。119 个监测点中,尿碘中位数为 100~200μg/L 有 68 个;200~300μg/L 有 47 个;>300μg/L 有 4 个,分别为金乡县、寿光市、鱼台县和潍城区,未发现有尿碘中位数<100μg/L 的监测点。

1.2 孕妇尿碘监测结果

本次监测,孕妇尿碘中位数为 154.40μg/L (2017、2018 年分别为 145.35、143.40μg/L)。119 个监测点中,孕妇尿碘中位数<100μg/L 的有 1 个,为无棣县;100~150μg/L 的有 55 个;150~250μg/L 的有 56 个;250~500μg/L 有 7 个,分别为金乡县、城阳区、潍城区、莱西市、阳谷县、鱼台县和寿光市。

1.3 8~10 岁儿童甲肿率

完成 8~10 岁儿童甲状腺 B 超检测 10 111 例,检出甲状腺肿患者 178 例,甲肿率为 1.76%(2017、2018 年分别为 2.36%、3.15%),在进行甲状腺 B 超检测的 50 个监测点中,甲肿率均<5%。

1.4 儿童碘盐监测结果

共测定儿童盐样 23 889 份。其中碘盐 20 634 份(合格碘盐 18 444 份,不合格碘盐 2 190 份),未加碘食盐 3 255 份。碘盐覆盖率、碘盐合格率、合格碘盐食用率分别为 86.37%、89.39%、77.21%。119 个监测点中,碘盐覆盖率≥95% 的有 62 个(52.10%),<95% 的有 57 个(47.90%);合格碘盐食用率>90% 以上的有 46 个(38.66%),≤90% 的有 73 个(61.34%)。

1.5 孕妇碘盐监测结果

共测定孕妇盐样 11 993 份。其中碘盐 10 417 份(合格碘盐 9 257 份,不合格碘盐 1 160 份),未加碘食盐 1 576 份。碘盐覆盖率、碘盐合格率、合格碘盐食用率分别为 86.86%、88.86%、77.19%。119 个监测点中,碘盐覆盖率≥95% 的有 65 个(54.62%),<95% 的有 54 个(45.38%);合格碘盐食用率>90% 以上的有 46 个(38.66%),≤90% 的有 73 个(61.34%)。

2 讨论

山东省今年碘缺乏病病情监测结果与去年相比基本稳定。最新碘缺乏病消除判定标准中基本指标两项必须同时满足;辅助指标需满足三项指标中的两项,即可判定为技术指标达标。119 个监测点的基本指标均符合标准。辅助指标中儿童尿碘均符合标准,无棣县孕妇尿碘尚不符合标准,合格碘盐覆盖率有 73 个监测点不符合标准。97 个碘缺乏县全部符合碘缺乏病消除的技术指标。

2.1 碘盐监测

本次监测中盐碘中位数为 23.30mg/kg,较 2018 年的 23.40mg/kg 略有降低。山东省合格碘盐食用情况与碘缺乏病消除标准尚有一定差距,碘盐覆盖率、合格率和合格碘盐食用率较 2018 年均有所下降。碘缺乏地区,碘盐是人群获取碘的重要途径,山东省自 1995 年起,在碘缺乏地区实施全民食盐加碘防治碘缺乏病措施以来,合格碘盐食用率逐年升高,2012 年达到 96.47%,此后又逐渐呈下滑趋势,2016

年之后已低于 90%,碘盐覆盖率 2015 年之后也已低于 95%。在今后的工作中我们应加强健康教育,减少人群对碘盐的误解,正确认识到碘缺乏地区人群食用碘盐的重要性。针对碘盐监测情况,应加强同食盐监管部门的沟通、协调,确保非高碘地区人群食用到合格碘盐。

2.2　儿童甲肿率

8~10 岁儿童甲肿率是衡量人群碘营养状况的一个重要指标。本次监测采用 B 超测量法,结果显示,山东省总体儿童甲肿率为 1.76%,低于 5% 的碘缺乏病消除标准,所有县(市、区)均符合碘缺乏病消除标准。作为碘缺乏病消除判定标准的基本指标,儿童甲肿率在碘缺乏病病情监测中具有重要意义。目前尚有部分县(市、区)不能自主完成 B 超的监测工作,需要借助医院临床工作者的帮助,在此工程中需重视检测标准的统一。在接下来的工作中,我们也需要继续开展 B 超监测的技术培训,减少人员操作造成的结果偏差。

2.3　儿童及孕妇尿碘

本次监测中,8~10 岁儿童的尿碘中位数为 192.50μg/L,处于 100~199μg/L 的碘适宜水平。孕妇尿碘中位数为 154.40μg/L,较 2018 年的 143.40μg/L 有明显提高,符合 150~249μg/L 的碘适宜水平。孕妇碘营养水平对婴幼儿智力发育起着至关重要的作用,若该人群碘营养不能得到满足,将直接影响下一代素质。在今后工作中,孕妇的碘营养水平仍需进行特别关注,需继续加强对孕妇的健康教育和碘营养监测。食用碘盐是孕妇碘摄入的重要途径,此外,增加富碘食物的摄入,或服用含碘补充剂,也可增加碘的摄入量。

2.4　97 个碘缺乏县(市、区)监测

97 个碘缺乏县(市、区)中,儿童尿碘中位数 187.20μg/L,甲肿率 1.75%,合格碘盐食用率 79.07%。孕妇尿碘中位数 153.40μg/L。未发现有儿童尿碘中位数<100μg/L 或孕妇尿碘中位数<100μg/L 的县(区)。在进行甲状腺 B 超检测的 50 个县(市、区)中,未发现甲肿率≥5% 的县区。97 个碘缺乏县(市、区)全部符合碘缺乏病消除的技术指标。

3　下一步工作重点

3.1　加强碘盐监测

今年的合格碘盐覆盖率仍然存在下降趋势,加强对居民食用盐的监测,仍将是我们的工作重点。山东省市场上的食盐品牌、种类日趋丰富,食盐购买方式更加多样化,小商铺、大型超市、网上商店等均可购买食盐。人们购买食盐的自主选择性在增强,尤其是城镇人口中这一现象更加明显。在接下来的工作中我们要做好碘盐的监测工作,实时掌握山东省不同地区的碘盐食用情况,并结合各人群碘营养状况,针对新出现的问题,不断调整、优化防治措施,保证各人群碘营养水平处于适宜状态。

3.2　加强健康教育

深入广泛的健康教育是消除碘缺乏病工作中一个十分重要的环节,也是保证碘盐覆盖率和提高孕妇碘营养水平的重要措施。只有形成合理补碘的良好认知,才会逐步落实到行动中主动选择碘盐,或通过食用富碘食物,主动补碘。这需要我们长期的健康宣传和指导,除了传统的报刊、书籍、宣传册以外,电视、网络等新媒体都应该成为我们的健康教育方式,同时也需要政府部门、医务人员、媒体工作者等社会各界的广泛参与和支持。

(撰稿人:蒋雯　王晓明　梁娜)

2019 年河南省碘缺乏病监测报告

河南省曾是历史上碘缺乏病流行广泛省份之一,共有 156 个县(市、区)为非高碘地区,实施食盐加碘为主的综合防治措施。为进一步了解人群的碘营养状况,积极推进因地制宜、分类指导和科学补碘的防控策略,按照《国家卫生计生委办公厅关于印发全国碘缺乏病监测方案的通知》精神,我们制定了《2019 年河南省碘缺乏病监测计划》,按照工作计划,156 县(市、区)工作已经完成,县级监测覆盖率 100%。现将工作总结如下。

1 工作情况

1.1 制订工作计划

按照上级工作任务要求及目标管理标准,根据河南省实际,3 月初研究制定了工作计划,保证任务目标合理、结果准确科学和及时圆满完成。

1.2 举办培训班,部署工作

4 月 1~3 日,全省地方病防治工作培训班在郑州召开。培训内容紧扣目标任务,来自各省辖市、省直管县(市)疾控中心的主管领导、地方病科长、地方病业务技术骨干、检验科科长、卫生健康委疾控科科长及省疾控中心地方病所相关项目负责人及各项业务工作人员共 170 人参加了本次培训,保证了工作程序得到有效的落实。

1.3 各省辖市、直管县积极部署、实施,及时完成监测任务

8 月 30 日前,各单位完成监测工作,按时上报监测数据。

1.4 工作督导

在开展工作的不同进程中,对郑州市、焦作市、驻马店市、南阳市、平顶山市、鹤壁市、信阳市、济源市等地开展了工作督导。督导主要内容为碘缺乏病工作进展情况及存在问题。对于督导中发现的问题,现场向主管领导进行了反馈,基本能够解决落实。

1.5 实验室质量控制

按照国家盐碘外质控考核安排,年初对所有省辖市实验室开展了外质控,经过国家考核,所有参加单位完成外质控考核。该项工作由地方病所实验室负责。

1.6 监测结果

共 156 个县(市、区)按计划完成了碘盐监测工作,儿童甲状腺肿监测 74 个县(市、区),超额完成全省三分之一县级监测任务。儿童及孕妇尿碘监测 156 个县(市、区),按国家计划监测覆盖率达到 100%。

1.6.1 儿童碘缺乏病监测。共监测 156 县(市、区)儿童尿样 31 626 份,尿碘中位数为 232.6μg/L,共采用 B 超测量儿童甲状腺 15 154 名,甲肿率为 1.38%。共抽检儿童家盐样 31 631 份,碘盐覆盖率为 95.21%,合格碘盐覆盖率为 84.58%。

1.6.2 孕妇碘缺乏病监测。共监测 156 县(市、区)孕妇尿样 15 369 份,尿碘中位数为 201μg/L。

1.6.3 结果分析。根据国家消除碘缺乏病评价办法,必备指标为县级无新发克汀患者、儿童甲肿率<5%;辅助指标为以县为单位合格碘盐覆盖率达到 90% 以上,儿童及孕妇尿碘中位数分别达到 100μg/L 和 150μg/L 以上,孕妇尿碘中位数在 100~150μg/L 之间的,需要补充调查孕妇补碘率,要求孕妇补碘率不低于 90%,合格碘盐覆盖率、儿童及孕妇尿碘中位数三项指标三选二。从省级层面来看,河南省儿童及孕妇总体碘营养水平处于合理水平,儿童甲肿率低于国家标准,合格碘盐覆盖率偏低。从县级层面看,依据国家碘缺乏病监测信息管理系统年度数据,河南省仍有 6 个县级未能达到国家碘缺乏病消除办法要求。未达标的主要原因为合格碘盐覆盖率偏低及孕妇尿碘中位数偏低。

1.7 因河南省碘缺乏病监测结果不符合地方性克汀病搜索条件,故未启动该项工作

2 成绩和经验

2.1 加强培训,注重工作计划和程序的细节落

实及操作技术的准确把握,从而保证了工作质量。

2.2 一些地区工作态度积极,超额完成任务,例如三门峡市、信阳市及直管县(市),所有辖区均开展了儿童甲状腺肿 B 超调查工作。

2.3 通过外部质量控制及督导,实验室检测数据质量有了可靠的保证。

3 问题及不足之处

3.1 个别地区采用 B 超测量甲状腺肿技术水平有待提高,需要通过上级现场督导和指导来保证监测工作质量。

3.2 一些地方数据上报环节存在问题,还有个别地方抽样人数不够、采样量不足及数据存在瑕疵。

3.3 河南省一些地区碘营养水平不平衡,儿童存在碘营养水平偏高现象,孕妇存在碘不足现象。

4 结语

针对碘盐市场受到冲击,合格碘盐食用率下降的状况,及时将监测结果上报,通过加强领导,密切部门协作,尤其是和盐业、市场监管部门的协作,完善市场监管体系,应能有效遏制目前合格碘盐覆盖率下滑的局面;对于一些地区的儿童碘营养水平偏高和孕妇碘不足现象,应加强研究,建议试行孕妇用盐和普通居民用盐两种碘浓度,以纠正河南省碘营养水平不平衡现象;在工作层面,应进一步加强培训和队伍建设,稳步提升监测工作质量。

(撰稿人:李小烽　杨金)

2019 年湖南省碘缺乏病监测报告

按照《全国碘缺乏病监测方案》(2016 版)文件要求,为掌握湖南省居民户碘盐食用情况,评价人群碘营养状况,为持续消除碘缺乏病策略提供依据,在省卫生健康委的领导和支持下,湖南省各级卫生健康行政和疾控部门认真组织实施,圆满地完成了今年的碘缺乏病监测工作任务,现将监测结果报告如下:

1 监测范围

根据方案要求,对全省 122 个的县(市、区)进行了碘缺乏病监测,全省监测覆盖率为 100%;随机抽选三分之一的县(市、区)进行儿童甲状腺 B 超检测工作,本年度共计 42 个县(市、区)完成了此项工作,完成率 100%。

2 监测结果

2.1 碘盐监测

全省共检测食用盐 36 667 份,覆盖了全省 14 个市(州)的 122 个县(市、区)。盐碘均值为 26.32mg/kg±5.69mg/kg,中位数为 26.17mg/kg,变异系数为 20.61%。共发现未加碘食盐 119 份,未加碘食盐率为 0.32%。发现不合格碘盐 1 626 份,合格碘盐 34 922 份,碘盐合格率为 95.55%,碘盐覆盖率为 99.68%,合格碘盐覆盖率为 95.24%。

2.1.1 碘盐覆盖率。
全省 122 个县(市、区)中碘盐覆盖率低于 95% 的是凤凰县(88.17%),其余县(市、区)碘盐覆盖率均>95%。

2.1.2 未加碘食盐率。
本次监测中全省有 13 个县(市、区)未加碘食盐率>或等于 1%,其中未加碘食盐率最高的县(市、区)是凤凰县(12.67%),其次分别为娄星区(3.67%)和天心区(3.33%)。

2.1.3 碘盐合格率。
本次监测中全省有 10 个县(市、区)碘盐合格率低于 90%,其中碘盐合格率最低的三个县分别是溆浦县(77.93%)、隆回县(86.29%)和辰溪县(87.29%)。

2.1.4 合格碘盐覆盖率。
全省有 10 个县(市、区)合格碘盐覆盖率<或等于 90%,其中合格碘盐覆盖率最低的三个县分别是凤凰县(77.00%)、溆浦县(77.67%)和隆回县(86.00%)。

2.1.5 变异系数。
该指标能够反映各地盐碘含量的变异程度。本次监测的 122 个县(市、区)中有 8 个盐碘变异系数>30%,变异系数最高的三个县(市、区)新田县、靖州县和中方县,分别为 73.61%、64.45% 和 60.15%。

2.2 尿碘水平监测

2.2.1 儿童尿碘检测结果。
全省 122 个县(市、区)共采集并检测了儿童尿样 24 452 份,儿童尿碘中位数为 231.1μg/L,其中儿童尿碘中位数最大值和最小值分别为辰溪县(391.6μg/L)和武陵区(117.9μg/L),无儿童尿碘中位数低于 100μg/L 的县(市、区)。122 个县(市、区)中有 22 个县(市、区)儿童尿碘中位数处于 WHO 推荐儿童碘适宜范围(100~200μg/L),占比为 18.0%;有 95 个县(市、区)儿童尿碘中位数处于超适宜范围(200~300μg/L),占比为 77.9%;有 6 个县(市、区)处于碘过量范围(大于或等于 300μg/L),占比为 4.9%。本次监测中全省 8~10 岁儿童尿碘 100μg/L 以下比例为 8.1%,122 个县(市、区)8~10 岁儿童尿碘 100μg/L 以下比例最高的县(市、区)是慈利县(28.5%)。全省 8~10 岁儿童尿碘 50μg/L 以下比例为 1.8%,122 个县(市、区)8~10 岁儿童尿碘 50μg/L 以下比例最高的县(市、区)是慈利县(10.0%)。

2.2.2 孕妇尿碘检测结果。
全省 122 个县(市、区)共采集并检测了孕妇尿样 12 215 份,全省孕妇尿碘中位数为 186.5μg/L,122 个县(市、区)中尿碘中位数最大值和最小值分别为新晃县(373.1μg/L)和珠晖区(110.3μg/L)。122 个县(市、区)中孕妇尿碘中位数<150μg/L 的有 16 个(占比为 13.1%),处于碘适宜范围(150~250μg/L)范围内的有 100 个(占比为 82.0%),处于超适宜范围(250~500μg/L)

的有 7 个(占比为 5.7%),没有 <100μg/L 的县。

2.3　甲状腺容积 B 超检测结果

在 41 个县(市、区)开展了 B 超法检测 8~10 岁学生甲状腺容积工作,共检测 8 159 人,检出甲状腺肿 65 人,甲肿率为 0.79%。41 个县(市、区)中甲肿率最高的为赫山区(4.5%),41 个县(市、区)甲肿率均 <5%。

3　评价与分析

3.1　从省级指标层面来看,2019 年湖南省居民户碘盐质量和食用状况良好,盐碘含量和变异程度较往年处于同一水平,未加碘食盐数量有小幅降低,碘盐覆盖率和合格碘盐覆盖率保持在较高水平且有小幅增加,在省级指标上达到了碘缺乏病消除标准。

3.2　2019 年度全省没有新发克汀病病例报告,本次监测的县(市、区)儿童甲肿率均在 5% 以下,各县儿童尿碘中位数均 ≥100μg/L,有 16 个县(市、区)的孕妇尿碘中位数 <150μg/L,有 10 个县(市、区)合格碘盐覆盖率 ≤90%,但这 16 个县与 10 个县并不重叠,以《国家卫生健康委关于印发重点地方病控制和消除评价办法(2019 版)的通知》文件中"附件 1 碘缺乏病消除评价内容及判定标准"中的技术指标来判断,全省 122 个县(市、区)均达到了碘缺乏病消除的技术指标。但是如果按照仍在实行状态的 GB 16006—2008《碘缺乏病消除标准》来判断,122 个县(市、区)中 10 个县(市、区)因为合格碘盐覆盖率 ≤90% 而未达到消除标准,反映出居民户碘盐质量仍然是影响湖南省碘缺乏病消除的不确定因素。

3.3　全省孕妇尿碘中位数均处于 WHO 推荐适宜范围之内,学生尿碘中位数处于超适宜范围内,说明湖南省人群碘营养水平有利于持续消除碘缺乏病。全省 122 个县(市、区)中儿童尿碘中位数和孕妇尿碘中位数处于适宜范围的比例分别是 18.0% 和 82.0%,较之 2018 年的 29.5% 和 79.5% 来看,儿童适宜人群有大幅下降,孕妇适宜人群略有增加。孕妇碘营养适宜人群持续增长说明目前的碘缺乏病防治策略对保护孕妇为代表的特需人群是十分有效的。以儿童为代表的大部分非特需人群的碘营养状况持续向 WHO 推荐的超过适宜量范围内增加的趋势,虽然有利于碘缺乏病的持续消除,但会不会带来其他的医学风险,还需要进步的调查与研究。

4　结论与建议

4.1　应继续加强对"食用合格碘盐是防治碘缺乏病的最有效途径"的宣传,推广"科学补碘、按需补碘"的健康生活理念,增强广大人民群众对加碘盐的认知度,同时积极推广新媒体新平台,做好碘盐及甲状腺疾病的科普宣传工作,与谣言伪科学抢夺话语权,争取舆论主动权,努力营造一个"防治碘缺乏病,全民共同参与"的良好氛围,进一步提高湖南省的碘缺乏病防治工作质量,巩固碘缺乏病防治成果。

4.2　针对监测中发现的各指标异常进行分析,针对发现的问题分门别类,并制定工作计划和整改方案,争取落实到下一年度工作中,切实提高碘缺乏病监测的效能和成果。建议通报本监测结果给未达到碘缺乏病消除标准的县级卫生行政部门,以提高重视,督促他们做好今后的碘缺乏病防治工作。

4.3　国家对盐业制度的改革,形成了碘缺乏病防治的新形势。应继续呼吁卫生主管部门加强对碘缺乏病防治的重视,积极配合盐业企业和行政部门工作,配套出台新的碘缺乏病防治策略或法规文件,才能确保碘缺乏病的持续消除,保证人民身体健康。

4.4　各级疾控中心要进一步加强碘缺乏病流调人员和实验室检验人员能力建设,严格质量控制措施,增强业务人员的工作责任心,对发现的问题要及时查因和整改,造成不良后果的要把责任要落实到人,全面提高碘盐监测工作的准确性和真实性,为全省持续消除碘缺乏病提供更准确、更科学的监测数据。

4.5　碘缺乏病监测中尿碘检测和甲状腺 B 超容积检测已成为常规监测项目,建议有关部门增加投入,给各级疾控中心配备尿碘检测设备和 B 超机,以提高基层开展项目工作的积极性,提高工作的效率和准确性,降低工作的难度和不确定性。

(撰稿人:庄世锋　赵林娜)

2019 年广东省碘缺乏病监测报告

根据《广东省地方病防治专项攻坚行动实施方案（2019—2020 年）》中"监测评价全覆盖行动"的有关要求，为全面掌握碘缺乏病消除进展情况，全省各级疾控中心按《全国碘缺乏病监测方案》（2016 版）开展了 2019 年碘缺乏病监测。现将监测结果总结如下：

1 监测内容、范围及完成情况

1.1 甲状腺容积监测：全省 124 个县（市、区，以下简称县；东莞、中山同时按市级和县级统计，下同）应于 2019 年或 2020 年开展一次 8~10 岁儿童甲状腺容积的监测；今年共有 73 个县完成了本项监测。

1.2 尿碘监测：全省应开展 8~10 岁儿童和孕妇的尿碘含量监测的县有 124 个。各县均完成了监测并上报结果，监测覆盖率 100%。

1.3 儿童和孕妇家庭盐碘监测：全省应开展 8~10 岁儿童和孕妇的家庭盐碘含量监测的县有 124 个。各县均完成了监测并上报结果，监测覆盖率为 100%。

2 监测结果

2.1 儿童甲状腺容积监测

全省共监测了 14 630 名 8~10 岁儿童甲状腺容积，甲状腺容积肿大儿童 206 名，甲肿率为 1.3%（省和市级的尿碘中位数、碘盐的率和甲肿率均为人口标化结果，下同）。73 个县的甲肿率范围在 0~4.5% 之间，均在消除标准要求 <5.0% 内。

2.2 尿碘监测

2.2.1 8~10 岁儿童尿碘监测结果。全省共检测 24 830 名儿童尿碘含量，尿碘中位数为 187.3μg/L，为碘营养适宜（100~299μg/L，根据 UNICEF 等国际组织推荐的人群碘营养状况评价标准，下同）。样品频数分布，尿碘含量 <50μg/L 的样品比例为 4.9%，50~99μg/L 为 13.2%，100~299μg/L 为 62.8%，

≥300μg/L 为 19.0%。21 个市的儿童尿碘中位数范围在 109.7~230.4μg/L 之间，均在碘营养适宜范围。124 个县的儿童尿碘中位数范围在 83.9~289.6μg/L 之间；儿童碘营养适宜的县占 98.4%（122/124），只有澄海区、饶平县的儿童尿碘中位数 <100μg/L（轻度碘营养缺乏）。

2.2.2 孕妇尿碘监测结果。全省共检测 12 423 名孕妇的尿碘含量，尿碘中位数为 151.0μg/L，为碘营养适宜（150~249μg/L 为适宜范围）。21 个市的孕妇尿碘中位数范围在 114.4~180.5μg/L 之间；孕妇尿碘中位数在 100~149μg/L 之间有 10 个市，在 150~249μg/L 之间的有 11 个。124 个县的孕妇尿碘中位数范围在 68.6~343.6μg/L 之间。孕妇碘营养 > 适宜量（250~499μg/L）的县占 2.4%（3/124），碘营养适宜的县占 50.0%（62/124），碘营养缺乏（<150μg/L）的县占 47.6%（59/124）；其中，有 4 个县的尿碘中位数 <100μg/L，分别是雷州市（68.6μg/L）、澄海区（69.6μg/L）、湘桥区（70.0μg/L）和霞山区（90.4μg/L）。

2.3 盐碘监测

2.3.1 儿童家庭盐碘监测。全省共监测儿童家庭盐样 24 830 份，其中碘盐 24 380 份，合格碘盐 23 749 份，不合格碘盐 631 份，未加碘食盐 450 份；全省碘盐覆盖率为 97.5%，合格碘盐食用率为 94.8%。全省加碘盐盐碘均值为 24.9mg/kg，与广东省选用盐碘含量均值（25mg/kg）的标准非常接近。21 个市的合格碘盐食用率范围在 90.7%~99.2% 之间，加碘盐盐碘均值在 23.7~26.2mg/kg 范围。124 个县中，合格碘盐食用率 >90% 的县占 96.0%（119/124），≤90% 的县是宝安区（86.5%）、潮阳区（86.5%）、惠城区（86.5%）、澄海区（87.0%）和雷州市（89.0%）。

2.3.2 孕妇家庭盐碘监测结果。全省共监测孕妇家庭盐样 12 423 份，其中碘盐 12 256 份，孕妇家庭碘盐覆盖率为 98.3%。21 个市的孕妇家庭碘盐

覆盖率范围在 94.1%~100% 之间。124 个县中,孕妇家庭碘盐覆盖率>90% 的县占 99.2%(123/124),只有光明区(85.0%)≤90%。

3　结果分析

3.1　县级碘缺乏病消除现状分析

为规范重点地方病的控制和消除评价工作,国家卫生健康委 2019 年重新修订了《重点地方病控制和消除评价办法(2019 版)》,按"碘缺乏病消除评价内容及判定标准"的技术指标判定标准,以县为单位来评价碘缺乏病消除现状。

综合今年的监测结果和部分县前两年的甲肿率判定,全省达到碘缺乏病消除评价判定标准中技术指标要求的县有 122 个,达标率为 98.4%(122/124)。未达到消除标准的县是澄海区和雷州市,均因辅助技术指标未达评价判定标准:澄海区是"儿童尿碘中位数"、"孕妇尿碘中位数"和"儿童合格碘盐食用率" 3 个指标均未达标;雷州市是"孕妇尿碘中位数"和"儿童合格碘盐食用率" 2 个指标未达标。另外,少数县有单一个辅助技术指标未达标,如饶平县的"儿童尿碘中位数",湘桥区和霞山区的"孕妇尿碘中位数",宝安区、潮阳区和惠城区的"儿童合格碘盐食用率"未达标。

3.2　十三五期间全省碘缺乏病监测结果变化情况

2016—2019 年间,全省的各项碘缺乏病防治指标基本保持稳定,儿童合格碘盐食用率和孕妇碘盐覆盖率虽有小波动,但均保持在 90% 以上;儿童尿碘中位数在 173.0~189.5μg/L 之间,均维持碘营养适宜水平;儿童甲肿率均<5%,控制在较低水平;孕妇尿碘中位数 2016—2018 年均<150μg/L,今年为 151.0μg/L,为碘营养适宜水平,这是自"十二五"期间开始常规监测孕妇尿碘以来,首次发现广东省孕妇碘营养达到适宜的水平。

广东省碘缺乏病整体防治指标虽然保持稳定,且取得孕妇碘营养适宜的新进展,但是全省各地实际情况、防治难度和防治力度不一样,局部地区可能会出现防治技术指标未达标的情况。2016—2019 年间,儿童甲肿率≥5% 的县占监测县比例分别为 6.7%、5.7%、2.6% 和 0,呈现逐渐下降;儿童尿碘中位数<100μg/L 的县占监测县比例分别为 0、4.7%、0 和 1.6%,儿童合格碘盐食用率≤90% 的县占监测县比例分别为 4.1%、4.9%、2.4% 和 4.0%,呈现波动变化;孕妇尿碘中位数<100μg/L 的县占监测县比例分

别为 9.8%、10.6%、4.1% 和 3.2%,孕妇碘盐覆盖率≤90% 的县占监测县比例分别为 1.6%、4.9%、1.6% 和 0.8%,均以今年的比例最低。而且,孕妇碘营养适宜的县占监测县比例提高至 50.0%,呈现逐渐增加的趋势。

4　存在问题及下一步工作建议

4.1　突出重点,采取有效举措加强未达标县的防治工作

今年监测结果表明,全省有澄海区和雷州市未达到碘缺乏病消除标准,是下一步重点关注地区;饶平县、湘桥区、霞山区、宝安、潮阳区和惠城区仍有一个辅助技术指标不达标,需进一步提升。

碘缺乏病是生物地球化学性疾病,必须依靠防治措施的持续落实,才能发挥既定作用,主要防治措施是落实食盐加碘策略。只要群众坚持食用合格碘盐,一般人群碘营养(常用儿童碘营养替代)就会维持在适宜水平,孕妇等重点人群碘营养也会得到改善,病情(儿童甲肿率)将继续保持低水平。上述 8 个县均分布在粤东、粤西沿海和珠三角地区,这些地区群众的补碘意识相对薄弱,部分群众且有食用粗海盐(未加碘盐)习俗,一直以来都是广东省碘缺乏病防治的重点难点地区;另外,2016 年盐业体制改革以后,盐业管理制度改变,群众能轻易从市场上购买到未加碘盐,更加重这些地区碘缺乏病防治工作的困难。

建议这些地区有关部门认真分析未达标的原因,采取切实有效举措提高人群的合格碘盐覆盖率。首先,调查了解当地碘盐的供应情况,碘盐供应量能否满足需求,销售网点布局是否合理,群众能否方便购买到碘盐;如果发现需要改进,应及时报告当地政府及相关职能部门予以改善。然后,加强科学补碘健康教育,对象要突出小学生和孕妇,以小学、医疗卫生机构和社区为重要宣传场所,同时开发通俗易懂的科普材料,打造新媒体平台,采取有效的方式提高群众的碘缺乏病防治意识和知识,加强健康促进,形成广大群众购买及食用加碘盐的健康生活自觉行为。"十二五"期间监测发现广东省孕妇碘营养缺乏,于是各地注重加大孕妇科学补碘健康教育,使得广东省"十三五"期间,孕妇碘营养水平逐渐改善,今年全省整体达到适宜状况。

4.2　真抓实干,确保消除碘缺乏病攻坚行动目标如期实现

防治碘缺乏病是维护人民健康福祉的民生工

程、民心工程,体现党和政府对人民健康高度负责的精神,是对患病群众疾苦的亲切关怀。全国现正开展地方病防治三年攻坚行动,要求 2020 年全面实现消除碘缺乏危害。碘缺乏病防治在广东省涉及面广(全省范围),落实食盐加碘的主要防治措施职责涉及多部门,群众食用碘盐的自主行为容易受到意识和知识的影响而不稳定,且重点地区的难点问题仍然突出。因此,建议各地政府、职能部门要深刻领会攻坚任务的重要性、紧迫性,各级相关部门履职尽责,密切配合,按国家、省的统一部署,认真贯彻落实地方病防治三年攻坚行动的各项要求和任务,力争如期完成全面消除碘缺乏病目标任务。

同时,真抓实干,着力做好以下几方面工作:一是建议各级职能部门加大力度,各地要强化盐业市场依法管理力度,加强碘盐生产、流通和销售环节的管理工作,查处假冒伪劣加碘盐,进一步健全碘盐供应网络;同时,加强学校集团食堂或供餐企业必须使用加碘盐烹饪的监管和指导。二是加强宣传教育,作为重要抓手予以实施,以广大群众自主购买及食用加碘盐作为努力目标。三是加强监测和提升防治能力,加强碘缺乏病专业人员队伍和机构能力建设,强化培训提高监测结果准确性,建立完善的碘缺乏病防治体系,确保监测评价全覆盖,及时发现和预警可能出现的问题,为调整防控策略提供依据。

（撰稿人:杨通）

2019 年广西壮族自治区碘缺乏病监测报告

根据广西壮族自治区卫生健康委《自治区卫生健康委关于印发广西碘缺乏病监测方案的通知》和《自治区卫生健康委关于印发 2019 年中央和自治区财政基本公共卫生服务项目补助资金重大疾病与健康危害因素监测等项目实施方案的通知》的要求，我中心组织全区各相关市、县认真开展碘缺乏病监测工作，在相关部门的密切配合下，按质、按量完成了 2019 年碘缺乏病监测任务。现将 2019 年广西碘缺乏病监测结果总结如下。

1 组织和实施

1.1 下发文件

1.1.1 2019 年 1 月底，广西疾控下发了《关于印发 2019 年广西重点地方病防治与监测工作指导意见的通知》，提前对广西碘缺乏病监测项目工作进行任务布置。

1.1.2 2019 年 8 月底，广西卫生计生委下发了自治区卫生健康委关于印发 2019 年中央和自治区财政基本公共卫生服务项目补助资金重大疾病与健康危害因素监测等项目实施方案的通知，对广西碘缺乏病监测进行任务布置，提出工作要求，确保广西按时、按质完成今年的碘缺乏病监测工作任务。

1.2 组织实施

2019 年 2 月下旬，在南宁举办了 "2019 年广西重点地方病防治项目技术培训班"，对全区 14 个地市和 111 个县(市、区)的相关技术人员开展了技术培训，并进行碘缺乏病监测项目的项目启动。培训班后，全区 14 个市陆续对所辖相关县(市、区)进行了工作布置和指导，各县(市、区)随即开始开展现场采样和实验室检测工作，4~8 月份，各市、县(市、区)开始进行对碘缺乏病监测资料进行整理、数据核对、录入，上报自治区疾病预防控制中心。

2 监测范围及资料上报情况

根据监测方案要求，2019 年广西全区的 111 个县(市、区)均开展碘缺乏病监测，全部按照要求完成了监测任务。全部县(市、区)均按时报送监测结果，数据上报率达到 100%。

2.1 监测结果

2.1.1 食盐含碘情况。111 个县区共监测食盐 33 584 份(儿童食盐 22 364 份，孕妇食盐 11 220 份)，碘盐 33 133 份，未加碘食盐 450 份，碘盐覆盖率为 98.66%；在 33 133 份碘盐中，有 31 565 份是合格碘盐，碘盐合格率为 95.27%，合格碘盐食用率为 93.99%；碘盐中位数为 24.30mg/kg。以市为单位，除北海市的合格碘盐食用率为 52.92% 外，其余各市合格碘盐食用率均>90%；以县为单位，111 个监测县区中，有 95.50%(106/111)的县区的居民合格碘盐食用率>90%，有 4.50%(5/111)的县区的儿童合格碘盐食用率≤90%。

监测的 22 370 份儿童食用盐中，碘盐 22 026 份，未加碘食盐 344 份；在 22 026 份碘盐中，有 20 949 份是合格碘盐，儿童合格碘盐食用率为 93.52%；以市为单位，除北海市的儿童合格碘盐食用率为 57.05% 外，其余各市儿童合格碘盐食用率均>90%；以县为单位，111 个监测县区中，有 90.10%(100/111)的县区的儿童合格碘盐食用率>90%，有 9.91%(11/111)的县区的儿童合格碘盐食用率≤90%。监测的 11 220 份孕妇食用盐中，碘盐 11 107 份，未加碘食盐 113 份；在 11 107 份碘盐中，有 10 616 份是合格碘盐，孕妇合格碘盐食用率为 94.47%；以市为单位，除北海市的孕妇合格碘盐食用率为 61.87% 外，其余各市孕妇合格碘盐食用率均>90%；以县为单位，111 个监测县区中，有 92.79%(103/111)的县区的孕妇合格碘盐食用率>90%，有 7.21%(8/1 111)的县区的孕妇合格碘盐食用率≤90%。

2.1.2 儿童甲状腺容积检查。全区共对 39 个县区的 7 829 名 8~10 岁儿童进行 B 超法甲状腺容积检查，男生 3 913 人，女生 3 916 人，患甲状腺肿的有 13 人(男 5 人，女 8 人)，甲肿率为 0.16%；以市为单位,各市的儿童甲肿率均<5%;以县为单位,各县区的儿童甲肿率均<5%;按年龄分组,9 岁组甲肿率最高,为 0.63%。

2.1.3　尿碘检测。

2.1.3.1　儿童尿碘。111 个县区共采集 8~10 岁儿童尿样 22 364 份,尿碘中位数 177.93μg/L,<50μg/L 的 比 例 为 4.12%,<20μg/L 的 比 例 为 0.80%,>300μg/L 的 比 例 为 14.30%;各市儿童尿碘<50μg/L 的比例在 1.71%~6.38% 之间;各县区儿童尿碘<50μg/L 的比例在 0~17.50% 之间。不同年龄组、不同性别的儿童尿碘中位数差别不大;各市儿童尿碘中位数在 135.78~201.38μg/L 之间,各县区儿童尿碘中位数在 95.15~301.00μg/L 之间。

2.1.3.2　孕妇尿碘。全区 111 个县区共采集孕妇尿样 11 220 份,尿碘中位数 139.1μg/L,<50μg/L 的比例为 7.65%,<20μg/L 的比例为 1.37%,>500μg/L 的比例为 1.78%;各市孕妇尿碘<50μg/L 的比例在 2.33%~12.54% 之间;各县区孕妇尿碘<50μg/L 的比例在 0~27.0% 之间。各市孕妇尿碘中位数在 123.68~163.32μg/L 之间;各县区孕妇尿碘中位数在 82.85~217.0μg/L 之间,有 2.70%（3/111）的县区的孕妇尿碘中位数<100μg/L。

2.2　监测结果分析

根据国家及自治区下发的碘缺乏病监测方案要求,2019 年全区均按照新监测方案开展监测。在自治区卫生健康委的直接领导下,碘缺乏病防治工作得到高度重视,全区各市、县（市、区）的碘缺乏病监测工作得到了各级部门和相关领导的大力支持,都较好地完成 2019 年度的监测任务,确保了广西 2019 年碘缺乏病监测顺利完成。

全区监测结果显示,碘盐覆盖率、碘盐合格率和居民合格碘盐食用率分别为 98.66%、95.27%、93.99%,碘盐“三率”的总体水平保持在国家标准要求以上。在市级水平,除北海市外,其余各市儿童合格碘盐食用率均>90%,较 2018 年减少 1 个市;除北海市外,其余各市孕妇合格碘盐食用率均>90%。在县级水平,111 个监测县区中,有 9.91%（11/111）的 县 区 儿 童 合 格 碘 盐 食 用 率 ≤90%;有 7.21%（8/111）的县区的孕妇合格碘盐食用率≤90%。全区 76.67%（345/450）的未加碘食盐来自沿海的北海市、防城港市,说明沿海地区仍是广西碘缺乏病防治工作的薄弱和重点地区。

B 超法检测 8~10 岁儿童 7 829 名,发现患甲状腺肿的儿童有 13 名,平均甲肿率为 0.16%。在市级及县级水平,各市、县区的儿童甲肿率均<5%,不同年龄、性别的儿童甲肿率均<5%,儿童甲肿率维持在较低的水平,满足持续消除碘缺乏病的指标要求。

全区儿童尿碘中位数为 177.93μg/L,<50μg/L 的比例为 4.12%,各市儿童尿碘中位数在 135.78~206.76μg/L 之间,各县区儿童尿碘中位数在 110.00~301.00μg/L 之间,符合国家消除碘缺乏病标准要求,全区儿童尿碘处在适宜水平。全区孕妇尿碘中位数为 139.11μg/L,14 个市孕妇尿碘中位数均>100μg/L;有 2.70%（3/111）的县区孕妇尿碘中位数<100μg/L,较 2018 年的 11.01%（12/109）降低了 8.31%,根据《碘缺乏病防治工作研讨会会议纪要》中的消除碘缺乏病评价标准,孕妇尿碘中位数≥100μg/L 即可认为孕妇人群碘营养适宜,说明部分县区孕妇人群碘营养水平欠佳,胎儿的神经发育需要适宜的碘,其碘的来源需要从其母体即孕妇的血液获得,如果在此期间碘营养不足或欠佳,将影响其神经发育。

按照《重点地方病控制和消除评价办法（2019版）》中碘缺乏病消除评价内容及判定标准,综合分析必备指标和辅助指标结果,全区 111 个县（市、区）、有 110 个县区达到消除标准,达标率 99.10%。其中,必备指标:全区未发现新发地方性克汀病患者;儿童甲肿率为 0.16%。辅助指标:儿童尿碘中位数为 176.5μg/L;孕妇尿碘中位数为 141.8μg/L,且孕妇补碘率>90%;居民合格碘盐食用率为 93.98%。

3　存在的问题

3.1　部分地区制贩假盐问题突出,未加碘食盐冲销市场的现象加剧,尤其在沿海地区还较为严重,并形成向内陆地区延伸的趋势。需继续加强打击未加碘食盐冲销市场的行为,提高碘盐覆盖率。

3.2　部分县区孕妇碘营养水平欠佳,未能达到孕妇适宜碘营养标准。需继续组织力量,加大经费投入,探索提高特殊人群碘营养水平的办法。

3.3　部分市、县的数据管理人员在使用碘缺乏病监测系统上报数据的过程中,仍存在系统使用不熟练、数据审核不到位等问题,需要加强对录入系统的操作培训。

4　建议

4.1　普食碘盐是目前最有效的碘缺乏病防治措施,应继续加强对沿海盐场的管理和打击未加碘食盐冲销市场的行为,提高碘盐覆盖率;同时,加强市售碘盐质量控制工作,提高市售合格碘盐率。

4.2　部分县区孕妇碘营养水平欠佳,需继续组织力量,加大经费投入,探索提高特殊人群碘营养水平的办法。

4.3　健康教育是持续消除碘缺乏病重要的综合防治措施之一,开展多种形式的宣传和健康教育活动,让群众真正认识到缺碘对自身健康、对子孙后代的严重危害,提高食用碘盐的自觉性。

4.4　加强县级碘营养监测能力的建设,提高对人群碘营养的监测能力和覆盖范围,及时、全面的掌握广西人群碘营养水平的变化趋势,以便采取针对性的防治措施。

（撰稿人:廖敏　罗兰英）

2019 年海南省碘缺乏病监测报告

1　背景

为了解海南省居民碘营养水平状况,掌握碘缺乏病病情消长趋势和碘缺乏病防治三年攻坚行动防控措施取得的成效情况,按照《全国碘缺乏病监测方案》(2016 版)在全省范围内开展了碘缺乏病监测,现将监测结果报告如下。

2　结果与分析

全省共检测家庭食用盐 6 362 份,碘盐覆盖率为 99.2%,合格碘盐食用率 96.9%,各市、县(区)儿童合格碘盐食用率均超过 90%。全省儿童尿碘中位数为 172.7g/L,孕妇尿碘中位数为 133.9g/L。

2.1　8~10 岁儿童甲肿率情况

2019 年全省 21 个市、县(区)中只有白沙、昌江、定安、乐东、屯昌各出现 1 例甲状腺肿患者,其余市、县(区)均未出现甲状腺肿患者,全省 8~10 岁儿童甲肿率为 0.1%。

2.2　碘盐情况

2019 年全省共检测儿童家中盐样 4 225 份,其中碘盐 4 193 份、合格碘盐 4 095 份,盐碘中位数为 23.8mg/kg。2019 年全省共检测孕妇家中盐样 2 137 份,其中碘盐 2 102 份、合格碘盐 2 051 份,盐碘中位数为 23.8mg/kg。全省只有东方、临高 2 个市、县(区)孕妇合格碘盐食用率未达 90%。

2.3　儿童尿碘情况

全省共采集儿童尿样 4 225 份,各市、县(区)的儿童尿碘中位数均≥100μg/L,全省尿碘在 0~19μg/L、20~49μg/L、50~99μg/L、100~199μg/L、200~299μg/L、300μg/L 及以上的比例分别为 0.4%、2.0%、11.1%、49.3%、24.1% 和 13.1%。尿碘在 0~100μg/L 的比例定安最高(24.5%),澄迈最低(0.0%);尿碘在 100~200μg/L 的比例文昌最高(99.0%),尿碘在 100μg/L 以上的比例三亚最低(20.0%);尿碘在 200μg/L 及以上的三亚最高(69.5%),文昌最低(0.5%)。

2.4　孕妇尿碘情况

全省共检测孕妇尿样 2 137 份,只有龙华、保亭、澄迈、东方、琼山、屯昌、三亚等 7 个市、县(区)的孕妇尿碘中位数≥150μg/L,其余市、县(区)孕妇尿碘中位数均<150μg/L。全省孕妇尿碘在 0~149μg/L、150~249μg/L、250~499μg/L、500μg/L 及以上的比例分别为 59.8%、29.5%、9.7%、1.1%。全省只有澄迈的孕妇尿碘 150μg/L 以上的比例达到 71.7%,其余均未达到 50%。

3　讨论

3.1　2019 年海南省 8~10 岁儿童甲肿率为 0.1%,儿童尿碘中位数为 172.7μg/L,合格碘盐食用率为 96.9%,已达到《国家卫生健康委关于印发重点地方病控制和消除评价办法(2019 版)的通知》中《碘缺乏病消除评价内容及判定标准》碘缺乏病消除标准的基本指标。

3.2　儿童尿碘频数分布差别较大,碘营养不均衡。全省碘适宜儿童所占比例不到 50%,碘缺乏儿童所占比例为 13.5%,碘过量的比例为 13.1%,碘营养不足和碘摄入过量并存。虽然全省除临高和东方,其他市、县(区)孕妇合格碘盐食用率均在 90% 以上,但全省孕妇碘缺乏比例将近 60%,碘适宜的比例不足 30%,碘缺乏的比例较高,提示仍需提高孕妇补碘率,通过其他途径提高碘摄入量,以满足孕妇碘营养需求。

3.3　本次监测全省 8~10 岁儿童尿碘中位数为 172.7μg/L,较 2011 年全省 8~10 岁儿童尿碘中位数 204.3μg/L,下降了 31.6μg/L;孕妇尿碘中位数为 133.9μg/L,较 2011 年 153.2μg/L,下降了 19.3μg/L,孕妇尿碘中位数已低于适宜范围中位数下限。这与吴红英在海南省盐碘标准下调后重点人群碘营养水平观察结果一致,与 2012 年食用盐碘含量下调有关。也可能与部分市民认为每天食用海产品就不会造成人体碘元素缺乏,食用加碘盐反会造成高碘有关。2017 年海南省全省水碘监测结果显示,全省水碘中位数为 6.0μg/L,21 个市(县、区)水碘中位数均<10μg/L,全省都属于碘缺乏地区。沿海地区居民膳食中的碘大部分来自加碘食盐。如果沿海地区居民食用未加碘食盐,其大部分居民碘摄入量就会低于国际组织和我国推荐摄入量,发生碘缺乏的风险很大。因此,仍要坚持食用合格碘盐以满足人体碘营养需求。

3.4　全省 8~10 岁儿童合格碘盐食用率均达到 90% 以上,仍有部分不合格碘盐,需要加强对市场流通盐的监管,杜绝不合格碘盐在市场上流通;还要加强居民健康教育,掌握对碘盐的储存和烹饪过程中的正确使用,防止碘在碘盐食用过程的丢失。

4　问题与建议

虽然 8~10 岁儿童甲肿率、尿碘中位数和合格碘盐覆盖率均达到了消除标准的要求,但是仍有 13.5% 儿童处于碘缺乏状态、13.1% 儿童处于碘过量。14 个市(县、区)孕妇尿碘中位数达到 WHO/UNICEF/ICCIDD 推荐标准,59.8% 孕妇处于碘缺乏状态,10.8% 处于碘摄入>适宜量/碘过量,只有不到 30% 的孕妇处于碘适宜状态。

通过监测,准确掌握了全省 8~10 岁儿童、孕妇碘营养水平。因此,各市、县(区)应针对 8~10 岁儿童、孕妇进行碘缺乏病防治知识健康教育和健康促进,提高食用合格碘盐的意识,同时通过食物进行补碘,做到精准补碘、科学补碘,并对重点人群碘营养状况进行持续监测,以查看补碘效果。

及时通报碘缺乏病监测结果。加大查处非法小盐场力度,逐步清理整治,提高合格碘盐市场占有率。进一步加强碘缺乏病知识宣传力度,开展形式多样的健康教育活动,通过行之有效的健康教育,使广大民众真正掌握碘缺乏病相关知识,提高健康意识,自觉肩负消除碘缺乏病的责任。

5　结论

海南省达到碘缺乏病消除标准,儿童碘营养适宜,部分市、县(区)孕妇仍有碘营养不足的风险。

(撰稿人:吴红英)

2019 年重庆市碘缺乏病监测报告

按照《地方病防治"十三五"规划》要求,为进一步了解重庆市人群的碘营养状况,积极推进因地制宜、分类指导和科学补碘的防控策略,根据国家卫生健康委《关于印发地方病防治专项三年攻坚行动方案(2018—2020 年)的通知》、重庆市疾病预防控制中心《关于印发 2019 年重庆市碘缺乏病监测技术方案的通知》要求,结合重庆市实际情况,2019 年 3~11 月重庆市在各区县和万盛经开区开展了碘缺乏病监测工作,现将监测结果总结如下。

1 结果

1.1 儿童监测

1.1.1 甲肿率。13 个区县 65 个乡镇(街道)的 65 所小学,甲状腺容积(B 超法)共调查 8~10 岁儿童 2 719 人,甲状腺肿患者 55 人,甲肿率为 2.02%。各监测区县甲肿率在 0.47%~4.00% 之间,最高是南岸区为 4.00%,最低是万州区为 0.47%。甲肿率比 2018 年监测结果(43/2 656)上升了 0.4 个百分点(P>0.05)差异无统计学意义。

年龄分布:8 岁、9 岁、10 岁组甲肿率分别为 2.10%、2.60%、1.37%,8 岁、9 岁、10 岁组甲肿率差异均无统计学意义;8 岁、9 岁、10 岁组甲状腺容积中位数分别为 2.8ml、2.9ml、2.9ml,甲状腺容积随年龄增长而增大(P<0.01)差异有统计学意义,与 2018 年监测结果(2.7ml、2.9ml、3.2ml)比较,2019 年 8 岁组>2018 年 8 岁组(P<0.05),2019 年 9 岁组与 2018 年 9 岁组无显著变化(P>0.05),2019 年 10 岁组与 2018 年 10 岁组无显著变化(P>0.05)。

性别分布:男、女甲肿率分别为 1.53%、2.52%,男与女之间(P>0.05)差异无统计学意义。

1.1.2 盐碘。38 个区县和万盛经开区共调查 8~10 岁儿童家庭食用盐 7 966 份,其中,碘盐 7 905 份,合格碘盐 7 431 份,未加碘食盐 61 份。碘盐合格率、合格碘盐覆盖率、未加碘食盐率分别为 94.00%、93.28%、0.77%。碘盐中位数在 21.8~28.6mg/kg 之间,平均为 25.1mg/kg,最高是巫山县和忠县为 28.6mg/kg,最低是梁平区为 21.8mg/kg。

1.1.2.1 碘盐合格率。在 7 905 份碘盐中,碘含量在 5.0~20.9mg/kg 之间有 423 份,占 5.35%,在 21.0~39.0mg/kg 之间有 7 431 份,占 94.00%,>39.0mg/kg 有 51 份,占 0.65%。各区县碘盐合格率在 82%~100% 之间,平均为 94%。其中,<90% 的有万盛经开区、奉节县、秀山县 3 个区县,占 7.69%;90%~94% 之间有梁平区、万州区等 18 个区县,占 46.15%;95%~99% 之间有垫江县、沙坪坝区等 17 个区县,占 43.59%,达到 100% 有城口县 1 个区县,占 2.56%。

1.1.2.2 合格碘盐覆盖率。合格碘盐覆盖率在 82%~100% 之间,平均为 93.28%。其中,<90% 的有万盛经开区、奉节县、涪陵区、秀山县 4 个区县,占 10.26%,90%~94% 之间有江津区、南川区等 21 个区县,占 53.85%;95%~99% 之间有合川区、沙坪坝区等 13 个区县,占 33.33%,达到 100% 有城口县 1 个区县,占 2.56%。

1.1.2.3 未加碘食盐率。未加碘食盐率在 0.45%~4.00% 之间,平均为 0.77%。存在未加碘食盐的有涪陵区、云阳县等 22 个区县,占 56.41%。其中,未加碘食盐率<1% 的有武隆区、云阳县等 9 个区县,占 23.08%;1.00%~2.99% 之间有江津区、渝北区等 11 个区县,占 28.21%,≥3% 有涪陵区(4%)、石柱县(3%)2 个区县,占 5.13%。与 2018 年监测结果比较:碘盐中位数(26.2mg/kg)下降了 4.20%;碘盐合格率(94.62%)下降了 0.62 个百分点;合格碘盐覆盖率(93.74%)下降了 0.46 个百分点;未加碘食盐率(0.93%)下降了 0.16 个百分点,存在未加碘食盐的均为 22 个区县,占 56.41%,无变化。

1.1.3 尿碘。38 个区县和万盛经开区 8~10 岁儿童尿碘含量共调查 7 965 人,尿碘中位数在 154.2~360.0μg/L 之间,平均为 225.6μg/L。最高是渝中区为 360.0μg/L,最低是垫江县为 154.2μg/L。

1.1.3.1　年龄分布。8 岁、9 岁、10 岁组分别检查 2 382 人、2 838 人、2 745 人，尿碘中位数分别为 224.3μg/L、219.9μg/L、232.7μg/L，10 岁组高于 9 岁组（*H*=210.16，*P*<0.01）差异有统计学意义。

1.1.3.2　区县中位数情况。全市尿碘中位数在 154.2~360.0μg/L 之间，中位数在 100~199μg/L 有垫江县、万州区等 10 个区县，占 25.64%，200~299μg/L 有涪陵、沙坪坝区等 26 个区县，占 66.67%，≥300μg/L 有北碚区、酉阳县、渝中区 3 个区县，占 7.69%。

1.1.3.3　频数分布。全市 8~10 岁儿童共调查 7 965 人，尿碘值<50μg/L 的 212 人，占 2.66%；50~99μg/L 的 581 人，占 7.29%；100~199μg/L 的 2 468 人，占 30.99%；200~299μg/L 的 2 471 人，占 31.02%；300~499μg/L 的 1 715 人，占 21.53%；≥500μg/L 的 518 人，占 6.50%。与 2018 年监测结果比较：尿碘中位数（228.6μg/L）水平差异无统计学意义（*P*>0.05）；尿碘值<50μg/L（2.58%）上升了 0.08 个百分点，50~99μg/L（7.70%）下降了 0.41 个百分点，100~199μg/L（30.34%）上升了 0.65 个百分点，200~299μg/L（31.61%）下降了 0.59 个百分点，≥300μg/L（27.77%）上升了 0.26 个百分点。

1.2　孕妇监测

1.2.1　盐碘。38 个区县和万盛经开区 195 个乡镇（街道）共调查孕妇家庭食用盐 3 923 份，其中，碘盐 3 911 份，合格碘盐 3 696 份，未加碘食盐 12 份。碘盐合格率、合格碘盐覆盖率、未加碘食盐率分别为 94.50%、94.21%、0.31%。碘盐中位数在 21.9~29.6mg/kg 之间，平均为 25.1mg/kg，最高是石柱县为 29.6mg/kg，最低是梁平区为 21.9mg/kg。

1.2.1.1　碘盐合格率。在 3 911 份碘盐中，碘含量在 5.0~20.9mg/kg 之间 197 份，占 5.04%，在 21.0~39.0mg/kg 之间 3 696 份，占 94.50%，>39.0mg/kg 18 份，占 0.46%。碘盐合格率在 87.00%~100.00% 之间，平均为 94.50%。其中，<90% 的有奉节县、万盛经开区、潼南区 3 个区县，占 7.69%；90%~94% 之间有黔江区、大足区等 17 个区县，占 43.59%；95%~99% 之间有永川区、石柱县等 14 个区县，占 35.90%，达到 100% 有渝北区、九龙坡区、南川区、武隆区和城口县 5 个区县，占 12.82%。

1.2.1.2　合格碘盐覆盖率。合格碘盐覆盖率 87.00%~100.00% 之间，平均为 94.21%。其中，<90% 的有奉节县、万盛经开区、渝中区、潼南区 4 个区县，占 10.26%，90%~94% 之间有黔江区、大足区等

17 个区县，占 43.59%；95%~99% 之间永川区、石柱县等 13 个区县，占 33.33%，达到 100% 有渝北区、九龙坡区、南川区、武隆区和城口县 5 个区县，占 12.82%。

1.2.1.3　未加碘食盐率。未加碘食盐率在 1.00%~4.00% 之间。存在未加碘食盐的有沙坪坝区、云阳县等 7 个区县，占 17.95%。其中，未加碘食盐率在 1.00~2.99% 之间有万州区、云阳县等 6 个区县，占 15.38%，≥3% 有沙坪坝区（4.00%）1 个区县，占 2.56%。

1.2.2　尿碘。38 个区县和万盛经开区 195 个乡镇（街道）孕妇尿碘共监测 3 923 人，尿碘中位数为 175.9μg/L，尿碘值<50μg/L 占 5.07%，50~99μg/L 占 14.53%，100~149μg/L 占 19.19%，150~249μg/L 占 35.08%，250~499μg/L 占 21.85%，≥500μg/L 占 4.28%。尿碘中位数在 111.7~272.3μg/L 之间，平均为 175.9μg/L。最高是黔江区为 272.3μg/L，最低的是丰都县为 111.7μg/L。中位数在 100~149μg/L 之间有丰都县、涪陵区、忠县、垫江县和永川区 5 个区县，占 12.82%；150~249μg/L 有武隆区、北碚区等 33 个区县，占 84.62%，250~499μg/L 有黔江区 1 个区县，占 2.56%。尿碘中位数比 2018 年（186.3μg/L）显著下降（*H*=3.49，*P*<0.01）差异有统计学意义。

2　盐碘、尿碘样品市级复核情况

2019 年市疾控中心对江北区、沙坪坝区、大渡口区、渝北区、合川区、永川区、大足区、璧山区、涪陵区、忠县、城口县和酉阳县等 12 个区县共完成盐碘样品 720 份、尿碘样品 718 份市级复核。

3　结果分析

本次监测 8~10 岁儿童甲肿率为 2.02%，学生家庭食用盐合格碘盐覆盖率 93.28%，尿碘中位数为 225.6μg/L，且<50μg/L 的比例为 2.66%；孕妇合格碘盐覆盖率 94.21%，尿碘中位数为 175.9μg/L，且<50μg/L 的比例为 5.07%，各项指标均达到国家消除碘缺乏病标准，重庆市持续保持消除碘缺乏病状态。

13 个监测区县 8~10 岁儿童甲肿率在 0.47%~4.00% 之间，最高是南岸区为 4.00%，最低是万州区为 0.47%，平均为 2.02%，甲肿率比 2018 年（1.62%）上升了 0.4 个百分点，差异无统计学意义。儿童甲肿率自 2014 年起连续 6 年保持在国家消除标准（5.00%）范围之内。

38 个区县和万盛经开区 8~10 岁儿童家庭食用盐碘盐合格率、合格碘盐覆盖率、未加碘食盐率分别为 94.00%、93.28%、0.77%,碘盐中位数为 25.1mg/kg。碘盐合格率≥90.00% 有梁平区、城口县等 36 个区县,占 92.31%,合格碘盐覆盖率≥90.00% 有江津区、沙坪坝区等 35 个区县,占 89.74%,说明重庆市碘盐市场供应充足,碘盐质量比较稳定,合格碘盐覆盖到全市所有区县、乡镇。但是,从 7 905 份碘盐的碘含量频数分布来看,碘含量偏低(5.0~20.9mg/kg)占 5.35%,碘含量合格(21.0~39.0mg/kg)占 94.00%,碘含量偏高(>39.0mg/kg)占 0.65%,影响碘盐合格率的因素主要是碘含量偏低,其次是碘含量偏高。碘盐合格率<90% 的有万盛经开区、奉节县、秀山县 3 个区县,占 7.69%,主要是碘含量偏低;影响合格碘盐覆盖率的因素一方面是碘含量偏低,另一方面是未加碘食盐。合格碘盐覆盖率<90% 的有万盛经开区、奉节县、涪陵区、秀山县 4 个区县,占 10.26%,涪陵区主要是未加碘食盐,其余 3 个区是碘含量偏低。全市发现存在未加碘食盐的有涪陵区、云阳县等 22 个区县,占 56.41%。未加碘食盐主要分布在涪陵区(4.00%)、石柱县(3.00%),其次是分布在江津区(2.50%)、綦江区(2.00%)、江北区(2.00%)、南岸区(2.00%)、九龙坡区(1.53%)等区县。涪陵区、石柱县等区县未加碘食盐主要来源于榨菜加工用未加碘食盐;江津区、綦江区等区县主要来源于私盐;江北区、南岸区等主城区主要来源于私盐或者居民有意识选择未加碘食盐而主动购买的未加碘食盐。说明未加碘食盐在重庆市广泛存在,应高度重视。

38 个区县和万盛经开区 8~10 岁儿童尿碘中位数在 154.2~360.0μg/L 之间,平均为 225.6μg/L。比 2018 年尿碘中位数(228.6μg/L)约有下降,差异无统计学意义。中位数在 100~299μg/L 有垫江县、沙坪坝区等 36 个区县,占 92.31%,≥300μg/L 有北碚区、酉阳县、渝中区 3 个区县,占 7.69%,依据《食盐加碘计划监测及人群碘营养状况评价指南》中规定,学龄儿童碘摄入"适宜"的尿碘中位数范围可以扩大至 100~299μg/L。因此,重庆市 8~10 岁儿童碘营养处于适宜水平;中位数≥300μg/L 的 3 个区县,通过追踪调查,尿碘含量偏高可能与采集尿碘样品之前学校食堂集体食用富含碘的海带汤有关,或者与尿碘样品采集过程中受到污染有关,有待进一步调查。

孕妇尿碘中位数在 111.7~272.3μg/L 之间,平均为 175.9μg/L。依据《国家卫生健康委关于印发重点地方病控制和消除评价办法(2019 版)的通知》要求,孕妇尿碘中位数≥150μg/L,重庆市孕妇碘营养处于适宜水平。但是,中位数在 100~149μg/L 之间有丰都县、涪陵区、忠县、垫江县和永川区 5 个区县,占 12.82%;尿碘值<50μg/L 占 5.07%,50~99μg/L 占 14.53%,100~149μg/L 占 19.19% 的孕妇存在碘营养不足的现象,有缺碘的风险。

新生儿甲减筛查、甲减筛查复检的新生儿甲功和抗体检测、孕妇甲功和抗体检测属于选择指标,上报数据的区县少,不做结果统计与分析。

4 问题与建议

4.1 不合格碘盐和未加碘食盐广泛存在

2019 年监测结果显示,合格碘盐覆盖率<90% 的有万盛经开区、奉节县、涪陵区、秀山县 4 个区县,占 10.26%,涪陵区主要是未加碘食盐,其余 3 个区是碘含量偏低。全市发现存在未加碘食盐的有涪陵区、云阳县等 22 个区县,占 56.41%。涪陵区、石柱县等区县非碘盐主要来源于榨菜加工用未加碘食盐;江津区、綦江区等区县主要来源于私盐;江北区、南岸区等主城区主要来源于私盐或者居民有意识选择未加碘食盐而主动购买。说明不合格碘盐和未加碘食盐广泛存在,影响了合格碘盐覆盖率。

自 2016 年开始盐业体制改革后,食盐市场开放,食盐供应渠道发生变化,有碘含量偏低的碘盐和未加碘食盐流入市场,尤其是涪陵区榨菜生产加工用未加碘食盐市场供应和管理比较混乱,导致未加碘食盐和不合格碘盐广泛存在,合格碘盐覆盖率下降。这一现象对重庆市持续巩固碘缺乏病防治成果有较大的影响,政府应高度重视。卫生部门要继续加强监测,掌握变化趋势,及时通报反馈监测信息;市场监管部门加强盐业市场监督和管理,尤其是要加强涪陵区、丰都县等榨菜加工未加碘食盐的供应和管理,严禁榨菜加工未加碘食盐流入食盐市场;新闻媒体要进一步加大碘缺乏病防治宣传力度,增强广大群众健康意识;中小学校要加强学生碘缺乏病防治健康教育宣传,通过"小手牵大手"的宣传方式,提高学生家长的健康意识,主动购买碘盐,拒绝未加碘食盐。

4.2 部分区县孕妇碘营养不足,存在缺碘风险

全市孕妇尿碘中位数为 175.9μg/L,总体处于适宜水平。但是,中位数<150μg/L 的有丰都县、涪陵

区、忠县、垫江县和永川区 5 个区县,占 12.82%,孕妇存在碘营养不足的现象,有缺碘的风险。因此,对孕妇应加强碘缺乏病健康教育,提高碘缺乏危害的认识,增强防治碘缺乏病的健康意识,自觉购买和食用碘盐。同时,应适当采取其他补碘措施,保障胎儿的正常发育。

4.3　区县疾控中心甲状腺容积 B 超检测技术力量薄弱

2019 年 38 个区县和万盛经开区统一由市卫生健康委配备了甲状腺容积检查 B 超机,各区县自行承担辖区内 8~10 岁儿童甲状腺容积 B 超检测任务。由于大部分区县疾控中心缺少专业的 B 超检测技术人员,因此,很多区县疾控中心聘请临床 B 超医师来完成监测工作。由于临床 B 超甲状腺容积检测方法与碘缺乏病监测要求的方法有所不同,导致甲状腺容积结果出现了一定的偏差;区县疾控中心地方病防治人员对甲状腺容积 B 超检测技术不够熟练,力量薄弱,对重庆市开展碘缺乏病监测工作有一定的影响。应加强区县疾控中心地方病防治人员对甲状腺容积 B 超检测技术培训,逐步提高专业人员甲状腺容积 B 超检测技术水平,打造一支专业技术过硬的队伍,确保重庆市碘缺乏病监测工作的有序开展。

4.4　尿碘、盐碘样品采集与运输不规范

个别区县现场采集盐碘、尿碘样品时在同一地点同一个台面进行,距离很近;没有专人现场指导学生使用流水洗手;尿碘、盐碘样品混装在一个容器内进行运输和保存等,造成盐碘样品对尿碘样品的污染。各区县地方病防治人员应加强学习,增强责任心,严格按照方案要求开展样品的现场采集、运输和保存,杜绝样品受到人为污染。

(撰稿人:周爽　谢君)

2019年四川省碘缺乏病监测报告

1 结果

1.1 8~10岁儿童甲状腺肿患病情况

共检测8~10岁儿童甲状腺容积12 429人,其中男女儿童构成比分别为49.21%和50.79%;8~10岁各年龄段构成比分别为29.20%、42.13%和28.67%。共检测出甲状腺肿患者203人,甲肿率1.63%(95%CI:1.41%~1.86%)。以县为单位,8~10岁儿童甲肿率均<5%(0~4.50%)。女性儿童甲肿率高于男性儿童,差异有统计学意义;8~10岁各年龄段甲肿率差异无统计学意义。

1.2 尿碘情况

1.2.1 儿童尿碘情况。共检测8~10岁儿童尿样37 143份(其中男女分别为18 523份和18 620份,8~10岁各年龄段分别为11 664份、14 713份、10 766份),尿碘中位数189.90μg/L(其中男女儿童尿碘中位数分别为196.20μg/L和184.40μg/L,8~10岁各年龄段儿童尿碘中位数分别为187.41μg/L、189.60μg/L、193.52μg/L),尿碘<50μg/L的尿样1 264份(3.40%)。市级水平,21个市(州)儿童尿碘中位数为152.20~239.35μg/L,尿碘<50μg/L的比例均<20%(1.34%~6.79%)。县级水平,185个县儿童尿碘中位数为79.20~431.60μg/L,尿碘<50μg/L的比例0~22.50%,其中<20%的县183个,≥20%的县2个(道孚县、雅江县)。

1.2.2 孕妇尿碘情况。共检测孕妇尿样17 521份,尿碘中位数171.90μg/L,尿碘<50μg/L的尿样832份(4.75%)。市级水平,21个市(州)孕妇尿碘中位数为136.40~232.01μg/L,尿碘<50μg/L的比例均<20%(1.12%~12.00%)。县级水平,185个县孕妇尿碘中位数为69.60~327.40μg/L,尿碘<50μg/L的比例为0~35.85%,其中<20%的县177个,≥20%的县8个(茂县、纳溪区、新龙县、道孚县、雨城区、仁寿县、雅江县、石渠县)。

1.3 盐碘情况

1.3.1 省级水平盐碘。共检测居民户家庭盐样54 666份,其中碘盐54 386份,未加碘食盐280份,合格碘盐52 279份,碘盐覆盖率、合格碘盐食用率、碘盐合格率均>95%;食用盐碘中位数、加碘盐盐碘均数和中位数均在21~39mg/kg的合格范围,加碘盐盐碘变异系数<30%。

1.3.2 市县级水平盐碘。全省21个市(州)碘盐覆盖率均≥95%(98.11%~100.00%),合格碘盐食用率均>90%(92.67%~97.81%),碘盐合格率均>90%(92.73%~97.81%),食用盐碘中位数为25.45~28.47mg/kg,加碘盐盐碘均数为25.87~28.44mg/kg,加碘盐盐碘变异系数13.71%~17.28%。185个县(市、区)碘盐覆盖率94.33%~100.00%,其中≥95%的县184个,<95%的县1个(高新区);合格碘盐食用率70.49%~100.00%,其中>90%的县173个,≤90%的县12个(会理县、木里县、丹巴县、宣汉县、雅江县、渠县、旌阳区、资中县、壤塘县、涪城区、高新区、郫都区),食用盐碘中位数为22.70~34.06mg/kg,加碘盐盐碘均数为22.94~33.78mg/kg(其中<30mg/kg的县171个,占92.43%),加碘盐盐碘变异系数为4.01%~21.57%。

1.4 孕妇甲状腺疾病史等情况

共调查孕妇17 523人,平均年龄为27.29岁±4.99岁,早、中、晚孕期分别为2 794人(15.94%)、7 962人(45.44%)和6 767人(38.62%)。其中无甲状腺疾病史的17 363人,有甲状腺疾病史的160人(以甲状腺功能减退症为主共有102例、亚临床甲状腺功能减退症14例,甲状腺功能亢进症30例,甲状腺结节7例、甲状腺肿2例、甲状腺癌1例、桥本氏甲状腺炎2例、亚临床甲状腺炎2例)。有甲状腺疾病史160人中74人服药,以甲状腺功能减退者服药为主,均服用左甲状腺素钠片(优甲乐),剂量主要为12.5~100μg/d。

1.5　甲状腺相关筛查

共收集 2018 年度新生儿甲减筛查结果 489 200 人，异常 3 473 人，异常率 0.71%；甲减筛查复检的新生儿甲功和抗体检测结果 3 348 人，异常 500 人，复检异常率 14.93%；孕妇甲功和抗体检测结果 118 269 人，异常 8 705 人，异常率 7.36%。

1.6　地方性克汀病搜索

结合全省地方性克汀病历史流行病区以及孕妇和 8~10 岁儿童尿碘监测结果，没有监测县达到需要开展碘缺乏病高危地区地方性克汀病搜索的启动条件。

2　讨论

2.1　监测结论

2.1.1　全省 8~10 岁儿童甲肿率 1.63%，尿碘中位数 189.90μg/L，尿碘低于 50μg/L 的比例 3.40%；居民户碘盐覆盖率 99.49%，合格碘盐食用率 95.63%。结果显示甲状腺肿、尿碘、盐碘技术指标达到 GB 1006—2008《碘缺乏病消除标准》，全省目前继续保持消除碘缺乏病状态；根据国际组织推荐的人群碘营养状况评价标准，四川省人群碘营养水平总体适宜。

2.1.2　按照《重点地方病控制和消除评价办法（2019 版）》中碘缺乏病消除评价技术指标判定标准，全省有 184 个县（99.5%）保持消除碘缺乏病，1 个县（雅江县）未达到消除标准。

2.2　问题与建议

2.2.1　加强重点地区防控，确保持续消除碘缺乏病。甘孜州雅江县儿童尿碘中位数 79.20μg/L，孕妇尿碘中位数为 123.60μg/L，合格碘盐食用率为 86.71%，未达到碘缺乏病消除标准；18 个县中有 2 个县合格碘盐食用率<90%，有 7 个县孕妇尿碘中位数<150μg/L（其中 2 个县<100μg/L），提示存在碘缺乏风险。建议继续做好规范监测和质量控制的同时要加强监测结果的分析利用并与盐业等部门反馈交流，分析原因，及时跟进合格碘盐供应、强化针对重点人群碘缺乏病防治知识的健康教育等综合防控措施，确保持续消除碘缺乏病。

2.2.2　密切关注重点人群尿碘，保障人群碘营养适宜。全省有 49 个县（26.5%）孕妇尿碘中位数<150μg/L，分布在除广元市、南充市、广安市和巴中市以外的 17 个市（州），分布有 3 个县及以上的是

成都市 10 个县、甘孜州 7 个县、宜宾市 6 个县、泸州市 5 个县、自贡市 3 个县、阿坝州 3 个县。样本量方面，由于四川省甘孜州、阿坝州等民族地区人口少，加上地广人稀、交通不便等诸多因素，孕妇尿样采集困难，在尽力做好监测的情况下，甘孜州仍有 17 个县、阿坝州有 4 个县、凉山州有 1 个县孕妇尿样不够 100 份，这对该人群尿碘水平的代表性有一定影响。对此，一是这些地区要高度关注，在继续做好监测的同时强化孕妇等重点人群健康教育，宣传监测的重要性，普及预防碘缺乏病知识并切实提高针对性、实效性，保障人群碘营养适宜；二是三州地区要尽早启动实施监测项目，利用更长采样周期做好孕妇尿样采集和实验室分批检测等方法力争保够样本量以提高监测的代表性，为评价重点人群碘营养状况提供科学依据。

2.2.3　切实加强碘盐产供销监管，保障合格碘盐供应。全省有 12 个县合格碘盐食用率≤90%，加碘盐盐碘均数为 27.29mg/kg，低于四川省现行食用盐碘含量平均水平 30mg/kg 的标准；92.43% 的县加碘盐盐碘均数<30mg/kg，最低的只有 22.94mg/kg（会理县）。因此，一是各食盐定点生产企业要严格执行四川省规定的食盐碘含量标准，保证食盐出厂质量安全，保障全省合格碘盐的市场供应，确保人民群众尤其是边远贫困和民族地区群众能够吃得上、吃得起合格碘盐；二是加强对省外食盐定点批发企业的监督管理，确保其在四川省市场销售的食盐产品符合四川省盐碘含量规定，确保全省碘盐市场合理有序；三是相关部门间继续保持良好的信息交流互通，依法依规科学有效地做好四川省食盐加碘持续消除碘缺乏危害工作。

2.2.4　加强甲状腺检测质量控制，提高检测质量。通过对全省监测现场工作的督导及数据的审核，发现个别地区甲状腺检测数据存在过大或过小异常值等质量控制欠佳的问题。因此，一是要继续开展现场指导，特别是针对甲状腺检测质量控制欠佳的地区开展监测质量现场监督和技术指导；二是要继续开展培训，包括检测方法标准、现场记录、现场复核等检测环节的现场培训，尤其是针对检测中易出错的薄弱环节，以进一步提高甲状腺检测能力和检测数据质量。

（撰稿人：李津蜀　张莉莉　简鸿帮）

2019年贵州省碘缺乏病监测报告

为客观评价贵州省碘缺乏病防控效果,受省卫生健康委委托,贵州省疾控中心于2019年3~10月组织完成全省碘乏病监测工作。现将监测结果报告如下:

1 监测范围

88个县(市、区)及贵安新区。

2 结果

2.1 儿童甲肿率情况

全省88个县(市、区)及贵安新区儿童甲肿率在0~4.5%,均<5%。

2.2 碘盐情况

2019年88个县(市、区)及贵安新区共检测26 539份盐样,其中17 686份学生家中盐样,8 853份孕妇家中盐样。合格碘盐覆盖率省级91.2%(经人口加权),市(州)级毕节市为86.8%,其余8市(州)在91.6%~96.9%之间,县级有湄潭县、凤冈县、习水县、沿河县、松桃县、贵定县、独山县、惠水县、七星关区、金沙县、纳雍县、威宁县及贵安新区共计13个县(市、区)<90%,其中威宁县低至30.9%,其余76个县(市、区)居民户合格碘盐食用率在90.7%~100.0%之间。全省盐碘中位数为26.7mg/kg,范围在21.8~46.1mg/kg之间,从频数分布看未加碘食盐为0.1%,低于合格标准碘盐(<21mg/kg)、合格碘盐(21~39mg/kg)、高于合格标准碘盐(>39mg/kg)分别占5.3%、93.1%、1.4%。

2.3 儿童尿碘情况

2019年88个县(市、区)及贵安新区共检测17 773名8~10岁儿童随意一次尿碘含量,尿碘中位数为215.1μg/L,中位数范围为127.8~311.5μg/L,32个县(市、区)尿碘中位数在100~199μg/L处于适宜水平,56个县(市、区)尿碘中位数在200~299μg/L处于碘充足水平,仅锦屏县为311.5μg/L为碘过量。

2.4 孕妇尿碘情况

2019年88个县(市、区)及贵安新区共检测8 891名孕妇随意一次尿碘含量,尿碘中位数为163.9μg/L,中位数范围在103.7~251.5μg/L;市(州)级有安顺市、黔南州孕妇尿碘中位数<150μg/L。县(市、区)有云岩区、修文县、播州区、桐梓县、务川县、赤水市、仁怀市、凯里市、兴仁市、晴隆县、西秀区、平坝区、普定县、关岭县、万山区、印江县、都匀市、福泉市、贵定县、瓮安县、平塘县、惠水县、三都县、大方县、金沙县、纳雍县共计26个县(市、区)孕妇尿碘中位数<150μg/L处于碘不足,尿碘中位数为150~249μg/L有62个县(市、区)处于适宜水平,仅石阡县尿碘中位数为251.5μg/L为碘充足。

3 存在的问题

3.1 孕妇碘营养水平存在风险

近几年的监测结果显示,孕妇尿碘中位数呈下滑趋势,2019年有26个县(市、区)孕妇尿碘中位数低于150μg/L,其中云岩区(113.0μg/L)、贵定县(113.6μg/L)、瓮安县(113.4μg/L)、务川县(116.0μg/L)、桐梓县(103.7μg/L)5个县孕妇尿碘中位数接近100μg/L,提示孕妇碘营养水平存在风险。

3.2 部分县级实验室检测水平有待进一步提高

2019年市级复核,仅贵阳市、安顺市所辖县(市、区)盐碘、尿碘复核均达到合格;还有平坝区、大方县2个县未通过参照实验室尿碘外质控考核,基层实验室检测能力不足,将会制约碘缺乏病监测工作的顺利开展。

3.3 盐碘中位数偏低

2019年监测结果显示,全省88个县(市、区)及贵安新区除威宁县外盐碘中位数均低于贵州省食盐碘含量均值标准30mg/kg,13个县(市、区)合格碘盐覆盖率<90%,不合格碘盐以<21mg/kg居多,表明生产企业均是按照碘的均值的下限添加碘,盐碘浓度

虽然处于贵州省食盐碘含量范围内,但在一定程度上也会影响补碘效果,尤其是贵州省经济落后的地区,碘的摄入主要来源于食盐加碘。

4　建议

4.1　加强碘缺乏病防治工作的管理,持续消除碘缺乏病的危害。贵州省外环境缺碘的状况无法改变,碘缺乏病防治工作要持之以恒,需要政府部门的支持,发改、工信、市场监管、盐业、卫生等相关部门的协作配合,要加强加碘盐宣传管理,防止未加碘食盐冲击市场,加强食盐市场管理,确保销售符合贵州省浓度的碘盐,精准施策,积极落实各项防治措施。

4.2　加强监测和健康教育,保证人群碘营养水平。监测结果显示,居民户合格碘盐食用率有 13 个县低于 90%,除威宁县外 87 个县(市、区)及贵安新区盐碘中位数均低于贵州省食盐碘含量均值标准 30mg/kg,有 26 个县(市、区)孕妇中位数低于 150μg/L,处于边缘性缺碘和缺碘状态的比例增加,对于监测中出现的问题,要认真查找原因,积极采取

有效应对措施,结合人群碘营养状况进行分类指导,采取相应措施科学补碘,各部门要加大对科学补碘的宣传力度,坚持正确舆论导向,通过防治碘缺乏病日等宣传活动,营造全社会防治碘缺乏病的氛围,在人群中尤其是重点人群普及碘缺乏病的防治知识,确保人群碘营养处于适宜水平。

4.3　加强能力建设,不断提高防治水平。要加强碘缺乏病防治专业人员和机构能力建设,重点加强基层能力建设,稳定专业队伍,加强专业技术培训,确保防治工作可持续。加强监测工作中各个环节的质量控制,规范采样、严格实验室操作。对于实验室外质控考核不合格的实验室要认真查找原因进行整改,确保检测结果真实可靠。同时要加强多学科、基础和临床的研究,关注社会热点问题,研究碘与甲状腺疾病关系。

最后,卫生健康、发展改革、工业和信息化、市场监管、盐业等相关部门要结合职责,认真研究监测中出现的问题,依法采取应对措施,并对所采取的措施进行综合评估,及时通报有关情况。

(撰稿人:李杨　周德梅)

2019 年云南省碘缺乏病监测报告

云南省外环境普遍缺碘,是历史上碘缺乏病流行较为严重的省份之一,多年来,通过实施食盐加碘为主的综合防治措施,人群碘营养状况总体得到改善,碘缺乏病病情得到有效控制。为进一步了解云南省人群碘营养状况,及时掌握县级人群碘营养水平及碘缺乏病病情变化趋势,积极推进因地制宜、分类指导和科学补碘的防控策略,2019 年云南省地方病防治所在云南省卫生健康委的部署下,在中国疾病预防控制中心地方病控制中心的指导下,依据《云南省碘缺乏病监测方案(2019 年版)》,组织全省 129 个县(市、区)开展了碘缺乏病监测。

1 监测范围和内容

1.1 碘缺乏病监测

按照《云南省碘缺乏病监测方案(2019 年版)》,在 129 个县(市、区)开展项目监测。

1.2 碘盐监测

在 129 个县(市、区)开展居民户碘盐监测。每个项目县(市、区)采集 200 份儿童家中食盐和 100 份孕妇家中食盐,共 300 份居民户食用盐进行盐碘含量监测。

2 结果

2.1 碘缺乏病监测

2.1.1 8~10 岁儿童监测结果。①甲状腺 B 超检查。采用 B 超法进行小学生甲状腺容积测定及检查,共检测和检查 26 242 名小学生,甲状腺平均容积为 2.75ml,甲肿率为 1.1%。无甲肿率>5% 的县(市、区)。②儿童尿碘监测。在 129 个县(市、区)共检测 26 243 名学龄儿童儿童尿碘,尿碘中位数为 225.81μg/L。尿碘中位数<100μg/L 的县为 0 个;33 个县(市、区)尿碘中位数在 100~199μg/L 之间,占 25.8%,处于 WHO 推荐的适宜水平;95 个县(市、区)尿碘中位数在 200~299μg/L,占 73.6,处于高于适宜量水平;1 个县(勐腊县)≥300μg/L,占 0.8%,处于碘过量。

2.1.2 孕妇监测结果。①孕妇尿碘监测。全省共监测 129 个县(市、区)13 079 名孕妇尿碘,孕妇尿碘中位数为 169.91μg/L。32 个县(市、区)尿碘中位数<150μg/L,占 24.8%,处于碘营养不足水平,无 <100μg/L 的县(市、区);94 个县尿碘中位数在 150~249μg/L 之间,占 72.9%,处于碘营养适宜水平;3 个县尿碘中位数的 250~296.57μg/L,占 2.3%,处于高于适宜量水平;没有碘过量的县。②碘制剂服用情况。共有 25 人服用碘制剂,分别是:五华区 2 人、盘龙区 1 人、西山区 2 人、呈贡区 1 人、寻甸县 1 人、红塔区 1 人、澄江县 3 人、通海县 2 人、隆阳区 1 人、施甸县 1 人、永善县 2 人、永仁县 1 人、祥云县 2 人、弥渡县 1 人、洱源县 1 人、鹤庆县 3 人。

2.2 碘盐监测

129 个县(市、区),每个县(市、区)采集 200 份儿童家中食盐和 100 份孕妇家中食盐,进行碘含量测定。共检测 39 292 份居民食用盐,盐碘中位数为 24.46mg/kg,未加碘食盐率为 0.46%,129 个县(市、区)未加碘食盐率均<5%;碘盐覆盖率为 99.54%,全部项目县(市、区)的碘盐覆盖率均在 90% 以上;合格碘盐食用率为 96.09%,129 个县(市、区)合格碘盐食用率均>90%;在州(市)级水平,16 个州(市)碘盐覆盖率均>95%。自 2012 年以来,在省级水平上,碘盐覆盖率、碘盐合格率和合格碘盐食用率波动不大,碘盐覆盖率维持在 95% 以上,碘盐合格率为和合格碘盐食用率均维持在 90% 以上。

3 成绩与经验

3.1 政府重视,监测工作顺利开展。监测工作得到各级政府和各级卫生行政部门的高度重视。云南省卫生计生委结合云南省实际制定下发了《云南省碘缺乏病监测方案(2019 年版)》。各级卫生行政部门在当地政府的领导下,按照云南省卫生计生委的要求,均制定了本级的实施方案,并认真组织完成了本年度碘盐监测工作。

3.2　开展人群碘营养监测,适时动态掌握人群碘营养状况及儿童患甲状腺肿情况。食盐加碘标准不是一成不变的,而是根据人群的碘营养状况和人群的需求进行适时调整。本项目工作为政府制定因地制宜的碘缺乏病防治措施提供了基础依据,为食盐加碘标准是否满足人群需要提供理论和实际依据,为食盐加工企业和盐业管理部门提供了基础信息。

3.3　严格控制监测质量。本年度,全省所有项目监测县(市、区)均按照方案要求完成监测。16 个州(市)居民按照方案要求,开展了样品的抽检复核工作,调查质量得到保障。

3.4　部门协作得到加强。卫生与教育部门密切配合,完成了学龄儿童病情监测工作和日常的防治知识的宣传工作;与盐业、质监、公安、工商等部门协作开展调查,整顿盐业市场,打击多制售假盐窝点,提高了云南省的碘盐覆盖率。各地各级医疗机构对本次监测的甲状腺 B 超检查给予大力支持。

4　存在问题

4.1　方案执行及抽样问题。部分州(市)由于人员更换,导致项目方案不熟悉,方案执行较差;部分地区未严格按照方案要求抽样,导致学生年龄、性别分布不均;部分地区不在抽样年龄范围(8~10 岁)的样本偏多。

4.2　基础信息录入不完整。部分地区存在不带 “*” 的变量未完全录入,尤其是家庭住址、身份证号、调查日期等空的较多。

4.3　甲状腺 B 超检测。总体上,云南省甲状腺容积检测结果偏低,且各地甲状腺检测数据差别较大,同地区不同医生的检测结果间差别也较大,部分地区的甲肿率主要集中在个别学校;部分地区甲状腺检测值间存在不合理、不合逻辑。建议省级、州(市)级加强培训、督导,统一检测标准,及时发现问题;加强检测设备的配备。

4.4　云南省部分项目监测县(市、区)所辖的中小学,除县城所在学校外,均为寄宿制小学,所抽取的学生不符合方案要求的非寄宿学生;所采集的盐样为家庭食用的盐,而其食用的为学校统一采购的食盐,所以学生尿碘检测结果和盐碘检测结果间不存在关系。

4.5　尿碘、盐碘检测:虽然部分地区经过二次考核,参加尿碘外质控考核,反馈率、合格率均为100%,但在督导中发现部分地区实验室质量控制不严格,未按要求每批样品必须带标准物质进行质量控制,或虽然带标准物质进行质量控制,但是对于不在控制范围内的样品未进行复核;部分样品检测值与上级复核结果差别较大,基本达不到国家要求的质量标准;各地监测结果间差别较大,尤其是孕妇尿碘监测结果;市场上的碘化钾等其他强化盐需要采用氧化还原法进行检测,但部分实验室在检测时采用直接滴定法进行检测判定,对未变色或检测结果不合格的样品未采用氧化还原法进行复检判定。加强实验室建设和质量管理,提高实验室检测能力和检测质量;严格按照实验室检测方法对样品进行实验室检测。

4.6　持续消除碘缺乏病状态情况。按照消除评价标准,2019 年云南省全部地区均达到持续消除碘缺乏病危害标准,但是有 32 个县(市、区)尿碘中位数<150μg/L,占 24.8%,提示有可能存在碘营养不足风险。

4.7　实施新方案监测以来,虽然大部分县级配备了尿碘检测设备,但由于实验室条件、人员条件等原因,部分项目县还不具备独立检测能力,样品还得借助上级或其他具有检测能力的实验室检测。

4.8　部分地区对碘缺乏病监测不够重视,部分州(市)级在培训、指导、督导和数据的审核方面不认真,存在敷衍了事情况,对本辖区项目县(市、区)的项目开展情况不了解,所审核上报的数据逻辑错误较多,影响全省的数据质量;州(市)级、县级人员身兼数职,事务繁杂,人员岗位变动大,在业务素质上还有待提高。

5　建议

5.1　继续强化政府领导,加强部门合作

5.1.1　各级政府应继续加强领导,客观总结防治工作取得的成绩和不足,并进一步加强与盐业、工商、广电、教育等各有关部门的沟通,卫生部门将监测结果及时向相关部门反馈,使监测工作中发现的问题得到及时解决。进一步加强质量管理,质检和工商部门加强碘盐生产环节的监督和流通环节的监管。

5.1.2　提高碘盐生产质量。碘盐生产企业应保证各品种、每一批次碘盐的生产质量,加强对不同碘制剂在食盐中稳定性的研究,提高碘盐质量。

5.2　加强技术培训,确保监测质量

5.2.1　认真总结,按时上报。建议有针对性地

对出现的问题进行分析和总结，数据统计准确，尽量避免文字、逻辑等方面的错误等；数据上报并核对无误后，及时进行总结并按要求上报。

5.2.2　加强技术培训。目前市场上流通的碘盐种类较多，需要用不同方法进行检测，加上合格碘盐的范围变窄，对实验室检测技术和质量要求有所提高。部分地区存在工作人员沟通不到位，检测方法选择不正确，实验室检测质量难以保证的问题。建议加强对实验人员的检测技术培训。

5.2.3　加强实验室质量控制。部分实验室检测结果与上级复核结果间差异较大，提示存在实验室误差，各级应加强实验室质量控制，严格按照每检测一批样品均用标准物质进行控制，对于在控制范围外的检测结果，应重新复核检测；避免由于实验室检测问题而影响本地区数据质量和病情判断；规范样品的采集和保存工作，避免样品的交叉污染，确保样品质量；各地应按照方案要求做好样品的留存工作，以方便上级的抽样复核工作。

5.3　加强健康教育

提高居民自愿食用碘盐预防碘缺乏病的意识及保存碘盐方法。

5.4　加强碘缺乏病能力建设

确保云南省县级实验室尿碘检测设备和州市级 B 超设备的配置。

（撰稿人：黄开莲　李加国）

2019 年西藏自治区碘缺乏病监测报告

1 背景

为进一步了解人群的碘营养状况,及时掌握县级人群碘营养状况及病情的消长趋势,适时采取针对性防治措施,积极推进因地制宜、分类指导和科学补碘的防控策略,2019 年西藏自治区根据《全国碘缺乏病监测方案》(2016 版)开展了以县为单位的碘缺乏病监测工作。

2 结果

本次检测 74 个县乡共检测 22 587 户居民食用盐盐碘,8~10 岁儿童甲状腺 B 超检测 10 840 人,对 12 873 名学生和 3 286 名孕妇进行了尿碘检测。

碘盐覆盖率为 99.06%,合格碘盐食用率为 90.49%,8~10 岁儿童 B 超检测甲肿率为 1.02%,盐碘中位数为 26.0mg/kg,8~10 岁儿童尿碘中位数为 232.41μg/L,哺乳妇女尿碘中位数为 140.17μg/L。

2.1 碘盐情况

全区 74 县共检测 22 587 份居民户盐样,合格碘盐 20 439 份,不合格碘盐或未加碘食盐 2 148 份。碘盐覆盖率为 99.06%,合格碘盐食用率为 90.49%,盐碘中位数为 26mg/kg。

2.2 8~10 岁儿童甲肿率情况

全区 53 个县 8~10 岁儿童甲状腺 B 超检测 10 840 人,甲状腺肿患者 90 人,甲肿率为 1.02%。其中,昌都市察雅县儿童甲肿率>5%,为 6%。

2.3 8~10 岁儿童尿碘情况

全区 63 个县进行了儿童尿样采集,尿碘检测 12 873 份,尿碘中位数为 232.41μg/L。其余 11 县未做此项工作。

2.4 孕妇尿碘情况

全区 59 县进行了孕妇尿样采集,共调查孕妇 3 286 人,检测孕妇尿碘 3 286 份,尿碘中位数为 140.17μg/L。其中拉萨市尼木县、当雄县;那曲双湖县、尼玛县、索县、安多县、聂荣县、比如县、嘉黎县、色尼区;阿里地区札达县 11 个地区尿碘中位数<100μg/L,与实现专项攻坚行动消除目标差距较大。

2.5 孕妇、哺乳妇女碘油投服情况

全区特殊人群补碘 15 966 人(拉萨市、林芝市)。其中 0~2 岁补碘 6 977 人,15~49 岁补碘 8 989 人。

3 讨论

3.1 碘盐情况

2019 年西藏 74 县碘盐覆盖率为 99.06%,合格碘盐食用率为 90.49%,盐碘中位数为 26.0mg/kg。除丁青县碘盐覆盖率低于 90% 外,其余县碘盐覆盖率均在 90% 以上,较 2018 年有所提高;合格碘盐食用率高于 90% 的 54 个县,低于 85% 的 20 个县,同 2018 年比较,下降较明显。究其原因:一是个别地区仍存在食用未加碘食盐现象;二是西藏部分地区食用川盐,检测方法存在差异,各级在碘盐检测过程中检测技术水平参差不齐。

3.2 8~10 岁儿童甲肿率和儿童尿碘情况

2019 年全区 7 地(市)53 个县儿童 B 超法甲肿率为 1.02%。除察雅县儿童甲肿率>5% 外,均<5%。8~10 岁儿童尿碘中位数为 232.41μg/L,58 个县尿碘中位数处于 100~299μg/L 之间,其中 39 个县尿碘中位数在 200~299μg/L 之间。5 个县尿碘中位数超过 300μg/L,占 7.94%。说明西藏儿童碘营养水平适宜,基本满足儿童碘营养需求。这与西藏农牧区小学实行的"三包"政策、易地育人等措施有关。

3.3 孕妇尿碘情况

59 个县孕妇监测结果显示,孕妇尿碘中位数为 140.17μg/L,其中 37 个县孕妇尿碘中位数低于 150μg/L,占 62.7%,且 11 个县孕妇尿碘中位数低于 100μg/L,占监测县的 11.64%,孕妇尿碘中位数在 150~249μg/L 之间占比为 30.5%(18/59),仅洛隆、噶尔 2 个县孕妇尿碘中位数>300μg/L。提示西藏孕妇碘营养不平衡,部分地区孕妇碘营养不足,同

2018 年比较,西藏孕妇尿碘水平有所下降。说明西藏碘缺乏病防治工作还存在薄弱环节,部分地区重点人群投服碘油补碘措施和健康教育工作不到位,导致孕妇尿碘水平偏低。

4　结论

4.1　全区 8~10 岁儿童 B 超检测甲肿率为 1.02%,碘盐覆盖率为 99.06%,合格碘盐食用率为 90.49%,8~10 岁儿童尿碘中位数为 232.41μg/L,孕妇尿碘中位数为 140.17μg/L。提示西藏以食盐加碘为主、投服碘油丸为辅的综合防治措施是符合西藏实际的、切实可行的。

4.2　本年度监测发现尚有 1 个县儿童甲肿率 >5%、11 个县孕妇碘营养严重不足,为此,需进一步落实突出重点、分类指导的科学补碘策略。

5　问题与建议

5.1　全区病情总体呈下降趋势,个别地区儿童甲肿率 >5%,仍需核查,建议对这些地区作为重点防控地区,进一步开展调查研究工作。

5.2　尿碘水平是评价个体和群体碘营养水平的重要指标,西藏儿童碘营养水平基本满足儿童碘营养需求。但孕妇尿碘中位数偏低,碘营养不足。建议采用孕妇专用碘盐、继续加强投服碘油等补碘措施,纠正部分地区孕妇碘营养不足问题。同时,与妇幼等部门合作,通过多渠道开展适合本地区居民生活习惯的健康宣传,提高西藏居民特别是孕妇、哺乳期妇女对碘盐的需求,达到自我保健意识。

5.3　继续加强病情监测,依据防治形势的变化不断完善监测体系,一是针对基层人才队伍不稳定等问题,应加强培训,提高业务水平和项目执行能力,稳定专业队伍;二是针对基层无必要的监测工具,配置相应的设备仪器,保障地方病防治工作的有效开展;三是针对基层无法开展尿碘等检测工作的问题,应建立健全尿碘检测体系,建立尿碘实验室并培训专业人员开展相应的检测工作。

（撰稿人：郭敏　尼玛仓决）

2019年陕西省碘缺乏病监测报告

为了及时、准确、连续掌握全省居民食用碘盐普及情况及碘盐质量状况，评价食盐加碘防治碘缺乏病效果，为进一步开展防治工作提供科学依据，按照《陕西省大骨节病等地方病防治专项行动方案（2018—2020年）》和《陕西省卫生计生委办公室关于印发全省碘缺乏病监测方案的通知》精神，在各级卫生行政及专业人员的共同努力下，圆满完成全省碘缺乏病监测任务，现总结如下。

1 上年度监测结果反馈利用情况

2018年陕西省监测结果显示，全省碘盐质量从总体上看维持在较高水平。碘盐覆盖率为99.87%、碘盐合格率为97.3%，合格碘盐食用率为97.17%，未加碘食盐率为0.13%，盐碘中位数为23.91mg/kg，各项指标均与去年持平，且连续12年三率均保持在95%以上，省、市和97.24%的县级持续达到国家消除碘缺乏病标准。按照WS 276—2007《地方性甲状腺肿诊断标准》进行甲状腺触诊检查，共抽查8~10学生22 895名，甲状腺肿患者309例，加权甲肿率为1.39%。全省抽取部分县区进行甲状腺B超检查，样本涉及35个县市区，抽查8~10学生7 350名，甲状腺肿患者132例，加权甲肿率为2.13%。

2 组织与实施情况

2.1 年初陕西省组织实施了省市县三级碘缺乏病实验室参加全国外质控考核工作，盐碘10个市级实验室、39个县级实验室；尿碘10个市级实验室、107个县级实验室；水碘10个市级实验室、54个县级实验室，考核全部合格。

2.2 4月初举办了健康扶贫2019年度全省碘缺乏病防治业务工作会，对碘盐、尿碘、儿童甲状腺肿等监测工作进行全面详细安排，提出具体的时间、目标、进程及要求。七月举办全省地方病监测评估全覆盖培训班，系统全面讲解了碘缺乏病消除评价标准及评估方法。

2.3 通过"陕西省碘缺乏病防治QQ群"，与各设区市保持紧密联系，及时对各地在监测工作中存在困难给予帮助，问题加以解决。先后发布通告15期，为保质保量完成监测工作提供了快速、迅捷的信息交流平台。

2.4 在全省抽查10县区300份碘盐、11个县区770份尿样监测样品做省县间实验室质量比对工作，确保碘盐检测结果的准确性和工作质量。

2.5 各设区市严格按照监测方案规定的目标任务、时间进程，开展了现场采样、实验检测、数据上报、资料汇总等监测工作。

3 监测结果

3.1 有效监测率及上报率：全省107个县市区及西咸新区、西安国际港务区、西安高新区全部按要求开展了监测工作，无监测盲区，有效监测率为100%，上报率为100%。

3.2 碘盐监测：全省涉及107个县市区及西咸新区、西安国际港务区、西安高新区的550乡（镇、街道办事处），34 656户家庭。全省应监测34 650份，实际监测34 656份，其中合格碘盐33 810份，不合格碘盐824份，未加碘食盐22份，碘盐覆盖率为99.94%、碘盐合格率为97.62%，合格碘盐食用率为97.56%，未加碘食盐率为0.06%，盐碘均数为24.06mg/kg±3.68mg/kg。其中8~10岁非寄宿学生应监测23 100份，实际监测23 101份，其中合格碘盐22 536份，不合格碘盐550份，未加碘食盐15份，碘盐覆盖率为99.94%、碘盐合格率为97.62%，合格碘盐食用率为97.55%，未加碘食盐率为0.06%，盐碘均数为24.07mg/kg±3.68mg/kg；孕妇家中食用盐应监测11 550份，实际监测11 555份，其中合格碘盐11 274份，不合格碘盐274份，未加碘食盐7份。碘盐覆盖率99.94%、碘盐合格率为97.63%，合格碘盐食用率97.57%，未加碘食盐率为0.06%，盐碘中位数为24.05±3.75mg/kg。

3.3　8~10岁学生甲状腺肿患病监测。与碘盐监测同步进行,以县为单位划分东、南、西、北、中5个片区,在每个片区内随机抽取1所中心学校,每所学校随机抽取8~10岁学生42名,按照WS 276—2007《地方性甲状腺肿诊断标准》进行甲状腺触诊检查。样本涉及107个县市区及西咸新区、西安国际港务区、西安高新区,共抽查8~10学生23 101名,甲状腺肿患者254例,加权甲肿率为1.01%。全省抽取部分县区进行甲状腺B超检查,样本涉及39个县市区,抽查8~10学生8 191名,甲状腺肿患者135例,加权甲肿率为1.76%。

3.4　全省共检测8~10岁学龄儿童尿样23 101份,中位数221.56μg/L。从频数分布看,尿碘值在100.0μg/L(适量摄入)的占33.38%,较去年提高近2个百分点,200.0~μg/L(超适量摄入)的占29.92%,≥300.0μg/L(过量摄入)的占25.61%,比去年下降2%,<100.0μg/L(摄入不足)的占11.09%(其中<50.0μg/L的占2.38%),县级层面尿碘中位数范围在109.72~395.32μg/L。监测结果显示,陕西省儿童尿碘中位数与去年基本持平,人群碘营养总体水平仍处于超适量摄入状态。

全省共检测孕妇尿样11 555份,中位数177.09μg/L。从频数分布看,尿碘值在150.0~μg/L(适量摄入)的占35.90%,250.0μg/L以上(超适量摄入)的占22.97%,≥500.0μg/L(过量摄入)的占2.70%,<150.0μg/L(摄入不足)的占38.78%(其中<50.0μg/L的占4.24%),县级层面尿碘中位数范围在122.45~311.02μg/L之间。监测结果显示,陕西省孕妇尿碘中位数与去年基本持平,处于适量摄入范围,特需人群碘营养总体水平持续处于适宜状态。

4　监测结论

4.1　全省碘盐质量从总体上看维持在较高水平。碘盐覆盖率为99.94%、碘盐合格率为97.62%,合格碘盐食用率为97.56%,未加碘食盐率为0.06%,盐碘均数为24.06mg/kg±3.68mg/kg。与去年相比三率有所上升,连续14年保持在95%以上。从省、市和县级层面上看,达到国家消除碘缺乏病标准。

4.2　病情进一步回落,巩固了防治成果。8~10岁学生触诊甲肿率为1.01%,B超甲肿率为1.76%,比去年(触诊1.39%、B超2.13%)略有下降,从省、市、县级层面上看全部达到国家消除碘缺乏病标准,达到消除标准。

4.3　人群碘营养水平更趋适宜状态。连续

监测显示,全省盐碘平均水平近五年一直维持在23~28mg/kg之间,陕西省儿童尿碘中位数与去年基本持平,人群碘营养总体水平仍处于超适宜摄入状态。陕西省孕妇尿碘中位数与去年基本持平,处于适量摄入范围,特需人群碘营养总体水平持续处于适宜状态。

5　问题及建议

5.1　对2018年未达到国家消除碘缺乏病标准的3个县(吴堡县、洛南县、镇巴县)进行了复核检查,检查中发现的问题:碘盐市场混乱,实验室操作不规范,B超监测人员技术不过关。建议对碘盐市场的现状应形成专题报告,反馈市场监管局和盐业公司,并加强盐业市场监管,确保合规碘盐供应。加强实验室对质控样品的应用,严格按照计量认证的要求管理实验室,规范项目资料的档案化管理。加强技术人员的业务水平。

5.2　碘盐市场的不稳定对碘缺乏病防治工作带来严峻考验。

5.2.1　随着盐业体制改革不断深入和碘盐价格放开,对碘盐市场管理造成很大冲击。一是个别经营商户不管有无经营食盐资质,纷纷将外省不同地区、不同标准的碘盐引入市场,造成符合陕西省标准的碘盐产品相对减少;二是盐业执法部门调查结果显示,部分厂家、不法商贩,为谋取暴利,将不含碘、含少量碘或不符合标准的盐品,以各种名目充斥市场,对正品碘盐供应形成强烈对冲;三是市场监管措施不健全,执法主体责任落实不到位,造成碘盐市场波动。

5.2.2　建议进一步加强盐务、工商、质检、卫生等部门的配合,从以下方面加大对盐业市场管理力度,一是严把碘盐市场准入制,严格市场监管,建立公平竞争、监管到位的市场环境,确保市场供应合格碘盐。二是加大碘盐市场和未加碘食盐市场督察力度,确保防治措施长期落到实处。三是对宾馆饭店、学校、厂矿企业、民工食堂进行定期或不定期食用盐检查,确保大型酒店和集中用餐食堂食用安全、卫生的碘盐。

5.2.3　继续加强健康教育工作,不断提高群众的自我保健意识。一方面在碘缺乏病区大力普及碘缺乏病防治科学知识,增强群众自觉食用碘盐的意识,辨别合格碘盐和未加碘食盐的能力;另一方面在高碘危害地区积极普及高碘危害防治知识,增强群众自觉食用未加碘食盐的意识和辨别碘盐的能力,

确保在不同的地区相应防治措施落到实处。

5.2.4　进一步加强专业人员的培训工作。由于基层人员变动频繁,尤其是乡镇专业人员防治知识欠缺、防治技能不高,对整个防治工作的质量有一定的影响。建议加强县、乡级专业人员的业务培训,提高防治队伍的整体水平。

5.2.5　注意有关资料及全国碘缺乏病监测网络平台数据填报的完整性和规范性。

（撰稿人：段刚　牛刚）

2019年甘肃省碘缺乏病监测报告

根据原甘肃省卫生计生委《关于印发甘肃省碘缺乏病监测方案的通知》文件要求,2019年全省87个监测单位均按照《甘肃省碘缺乏病监测方案(2016版)》开展了碘缺乏病监测工作。现将工作总结如下:

1 监测范围

全省86个县区及嘉峪关市共87个监测单位。

2 监测结果

2.1 碘营养监测结果

2.1.1 8~10岁儿童尿碘监测结果。全省共监测8~10岁儿童尿碘17 772份,总体尿碘中位数为197.35μg/L(114.70~303.00μg/L),处于100~200μg/L的碘营养适宜水平。儿童尿碘中位数在100~200μg/L(碘营养适宜),200~300μg/L(碘营养超适宜)和>300μg/L(碘营养过量)的县(市、区)分别有45个(51.7%)、41个(47.1%)和1个(1.2%),碘营养过量县为舟曲县,无碘营养不足的县(市、区)。

2.1.2 孕妇尿碘监测结果。全省共监测孕妇尿碘8 605份,总体尿碘中位数为178.72μg/L(99.64~287.14μg/L),处于150~250μg/L的碘营养适宜水平。孕妇尿碘中位数<150μg/L(碘营养不足),处于150~250μg/L(碘营养适宜)和处于250~300μg/L(碘营养超适宜)的县(市、区)分别有17个(19.5%)、66个(75.9%)和4个(4.6%),碘营养不足的县(市、区)为民乐县、高台县、临洮县、渭源县、陇西县、积石山县、广河县、康乐县、肃北县、七里河区、安宁区、皋兰县、两当县、宕昌县、文县、合作市和卓尼县,碘营养超适宜的县市区为阿克塞县、嘉峪关市、合水县和麦积区。

2.2 食用盐监测结果

全省共监测儿童和孕妇家庭食用盐26 377份,其中监测儿童家中食用盐17 772份,孕妇家中食用盐8 605份;其中未加碘食盐137份、碘盐26 240份,合格碘盐24 873份、不合格碘盐1 367份,碘盐覆盖率为99.5%,合格碘盐食用率93.6%,盐碘均数为24.78mg/kg,碘盐中位数为25.13mg/kg。

所有市(州)碘盐覆盖率均达到了≥95%的消除标准,但合格碘盐食用率定西市(88.6%)和陇南市(89.9%)未达到>90%的消除标准。

87个监测单位碘盐覆盖率范围在94.7%~100.0%之间,除广河县为94.7%外,其余监测单位均达到了≥95%的消除标准;合格碘盐食用率范围在71.4%~100.0%之间,红古区、甘州区、泾川县、肃州区、宕昌县、礼县、两当县、陇西县、岷县、临洮县和漳县等11个监测单位≤90%,未达到>90%的消除标准。

2.3 8~10岁儿童甲状腺B超检查结果

全省在40个县(市、区)开展了8 269名8~10岁儿童甲状腺B超检查,甲状腺肿患者118名,总体甲肿率为1.4%。40个监测县(市、区)甲肿率在0~4.7%之间,均达到了<5%的消除标准。

3 结论

依据《重点地方病控制和消除评价办法(2019版)》中的碘缺乏病消除评价判定标准,2019年全省86个县区及嘉峪关市的碘缺乏病技术指标均达标。

4 存在问题及建议

4.1 防治工作进展不平衡。2019年碘缺乏病监测结果显示,全省总体碘盐覆盖良好,儿童和孕妇碘营养适宜,但地区之间防治工作进展不平衡,全省县级水平上合格碘盐食用率低和孕妇碘营养不足地区主要集中在定西市、陇南市和临夏州等地区。

4.2 食用碘盐监管不到位。合格碘盐食用率低于90%的县市区,卫生健康部门要加强和盐业部门的反馈和沟通,促使盐业部门把握好碘盐质量关,保障居民食用合格碘盐。

4.3　孕妇碘营养不足。孕妇尿碘中位数<150μg/L 的县市区,进一步关注孕妇碘营养状况,查找孕妇碘营养不足的原因及时采取针对性防治措施。

4.4　碘缺乏病监测信息管理系统运转效率有待提高。部分地区责任报告人对监测表格检查不严谨,录入系统的各种有误数据较多,造成省、市、县反复复的数据审核、驳回、修改和上报,延误了数据上报的工作进程。要进一步加强基本数据的准确性和完整性审核,保证上报数据质量,提高信息管理系统运转效率。

(撰稿人:王燕玲　曹永琴)

2019年青海省碘缺乏病监测报告

为落实《地方病防治专项三年攻坚行动方案（2018—2020年)》和《青海省地方病防治专项三年攻坚行动实施计划（2018—2020年)》疾病监测全覆盖行动，积极推进"因地制宜、分类指导、科学补碘"的防控策略，确保到2020年全省实现消除碘缺乏病目标，依据《青海省碘缺乏病监测方案（2019版)》，在全省43个县开展了碘缺乏病监测工作，现将结果报告如下。

1 监测结果

1.1 盐碘

共在43个县采集、检测学生家中（学校）食盐和孕妇家中食盐13 034份，碘盐覆盖率为97.15%，合格碘盐食用率为88.03%，盐碘均数为26.08mg/kg，盐碘中位数为25.7mg/kg。

1.2 尿碘

1.2.1 8~10岁儿童尿碘：共检测8 658名8~10岁儿童随意一次尿碘含量，尿碘中位数为206.02μg/L，碘营养整体适宜，其中1个县儿童尿碘中位数>300μg/L，1个县<100μg/L。

1.2.2 孕妇尿碘：共检测孕妇尿样4 336份，尿碘中位数为163.28μg/L，碘营养整体适宜。但尿碘中位数低于150μg/L的有14个县，其中刚察县、玛多县<100μg/L，存在碘缺乏风险。

1.2.3 8~10岁儿童甲肿率

全省40个县开展了8~10岁儿童甲状腺容积检查，海晏县、同德县、贵德县未开展此项工作。共检查8 089名儿童，甲肿率为0.6%，无甲肿率>5%的县。

2 结果分析

青海省2019年监测结果显示，碘盐覆盖率为97.15%，合格碘盐食用率为88.03%，较2018年有所提高，但仍低于控制与消除标准的要求，有11个县合格碘盐食用率低于90%。其中城中区、湟中县、玛沁县、达日县、囊谦县、德令哈市甚至低于80%。

8~10岁儿童和孕妇尿碘中位数分别为206.02μg/L和163.28μg/L，人群碘营养整体适宜。其中刚察县8~10岁儿童尿碘中位数<100μg/L(99.9μg/L)，>300μg/L的地区尚无；有16个县孕妇尿碘中位数<150μg/L，其中刚察、玛多县孕妇尿碘中位数低于100μg/L，分别为80.4μg/L和87.44μg/L。无甲肿率>5%的县。

仍有2个县孕妇尿碘中位数<100μg/L，人群碘营养缺乏。表明这些地区距离实现消除碘缺乏病目标仍有差距，如何提高孕妇碘营养水平仍是我们面临的主要问题。

3 问题与建议

3.1 部分县没有严格按照方案进行。监测抽样不严谨，个别地区存在儿童年龄有<8岁和>10岁的现象。个别县儿童甲状腺容积没有测量。建议加强组织管理，扎实认真地开展监测，使监测结果真正反映防治效果，有的放矢地落实防治措施。

3.2 碘盐质量问题仍然是导致青海省孕妇尿碘水平下降的因素之一。建议供应青海省市场的生产企业按照青海省的执行标准充足加碘，使食盐中的碘含量达到30mg/kg，避免因不合格碘盐导致的人群碘营养缺乏。

3.3 随着食盐市场的放开，未加碘食盐在各大超市、商店出售，普通百姓不会刻意去看是否含碘，随意性较大，建议各大超市、商店设未加碘食盐专柜，标明特需人群可购买食用。

3.4 因基层防治机构人员流动较大，实验室人员频繁更换，导致实验结果准确度、精密度不稳定，建议持续续加大培训、督导和技术指导力度，确保碘缺乏病监测工作的顺利开展。

（撰稿人：孟献亚 甘培春）

2019年宁夏回族自治区碘缺乏病监测报告

为全面了解人群碘营养状况,及时掌握病情的消长趋势,适时采取针对性防治措施和科学调整干预策略提供依据。2019年4~9月,在22个县(市、区)开展了碘缺乏病监测工作。现将监测结果报告如下:

1 监测范围

1.1 碘盐监测

在22个县(市、区)开展。

1.2 碘营养监测

1.2.1 学生甲状腺容积检查:在金凤区、西夏区、大武口区、同心县、西吉县、泾源县、沙坡头区、中宁县、海原县9个县(区)开展8~10岁学生甲状腺容积检查。

1.2.2 学生、孕妇尿碘检测:在22个县(市、区)开展学生和孕妇尿碘检测。

2 监测对象和内容

2.1 碘盐监测

全区22个县(市、区),每个监测县按东、西、南、北、中划分5个抽样片区,在每个片区随机抽取1个乡镇/街道(至少包括一个街道),每个乡镇/街道各抽取1所小学校,每所小学抽取8~10岁非寄宿学生40人(不足40人可在邻近的学校补齐),采集学生家中食用盐;每个监测县在所抽取的5个乡中每乡抽取20名孕妇(人数不足可在邻近乡镇补齐),采集孕妇家中食用盐;全区共采集食用盐样6 606份(其中学生4 405份,孕妇2 201份)。

2.2 碘营养监测

在上述监测范围,采集学生和孕妇尿样。22个县(市、区)共采集尿样6 606份(学生4 405份、孕妇2 201份)。同时在金凤区等9个县(区)共检查8~10岁学生甲状腺容积1 803名。

3 结果

3.1 食用盐碘含量

本次监测采集6 606份盐样中,碘盐6 501份,未加碘食盐105份,合格碘盐6 095份,不合格碘盐406份。碘盐覆盖率为98.34%,碘盐合格率为93.75%,合格碘盐覆盖率为91.82%,碘盐中位数为24.96mg/kg。

3.2 8~10岁学生甲肿率

3.2.1 地区分布:9个监测县(区)共完成8~10岁学生甲状腺容积检查1 803名,检出患甲状腺肿的学生23名,甲肿率为1.26%。

3.2.2 年龄分布:在检查的1 803名8~10岁学生中,8岁组检出患甲状腺肿的学生6名,9岁组17名,10岁组0名,甲肿率分别为1.12%、2.39%和0。

3.3 尿碘检测结果

3.3.1 8~10岁学生尿碘。①地区分布。本次共采集检测学生一次性随机尿样4 405份,尿碘中位数为209.31μg/L。其中尿碘<50μg/L的136份,占3.09%,尿碘≥50μg/L且<100μg/L的370份,占8.40%,尿碘≥100μg/L且<300μg/L的2 961份,占67.22%,尿碘≥300μg/L的938份,占21.29%。②年龄分布。8~10岁学生尿碘中位数分别为202.4μg/L,204.3μg/L和208μg/L。

3.3.2 孕妇尿碘。本次共采集检测孕妇一次性随机尿样2 201份,尿碘中位数为177.08μg/L。其中尿碘<150μg/L的831份,占37.75%,尿碘≥150μg/L且<250μg/L的803份,占36.49%,尿碘≥250μg/L且<500μg/L的477份,占21.67%,尿碘≥500μg/L的90份,占4.09%。

4 结论

4.1 全区22个县(市、区)采集6 606份盐样,碘盐覆盖率为98.34%,碘盐合格率为93.75%,合格碘盐覆盖率为91.82%,碘盐中位数为24.96mg/kg。

合格碘盐覆盖率以省为单位达到消除标准。以县为单位，除同心县外其余各县（市、区）均达到消除标准。

4.2　全区 9 个县（区）1 803 名学生甲肿率为 1.26%，达到甲肿率<5.0% 的消除标准，以县为单位全部达到消除标准。

4.3　全区 22 个县（市、区）8~10 岁学生尿碘中位数为 209.31μg/L，其中<50μg/L 的样品数占 3.09%。按照 200~299μg/L 的标准判定，以省为单位达到充足水平。

4.4　全区 22 个县（市、区）孕妇尿碘中位数为 177.08μg/L，达到 150~250μg/L 的适宜水平。

5　问题及建议

5.1　合格碘盐覆盖率以县为单位同心县未达到消除标准。建议同心县卫生部门及时将监测结果反馈给工信、市场监管相关部门，敦促相关部门加强食盐流通、销售的各环节管理，特别是加大对未加碘食盐、不合格碘盐多的地区的查处力度，保障合格食盐供给，保证居民真正购买和食用合格的碘盐。

5.2　监测结果显示各县（市、区）市场上仍存在未加碘食盐和不合格碘盐。目前各地在碘缺乏病联防联控机制建立完善上还有差距，盐业市场管理有待加强，部门合力不够，作用发挥不强。建议进一步加强和完善地方病联防联控工作机制，各个部门能够自觉履行职责且积极配合，保障盐业市场合格碘盐供应，继续加强健康教育，不断提高人群自觉购买和食用碘盐的意识和自觉性。

（撰稿人：王晓莉　田涛）

2019 年新疆维吾尔自治区碘缺乏病监测报告

为及时掌握新疆碘缺乏病病情和防治措施落实情况,适时采取针对性防治措施及进一步完善消除碘缺乏病防治策略提供依据,根据《全国碘缺乏病监测方案》(2016 版),2019 年开展了自治区碘缺乏病全覆盖监测,现将监测结果报告如下:

1 内容与方法

1.1 监测对象和监测时间。监测对象:8~10 岁学生和孕妇,以及南疆五地州县(市/区)的地方性克汀病例搜索;监测时间:全疆 14 个地州都在 5~8 月期间完成碘缺乏病监测,除了和田地区、喀什地区、巴州地区有部分学生和孕妇在 9 月完成监测。

1.2 监测方法和内容。以省为单位,全疆 96 个县均参加了监测(霍尔果斯市和阿拉山口市初次纳入监测体系)。

2 碘缺乏病监测结果

2.1 8~10 岁儿童家中盐碘含量。96 个县监测 8~10 岁学生家盐样共计 19 176 份,合格碘盐数 18 339 份,未加碘食盐 81 份,未加碘食盐率为 0.42%,碘盐覆盖率 99.58%,合格碘盐食用率为 95.64%,盐碘中位数为 27.31mg/kg,儿童合格碘盐食用率低于 90% 的县有 6 个,分别为沙区、于田县、高昌区、阜康市、呼图壁县、吉木萨尔县。

2.2 孕妇家中盐碘含量。96 个县采集孕妇家庭盐样共计 9 461 份盐样,做定量分析,合格碘盐数 9 099 份,未加碘食盐 22 份,未加碘食盐率为 0.23%,碘盐覆盖率为 99.77%,合格碘盐食用率为 96.17%,盐碘中位数为 27.42mg/kg,孕妇合格碘盐食用率低于 90% 的县有 6 个,分别为米东区、柯坪县、莎车县、和硕县、阜康市、呼图壁县。

2.3 碘盐合计结果。2019 年监测采集 8~10 岁学生家及孕妇家中盐样,每个县 300 份,96 个县共计 28 626 份盐样,经定量检测,合格碘盐数 27 438

份,未加碘食盐 103 份,未加碘食盐率为 0.36%,碘盐覆盖率为 99.68%,合格碘盐食用率为 95.85%,盐碘中位数为 27.39mg/kg。儿童孕妇合计总体合格碘盐食用率低于 90% 的县有 4 个,分别为于田县、阜康市、呼图壁县、吉木萨尔县。

2.4 8~10 岁儿童甲状腺 B 超监测结果。全区抽查 480 所小学,B 超检测 8~10 岁儿童甲状腺容积共计 19 203 人,甲肿率为 0.72%,96 个县 8~10 岁儿童甲肿率范围在 0~4%,没有地区甲肿率>5%。

2.5 尿碘监测结果。96 个监测县共检测 8~10 岁儿童尿样 19 012 份,尿碘范围 0~994.00μg/L,儿童尿碘中位数为 230.67μg/L,无学生尿碘中位数低于 100μg/L 的县(市、区),全疆 96 个县中有 25 个县(市、区)的学生尿碘中位数在 100~199μg/L,占比为 26.04%,有 66 个县(市、区)的学生尿碘中位数在 200~299μg/L,占比为 68.75%,有 5 个县(市、区)的学生尿碘中位数≥300μg/L,占比为 5.21%。96 个监测县共检测孕妇尿样 9 456 份,尿碘范围 0~1 300.00μg/L,孕妇尿碘中位数为 187.30μg/L,其中孕妇尿碘中位数<150μg/L 的县(市、区)有 12 个占 12.50%(碘缺乏),孕妇尿碘中位数在 150~249μg/L 的县(市、区)有 74 个占 77.08%(碘适宜),孕妇尿碘中位数在 250~499μg/L 的县(市、区)有 10 个占 10.42%(>碘适宜),无>500μg/L 的县(市、区),无<100μg/L 的县(市、区)。

3 历年监测结果比较

自治区参加全国碘缺乏病病情监测,共计 11 次,分析连续十一次的监测结果。

4 问题与讨论

新疆全区为缺碘地区,碘缺乏防治重点地区集中在南疆五地州和吐鲁番市,新疆的 22 个深度贫困县也集中在这些地区,碘缺乏病是制约新疆智力脱贫和人口素质提升的因素之一。监测结果显示,按国家碘缺乏病消除标准技术指标要求,2019 年自治区级甲肿率、盐碘、尿碘三项指标均已达到消除标准,新疆碘缺乏病防治成效持续保持。

同时监测数据也反映出新疆碘缺乏病防治工作存在着一些问题和不足:

4.1　盐业体制改革后,新疆部分地区盐业市场管理运行还不顺畅,个别县(市、区)合格碘盐食用率较之前降低。

新疆外环境缺碘严重,人体所需碘大部分依靠碘盐来提供,保证合格碘盐的市场供应是持续巩固碘缺乏病防治成效的保证。

4.2　总体数据显示,新疆 8~10 岁的儿童与孕妇碘营养适宜,普及碘盐和口服碘油丸工作成效正在逐步显现。但还有 12 个县(市、区)孕妇尿碘中位数<150μg/L(碘缺乏),可能与部分孕妇碘缺乏病相关知识不足,孕期补碘意识不高有关。我们需进一步加强对孕妇等特需人群的健康教育,推动临床开展孕期碘营养状况个体评估及防治。

5　建议

为持续消除碘缺乏病危害,确保全区所有县(市、区)维持消除碘缺乏病目标,巩固目前碘缺乏病防治成果,需在以下方面加强工作:

5.1　各级政府需高度重视碘缺乏病防治成效巩固工作。消除碘缺乏病是一项政府主导的智力脱贫行动,目前新疆碘缺乏病防治成效明显,但防治工作体系仍然脆弱,成效巩固任重道远。要充分认识碘缺乏病防治工作的长期性、持久性,充分认识新时期智力脱贫在健康脱贫中发挥的重要作用,切实确保碘缺乏病防治各项措施落实到位,实现持续消除碘缺乏病危害的工作目标。

5.2　切实做好各部门联动协作、齐抓共管做好碘缺乏病防治。碘缺乏病防治工作是一项社会系统工程,单靠卫生部门一家是难以独立完成。通过重大疾病协调联席会议,协调多部门密切配合形成合力,各司其职、各尽其责统筹推进防治各项工作。

5.3　进一步加强盐业市场管理力度。盐业体制改革的实施,促进了食盐的跨区域经营。新疆食盐监管部门需多方设法加强市场管理,加大力度管控不合格碘盐的售卖。

5.4　联合临床内分泌、妇幼保健、计划生育、教育等多部门,深入持久开展健康教育,进一步推动孕期碘营养状况个体评估及防治。

(撰稿人:王琛琛　林勤)

2019年新疆生产建设兵团碘缺乏病监测报告

为进一步了解目前全国碘缺乏病防治工作进展情况,评估《碘缺乏病消除评价标准》的执行效果,在中央补助地方公共卫生地方病防治专项资金的支持下,根据《2019年兵团卫生健康项目工作实施方案》和《兵团地方病防治专项三年攻坚行动方案(2018—2020年)》等文件精神,2019年在全兵团开展了碘缺乏病病情监测工作。现将有关情况汇报如下:

1 目的

根据《2019年兵团卫生健康项目工作实施方案》和《兵团地方病防治专项三年攻坚行动方案(2018—2020年)》的要求,确保兵团全部师按照本监测方案开展监测。以师为单位观察重点人群尿碘、盐碘水平以及甲肿率等情况,及时掌握兵团人群碘营养状况及病情的消长趋势,为适时采取针对性防治措施和科学调整干预策略提供依据。

2 项目师及监测人群

2.1 项目师:除第十一师继续开展碘盐监测,其余各师均开展碘缺乏病病情监测。

2.2 监测人群:监测点居民户及居住半年以上常住人口中的8~10岁儿童、孕妇和新生儿。

3 结果

2019年兵团碘盐覆盖率为99.6%,合格碘盐食用率为97.3%,盐碘中位数为27.4mg/kg;8~10岁儿童尿碘中位数为231.3L,孕妇的尿碘中位数为171.9μg/L;8~10岁儿童B超法甲肿率为1.6%。

3.1 碘盐情况。2019年兵团碘盐覆盖率为99.7%。各师碘盐覆盖率均高于95%。居民合格碘盐食用率为97.3%。除第三师(92.7%)和第十四师(91.4%)合格碘盐食用率低于95%外,其余各师碘盐均达到95%以上。未加碘食盐率为0.4%。

3.2 儿童尿碘监测。2018年兵团2 604名8~10岁儿童尿碘中位数为231.3μg/L。本次监测,未见儿童尿碘中位数<100μg/L的师。

3.3 8~10岁儿童甲肿率监测。本次13个师的65个团场共完成了2 604名8~10儿童甲状腺B超有检测,甲肿率为1.6%,13个师的8~10岁儿童甲肿率均<5%。

3.4 妇尿碘监测。13个师65个团检测孕妇尿碘1 308人,尿碘中位数为171.9μg/L。

4 结论

4.1 2019年碘缺乏病监测表明,兵团碘盐覆盖率整体维持在较高水平。8~10岁儿童尿碘中位数231.3μg/L(2018年为212.7μg/L),处于较适宜的碘营养水平;8~10岁儿童甲状腺B超甲肿率为1.6%(2018年1.2%),达到国家消除标准(国家标准:8~10岁儿童甲肿率<5%)。

4.2 兵团学生尿碘水平处于适宜范围内,而孕妇尿碘水平处于基本适宜范围内,部分师(团)孕妇尿碘偏低。

5 建议

5.1 加强碘盐监测的力度,提高监测的灵敏度和覆盖率及有效监测率,加强监测管理与质量控制,强化监测与防治干预措施的有机结合,不断完善监测评估体系,为兵团可持续消除碘缺乏病提供科学依据。尤其是重点师(团)重点人群碘营养的监测,防止碘缺乏现象出现,杜绝克汀病的发生。

5.2 积极开展健康教育,大力普及碘缺乏病防治知识。结合每年的全国"5.15"防治碘缺乏病日开展团场贫困人口和重点人群免费发放碘盐活动,通过广播、电视、报刊、宣传画、宣传标语、宣传板报、知识竞赛等多种形式,广泛深入地宣传碘缺乏病防治知识,增强兵团职工群众自我保护意识,广泛动员全兵团广大职工群众积极参与防治碘缺乏病工作,逐步把食用合格碘盐变为兵团广大职工群众的自觉行动。

(撰稿人:马晓玲 葛永梅)

2020 年全国碘缺乏病监测

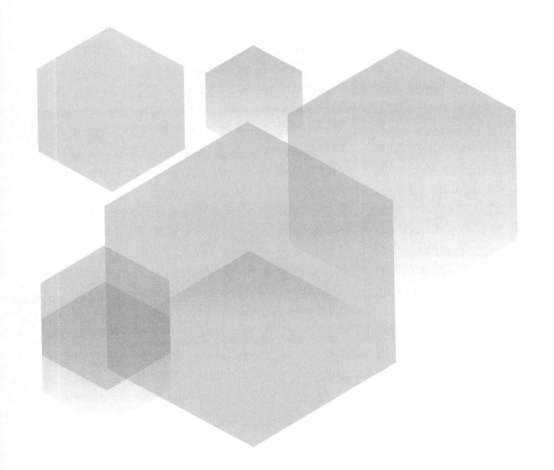

2020 年全国碘缺乏病监测报告

摘要 为进一步了解人群碘营养状况,及时掌握县级人群碘营养水平及碘缺乏病病情的消长趋势,积极推进因地制宜、分类指导和科学补碘的防控策略,2020 年在国家卫生健康委部署下,中国疾病预防控制中心地方病控制中心依据《全国碘缺乏病监测方案》(2016 版),在全国的 31 个省(自治区、直辖市)(以下简称"省份")及新疆生产建设兵团(以下简称"兵团")组织开展了全国碘缺乏病监测工作。本次监测对全国的 31 个省份及兵团 2 832 个县、市、区、旗(以下简称县)的 573 054 名 8~10 岁儿童和 2 815 个县的 278 608 名孕妇进行了尿碘含量的检测,对 31 个省份及兵团 1 444 个县的 290 257 名儿童进行了甲状腺容积的检测,并对 2 832 个县的儿童和孕妇、居民户家中 860 087 份食用盐盐样进行了碘含量的检测。

2020 年全国 8~10 岁儿童尿碘中位数为 221.0μg/L,省级水平上,31 个省份及兵团中,9 个省份和兵团尿碘中位数在 100~199μg/L 之间,22 个省份尿碘中位数在 200~299μg/L 之间;县级水平上,2 832 个监测县中,2 个县儿童尿碘中位数低于 100μg/L,1 121 个县儿童尿碘中位数在 100~199μg/L 之间,1 542 个县儿童尿碘中位数在 200~299μg/L 之间,167 个县儿童尿碘中位数 >300μg/L。全国孕妇尿碘中位数为 175.5μg/L,省级水平上,31 个省份及兵团中,6 个省份尿碘中位数在 100~149μg/L 之间,25 个省份及兵团尿碘中位数在 150~249μg/L 之间;县级水平上,2 815 个监测县中,24 个县孕妇尿碘中位数<100μg/L,586 个县孕妇尿碘中位数在 100~149μg/L 之间,2 059 个县孕妇尿碘中位数在 150~249μg/L 之间,146 个县孕妇尿碘中位数在 250~499μg/L,没有孕妇尿碘中位数 >500μg/L 的县。全国 8~10 岁儿童 B 超法甲状腺肿大率(以下简称"甲肿率")为 1.5%,全国进行甲状腺容积检测的 31 个省份和兵团中,所有省份和兵团甲肿率均低于 5%;1 444 个监测县中 7 个县儿童甲肿率超过 5%。全国碘盐覆盖率为 95.9%,31 个省份及兵团中有 25 个省份及兵团碘盐覆盖率>95%,上海、天津、浙江、山东、北京和福建碘盐覆盖率低于 95%;县级水平上,2 832 个县中 2 539 个县碘盐覆盖率≥95%,293 个县碘盐覆盖率低于 95%。全国合格碘盐食用率为 92.0%,31 个省份及兵团中有 26 个省份及兵团合格碘盐食用率达到了 90% 以上,上海、天津、浙江、山东和北京 5 个省份合格碘盐食用率低于 90%;县级水平上,2 832 个县中 2 516 个县合格碘盐食用率>90%,316 个县合格碘盐食用率≤90%。全国加碘盐盐碘均数为 25.0mg/kg,选择碘盐浓度为 25、30 和 25/30mg/kg 的省份加碘盐盐碘均数分别为 24.1mg/kg、26.7mg/kg 和 24.3mg/kg。全国加碘盐盐碘变异系数为 17.2%,全国没有加碘盐变异系数>30% 的省份。

本次监测表明,8~10 岁儿童尿碘中位数为 221.0μg/L,尿碘<50μg/L 的比例为 2.7%,全国儿童甲肿率为 1.5%;碘盐覆盖率为 95.9%,合格碘盐食用率为 92.0%,各项指标满足国家层面上碘缺乏病消除标准的要求。结合 2005 年、2011 年、2014 年、2016 年、2017 年、2018 年和 2019 年的监测结果可以看出,我国自 2005 年以来始终处于持续消除碘缺乏病状态。

本次监测结果虽然在国家层面上处于碘缺乏病消除状态,然而,监测中还发现一些问题。7 个县儿童甲肿率>5%,2 个县儿童尿碘中位数<100μg/L,24 个县孕妇尿碘中位数<100μg/L。因此,需要突出重点,进一步落实因地制宜、分类指导与差异化干预、科学与精准补碘的防控策略。本次监测以县为单位在全国所有非高碘地区开展监测,为地方病"三年攻坚"行动及全国地方病防治"十三五"规划终期考评提供了参考。

1 背景

我国曾经是碘缺乏病分布广泛、病情较严重的国家之一，通过实施以食盐加碘为主的综合防治措施，人群碘营养状况得到了极大改善。近年来，随着我国经济社会的快速发展，人民生活水平和膳食营养状况发生了较大变化。为全面掌握全国县级人群碘营养状况及病情的消长趋势，适时采取针对性防治措施，积极推进因地制宜、分类指导和科学补碘的防控策略，并为全国地方病防治"十三五"规划终期考评提供参考，2020 年中国疾病预防控制中心地方病控制中心（以下简称"地病中心"）按照国家卫生健康委工作安排，部署开展了全国以县为单位的碘缺乏病监测工作。

2 材料与方法

2.1 抽样方法

以县（市、区、旗，以下简称"县"）为单位，每个监测县按东、西、南、北、中划分 5 个抽样片区，在每个片区各随机抽取 1 个乡镇/街道（至少包括 1 个街道），每个乡镇/街道各抽取 1 所小学校，每所小学抽取 8~10 岁非寄宿学生 40 人（不足 40 人可在邻近的学校补齐）。每个监测县在所抽取的 5 个乡中每乡抽取 20 名孕妇（人数不足可在邻近乡镇补齐）。要求监测对象是监测点居民户及居住半年以上常住人口中的 8~10 岁儿童和孕妇，即每个监测县总计调查 200 名儿童和 100 名孕妇。按照《全国碘缺乏病监测方案》（2016 版）的实施要求，2020 年度在全国的 31 个省份及兵团的所有非高碘地区开展碘缺乏病监测工作。

2.2 现场调查和实验室检测方法

2.2.1 尿碘测定：采用尿中碘的测定方法（WS/T 107.1 或 WS/T 107.2）进行检测。检测工作应由县级疾病预防控制中心或地方病防治研究所完成，如县级机构不具备检测能力，则由省级专业机构根据国家外质控考核结果统一安排完成。

2.2.2 儿童甲肿率：采用 B 超法进行检测。检测工作应由从事甲状腺 B 超检查的专业人员进行。

2.2.3 盐碘测定：碘酸钾碘盐采用直接滴定法测定，川盐及其他强化食用盐采用仲裁法（氧化还原滴定法）（GB/T 13025.7—2012《制盐工业通用试验方法 碘的测定》）测定。检测工作应由县级疾病预防控制中心或地方病防治研究所完成。

2.3 评价标准

本次监测结果的评价标准主要是中华人民共和国国家标准：GB 16006—2008《碘缺乏病消除标准》《重点地方病控制和消除评价办法（2019 版）》、WS 276—2007《地方性甲状腺肿诊断标准》和GB 26878—2011《食品安全国家标准　食用盐碘含量》，并参照国内外的其他推荐标准或相关规定。

2.3.1 尿碘判定标准

儿童尿碘：尿碘中位数<100μg/L 为碘不足，100~299μg/L 为适宜，≥300μg/L 为碘过量。

孕妇尿碘：尿碘中位数<150μg/L 为碘不足，150~249μg/L 为适宜，250~499μg/L 为大于适宜量，≥500μg/L 为碘过量。

2.3.2 甲状腺肿判定标准

甲状腺肿的判定标准为 8 岁儿童甲状腺容积>4.5ml，9 岁儿童甲状腺容积>5.0ml，10 岁儿童甲状腺容积>6.0ml。

2.3.3 盐碘判定标准

未加碘食盐：<5mg/kg 为未加碘食盐。

合格碘盐：选择盐碘浓度为 25mg/kg 的省份，盐碘含量在 18~33mg/kg 之间为合格，选择盐碘浓度为 30mg/kg 的省份，盐碘含量在 21~39mg/kg 之间为合格，选择盐碘浓度为 25mg/kg 和 30mg/kg 的省份，盐碘含量在 18~39mg/kg 之间为合格。陕西、海南、湖北、广西、江西、安徽、云南、山西、江苏、福建、内蒙古、山东、浙江和吉林选择的盐碘浓度为 25mg/kg；兵团、四川、甘肃、贵州、新疆、青海、湖南、重庆、河南、宁夏、西藏、天津和上海选择的盐碘浓度为 30mg/kg；黑龙江、辽宁、河北、北京和广东选择的碘盐浓度为 25mg/kg 和 30mg/kg 两个浓度。

2.4 质量保障

2.4.1 地病中心对监测方案等相关内容进行了线上培训；各省份分别以各种形式对 2020 年度碘缺乏病监测进行培训，部分省份以网络会议的方式介绍了本年度监测工作实施细节。

2.4.2 国家碘缺乏病参照实验室开展了对各省盐碘、尿碘测定实验室的外部质量控制考核工作。

2.5 统计学处理

本年度碘缺乏病监测数据通过碘缺乏病信息管理系统进行上报，使用 SAS 软件进行统计分析。甲状腺肿患病情况、碘盐覆盖情况、合格碘盐食用情况等采用率表示，尿碘采用中位数表示，盐碘采用均数、标准差和变异系数表示。

3 结果与分析

本次监测共对全国 31 个省份及兵团 2 832 个县的 573 054 名 8~10 岁儿童和 2 815 个县的 278 608 名孕妇进行了尿碘含量的检测,对 31 个省份及兵团 1 444 个县的 290 257 名儿童进行了甲状腺容积的检测,对 2 832 个县 8~10 岁儿童、孕妇、居民户共 860 087 份食用盐进行了碘含量的检测。

2020 年监测的主要结果中,各项指标的省级结果和全国合计以中国疾病预防控制中心 2019 年各省份县级人口相关数据进行标准化。全国儿童尿碘中位数为 221.0μg/L,孕妇尿碘中位数 175.5μg/L;儿童 B 超法甲肿率为 1.5%;碘盐覆盖率为 95.9%,合格碘盐食用率为 92.0%,加碘盐盐碘均数为 25.0mg/kg,变异系数为 17.2%。主要结果见表 1。

表 1 2020 年全国各省份及兵团碘缺乏病监测的主要结果

省份	B 超法甲肿率/%	尿碘中位数/(μg·L⁻¹)		碘盐覆盖率/%	合格碘盐食用率/%	加碘盐盐碘均数/(mg·kg⁻¹)	加碘盐盐碘变异系数/%
		儿童	孕妇				
北京	3.0	194.2	149.2	92.4	86.5	24.4	20.3
天津	2.5	187.6	164.9	67.0	55.7	24.8	21.7
河北	1.6	208.0	174.6	96.0	91.1	23.3	16.2
山西	2.1	237.2	190.5	98.7	95.0	23.8	16.4
内蒙古	1.3	220.0	176.3	98.8	94.2	23.3	19.5
辽宁	1.8	180.4	151.6	98.9	97.2	24.3	13.3
吉林	0.5	181.9	168.1	99.8	97.3	24.1	16.2
黑龙江	0.5	176.3	188.7	99.5	97.9	25.0	17.2
上海	2.0	243.6	142.9	65.4	53.6	24.1	21.6
江苏	1.9	232.0	163.8	98.1	95.1	23.8	15.4
浙江	2.2	199.9	137.6	81.1	76.3	23.6	16.2
安徽	1.3	277.9	195.4	96.3	94.0	24.0	13.2
福建	1.8	202.9	143.6	94.5	92.3	24.4	11.8
江西	0.3	205.3	189.7	99.7	96.7	24.6	15.4
山东	2.7	197.9	160.8	85.4	77.7	23.5	20.2
河南	1.2	250.1	205.1	98.0	92.6	26.2	16.3
湖北	1.3	225.9	175.9	99.5	96.0	25.2	15.5
湖南	0.8	261.1	199.3	99.6	95.8	26.8	15.4
广东	0.8	221.3	171.9	98.2	97.0	24.9	13.3
广西	0.5	194.9	180.6	98.9	95.9	24.6	15.2
海南	0.1	194.5	131.1	98.2	95.4	24.0	13.8
重庆	2.1	237.2	179.6	99.3	94.6	26.1	16.1
四川	1.7	210.5	179.3	99.2	95.5	27.2	14.9
贵州	1.3	220.5	174.0	99.9	96.6	26.6	14.4
云南	1.3	233.8	172.5	99.5	95.9	24.3	16.2
西藏 *	0.1	232.7	131.5	99.7	95.2	28.2	24.0
陕西	1.6	240.1	184.7	99.9	97.1	24.6	14.9
甘肃	1.1	208.2	178.7	99.5	95.2	25.9	14.5
青海	0.7	213.1	184.8	98.8	93.5	26.6	16.3

续表

省份	B 超法甲肿率/%	尿碘中位数/(μg·L⁻¹)		碘盐覆盖率/%	合格碘盐食用率/%	加碘盐盐碘均数/(mg·kg⁻¹)	加碘盐盐碘变异系数/%
		儿童	孕妇				
宁夏	0.6	215.6	177.3	99.1	94.1	25.9	17.5
新疆	0.5	243.8	207.4	99.9	96.5	27.5	16.1
兵团	1.3	186.7	189.6	99.9	97.8	27.7	14.3
合计	1.5	221.0	175.5	95.9	92.0	25.0	17.2

注:省级和全国结果采用中国疾病预防控制中心 2019 年各省份县级人口相关数据进行标化。

* 西藏自治区碘盐覆盖率和合格碘盐食用率未标准化(采集的盐样包括居民户、儿童和孕妇家中盐样)。

3.1　儿童尿碘结果

2020 年全国共检测了 2 832 个县的 573 054 名 8~10 岁儿童随意一次尿碘含量,尿碘中位数为 221.0μg/L,安徽最高,为 277.9μg/L,黑龙江最低,为 176.3μg/L。本次监测中有 9 个省份及兵团儿童尿碘中位数在 100.0~199.9μg/L 之间;22 个省份尿碘中位数在 200.0~299.9μg/L 之间,见表 2。未见儿童尿碘中位数低于 100μg/L 或儿童尿碘<50μg/L 的比例超过 20% 的省份,也未见儿童尿碘中位数超过 300μg/L 的省份。

2020 年监测结果显示,儿童尿碘含量 <20μg/L、20~49μg/L、50~99μg/L、100~199μg/L、200~299μg/L、300~499μg/L、500~799μg/L、800~999μg/L 和≥1 000μg/L 的比例分别为 0.4%、2.3%、8.2%、36.5%、29.3%、18.9%、3.8%、0.4% 和 0.3%,儿童尿碘 <50μg/L 的比例为 2.7%,不足 20%。

县级水平上,2 832 个县中,2 个县儿童尿碘中位数<100μg/L,1 121 个县儿童尿碘中位数在 100~199μg/L 之间,1 542 个县儿童尿碘中位数在 200~299μg/L 之间,167 个县儿童尿碘中位数>300μg/L。儿童尿碘中位数<100μg/L、100~199μg/L、200~299μg/L 和>300μg/L 的县分别占监测总县数的 0.1%、39.6%、54.4% 和 5.9%,儿童尿碘中位数<100μg/L 的 2 个县别是江西省上饶市广丰区(98.3μg/L)和四川省蓬溪县(99.1μg/L);儿童尿碘中位数>300μg/L 的 167 个县分布于安徽(25 个,占监测县数的 24.3%)、湖南(22 个,占 18.0%)、河南(27 个,占 17.4%)、重庆(4 个,占 10.3%)和江苏(9 个,占 9.27%)等,见表 3。

表 2　2020 年全国各省份及兵团 8~10 岁儿童尿碘中位数分类(按尿碘从低到高)

尿碘中位数	省份
100.0~199.9μg/L	黑龙江、辽宁、吉林、兵团、天津、北京、海南、广西、山东、浙江
200.0~299.9μg/L	福建、江西、河北、甘肃、四川、青海、宁夏、内蒙古、贵州、广东、湖北、江苏、西藏、云南、山西、重庆、陕西、上海、新疆、河南、湖南、安徽

表 3　2020 年 31 个省份及兵团县级儿童尿碘中位数(μg/L)分布情况

省份	监测人数/人	尿碘监测总县数/个	县数/个			
			<100	100~	200~	>300
北京	3 301	16	0	10	6	0
天津	3 359	16	0	13	3	0
河北	32 121	160	0	94	57	9
山西	23 520	117	0	32	74	11
内蒙古	20 657	103	0	40	60	3
辽宁	20 132	100	0	75	25	0
吉林	12 012	61	0	38	23	0
黑龙江	25 580	125	0	97	28	0
上海	3 225	16	0	2	13	1
江苏	19 505	97	0	21	67	9
浙江	19 124	89	0	45	43	1

续表

省份	监测人数/人	尿碘监测总县数/个	县数/个			
			<100	100~	200~	>300
安徽	20 520	103	0	5	73	25
福建	17 440	84	0	36	48	0
江西	20 046	100	1	49	44	6
山东	23 968	119	0	73	44	2
河南	31 642	155	0	37	91	27
湖北	20 623	103	0	33	64	6
湖南	24 449	122	0	15	85	22
广东	24 921	124	0	37	86	1
广西	22 581	111	0	58	51	2
海南	4 289	24	0	14	10	0
重庆	8 009	39	0	7	28	4
四川	37 247	185	1	80	97	7
贵州	17 871	90	0	33	53	4
云南	26 239	129	0	21	106	2
西藏	15 051	74	0	41	29	4
陕西	23 226	110	0	19	83	8
甘肃	17 713	87	0	36	49	2
青海	8 716	43	0	23	19	1
宁夏	4 429	22	0	7	15	0
新疆	18 936	95	0	21	64	10
兵团	2 602	13	0	9	4	0
合计	573 054	2 832	2	1 121	1 542	167

3.2　孕妇尿碘结果

2020 年,全国 31 个省份及兵团共检测了 2 815 个县的 278 608 名孕妇随意一次尿碘含量,尿碘中位数为 175.5μg/L,总体处于碘营养适宜范围内。省级结果显示,新疆孕妇尿碘中位数最高,为 207.4μg/L,海南孕妇尿碘中位数最低,为 131.1μg/L。全国有 6 个省份尿碘中位数在 100~149μg/L 之间;25 个省份及兵团尿碘中位数在 150~249μg/L 之间,见表 1、表 4。

表 4　2020 年全国各省份及兵团孕妇尿碘中位数分类
（按尿碘从低到高）

尿碘中位数	省份
100~149μg/L	海南、西藏、浙江、上海、福建、北京
150~249μg/L	辽宁、山东、江苏、天津、吉林、广东、云南、贵州、河北、湖北、内蒙古、宁夏、甘肃、四川、重庆、广西、陕西、青海、黑龙江、兵团、江西、山西、安徽、湖南、河南、新疆

全国孕妇尿碘含量以<20μg/L、20~49μg/L、50~99μg/L、100~149μg/L、150~249μg/L、250~499μg/L、500~799μg/L、800~1 000μg/L、>1 000μg/L 划分 9 组,所占比例分别为 0.7%、4.0%、13.4%、19.6%、38.2%、21.1%、2.3%、0.3% 和 0.3%。

以县级为单位,全国 2 815 个县中,24 个县孕妇尿碘中位数<100μg/L,586 个县孕妇尿碘中位数在 100~149μg/L 之间,2 059 个县孕妇尿碘中位数在 150~249μg/L 之间,146 个县孕妇尿碘中位数在 250~499μg/L,没有孕妇尿碘中位数>500μg/L 的县(见表 5)。尿碘中位数<100μg/L、100~149μg/L、150~249μg/L、250~499μg/L 和>500μg/L 的县分别占监测总县数的 0.9%、20.8%、73.1%、5.2% 和 0.0%。孕妇尿碘中位数低于 100μg/L 的 24 个县分布于北京(1 个,占监测县数的 6.3%)、海南(1 个,占 4.2%)、山东(4 个,占 3.4%)、吉林(2 个,占 3.3%)和西藏(2 个,占 2.7%)等,见表 5。

表5　2020 年 31 个省份及兵团县级孕妇尿碘中位数（μg/L）分布情况

省级名称	监测县数/个	监测尿碘数量/份	县数/个				
			<100	100~	150~	250~	500~
北京	16	1 630	1	7	8	0	0
天津	16	1 685	0	0	16	0	0
河北	159	15 827	1	32	117	9	0
山西	117	11 733	2	14	91	10	0
内蒙古	101	10 093	0	13	83	5	0
辽宁	100	10 063	0	46	53	1	0
吉林	61	6 013	2	19	38	2	0
黑龙江	115	10 197	1	9	96	9	0
上海	16	2 437	0	11	5	0	0
江苏	97	9 729	0	22	73	2	0
浙江	89	9 525	2	56	31	0	0
安徽	103	10 250	0	10	86	7	0
福建	84	8 410	0	51	33	0	0
江西	100	10 003	1	12	81	6	0
山东	119	11 751	4	53	55	7	0
河南	155	15 231	2	11	124	18	0
湖北	103	10 300	1	28	65	9	0
湖南	122	12 217	0	8	98	16	0
广东	124	12 401	1	23	98	2	0
广西	111	11 255	2	22	81	6	0
海南	24	2 156	1	15	8	0	0
重庆	39	3 970	0	3	36	0	0
四川	185	17 809	1	28	150	6	0
贵州	90	8 916	0	14	73	3	0
云南	129	13 034	0	21	106	2	0
西藏	73	4 858	2	29	36	6	0
陕西	110	11 550	0	8	100	2	0
甘肃	85	8 532	0	11	73	1	0
青海	43	4 337	0	4	38	1	0
宁夏	22	2 201	0	1	20	1	0
新疆	94	9 248	0	5	74	15	0
兵团	13	1 247	0	0	13	0	0
合计	2 815	278 608	24	586	2 059	146	0

3.3　8~10 岁儿童甲肿率

2020 年，全国监测甲状腺容积的 31 个省份及兵团 8~10 岁儿童 B 超法甲肿率为 1.5%，全国 31 个省份和兵团儿童甲肿率均在 5% 以下，见表1，图1。

全国共检测了 1 444 个县儿童甲状腺容积，

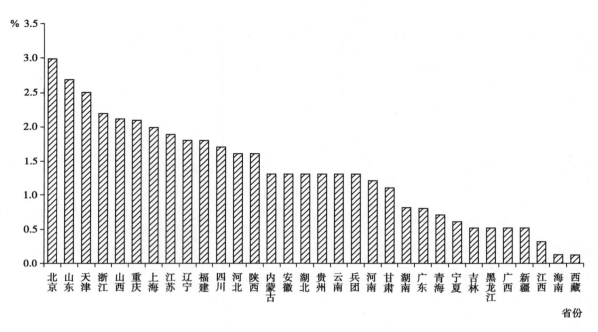

图 1　2020 年全国 31 个省份及兵团 8~10 岁儿童 B 超法甲肿率

其中 7 个县儿童甲肿率超过 5%,占监测总县数的 0.5%。在 7 个甲肿率>5% 的县中,其中 6 个县甲肿率>5% 且 <10%,1 个县甲肿率≥10% 且<20%,见表 6。甲肿率≥5% 的县分布于北京(2 个)、安徽(2 个)、山东(2 个)和河北(1 个)。31 个省份和兵团的县级儿童甲肿率分布情况见表 6。

3.4　碘盐结果

2020 年,全国 31 个省份及兵团共检测了 2 832 个县的 860 087 份盐样,其中 561 914 份儿童家中盐样、277 598 份孕妇家中盐样和 20 575 份居民户盐样(西藏和兵团部分县只检测了居民户碘盐,没有进行儿童、孕妇家中食用盐的检测)。

表 6　2020 年全国各省份及兵团 8~10 岁儿童县级甲肿率≥5% 的县数

省份	监测人数/人	监测县数/个	甲肿率≥5% 的县数/个	省份	监测人数/人	监测县数/个	甲肿率≥5% 的县数/个
北京	3 297	16	2	湖北	7 025	35	0
天津	3 359	16	0	湖南	7 888	40	0
河北	12 150	61	1	广东	2 600	13	0
山西	8 279	41	0	广西	7 791	38	0
内蒙古	7 751	39	0	海南	4 290	24	0
辽宁	20 129	100	0	重庆	5 499	27	0
吉林	4 000	20	0	四川	12 350	61	0
黑龙江	7 901	41	0	贵州	6 876	36	0
上海	3 225	16	0	云南	26 242	129	0
江苏	9 047	45	0	西藏	4 170	19	0
浙江	6 632	31	0	陕西	8 005	40	0
安徽	20 520	103	2	甘肃	10 329	51	0
福建	17 433	84	0	青海	2 735	14	0
江西	14 840	74	0	宁夏	1 200	6	0
山东	8 911	44	2	新疆	18 992	95	0
河南	14 188	69	0	兵团	2 603	13	0

3.4.1　碘盐覆盖情况

2020 年全国碘盐覆盖率为 95.9%。上海最低，为 65.4%；贵州、陕西、新疆、兵团最高，都为 99.9%。有 25 个省份及兵团碘盐覆盖率>95%，北京、福建碘盐覆盖率在 90%~95% 之间，上海、天津、浙江和山东碘盐覆盖率<90%，见表 1。全国监测共发现未加碘食盐 23 168 份，未加碘食盐占盐样总数 2.7%。未加碘食盐率>5% 的省份从高到低为上海（34.6%）、天津（33.0%）、浙江（18.9%）、山东（14.6%）、北京（7.6%）和福建（5.5%），见图 2。

县级水平上，全国 2 832 个县中，碘盐覆盖率≥95% 的县共有 2 539 个，占总数的 89.7%，碘盐覆盖率低于 95% 的县有 293 个，占总数的 10.3%。在碘盐覆盖率低于 95% 的 293 个县中有 99 个县碘盐覆盖率低于 80%，见附表 8、附表 9。碘盐覆盖率低于 95% 的县分布于上海（16 个，占监测县数的 100.0%）、天津（15 个，占 93.8%）、浙江（64 个，占 71.9%）、北京（10 个，占 62.5%）、山东（64 个，占 53.8%）和福建（26 个，占 31.0%）等。

3.4.2　合格碘盐食用情况

2020 年全国合格碘盐食用率为 92.0%。上海最低，为 53.6%；黑龙江和兵团最高，为 97.9%、97.8%。有 26 个省份及兵团合格碘盐食用率达到了 90% 以上。合格碘盐食用率在 90% 以下的省份分别是上海、天津、浙江、山东和北京 5 个省份。见表 1、图 3。

县级水平上，全国 2 832 个县中合格碘盐食用率≤90% 的县有 316 个，占监测总县数的 11.2%，其中有 99 个县合格碘盐食用率低于 70%。合格碘盐食用率≤90% 的县分布于上海（16 个，占监测县数的 100%）、天津（15 个，占 93.8%）、山东（74 个，占 62.2%）、浙江（50 个，占 56.2%）和北京（8 个，占 50.0%）。

3.4.3　加碘盐盐碘水平

全国加碘盐盐碘均数为 25.0mg/kg。兵团最高，为 27.7mg/kg；河北和内蒙古最低，为 23.3mg/kg。按照选择的盐碘浓度不同分组，选择盐碘浓度为 25mg/kg 的省份，加碘盐盐碘均数为 24.1mg/kg；选择碘盐浓度为 30mg/kg 的省份，加碘盐盐碘均数为 26.7mg/kg；选择碘盐浓度为 25mg/kg 和 30mg/kg 的省份，加碘盐盐碘均数为 24.3mg/kg。监测的 31 个省份及兵团加碘盐盐碘均数均在 20~30mg/kg 之间，见表 1。从频数分布看，全国 860 087 份盐样中，盐碘含量<5mg/kg（未加碘食盐）、低于合格下限碘盐、合格碘盐、高于合格上限碘盐分别占 2.7%、3.0%、93.6% 和 0.7%。其中上海和天津盐碘含量低于合格下限盐样所占百分比较高，其比例分别为 13.1% 和 11.9%。

县级水平上，2 832 个县中，2 216 个县加碘盐盐碘均值低于各自省份选择的盐碘浓度均值标准；541 个县加碘盐盐碘均值高于各自省份选择的碘盐浓度均值标准。

全国加碘盐变异系数为 17.2%。西藏最高，为 24.0%；福建最低，为 11.8%。全国没有加碘盐变异

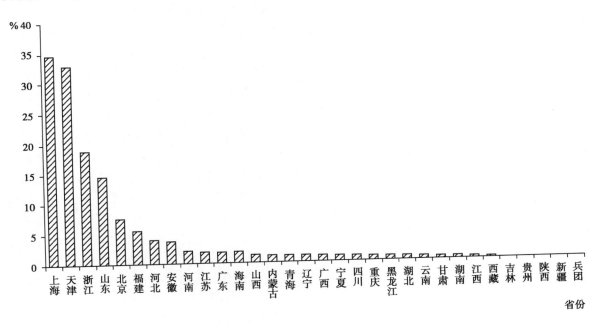

图 2　2020 年全国各省份居民户层次未加碘食盐率

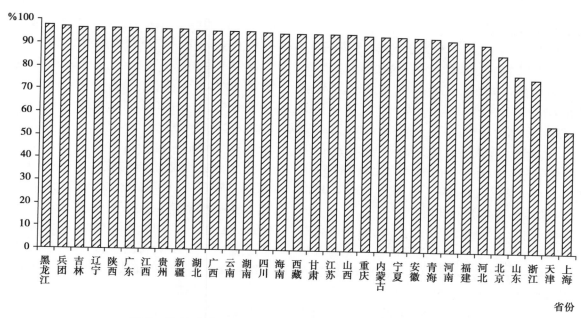

图 3　2020 年全国各省份及兵团居民户层次合格碘盐食用率

系数>30% 的省份。

县级水平上,全国 2 832 个县中,2 803 个县碘盐变异系数<30%,占总县数的 99.0%;29 个县变异系数>30%,占总县数的 1.0%。

按儿童、孕妇家中收集的盐样分别计算,2 832 个儿童监测县中,2 536 个县儿童家中碘盐覆盖率>95%,2 498 个县儿童家中合格碘盐食用率>90%;2 815 个孕妇监测县中,2 531 个县孕妇家中碘盐覆盖率>95%,2 428 个县孕妇家中合格碘盐食用率>90%。

3.5　孕妇服用碘剂情况

2020 年,全国 31 个省份及兵团共对 277 594 名孕妇服用碘制剂情况进行了调查,其中 9 053 名孕妇服用过含碘制剂,占总数的 3.3%。孕妇服用含碘制剂的比例高于 5% 的省份有新疆、西藏、北京、浙江、辽宁和青海,其他省份孕妇服用含碘制剂的比例不足 5%。

3.6　孕妇甲状腺异常报告情况

2020 年,全国 31 个省份及兵团共收集了 269 174 名孕妇甲状腺异常数据,其中 3 726 名孕妇甲状腺异常,占总数的 1.4%;各省份中上海的甲状腺异常比例较高,占 13.3%;甲状腺异常主要为甲状腺功能减退、甲状腺功能亢进、甲状腺结节等。

4　讨论

4.1　碘营养情况

2020 年我国 31 个省份及兵团的 8~10 岁儿童尿碘中位数为 221.0μg/L,儿童尿碘水平在 100~299μg/L 的适宜范围。儿童尿碘水平与 2018 年(206.1μg/L)和 2019 年(207.1μg/L)相比有所提高。儿童尿碘水平从 2016 至 2020 年连续五次的监测中都在 200μg/L 以上,显示以儿童为代表的普通人群的碘营养水平基本适宜。2020 年 9 个省份和兵团儿童尿碘中位数在 100~199μg/L 之间,22 个省份尿碘中位数在 200~299μg/L 之间;2019 年分别有 16 个省份以及 15 个省份和兵团在这两个范围内,2020 年相比 2019 年儿童尿碘中位数在 200~299μg/L 的省份数量明显上升。近些年,儿童尿碘水平虽然有所波动,但全国和省级儿童碘营养整体水平基本适宜。县级水平上,2020 年儿童尿碘低于 100μg/L 的县有 2 个,占全部监测县的 0.1%,这 2 个监测县中江西省上饶市广丰区孕妇尿碘也低于 100μg/L,该县儿童甲肿率为 0.5%,碘盐覆盖率和合格碘盐食用率均较高(95% 及 90% 以上)。四川省蓬溪县儿童尿碘虽低于 100μg/L,但儿童碘盐覆盖率和合格碘盐食用率均较高(儿童患甲状腺肿情况没有测量)。2020 年全国有 168 个监测县儿童尿碘中位数高于 300μg/L,这 168 个县中有 3 个县儿童甲肿率≥5%,分别为河北省吴桥县、山东省鱼台县和安徽省阜阳市颍东区。结合 2017—2018 年水碘调查结果看,168 个县中,18 个县县级水碘中位数>100μg/L,16 个县水碘中位数在 40~100μg/L 之间,其余县水碘中位数均<40μg/L,应进一步对上述地区精确划分,采取相应监测及干预措施。

2020 年孕妇尿碘水平为 175.5μg/L,与 2018 年(163.5μg/L)和 2019 年(169.4μg/L)相比变化不大。2020 年,有 6 个省份孕妇尿碘中位数低于 150μg/L,25 个省份和兵团在 150~249μg/L 的范围内。近年来,孕妇尿碘水平在全国和省级孕妇基本处于碘营养适宜状态。县级水平上,全国 2 815 个县中,24 个县(占总数的 0.9%)孕妇尿碘中位数<100μg/L,586 个县(占总数 20.8%)孕妇尿碘中位数在 100~149μg/L 之间。孕妇尿碘中位数<100μg/L 的 24 个县中,四川省雅安市雨城区在 2019 年的监测中孕妇尿碘水平也<100μg/L。结合食用碘盐情况分析,24 个县中部分县孕妇家中碘盐覆盖率不足 95% 或合格碘盐食用率<90%(仅孕妇家中食用盐情况,不包括儿童),分别是北京市门头沟区(孕妇尿碘中位数、碘盐覆盖率、合格碘盐食用率分别为 86.9μg/L、87.0%、79.0%),吉林省临江市(85.5μg/L、100.0%、77.0%),浙江省宁波市镇海区(91.3μg/L、85.7%、81.9%)、浦江县(91.5μg/L、89.5%、89.5%)、山东省庆云县(76.8μg/L、64.0%、58.0%)、滨州市滨城区(87.9μg/L、26.2%、19.4%)、阳信县(77.8μg/L、8.56%、16.5%)、邹平市(82.3μg/L、91.0%、80.0%)、河南省洛阳市涧西区(91.0μg/L、94.1%、87.1%)、洛阳市栾川县(76.7μg/L、100.0%、87.0%)、海南省儋州市(97.2μg/L、92.0%、90.0%),西藏自治区当雄县(94.2μg/L、98.7%、75.2%)、山南市乃东区(93.7μg/L、100%、89.9%),其余县孕妇家中碘盐覆盖率和合格碘盐食用率均较高。

4.2　病情情况

2020 年全国儿童 B 超法甲肿率为 1.5%,与以往监测结果相比变化不大(2018 年为 2.0%,2019 年为 1.5%)。2020 年进行甲状腺容积检测的 31 个省份及兵团中,所有省份甲肿率均在 5% 以下。本次监测中,县级水平上,在 1 444 个县中有 7 个县儿童甲肿率超过 5%,其中 1 个县甲肿率≥10% 且<20%。本年度甲肿率较高的县占监测总县数 0.5%,较之 2016—2018 的 6.7% 大幅下降,较 2019 年的 0.5% 没有变化。分析其可能原因,一是地方病“三年攻坚”计划已经顺利完成,经过三年的努力,各地区碘营养状况更加趋于适宜,因此甲肿率超标的县数明显减少;二是经过 2016—2018 年第一轮县级甲状腺容积的监测,各地区积累了一定的工作经验,儿童甲状腺容积的检测能力有所提升,检测结果更加标准。

在儿童甲肿率>5% 的 7 个县中,3 个县儿童尿碘中位数位于 300μg/L 以上,分别为山东省鱼台县(甲肿率和尿碘中位数分别为 18.9% 和 483.3μg/L)、河北省吴桥县(7.1% 和 509.2μg/L)和安徽省阜阳市颍东区(5.0% 和 348.6μg/L),其余 4 个县儿童尿碘中位数在 200~300μg/L 之间。

从甲肿率较高县的分布看,甲肿率较高的 7 个县主要分布于北京(2 个)、安徽(2 个)、山东(2 个)和河北(1 个)四个省份。2020 年度北京市儿童甲肿率为 3.0%,16 个区县中有 2 个区县儿童甲肿率较高,较之 2019 年的 3 个和 2018 年的 7 个有所下降,然而甲肿率高的地区占监测总县数的百分比仍然较高。另外,北京市此次甲肿率较高的顺义区在 2018—2020 年连续三次监测中儿童甲肿率均>5%,延庆区也连续两次儿童甲肿率>5%,而这些地区儿童尿碘中位数较适宜(200~300μg/L)。对于甲肿率较高的地区,建议认真核查甲状腺肿患病情况,并仔细查找甲肿率较高的原因,提高甲状腺 B 超检测准确性。

4.3　防治措施情况

2020 年全国碘盐覆盖率为 95.9%,与 2019 年监测结果持平。2020 年 25 个省份及兵团碘盐覆盖率超过 95%(2018 年为 24 个省份及兵团)。省级水平上,6 个省份碘盐覆盖率有所下降,19 个省份和兵团碘盐覆盖率有所上升。县级水平上,2020 年 89.7% 的县碘盐覆盖率>95%,与 2019 年的 88.1% 相比上升了 1.6 个百分点。

2020 年合格碘盐食用率为 92.0%,与 2019 年监测结果的 90.2% 相比有所上升。2020 年合格碘盐食用率>90% 的省份有 26 个省份及兵团(2018 年为 23 个省份及兵团),省级水平上共有 7 个省份合格碘盐食用率下降,下降幅度较大的省份为上海,下降了 5.8 个百分点;23 个省份和兵团有所升高,升高较大的是河北,升高了 8.2 个百分点。县级水平上,2020 年 88.8% 的县合格碘盐食用率>90%,比 2019 年的 83.7% 上升 5.1 个百分点。

本年度碘盐覆盖率和合格碘盐食用率总体情况较 2019 年有一定好转,分析原因,主要是国家实施了地方病“三年攻坚”行动,各地更加重视碘缺乏病防治工作,积极推进碘缺乏病防治措施落实。然而,部分省份和部分区县 2020 年碘盐覆盖率和合格碘盐食用率仍然较低,这些地区主要集中于经济发达地区和沿海地区,分析其原因:①随着盐业体制的改革和经济发达地区未加碘食盐销售点的增加,未加碘食盐更容易购买和获取,导致未加碘食盐率上升;②一些沿海地区受到“不缺碘”舆论影响,部分居民选择食用未加碘食盐。

本次监测中,78.2%的县加碘盐均数低于各自省份选择的碘盐浓度均值标准,19.1%的县加碘盐碘均值高于各自省份选择的盐碘浓度均值标准。本次监测中加碘盐整体较均匀,但仍有部分省份盐碘变异系数略高,其原因有待进一步调查。此外,部分地区居民尤其是孕妇食用未加碘食盐,碘缺乏的风险很大。按照克汀病筛查标准和应急补碘的纳入标准,在碘盐覆盖率低于 80%,且有历史克汀病的地区以及儿童和/或孕妇尿碘低于 100μg/L 地区应该考虑开展克汀病筛查和应急补碘。

4.4　碘缺乏病消除状态评估

按照 GB 16006—2008《碘缺乏病消除标准》,碘盐覆盖率≥95%,合格碘盐食用率>90%,儿童甲肿率<5% 和儿童尿碘<100μg/L 的比例<50%,且<50μg/L 的比例<20% 的条件,我国目前总体上处于消除状态,自 2005 年至今处于碘缺乏病持续消除状态。

县级水平上,按照《重点地方病控制和消除评价办法（2019 版）》中碘缺乏病消除评价判定标准的技术指标进行判定(因 2020 年监测数据中不含孕妇补碘率,以孕妇合格碘盐食用率代替),2020 年度儿童甲状腺肿数据、儿童尿碘数据、孕妇尿碘数据及盐碘数据齐全的 1 444 个县中,1 437 个县达到了碘缺乏病消除状态(占总数的 95.4%),67 个县未达到消除评价标准(占 4.6%)。其中,7 个县由于必备指标不达标(儿童甲肿率高),60 个县辅助指标不达标,其中辅助指标不达标的基本是孕妇尿碘和合格碘盐食用率两项不满足达标条件。

5　问题与建议

5.1　我国少数县儿童甲肿率偏高,应加强甲状腺容积检测复核

本次监测中,全国 7 个监测县 8~10 岁儿童甲肿率≥5%,而这些地区从儿童尿碘水平看,不存在碘营养缺乏的情况,因此,在甲肿率较高的地区要认真核查患甲状腺肿的原因,对于甲肿率连续较高的地区,要加强省级、国家级督查。另外,还要继续加强科学研究,探讨是否需要根据儿童身体发育情况如身高、体重等校正甲状腺容积,使其能够更加科学的评价和反映碘缺乏病病情。

5.2　部分县儿童尿碘水平偏高,应按不同水碘地区分类指导

本次监测中,全国仅有 2 个县处于儿童碘营养不足状态,168 个县处于儿童碘营养过量状态。目前,我国一般人群碘缺乏病防治的主要矛盾正在从纠正碘营养不足逐渐过渡到保持人群碘营养适宜,因此,未来要继续利用好已绘制的全国水碘分布地图和逐步完善的不同水碘地区的划分标准,落实碘缺乏病防治措施,加强分类指导。在监测中严格执行监测方案,避免将水碘>100μg/L 的地区纳入碘缺乏病监测。

5.3　部分地区孕妇尿碘水平偏低,我国孕妇尿碘标准亟待建立

本次监测发现,全国省级水平上有 6 个省份孕妇尿碘中位数在 100~149μg/L 范围内;县级水平上,有 24 个县孕妇尿碘中位数低于 100μg/L,586 个县孕妇尿碘中位数在 100~149μg/L 范围内。孕妇尿碘水平偏低的县主要分布于山东、福建、辽宁、浙江、西藏等省份。在孕妇尿碘偏低的地区尤其要关注孕妇碘营养不足问题,对孕妇给予特殊的补碘措施,并在这些地区重点开展健康教育。对于尿碘中位数在 100~149μg/L 之间的孕妇是否处于碘缺乏状态尚有争议,因此要加强科学研究,尽快制定适合我国的孕妇群体及个体碘营养评价标准,同时加强健康教育,尤其在碘缺乏病的重点人群孕妇中普及预防碘缺乏病的知识。

5.4　不同省份盐碘浓度差异不大,GB 26878—2011《食品安全国家标准　食用盐碘含量》标准有待调整

从本次监测结果看,选择不同盐碘浓度的省份之间,加碘盐盐碘浓度的差异不大,不利于碘缺乏病"因地制宜"防治策略的落实以及人群实现"科学、精准补碘"的目标。此外,GB 26878—2011《食品安全国家标准　食用盐碘含量》标准规定的盐碘浓度波动范围较大,从长远看也不利于精准补碘的开展。因此,亟待修订 GB 26878—2011《食品安全国家标准　食用盐碘含量》。

5.5　碘摄入途径增加,碘缺乏病消除标准有待调整

以往的监测结果显示,随着人们生活水平的提高和碘获得途径的增加,采用合格碘盐食用率和碘盐覆盖率作为重要指标评价碘缺乏病消除状况已经不再适宜。因此,GB 1006—2008《碘缺乏病消除标准》需要修订,新标准要以人群碘营养是否适宜为准绳,碘盐将作为重要的辅助指标使用。下一步要继续加强健康教育,尤其是儿童、孕妇碘营养不足的地区仍要注重碘盐的作用,科学补碘,防止碘缺乏危

害隐匿发生。

6　结论

6.1　2020 年度全国 8~10 岁儿童尿碘中位数为 221.0μg/L,孕妇尿碘中位数为 175.5μg/L,8~10 岁儿童甲肿率为 1.5%,碘盐覆盖率为 95.9%,合格碘盐食用率为 92.0%,儿童尿碘低于 50μg/L 的比例为 2.7%。上述监测数据表明,我国自 2005 年以来处于碘缺乏病持续消除状态。

6.2　县级水平上,①从儿童监测结果看,99.5% 的县儿童甲肿率<5%,99.9% 的县儿童尿碘中位数>100μg/L,89.9% 的县儿童家中碘盐覆盖率≥95%,88.2% 的县儿童家中合格碘盐食用率高于 90%;②从孕妇监测结果看,78.3% 的县孕妇尿碘中位数<150μg/L,99.1% 的县孕妇尿碘中位数>100μg/L,89.9% 的县孕妇家中碘盐覆盖率高于 95%,86.3% 的县孕妇家中合格碘盐食用率>90%;③从食用盐监测结果看,89.7% 的县总体碘盐覆盖率>95%,88.8% 的县总体合格碘盐食用率>90%。

6.3　通过本次监测发现以下问题:①2 个监测县儿童和 24 个监测县孕妇尿碘中位数低于 100μg/L,167 个县儿童尿碘中位数>300μg/L;②全国尚有 7 个监测县 8~10 岁儿童甲肿率>5%;③部分监测县碘盐覆盖率和合格碘盐食用率较低。

(参加单位:31 个省份和兵团防治碘缺乏病的卫生行政及专业机构)

2020 年全国碘缺乏病实验室外部质量控制网络考核结果报告

为持续保持和不断提高全国省、地和县三级碘缺乏实验室尿碘、盐碘和水碘检测整体水平，及时、动态掌握各实验室检测水平变化情况，中国疾病预防控制中心营养与健康所国家碘缺乏病参照实验室受国家卫生健康委疾控局的委托，于 2020 年组织全国省、地、县三级实验室开展了尿碘、盐碘和水碘的实验室外部质量控制考核工作，现将考核结果通报如下：

1 结果

1.1 尿碘考核结果

全国 32 个省级实验室的反馈率和合格率均为 100%（32/32）。336 个地级（含兵团 2 个师）实验室反馈率和合格率均为 99.1%（333/336）。30 个

省份的 2 012 个县级实验室反馈率和合格率分别为 100% 和 99.1%（1 994/2 012），见表 7、表 8。

1.2 盐碘考核结果

全国 32 个省级实验室的反馈率和合格率均为 100%（32/32）。348 个地级（含兵团 14 个师）实验室反馈率和合格率分别为 99.1%（345/348）和 98.9%（344/348）。32 个省份的 1 858 个县级实验室反馈率和合格率分别为 100% 和 99.4%（1 847/1 858），见表 7、表 8。

1.3 水碘考核结果

全国 32 个省级实验室的反馈率和合格率均为 100%。336 个地级（含兵团 2 个师）实验室反馈率和合格率均为 99.1%（333/336）。7 个省份的 327 个县级实验室反馈率和合格率均为 100%，见表 7、表 8。

表 7　2020 年全国县级实验室尿碘、盐碘和水碘质控结果

省份	尿碘发放实验室数/个	尿碘合格率/%	盐碘发放实验室数/个	盐碘合格率/%	水碘发放实验室数/个	水碘合格率/%
北京	16	100.0	16	100.0	—	—
天津	16	100.0	16	100.0	16	100.0
河北	168	100.0	168	100.0	32	100.0
山西	117	100.0	117	100.0	—	—
内蒙古	100	100.0	100	100.0	—	—
辽宁	53	100.0	98	100.0	—	—
吉林	52	100.0	52	100.0	—	—
黑龙江	64	100.0	30	100.0	—	—
上海	12	100.0	16	100.0	—	—
江苏	89	100.0	92	100.0	67	100.0
浙江	45	100.0	31	100.0	—	—
安徽	62	100.0	87	100.0	—	—
福建	83	100.0	84	100.0	—	—
江西	50	100.0	50	100.0	—	—
山东	68	100.0	30	100.0	—	—
河南	77	93.5	77	98.7	77	100.0
湖北	42	100.0	30	100.0	—	—

续表

省份	尿碘发放实验室数/个	尿碘合格率/%	盐碘发放实验室数/个	盐碘合格率/%	水碘发放实验室数/个	水碘合格率/%
湖南	122	100.0	30	100.0	—	—
广东	61	100.0	30	100.0	—	—
广西	79	100.0	79	100.0	—	—
海南	19	100.0	19	100.0	19	100.0
重庆	39	100.0	39	100.0	—	—
四川	130	100.0	154	100.0	59	100.0
贵州	45	86.7	88	99.0	—	—
云南	81	98.8	46	100.0	—	—
陕西	108	100.0	38	100.0	57	100.0
甘肃	86	98.8	85	98.8	—	—
青海	42	88.1	43	86.0	—	—
宁夏	19	100.0	19	100.0	—	—
新疆	67	100.0	94	97.9	—	—
总计	2 012	99.1	1 858	99.4	327	100.0

注:合格率=考核合格实验室数/发放质控实验室数×100%。

表 8　2020 年碘缺乏病实验室质控考核未合格地市级和县级实验室

省份	尿碘质控考核未合格	盐碘质控考核未合格	水碘质控考核未合格
河南	洛宁县疾病预防控制中心 安阳县疾病预防控制中心 潢川县疾病预防控制中心 光山县疾病预防控制中心 许昌市魏都区疾病预防控制中心	舞阳县疾病预防控制中心	—
贵州	册亨县疾病预防控制中心 晴隆县疾病预防控制中心 台江县疾病预防控制中心 黎平县疾病预防控制中心 仁怀市疾病预防控制中心 麻江县疾病预防控制中心	大方县疾病预防控制中心	—
云南	宁蒗彝族自治县疾病预防控制中心	—	—
西藏	昌都市疾病预防控制中心 山南市疾病预防控制中心 日喀则市疾病预防控制中心	昌都市疾病预防控制中心 山南市疾病预防控制中心 日喀则市疾病预防控制中心	昌都市疾病预防控制中心 山南市疾病预防控制中心 日喀则市疾病预防控制中心
甘肃	灵台县疾病预防控制中心	通渭县疾病预防控制中心	—
青海	称多县疾病预防控制中心 曲麻莱县疾病预防控制中心 囊谦县疾病预防控制中心 玉树市疾病预防控制中心 贵德县疾病预防控制中心	刚察县疾病预防控制中心 互助县疾病预防控制中心 乌兰县疾病预防控制中心 泽库县疾病预防控制中心 湟源县疾病预防控制中心 治多县疾病预防控制中心	—
新疆	—	博乐市疾病预防控制中心 精河县疾病预防控制中心	
新疆兵团	—	第八师疾病预防控制中心	

注:无水碘考核不合格的县级实验室。

2　存在的问题

部分县级实验室检测能力有待进一步提高。2020 年全国有 1 994 个县级实验室通过国家尿碘实验室外部质量考核,通过数量略少于 2019 年的 1 996 个,提示部分基层疾控机构仍不具备尿碘检测能力。

3　下一步工作

各地要将碘缺乏病防治工作和新冠肺炎疫情防控工作有机结合,按照《健康中国行动(2019—2030 年)》《地方病预防控制工作规范(试行)》相关要求,不断完善长效机制,持续落实碘缺乏病综合防治措施,加强基层网底建设,做好人才、技术储备,提高实验室检测能力,持续巩固碘缺乏病防治成果。

2020 年各省（自治区、直辖市）碘缺乏病监测

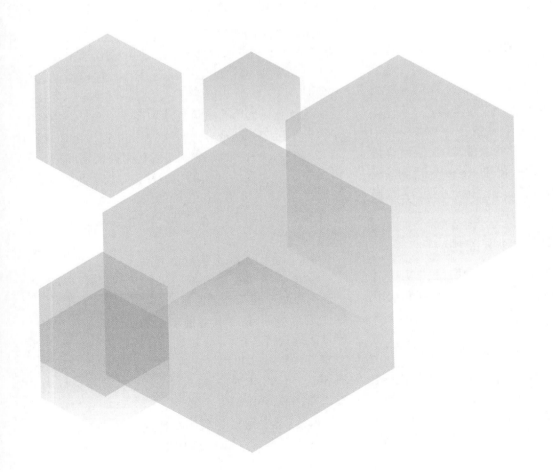

2020 年北京市碘缺乏病监测报告

2020 年北京市碘缺乏病防控工作在市卫生健康委的组织领导下与各区疾控中心的认真配合下，克服新冠疫情的干扰，顺利完成并实现了持续消除碘缺乏病危害的防控工作目标。现总结如下：

1 碘盐监测

1.1 合格碘盐食用率监测。全市 16 个区 100% 均开展了有效监测，共监测学生家庭食盐 3 302 份（户），孕妇家庭食盐 1 630 份，合计 4 932 份。其中碘盐 4 591 份，碘盐覆盖率为 93.09%；未加碘食盐 341 份，未加碘食盐率为 6.91%；碘盐之中合格碘盐 4 319 件，碘盐合格率为 94.08%，合格碘盐食用率为 87.57%（学生家庭合格碘盐食用率 86.74%，孕妇家庭合格碘盐食用率为 89.26%），低于国家控制标准（合格碘盐食用率>90%）。

1.2 合格碘盐覆盖率调查。按照调查方案的要求，北京市各区在学生家庭食用盐碘含量调查的基础上，开展了相关学校（碘缺乏病监测的 5 所学校）及为本辖区学校供餐的配餐企业调查，累计调查小学学生食堂 84 家、小学供餐企业 99 家，其中 83 家小学学生食堂、小学供餐企业 99 家使用合格碘盐，全市 11 个区合格碘盐覆盖率>90%，达到国家控制标准（仅用于区级评价），不达标区分别为：东城区、朝阳区、丰台区、大兴区、顺义区。

2 重点人群碘营养状况监测

2020 年北京市针对育龄妇女、孕妇、成年男性及 8~10 岁儿童开展人群尿碘水平监测，以掌握北京市各类碘缺乏病防控重点人群碘营养状况，评价各项碘缺乏病防控措施落实情况，并为策略的调整提供有效的数据支持。2020 年北京市共调查育龄妇女 1 963 人，尿碘中位数 147.0μg/L；成年男性 1 865 人，尿碘中位数 161.0μg/L；8~10 岁儿童 3 304 人，尿碘中位数 187.4μg/L；孕妇 1 976 人，尿碘中位数 151.2μg/L。调查结果显示：按照 WHO 等国际组织推荐的人群碘营养水平分类判定标准，目前北京市除孕妇人群以外的各类碘缺乏病防控重点人群碘营养状况处于适宜水平，孕妇人群碘营养状况接近适宜水平下限，部分孕妇及胎儿存在碘营养不足风险，需要加强针对该人群的监测，并通过有效的措施保证其合理的碘营养，避免碘营养不足造成的人群健康损害。

3 8~10 岁儿童甲肿率监测

全市累计调查 8~10 岁儿童 3 297 人，检出患甲状腺肿的学生 96 人，甲肿率为 2.91%，略低于国家控制标准（甲肿率<5%）。全市 16 个区学生甲肿率均<5%，达到碘缺乏病控制标准。

4 碘缺乏病健康教育

4.1 "防治碘缺乏病日"宣传活动

"防治碘缺乏病日"宣传活动。2020 年 5 月 15 日是我国第 27 个"防治碘缺乏病日"，宣传活动的主题是"众志成城战疫情，科学补碘保健康"。受疫情影响，市、区的所有宣传活动均在线上进行。在各个有关单位的共同努力下，各疾控机构通过微博、微信、公众号、小视频等传播手段，利用疫情期间广大市民对于健康生活方式的积极性，本次活动实现了预期目标，让更多的百姓正确的认识碘缺乏病、了解合理碘营养的知识，明确了孕妇等重点人群科学补碘的重要性。

4.2 孕妇碘缺乏病健康教育

全市各区疾控中心按照工作计划在辖区范围内所有开展孕检工作的医院，张贴宣传画，并对孕检医生进行培训，指导其对前来参加孕检的孕妇进行碘缺乏病宣传教育，并不定期前往医院进行督导，检查宣传画张贴，同时对（完成孕检的）孕妇进行知晓率调查。全市共调查孕妇 3 011 人，碘缺乏病防控知识知晓率为 91.82%。

4.3 学生与家庭主妇碘缺乏病健康教育

朝阳区、海淀区、石景山区、门头沟区、通州区、大兴区、昌平区、顺义区根据病种在辖区范围内根据监测结果选择 3 所小学,针对该校全体 5 年级学生及周边地区的家庭主妇开展地方病健康教育工作。经过本年度的健康教育工作,所有目标学校的 5 年级学生人群碘缺乏病防控知识知晓率由 75.26% 提高到 97.28%;目标校周边地区家庭主妇人群碘缺乏病防控知识知晓率由 79.81% 提高到 98.32%,实现了学生与家庭主妇人群健康教育工作目标。

2020 年北京市地方病防控工作受新冠疫情影响较大,除国家级监测外,市级监测及健康教育工作均进行了大比例压缩/暂停。同时,随着新冠疫情防控的进展,疾控中心的社会形象逐步树立,对于今后各项工作的开展,特别是健康教育的采信度的提升有着巨大的帮助。我中心将在新的一年继续加强地方病防控工作,利用新的契机强化碘缺乏病防控成果,确保北京市居民免受碘缺乏病的健康威胁。

(撰稿人:黎新宇　李阳桦)

2020 年天津市碘缺乏病监测报告

2020 年 1~12 月,天津市疾病预防控制中心根据《国家卫生计生委办公厅关于印发全国碘缺乏病监测方案的通知》和《市卫生健康委关于印发 2020 年天津市碘缺乏病监测方案等 6 个工作方案的通知》要求,开展了碘缺乏病监测工作,现将具体监测结果汇报如下:

1 监测结果

1.1 8~10 岁儿童碘营养情况

1.1.1 碘盐情况。2020 年天津市共调查儿童家庭盐样 3 359 份,碘盐覆盖率为 65.08%,合格碘盐食用率为 52.55%,盐碘中位数为 24.60mg/kg。

1.1.2 尿碘情况。共收集儿童尿样 3 359 份,调查发现,2020 年天津市儿童尿碘中位数为 176.10μg/L,属于碘营养适宜状态,且尿碘浓度<50μg/L 比例为 5.33%,达到国家标准要求。50μg/L ≤ 尿碘浓度<100μg/L 比例为 14.68%,达到国家标准要求;100μg/L ≤ 尿碘浓度<300μg/L 占 62.46%,尿碘浓度 ≥300μg/L 占 17.53%。

1.1.3 甲状腺肿患病情况。共对 3 359 名儿童进行甲状腺 B 超检查,其中甲状腺肿患者 75 人,甲肿率为 2.23%,达到国家碘缺乏病消除标准中儿童甲肿率(<5%)的要求,各区甲肿率均<5%。

1.2 孕妇碘营养调查情况

1.2.1 碘盐情况。共收集 1 685 份孕妇盐样,孕妇食用碘盐中位数为 25.30mg/kg,碘盐覆盖率为 71.87%,合格碘盐食用率为 60.00%。

1.2.2 尿碘情况。本次共调查孕妇 1 685 名,发现孕妇尿碘中位数为 160.70μg/L,符合国家孕妇碘营养适宜标准。各区孕妇尿碘中位数均>150μg/L,达到国家标准。孕妇尿碘浓度<150μg/L 的比例为 44.09%。

1.3 成人碘营养调查情况

1.3.1 碘盐情况。共收集 640 份成人盐样,成人食用碘盐中位数为 25.60mg/kg,碘盐覆盖率为 73.13%,合格碘盐食用率为 60.47%。

1.3.2 尿碘情况。共收集成人尿样 640 份,调查发现,2020 年天津市成人尿碘中位数为 159.11μg/L,属于碘营养适宜状态,尿碘浓度<100μg/L 的占 23.28%,100μg/L ≤ 尿碘浓度 <300μg/L 的占 66.88%,尿碘浓度 ≥300μg/L 的占 9.84%。

2 结果分析

2.1 2020 年天津市碘缺乏地区学龄儿童家庭食用盐碘盐覆盖率和合格碘盐食用率虽然低于国家碘缺乏病消除标准,但儿童碘营养处于适宜水平,尿碘中位数、甲肿率和尿碘<100μg/L 及 50μg/L 的比例均符合国家碘缺乏病消除标准,与 2019 年儿童碘营养水平基本一致。

2.2 2020 年天津市碘缺乏病地区孕妇总体碘营养处于适宜水平,且各区孕妇碘营养水平均达标,与 2019 年监测结果相比有了明显提升。

2.3 2020 年天津市碘缺乏病地区成人家庭食用盐碘盐覆盖率和合格碘盐食用率虽然低于国家碘缺乏病消除标准,但总体碘营养处于适宜水平,与 2019 年成人碘营养水平基本一致。

3 建议

3.1 坚持科学补碘,保障碘盐供销

各区应严格按照《关于规范未加碘食盐管理保障合格碘盐供应的通知》要求,全面保障市场的碘盐供给和销售工作,依法开展碘盐质量安全、流通环节的监督执法,防止不合格碘盐流入市场,应继续加强对未加碘食盐的日常监督检查,有效促进合格碘盐食用率和碘盐覆盖率的提升。

3.2　强化健康教育，促进行为改变

要根据国家提供的宣传核心信息，普及防病知识，将传统媒体与新媒体相结合，充分发挥广播、电视、报刊、网站等传统媒体的舆论主导作用，同时借助官方微博、微信公众号、视频 APP、抖音等新媒体手段广泛组织开展形式多样的宣传活动，提高居民地方病防治知识知晓率的同时，促进群众由知识向态度的转变，进而改变其行为。

（撰稿人：侯常春　王洋）

2020年河北省碘缺乏病监测报告

根据《全国碘缺乏病监测方案》(2016版)和《河北省碘缺乏病监测方案(2016年版)》具体要求,在各级政府的领导下,有关部门密切配合,于3~9月份完成了全省碘缺乏病监测任务,现将监测情况总结如下。

1 调查结果

1.1 8~10岁儿童碘营养水平调查结果

全省对161个县8~10岁儿童进行调查,采集尿样32 121份,尿碘中位数为208.0μg/L。<50μg/L的样品数779例,占比为2.42%,<20μg/L的样品数118例,占比为0.37%。县级尿碘中位数范围为126.21~509.15μg/L。无尿碘中位数低于100μg/L的县,100~199μg/L的县94个,200~299μg/L的县58个,300μg/L以上的县9个(沧州市吴桥县、邯郸市复兴区、邯郸市成安县、邯郸市邱县、邯郸市馆陶县、邯郸市魏县、邯郸市武安市、衡水市武邑县、邢台市清河县)。

1.2 8~10岁儿童甲状腺容积检测结果

全省开展甲状腺B超检测技术的县共61个,共对12 150个8~10岁儿童进行甲状腺B超检测,全省共检出甲状腺肿患者192例,甲肿率为1.58%。沧州市吴桥县儿童甲肿率>5%。

1.3 孕妇碘营养水平调查结果

全省对161个县15 827名孕妇进行调查,采集尿样15 827份,尿碘中位数为176.95μg/L。<50μg/L的样品数577例,占比3.64%,<20μg/L的样品数91例,占比为0.57%。县级尿碘中位数范围为82.13~382.15μg/L。尿碘中位数低于150μg/L的县有34个,150~249μg/L的县118个,250~499μg/L的县9个,500μg/L以上的县0个。尿碘中位数高于150μg/L的县127个。

1.4 8~10岁儿童和孕妇家中食用盐监测情况

8~10岁儿童和孕妇家中食用盐碘含量检测结果全省共检测了47 948份盐样,包括32 121份儿童家中盐样和15 827份孕妇家中盐样。碘盐覆盖率为96.26%,合格碘盐食用率为91.80%。

32 121份儿童家中食用盐中碘盐份数30 879,合格碘盐份数29 496,经过人口加权,碘盐覆盖率为96.13%,合格碘盐食用率为91.83%。市级碘盐覆盖率>95%的9个,合格碘盐食用率>90%的市8个。县级碘盐覆盖率>95%的136个,合格碘盐食用率>90%的县140个。

15 827名孕妇家中食用盐中碘盐份数15 275,合格碘盐份数14 521,经过人口加权,碘盐覆盖率为96.15%,合格碘盐食用率为91.75%。市级碘盐覆盖率>95%的9个,合格碘盐食用率>90%的8个。县级碘盐覆盖率>95%的144个,合格碘盐食用率>90%的133个。

2 结论

2.1 碘盐覆盖率和合格碘盐食用率

本年度儿童和孕妇的碘盐覆盖率均在95%以上,合格碘盐食用率在90%以上,碘盐覆盖率和合格碘盐食用率明显高于前两年,说明市场供应趋向正常。

2.2 部分县孕妇存在碘营养不足风险

河北省儿童和孕妇的尿碘中位数分别为189.29μg/L和176.95μg/L,碘营养状况处于适宜水平,以县级为单位来评估儿童和孕妇的碘营养水平,所有县儿童尿碘中位数均>100μg/L,但是孕妇的碘营养状况,如果按照尿碘中位数150μg/L以上为适宜状态的话,河北省尚有34个县处于碘营养不足状态。

2.3 少数县存在碘过量

有9个县儿童尿碘中位数>300μg/L,碘营养水平过量。部分属于碘缺乏地区与高碘地区并存的县,应该排除一下这些县监测抽样是否严格按照原则进行,并对该9个实验室检测能力进行复核。有1个县儿童甲肿率>5%,应择期对其进行复核。

(撰稿人:贾丽辉 尹志娟)

2020年山西省碘缺乏病监测报告

山西省曾是我国碘缺乏病流行比较严重的省份之一,多年来,通过实施食盐加碘为主的综合防治措施,人群碘营养状况总体得到改善。近年来,随着山西省经济社会的快速发展,人民生活水平和膳食营养状况发生了较大变化。为适应新时代地方病防治工作任务要求,强化监测与防治干预措施的有机结合,掌握病情变化趋势,根据《全国碘缺乏病监测方案》(2016版)和《重点地方病控制和消除评价办法(2019版)》,制定了《2020年山西省碘缺乏病监测方案》,并按照方案要求在山西省11个市117个县(市、区)开展了碘缺乏病监测,现将监测结果报告如下。

1 监测结果

1.1 监测工作完成情况

山西省117个县(市、区)于3月15日~9月15日陆续开展碘缺乏病监测现场工作,所有监测数据均于2020年9月底前全部录入"全国碘缺乏病监测信息管理系统"并上报,上报率为100%。

1.2 居民户食用盐监测结果

全省共检测居民户食用盐35 255份,盐碘均数为23.75mg/kg,盐碘中位数为23.40mg/kg。全省共检出碘盐34 887份,碘盐覆盖率为98.96%,合格碘盐食用率为95.21%。全省未加碘食盐共有368份,占监测份数的1.04%。不合格碘盐共有1 322份,占监测份数的3.75%。其中,在5~18mg/kg之间的有966份,占所有不合格碘盐的73.07%(966/1 322),>33mg/kg的有356份,占到了26.93%(356/1 322);从市级层面看,全省11个市盐碘中位数在22.60~25.40mg/kg之间,碘盐覆盖率均在95%以上。11个市的合格碘盐食用率均在90%以上,其中7个市的合格碘盐食用率在90%~95%之间,长治市、晋城市、朔州市、忻州市等4个市的合格碘盐食用率在95%以上,分别为97.28%、96.61%、98.13%、97.21%;从县级层面看,全省117个县的盐碘中位数在19.46~27.80mg/kg之间,最低的为吕梁市兴县,最高的为忻州市五台县。

全省117个县的碘盐覆盖率在91.67%~100.00%之间。其中,有53个县的碘盐覆盖率达到了100%,62个县的碘盐覆盖率在95.00%~99.99%之间,2个县的碘盐覆盖率在90.00%~94.99%之间,分别为太原市清徐县(91.67%)和吕梁市孝义市(91.96%)。

全省117个县的合格碘盐食用率在77.08%~100%之间。其中,有109个县的合格碘盐食用率>90%,8个县的合格碘盐食用率≤90%,由高到低依次为安泽县、祁县、交城县、云冈区、榆社县、平遥县、清徐县、吉县,分别为90.00%、89.67%、89.67%、89.00%、88.67%、85.33%、84.33%、77.08%。

1.3 儿童、孕妇盐碘情况

全省共检测儿童盐样23 522份,盐碘均数为23.52mg/kg,盐碘中位数为23.32mg/kg。其中,共检出碘盐23 264份,碘盐覆盖率为98.90%,合格碘盐食用率95.05%,其中万荣县、安泽县、昔阳县、交城县、云冈区、榆社县、平遥县、清徐县、吉县共9个县的合格碘盐食用率≤90%,分别为90.00%、90.00%、87.50%、89.67%、89.00%、88.67%、85.33%、84.33%、77.08%。

全省共检测孕妇盐样11 733份,盐碘均数为23.66mg/kg,盐碘中位数为23.52mg/kg。其中,共检出碘盐11 623份,碘盐覆盖率99.06%,合格碘盐食用率95.53%,其中有12个县的合格碘盐食用率≤90%,分别是清徐(80.00%)、云冈区(88.00%)、云州区(90.00%)、平定(89.00%)、榆社(86.00%)、左权(89.00%)、祁县(88.00%)、平遥(79.00%)、盐湖区(90.00%)、吉县(84.00%)、交城县(90.00%)、中阳县(90.00%)。全省共有30名孕妇服用碘制剂,以21金维他为主。

1.4 8~10岁儿童尿碘结果

全省共检测儿童尿样23 520份,尿碘中位数为222.60μg/L,碘营养水平适宜量。其中,尿碘值

<100μg/L 的占 10.43%，100~199.99μg/L 的占 32.27%，200~299.99μg/L 的占 29.03%，≥300μg/L 的占 28.27%；从市级层面看，11 个市的儿童尿碘中位数在 187.40~264.00μg/L 之间，最低的为临汾市，最高的为晋城市。朔州市、忻州市、临汾市 3 个市的碘营养状态为适宜；太原市、大同市、阳泉市、长治市、晋城市、晋中市、运城市、吕梁市 8 个市的碘营养状态均为高于适宜量；从县级层面看，全省 117 个县儿童尿碘中位数在 139.19~401.00μg/L 之间，最低的为临汾市汾西县，最高的为运城市万荣县。其中，碘营养适宜的县有 32 个，超适宜的有 74 个，过量的有 11 个。

1.5　孕妇尿碘结果

全省共检测孕妇尿样 11 733 份，尿碘中位数为 188.30μg/L，处于适宜区间。其中，尿碘值<150μg/L 的占 33.38%，150~249.99μg/L 的占 38.22%，250~499.99μg/L 的占 24.78%，≥500μg/L 的占 3.62%；从市级层面看，11 个市的孕妇尿碘中位数在 147.80~216.39μg/L 之间，最低的为大同市，最高的为运城市。除大同市为略低于适宜量外，其他 10 个市均处于适宜区间；从县级层面看，117 个县的孕妇尿碘中位数在 90.90~386.95μg/L 之间，最低的为大同市浑源县，最高的为运城市万荣县。其中，碘营养处于不足区间的县有 16 个，适宜的县有 91 个，超适宜区间的县有 10 个，无碘过量的县。

按照孕周不同，将孕妇分为孕早期（0~12 周）、孕中期（13~27 周）、孕晚期（28~42 周）三组，尿碘中位数分别为 198.00μg/L、189.00μg/L、183.00μg/L，经检验，差异无统计学意义（P>0.05）。

1.6　8~10 岁儿童甲状腺容积检查结果

全省共检查 6~13 岁儿童甲状腺 8 279 人，甲状腺肿患者 173 人，甲肿率为 2.09%；从市级层面看，11 个市儿童甲肿率在 0.50%~3.50% 之间，最低的为长治市，最高的为忻州市。11 个市的儿童甲肿率均<5%；从县级层面看，41 个县的儿童甲肿率在 0~4.50% 之间，儿童甲肿率均<5%。

2　结果分析

根据《全国碘缺乏病监测方案》（2016 版）和《重点地方病控制和消除评价办法（2019 版）》，山西省制定了《2020 年山西省碘缺乏病监测方案》。按照方案要求，2020 年在全省 11 个市 117 个县（市、区）开展了碘缺乏病监测，对其中 41 个县（市、区）进行了儿童甲状腺容积检查。

2.1　居民户食用盐

山西省的合格碘盐标准盐碘含量为 18~33mg/kg。监测结果显示，全省盐碘中位数为 23.40mg/kg；碘盐覆盖率为 98.96%，维持在较高的水平；合格碘盐食用率为 95.21%，达到了近五年来的最高点。全省不合格碘盐中，在 5~18mg/kg 占所有不合格碘盐的 73.07%，>33mg/kg 的占到了 26.93%。说明山西省不合格碘盐主要是加碘量不足，有私盐、假盐或是不符合山西省合格碘盐标准的盐在省内流通、销售。从市级层面看，全省 11 个市盐碘中位数在 22.60~25.40mg/kg 之间，各市碘盐覆盖率均在 95% 以上，碘盐覆盖率维持在较高的水平。11 个市的合格碘盐食用率均在 90% 以上，其中 7 个市的合格碘盐食用率在 90%~95% 之间，4 个市的合格碘盐食用率在 95% 以上，达到了近 5 年来的最好水平。从县级层面看，全省 117 个县的盐碘中位数在 19.46~27.80mg/kg 之间，均符合山西省的合格碘盐标准；碘盐覆盖率在 91.67%~100% 之间，只有 2 个县的碘盐覆盖率<95%，分别为太原市清徐县（91.67%）、吕梁市孝义市（91.96%）；合格碘盐食用率在 77.08%~100% 之间，其中 109 个县的合格碘盐食用率>90%，8 个县的合格碘盐食用率≤90%，合格碘盐食用率≤90% 的县数较去年有所减少。

2.2　碘营养状况

山西省儿童尿碘中位数为 222.60μg/L，略高于适宜量，为近五年来最高。而 UNICEF 最新发表的《食盐加碘计划监测及人群碘营养状况评价指南》指出，儿童适宜尿碘中位数范围可以从 100~199μg/L 扩大至 100~299μg/L，从这项指标看，山西省的儿童碘营养状况为适宜。11 个市的儿童尿碘中位数在 187.40~264.00μg/L 之间，117 个县的儿童尿碘中位数在 139.19~401.00μg/L 之间，其中碘营养适宜的县有 32 个，超适宜的有 74 个，过量的有 11 个。符合《碘缺乏病消除标准》中规定的"儿童尿碘中位数≥100μg/L"指标，说明从儿童尿碘的指标来看，山西省碘缺乏病处于持续消除状态。

山西省孕妇尿碘中位数为 188.30μg/L，处于适宜区间。11 个市的孕妇尿碘中位数在 147.80~216.39μg/L 之间，除大同市为略低于适宜量外，其他 10 个市均处于适宜区间；117 个县的孕妇尿碘中位数在 90.90~386.95μg/L 之间，其中碘营养处于不足区间的县有 16 个，适宜的县有 91 个，超适宜区间的县有 10 个，无碘过量的县。符合《碘缺乏病消除标准》中规定的"孕妇尿碘中位数≥150μg/L，或孕妇尿碘中位数≥100μg/L 且孕妇补碘率>90%"指标，说明从孕妇尿碘的指标来看，山西省碘缺乏病处于持续消除状态。

本次调查显示，孕妇的碘营养水平处于适宜区间，但是仍有 13.68% 的县（较 2019 年的 10.26% 有所增高）孕妇尿碘中位数处于不足区间，而以 8~10 岁儿童为代表的一般人群的碘营养状况为略高于适宜量，说明普通人群碘营养充足时，特需人群仍可能碘摄入不足，在缺碘地区对孕妇等重点人群应采取与一般人群不同的补碘措施。应在考虑自然环境、饮食结构动态变化对碘营养影响的基础上，对不同人群精准补碘。

2.3　病情监测

本次调查全省儿童甲肿率为 2.09%，仍持续<5%。11 个市的儿童甲肿率在 0.50%~3.50% 之间，41 个监测县的儿童甲肿率在 0.00%~4.50% 之间，省级、市级、县级层面儿童甲肿率均<5%。符合《碘缺乏病消除标准》中规定的"儿童甲肿率<5%"的基本指标。从病情指标讲，山西省的碘缺乏病仍处于持续消除状态。

3　问题与建议

3.1　加强多部门协作，解决突出问题

监测中发现部分地区在儿童盐碘、尿碘、甲状腺监测、进校园健康教育及与妇幼部门合作收集相关信息等方面存在进校难或者配合度不高的现象。建议相关部门要明确职责、各司其职、主动参与工作，实现信息共享和部门联动，如在教育、妇幼等方面加大合作力度，真正把"政府组织，部门协作，社会参与，综合治理"的工作原则落到实处。

3.2　群众防病意识提高行动仍需进一步推进

地方病健康教育健康促进工作虽然开展了多年，但是在日常的工作中还是发现相当一部分群众对地方病的危害及其预防措施知之甚少，甚至存在一些食用碘盐导致甲状腺结节或甲状腺癌的误解。并且部分居民户对自己居住的环境是否缺碘、食盐有碘盐和未加碘食盐之分尚不知晓，社会各界对于食盐加碘消除碘缺乏病及提高人口素质方面的作用知晓度还不理想。建议继续开发群众喜闻乐见的科普材料和宣传品，积极开展地方病防治知识进校园、进病区、进社区等活动；创新宣传手段，充分利用新型媒体，广泛开展面向大众的健康教育工作，切实提高地方病防治健康教育与健康促进效果。

3.3　地方病防治基层工作人员严重缺乏

碘缺乏病监测需要覆盖到全省每一个县，采样工作、实验室工作、健康教育工作、数据上报工作都要由基层工作人员来完成。而基层工作人员短缺、调换频繁、年龄构成呈现老龄化、身兼多职且待遇不高，不能满足防治工作的需求，建议相关部门加强基层能力建设，提高工作能力，以保证全省碘缺乏病监测的质量。建议结合即将开展的公共卫生体系改革，加强疾控中心（地方病防治研究所）地方病防治体系建设，加大基础设施和设备投入；稳定防治队伍，提高待遇，多途径解决防治力量不足的问题；针对基层专业人员更换频繁、防治知识匮乏现象，继续加大市、县级工作人员基础理论知识和实践技能培训。

（撰稿人：张向东　郭百锁）

2020年内蒙古自治区碘缺乏病监测报告

内蒙古自治区曾是碘缺乏病危害较为严重的地区,通过实施食盐加碘为主的综合防治措施,人群碘营养状况总体得到改善。为认真贯彻《内蒙古自治区地方病防治专项三年攻坚行动方案(2018—2020年)》各项措施有效落实,根据国家《全国碘缺乏病监测方案》(2016版)和《内蒙古自治区2020年碘缺乏病监测方案》要求,组织开展了2020年全区碘缺乏病监测,现总结如下。

1 结果与分析

本次监测对全区12盟市103个旗县(市、区)7 751名8~10岁儿童进行了甲状腺容积测定,对103个旗县(市、区)20 657名儿童和10 093名孕妇进行了尿中碘含量检测,对20 331名儿童和10 093名孕妇家中食用盐以及5 260份学生寄宿点食用盐进行了碘含量检测。

2020年全区碘缺乏病监测,8~10岁儿童B超法检查甲肿率为1.20%;儿童尿碘中位数为206.40μg/L,孕妇尿碘中位数为177.70μg/L;碘盐覆盖率为98.63%,合格碘盐食用率为94.22%,合格碘盐覆盖率为95.93%,碘盐均数为23.28mg/kg,碘盐中位数为22.84mg/kg。

1.1 8~10岁儿童甲肿率

全区B超法检查8~10岁学龄儿童7 751名,甲肿率为1.20%。12个盟市37个旗县(市、区)开展本年度儿童甲肿率检测任务,各旗县(市、区)甲肿率均<5%。

1.2 8~10岁儿童尿碘结果

共检测20 657名8~10岁儿童随意一次尿碘含量,尿碘中位数为206.40μg/L,其中3个盟市儿童尿碘中位数在100~200μg/L之间,9个盟市在200~300μg/L之间。从频数分布看,尿碘含量<20μg/L、20~49μg/L、50~99μg/L、100~199μg/L、200~299μg/L、≥300μg/L的儿童所占比例分别为0.41%、2.42%、8.36%、36.26%、30.16%和22.40%。

儿童尿碘<50μg/L的比例为2.83%,不足20%。

8~10岁学龄儿童尿碘中位数在100~199μg/L之间的旗县有40个,200~299μg/L之间的旗县有60个,≥300μg/L的旗县有3个:通辽市奈曼旗(324.89μg/L)、赤峰市宁城县(304.39μg/L)巴彦淖尔市杭锦后旗(327.80μg/L)。

1.3 孕妇尿碘结果

共检测10 093名孕妇随意一次尿碘含量,尿碘中位数为177.70μg/L。12个盟市尿碘中位数均在150~250μg/L之间。从频数分布看,尿碘含量<20μg/L、20~49μg/L、50~99μg/L、100~149μg/L、150~249μg/L、250~499μg/L、≥500μg/L的孕妇所占比例分别为0.66%、3.61%、11.86%、18.50%、42.20%、20.57%、2.61%。

旗县(市、区)孕妇尿碘含量分布。尿碘中位数100~149μg/L之间的旗县有13个,150~249μg/L之间的旗县有84个,250~499μg/L之间的旗县有6个。

1.4 碘盐结果

全区共检测了12个盟市103个旗县(市、区)的35 684份盐样,其中20 331份儿童家中食用盐盐样,5 260份学龄儿童寄宿点食用盐盐样,10 093份孕妇家中食用盐盐样。其中,碘盐35 263份,合格碘盐33 926份,不合格碘盐1 337份,未加碘食盐421份。

1.4.1 居民户碘盐覆盖情况和合格碘盐食用情况:全区碘盐覆盖率(人口标化)为98.63%。12个盟市碘盐覆盖率均>95%。103个旗县(市、区)中,碘盐覆盖率≥95%的旗县有95个,占总数的92.23%;碘盐覆盖率<95%的旗县有8个,分布于呼伦贝尔市(4个)、锡林郭勒盟(2个)、呼和浩特市(1个)、通辽市(1个)。

全区合格碘盐食用率(人口标化)为94.22%。除兴安盟外,其他11个盟市合格碘盐食用率均>90%。103个旗县(市、区)中,合格碘盐食用率≥90%的旗县有88个,占总数的85.44%;合格碘盐食用率<90% 的旗县有 15 个,分布于呼伦贝尔市(4 个)、通辽市(3 个)、兴安盟(3 个)、乌兰察布市(2 个)、赤峰市(1 个)、包头市(1 个)、巴彦淖尔市(1 个)。

1.4.2　合格碘盐覆盖情况:全区合格碘盐覆盖率为 95.93%,12 个盟市合格碘盐覆盖率均>95%。103 个旗县(市、区)中,合格碘盐覆盖率≥90% 的旗县有 89 个,占总数的 86.40%;合格碘盐覆盖率<90% 的旗县有 14 个,分布于呼伦贝尔市(5 个)、兴安盟(3 个)、通辽市(2 个)、乌兰察布市(2 个)、赤峰市(1 个)、鄂尔多斯市(1 个)。

1.4.3　未加碘食盐情况:全区共检测出未加碘食盐 421 份,12 个盟市均有分布,占盐样总数 1.18%。主要分布在呼伦贝尔市、锡林郭勒盟、呼和浩特市和通辽市。

1.4.4　不合格碘盐分布:全区共检测出 1 337 份不合格碘盐,12 个盟市均有分布,占盐样总数 3.75%。主要分布在呼伦贝尔市、赤峰市、兴安盟和通辽市。不合格食盐所占比例>5% 的盟市为兴安盟(10.48%)和呼伦贝尔市(5.28%)。

1.5　孕妇服用碘剂情况

2020 年,全区 12 个盟市共对 10 093 名孕妇服用碘制剂情况进行了调查,其中 69 名孕妇服用过含碘制剂,占总数的 0.68%。

1.6　孕妇甲状腺异常报告情况

2020 年,全区 12 个盟市共调查 10 092 名孕妇甲状腺病史,其中 192 名孕妇甲状腺异常,占总数 1.90%,甲状腺异常主要为甲状腺功能减退、甲状腺结节等。

2　讨论

内蒙古自治区于 1995 年实施食盐加碘为主的综合防治措施以来,全区 12 个盟市连续多年碘盐覆盖率和合格碘盐食用率均保持在较高水平,居民碘营养状况得到明显改善,碘缺乏病防治工作成效显著。

2020 年全区监测结果总体来看,碘盐覆盖率在 95% 以上,合格碘盐食用率和合格碘盐覆盖率均在 90% 以上;8~10 岁儿童尿碘中位数保持在 100μg/L 以上,尿碘<100μg/L 以下的比例<50%,且<50μg/L 以下的比例<20%;B 超法检查 8~10 岁儿童甲肿率<5%,孕妇碘中位数在 150μg/L 以上,全区总体上处于持续消除碘缺乏病状态。按照《重点地方病控制和消除评价办法(2019 版)》"碘缺乏病消除评

价内容及判断标准"进行评价,2020 年内蒙古 103 个旗县(市、区)均达到碘缺乏病消除标准,处于持续消除状态。有 14 个旗县(市、区)技术指标中合格碘盐覆盖率未达到 90%,此项指标仅为辅助指标之一,其他技术指标均达标,不影响旗县达标情况。8~10 岁儿童甲肿率整体上仍处于较低水平,自治区甲肿率多年来保持在碘缺乏病消除标准内,无地方性克汀病新发病例。

按照 WHO/UNICEF/ICCIDD 推荐的碘营养水平评价标准,儿童尿碘中位数略>适宜量,孕妇尿碘中位数适宜,自治区人群碘营养水平总体上适宜。儿童和孕妇的尿碘频数分布与 2019 年监测基本一致。儿童尿碘中位数在 100~300μg/L,占比为 66.42%,比例较 2019 年(69.49%)有所降低;孕妇尿碘中位数在 150~500μg/L,占比为 62.77%,比例均较 2019 年(59.18%)有所增高。随着采样质控的加强,大部分地区因孕妇大量饮水(同时做超声检查,月份小的需憋尿)进而造成尿碘中位数偏低的现象有所纠正,但是个别地区仍然存在。

碘盐监测结果显示,碘盐中位数绝大多数在 20~30mg/kg 之间,碘盐均数在 25mg/kg 以下,近年来碘盐均数一直低于 GB 26878—2011《食品安全国家标准　食用盐碘含量》规定的均值标准;碘盐覆盖率与合格碘盐食用率均较 2019 年略提高;未加碘食盐数量较 2019 年减少,不合格碘盐数量较 2019 年增加,未加碘食盐和不合格碘盐东部盟市分布仍然较多,尤其是呼伦贝尔市。分析其原因:一方面,随着盐业体制的改革和未加碘食盐销售点的增加,未加碘食盐容易购买;另一方面,近年来,由于甲状腺疾病的发现率增加,自行选择食用未加碘食盐的居民增加,造成未加碘食盐率上升。不合格碘盐数量急剧上升,主要有以下原因:加碘盐浓度虽在合格碘盐浓度标准范围,但是接近下限,部分居民家中食用盐购买时间过长,储存不当,造成碘盐浓度进一步降低,低于合格碘盐浓度范围;部分居民自身、家人患有甲状腺疾病,或者受"舆论"的错误引导,担心碘补多了,碘盐和未加碘食盐混合一起食用。

3　问题与建议

3.1　加强对盐业生产部门和市场的监管,严把产品质量关,杜绝不合格碘盐上市,确保合格碘盐的供应。应保证碘盐加碘量为 25mg/kg±30%,坚决杜绝不符合内蒙古食用盐碘含量标准范围的加碘盐跨省销入内蒙古。

3.2　应关注孕妇的碘营养状况，加强同妇幼部门合作，加大健康教育力度。加强孕期课堂碘缺乏病防治知识的宣传，避免胎儿期碘缺乏危害；对碘营养不足孕妇，建议食用富含碘的食物或营养补充制剂，及时纠正碘营养不足状况。

3.3　碘缺乏病健康教育工作仍需常抓不懈，多部门联合，社会广泛参与。尤其要加强对重点人群防治知识的普及，加强对合格碘盐覆盖率较低旗县（市、区）居民的碘缺乏病防治知识宣传。未加碘食盐及不合格碘盐分布较多地区应积极查找原因，同时加强与医院、诊所的沟通，科学引导居民食用碘盐。

3.4　各地需进一步加强样品采集和实验室检测的质量控制，采集样品如发现海藻盐、川盐等特殊盐种，要及时标注，实验室应选择恰当的检测方法。

技术指标不达标的地区应查找原因，及时更新仪器设备，提高检测水平。

4　结论

2020年监测结果表明，自治区以食盐加碘为主的碘缺乏病综合防治措施成效显著，处于持续消除碘缺乏病状态。当前食用盐碘含量能够满足8~10岁儿童和孕妇的基本碘营养需求。应继续坚持食盐加碘防治碘缺乏病策略，加强重点人群碘营养监测，加大碘缺乏病健康教育力度，遵循"因地制宜、分类指导和差异化干预、科学与精准补碘"的原则，努力巩固持续消除碘缺乏病的防治成果，保障全区人民健康。

（撰稿人：郭宏宇　左媛媛）

2020年辽宁省碘缺乏病监测报告

辽宁省是碘缺乏病流行比较广泛的地区之一。多年来,通过实施食盐加碘为主的综合防治措施,人群碘营养状况总体得到改善,碘缺乏病防治取得显著成效。为有效落实《辽宁省地方病防治专项攻坚行动实施方案(2019—2020年)》的有关要求,省疾病预防控制中心于2020年3月至10月组织完成了碘缺乏病监测评价和克汀病、Ⅱ度甲状腺肿患者随访工作,现将结果报告如下。

1 监测范围

辖区内的100个县(市、区)。

2 监测结果

2020年,辽宁省100个县(市、区)合计调查8~10岁儿童20 132人,孕妇10 063人。

2.1 居民合格碘盐食用情况

2.1.1 儿童碘盐食用情况。辽宁省14个市、100个县(市、区)采集8~10岁儿童家庭食盐样品20 132份。检出未加碘食盐184份,不合格碘盐466份,合格碘盐19 482份;8~10岁儿童碘盐覆盖率为99.1%,合格碘盐覆盖率为96.8%,食用盐含碘量均值为23.8mg/kg±3.9mg/kg,变异系数为16.4%。100个县(市、区)儿童合格碘盐覆盖率均高于90%。

2.1.2 孕妇碘盐食用情况。本年度采集孕妇家庭食用盐样品10 063份。检出未加碘食盐127份,不合格碘盐138份,合格碘盐9 796份,孕妇碘盐覆盖率98.8%,合格碘盐覆盖率为97.3%,食用盐含碘量均值为24.5mg/kg±4.3mg/kg,变异系数为17.6%。94个县(市、区)孕妇合格碘盐覆盖率在90%以上,6个县(市、区)孕妇合格碘盐覆盖率<90%,分别为立山区(85.0%)、元宝区(90.0%)、站前区(85.0%)、西市区(74.0%)、老边区(72.0%)、双台子区(85.3%)。

2.2 尿碘水平

2.2.1 儿童尿碘水平。全省共采集8~10岁儿童尿样20 132人份,儿童尿碘中位数174.0µg/L,儿童碘营养总体水平适宜。以县(市、区)为单位统计,75.0%的县(市、区)处于碘适宜水平,25.0%的县(市、区)处于超适宜水平,没有碘缺乏和碘过量的县(市、区)。

2.2.2 孕妇尿碘水平。全省共监测孕妇10 063人,孕妇尿碘中位数154.5µg/L,孕妇碘营养总体水平适宜。100个监测县(市、区)中,没有碘过量的县(市、区);53个县(市、区)孕妇处于碘适宜水平;46个县(市、区)孕妇处于碘缺乏水平;1个区(沈北新区)孕妇处于超适宜水平。

2.3 儿童甲状腺肿情况

14个市对100个县(市、区)的20 129名8~10岁儿童进行了甲状腺超声检查。甲状腺容积正常儿童19 800人,甲状腺容积>同年龄正常值上限的儿童329人,甲肿率为1.6%,人口标化甲肿率为1.6%。全省未发现儿童甲肿率>5.0%的县(市、区)。

2.4 高危地区县(市、区)地方性克汀病搜索

100个监测县(市、区)中,儿童和孕妇尿碘中位数均高于100µg/L。辽宁省没有需要启动高危地区地方性克汀病搜索的县(市、区)。

2.5 新生儿促甲状腺激素筛查

1~9月份,沈阳、丹东、盘锦、朝阳市协调当地妇幼机构收集新生儿全血促甲状腺素(thyroid-stimulating hormone,TSH)筛查数据25 120人份,发现初筛疑似TSH异常新生儿359人,召回疑似异常新生儿复检,复检新生儿甲状腺功能均正常。

2.6 地方性克汀病和Ⅱ度甲状腺肿患者随访

辽宁省沈阳、抚顺、本溪、营口、辽阳、铁岭、盘锦和葫芦岛等8个市完成了Ⅱ度甲状腺肿患者的随访,随访患者2 013人,患者随访率为96.97%;沈阳、大连、抚顺、本溪、丹东、锦州、营口、辽阳、铁岭、盘锦、朝阳和葫芦岛等12个市完成地方性克汀病患者随访工作,随访患者1 318人,患者随访率为

90.15%。随访患者建立了健康档案。

3　主要结论

3.1　辽宁省儿童和孕妇碘营养水平总体适宜，但半数县（市、区）孕妇处于碘缺乏水平。

监测结果显示，辽宁省 8~10 岁儿童和孕妇的合格碘盐覆盖率分别为 96.8% 和 97.3%。8~10 岁儿童尿碘中位数为 174.0μg/L，儿童碘营养水平总体适宜。没有碘缺乏和碘过量的县（市、区），超适宜县（市、区）占监测县（市、区）的 25%，主要分布在沈阳、大连、本溪、锦州、营口、阜新、盘锦、铁岭和朝阳地区。孕妇尿碘中位数为 154.5μg/L，孕妇碘营养水平总体适宜，但 53% 的县（市、区）孕妇碘营养处于适宜水平，46% 的县（市、区）孕妇处于碘缺乏水平，1% 的县（市、区）孕妇处于超适宜水平，没有碘过量的县（市、区）。

3.2　所有县（市、区）均保持碘缺乏病消除状态

结合重点人群合格碘盐覆盖率、补碘率、尿碘水平、儿童甲肿率，应用《重点地方病控制和消除评价办法（2019 版）》评价监测结果。辽宁省 100 个县（市、区）均保持消除碘缺乏病状态，但全省仍应加大碘缺乏病防治工作投入，加强健康教育和健康促进工作，保持全省可持续消除状态。

4　取得的成绩和存在的不足

4.1　在各级卫生健康委的领导下，辽宁省三级疾病预防控制机构投入大量人力、物力，全面完成了碘缺乏病监测工作，客观地评价了各地碘缺乏病防治措施落实情况、重点人群碘营养状况、碘缺乏病控制效果和防治成效，为进一步开展防治工作提供了科学依据。

4.2　食用加碘盐情况下，儿童碘营养总体水平保持适宜，辽宁省应继续落实食盐加碘为主的综合防治措施，重点推进"因地制宜，分类指导、科学补碘"的防控策略。

4.3　碘缺乏病防治工作取得显著成效，但新时期碘缺乏病防治工作也存在问题。辽宁省监测结果显示孕妇总体碘营养处于适宜水平，但是仍有 46% 的县（市、区）孕妇处于碘缺乏水平。辽宁省仅有 2 个县区有孕妇专用碘盐销售，因此，亟须各地工信部门做好孕妇碘盐（加碘量 30mg/kg）的生产供应，妇幼保健机构加强对孕妇碘营养和甲状腺功能监测，对缺碘孕妇予以补碘干预或指导，使孕妇都保持适宜的碘营养水平，共同推进科学补碘、精准防治。

5　工作建议

5.1　明确责任，履行职责

各级政府要深刻认知食盐加碘对碘缺乏病防治工作的重要性，相关部门加强碘盐生产供应管理，保障孕妇专用碘盐和普通碘盐的生产供应，保障各地不同人群特别是孕妇都能吃上合格碘盐。

5.2　增加投入，开展地方病能力建设，保障监测工作

辽宁省县级疾控机构在实施碘缺乏病监测中，存在尿碘样品检测和儿童甲状腺超声检查等工作的执行能力不足问题。加强碘缺乏病防治工作投入，提升基层监测评价工作执行能力，才能保证碘缺乏病监测工作顺利开展。同时，做好监测数据共享，及时发现防治工作和防治措施落实方面出现的问题，才能可持续巩固碘缺乏病防治成果，科学指导碘缺乏病防控工作。

5.3　加强健康教育，提高公众防病意识

充分运用各种新闻媒介，加大宣传力度，广泛开展碘缺乏病健康教育和健康促进活动，提高群众自我保健意识，使重点人群选择适宜浓度碘盐，推进"因地制宜，分类指导、科学补碘"的碘缺乏病防控策略。

5.4　加强基层地方病防治技术人员培训

基层地方病防治人员岗位更替频繁，定期开展培训，使基层地方病防治专业人员的培训持续化、常态化。加大县级地方病防治机构能力建设，使其有能力去开展地方病监测的相关工作，为消除碘缺乏病提供技术支持。

（撰稿人：王健辉　冯晓伟）

2020 年吉林省碘缺乏病监测报告

碘缺乏病曾广泛分布于吉林省的 60 个县,自 1995 年实施全民食盐加碘防治措施后,碘缺乏病发生得以控制,人群碘营养状况得到很大改善,目前吉林省已达到消除标准[1,2]。近年来,随着人民生活水平的日益提高,人群膳食结构及营养状况发生较大改变。为进一步了解吉林省人群碘营养状况,保证持续消除碘缺乏病的目标,根据《吉林省碘缺乏病监测方案(2019 版)》的要求,吉林省于 2020 年完成了碘缺乏病监测工作,现将结果报告如下。

1 结果

1.1 儿童尿碘

吉林省 11 个地区 60 个县(市、区)共调查 12 012 名 8~10 岁儿童,采集尿样 12 012 份,中位数为 186.30μg/L。尿碘<20μg/L 的有 84 例,占比 0.70%;20~49.99μg/L 的有 412 例,占比 3.43%;50~99.99μg/L 的有 1 227 例,占比 10.21%;100~199.99μg/L 的有 5 209 例,占比 43.36%;200~299.99μg/L 的有 3 129 例,占比 26.05%;>300μg/L 的有 1 951 例,占比 16.24%。县级尿碘中位数范围在 115.10~282.88μg/L,尿碘中位数 100~199.99μg/L 的县有 38 个,占比 63.33%;200~299.99μg/L 的县有 22 个,占比 36.67%,无尿碘中位数<100μg/L 和≥300μg/L 的县。

1.2 8~10 岁儿童甲肿率

共在 60 个县调查 8~10 岁儿童甲状腺容积,共检测儿童 12 003 例,检出甲状腺肿患者 79 例,甲肿率为 0.58%。60 个县的儿童甲状腺肿检出率均<5%。

1.3 孕妇尿碘

共采集孕妇尿样 6 013 份,尿碘中位数为 166.25μg/L,范围在 119.17~203.60μg/L。尿碘<150μg/L 的孕妇有 2 377 例,占 39.53%。县级尿碘中位数范围在 85.50~301.41μg/L,尿碘中位数<150μg/L 的县有 20 个,占 33.33%,150~249.99μg/L 的县有 38 个,占比 63.33%,250~499.99μg/L 的县有 2 个,占比

3.33%,无尿碘中位数>500μg/L 的县。

1.4 盐碘

共检测 12 012 份儿童家中盐样,碘盐份数为 11 985 份,合格碘盐份数为 11 681 份,碘盐覆盖率为 99.78%,合格碘盐食用率为 97.24%。市级儿童碘盐覆盖率全部高于 95%,合格碘盐食用率全部高于 90%。县级儿童碘盐覆盖率全部高于 95%,合格碘盐食用率全部>90%,碘盐中位数为 23.7mg/kg,范围在 20.80~27.55mg/kg,均在合格碘盐碘含量范围内。共检测 6 013 份孕妇家中盐样,碘盐份数为 6 002 份,合格碘盐份数为 5 811 份,碘盐覆盖率为 99.82%,合格碘盐食用率为 96.64%。市级孕妇碘盐覆盖率全部>95%,合格碘盐食用率全部>90%。60 个监测县中,县级孕妇碘盐覆盖率均>95%,合格碘盐食用率>90% 的县有 56 个。

2 监测结果分析

碘缺乏病是由于外环境缺碘而导致的机体碘营养不良的地方性疾病,食盐加碘是保证持续消除碘缺乏病的根本措施。我国以监测重点人群的盐碘含量、尿碘水平及儿童甲肿率来反映居民碘营养状况。吉林省 2020 年碘缺乏病监测结果显示,儿童和孕妇碘盐覆盖率达到为 95% 以上,合格碘盐食用率均达到为 90% 以上;8~10 岁儿童尿碘中位数为 186.30μg/L,孕妇尿碘中位数为 166.25μg/L,其中孕妇尿碘中位数<150μg/L 的县有 20 个;60 个县的儿童甲状腺肿检出率均<5%。提示,吉林省碘缺乏病病情总体控制稳定,各县均能够达到消除碘缺乏病目标,人群碘营养水平适宜,但部分地区孕妇存在碘营养不良风险。

本次监测发现,吉林省碘盐覆盖率及合格碘盐食用率均达到碘缺乏病消除标准。随着我国盐业市场开放,居民食盐选择多样化,碘盐覆盖率和合格碘盐食用率高标准达标充分体现了吉林省对盐业市场的有效监管,和对食盐加碘国策的宣传成效,从根本

上保障了儿童及孕妇对碘营养需求的供应。与此同时，在现场采样中发现，居民碘盐类型可分为碘酸钾碘盐、碘化钾碘盐和海藻碘盐等，为进一步了解居民食用碘盐类型并保障实验室检测结果的准确性，采样过程中应注意原包装标注的碘盐类型，并在采样袋上注明。

从 8~10 岁儿童尿碘及孕妇尿碘水平来看，吉林省自实施新碘盐浓度(18~33mg/kg)以来，全省尿碘中位数整体处于适宜水平，人群无碘摄入不足及碘过量风险提示。但本次监测结果显示吉林省尚有 20 个县级孕妇尿碘中位数低于国际推荐的尿碘水平标准(<150μg/L)，存在碘营养不良风险，这可能与孕妇膳食结构改变相关，具体原因需要进一步探究。同时，县级孕妇尿碘水平偏低与县级孕妇合格碘盐食用率达标情况无关联，应及时查找原因。需要注意在采样中应避免与产检彩超同步进行，减少因大量喝水憋尿导致的尿碘稀释，运输及储存过程应严格按照实验室标准进行。在实验室检测上，全省 52 个县级疾控中心仍有 7 个不具备尿碘检测设备，需要地区级疾控中心协助开展尿碘检测，并且检测设备型号不统一、检测人员业务不熟练等原因均导致了检测结果的可靠性需进一步加强，经过省级抽样尿碘复核率均<80%。建议今后全省各级监测部门统一尿碘检测设备，并加强对检测人员的培训指导，从而确保尿碘检测数据能够真实反映全省人群碘营养水平。如孕妇尿碘水平确实偏低，必须加以重视。孕妇为防治碘缺乏病工作需要关注的重点人群之一，其碘营养需求量高于一般人群，且孕妇缺碘会对胎儿发育造成损伤，因此应加强对孕妇补碘的宣传力度，在保障食用合格碘盐的基础上，增加海带紫菜等含碘食品的摄入，必要时服用碘营养强化制剂等，以降低孕妇碘营养不良的风险。

综上，吉林省人群碘营养整体处于适宜水平，达到了碘缺乏病消除标准，但部分县孕妇依然存在碘营养不良的风险。吉林省应对重点人群加大科学补碘的宣传力度，扩大重点人群监测范围，增加监测频次，持续监测碘盐含量、尿碘水平及儿童甲肿率。在今后的监测项目中，加强尿碘采样、运输、检测三环节的严谨性，保障检测结果的科学准确，进一步探究 20 个县孕妇尿碘水平偏低的原因，并采取针对性措施，从而保证吉林省碘缺乏病的持续消除状态。

(撰稿人:赵景深　李维)

2020年黑龙江省碘缺乏病监测报告

1　碘缺乏病监测

根据《全国碘缺乏病监测方案》(2016版),黑龙江省每年以县级区划为单位,观察重点人群尿碘、盐碘及甲肿率等情况,及时掌握县级人群碘营养情况及病情的消长趋势,为适时采取针对性防治措施和科学调整干预策略提供依据。2020年碘缺乏病监测黑龙江省全部县区均按照《全国碘缺乏病监测方案》(2016版)运行操作。

2020年度全省125个县(市、区)全部按方案要求完成了监测任务,共监测盐样35 794份。碘盐覆盖率为99.5%,合格碘盐食用率为97.9%,加碘盐盐碘均数为25.0mg/kg。8~10岁儿童尿碘中位数为176.3μg/L,孕妇尿碘中位数为 188.7μg/L。B超法检测8~10岁儿童甲肿率为0.5% 甲肿率未见超标县区。人群碘营养处于适宜水平,各项指标均达到消除标准。

2　监测管理

2.1　人员培训

组织邀请中疾控专家对全省13个地市及县级疾控的检验人员进行与碘盐监测有关的技术培训或工作会议,确保了监测方法的统一和技术的规范。

2.2　实验室外质控

为持续保持省级和地市级碘缺乏病实验室盐碘、尿碘和水碘检测整体水平和加速提高县级实验室尿碘检测水平,及时掌握各实验室间检测水平存在的差异,黑龙江省积极组织参加2020年中国疾病预防控制中心营养与健康所国家碘缺乏病参照实验室的实验室外质控盲样考核。黑龙江省省级实验室及全省13个地市级的盐碘、尿碘、水碘实验室和30个县区的盐碘实验室及65个县区的尿碘实验室进行实验室外质控的盲样考核。将购买的标准物质与盲样一并下发至考核单位,对所发现的问题及时进行指导。黑龙江省省级及地市级实验室盐碘、尿碘、水碘均通过国家碘缺乏病参照实验的外质控考核,县级盐碘、尿碘实验室均通过实验室外质控考核。

2.3　督导

省疾控中心地病虫媒所对13个地市抽取县(区)进行了碘盐监测工作的现场督导。具体方法是:听取工作汇报、查阅档案资料、现场考察。

3　问题与建议

3.1　个别地区上报数据不及时,从而导致全省数据无法及时统计上报。请各市督促所辖区县严格按照规定时间上报数据,并对所上报的数据检查核实严格把关。

3.2　随着盐业体制的改革,盐业市场监管的难度增大,碘盐覆盖率及合格碘盐食用率的下降应该引起各部门的重视。

3.3　基层地病防治工作人员流动性大,工作交接不清晰。

3.4　县级尿碘实验室仪器设备、检测能力有待进一步加强。

3.5　建议今后各级业人员进一步提高监测信息管理水平,对各种原始资料及时分类、归档,对上报的资料进行数据导出、备份。

3.6　应继续加大宣传力度,明确食盐加碘预防碘缺乏病政策的正确导向。继续做好碘缺乏病的健康教育工作,使广大群众充分了解碘缺乏病的防控方法,做到科学补碘。完善政府领导、部门协作、群众参与的碘缺乏病预防控制的长效工作机制。

3.7　继续加强尿碘实验室的建设,以确保黑龙江省能更加全面、及时地掌握人群碘营养的动态。

(撰稿人:邢智锋　康敬)

2020 年上海市碘缺乏病监测报告

上海自 1996 年 4 月开始全面供应加碘盐,根据碘缺乏病病情监测工作要求,分别于 1995 年、1997 年、1999 年、2002 年、2005 年、2011 年、2014 年、2016 年、2017 年、2018 年、2019 年和 2020 年开展了 11 次碘缺乏病监测工作。2011 年我国颁布了 GB 26878—2011《食品安全国家标准 食用盐碘含量》,上海根据本地人群历年碘营养水平及膳食特点采用了 30mg/kg±30% 的碘盐浓度作为标准,于 2012 年 3 月 15 日开始执行。为掌握新标准实施后本地孕妇和学龄儿童的碘营养状况,上海市于 2020 年开展了重点人群碘营养状况监测。

1 结果

1.1 8~10 岁儿童甲肿率

共完成 8~10 岁学龄儿童甲状腺容积测定 3 225 人,B 超法检测甲肿率为 2.0%,达到 <5% 的碘缺乏病病区划分标准(GB 16005—1995)。

1.2 尿碘水平

共测定 3 225 份 8~10 岁儿童尿样,尿碘中位数为 235.0μg/L,尿碘含量 <100μg/L 的比例为 11.6%,其中 <20μg/L 和 <50μg/L 的比例分别为 0.7% 和 2.8%,尿碘含量 ≥200μg/L 的比例为 60.5%,尿碘含量 ≥300μg/L 的比例为 33.2%,其中 >500μg/L 的比例为 10.4%。

共完成孕妇尿碘含量测定 2 437 份,尿碘中位数为 140.9μg/L(P25:81.7μg/L,P75:225.0μg/L),尿碘含量 <150μg/L 的比例为 52.9%,其中 <20μg/L 和 50μg/L 的比例分别为 1.7% 和 12.0%,尿碘含量 >250μg/L 的比例为 19.4%,>500μg/L 的比例为 3.5%。

1.3 盐碘水平

共检测 8~10 岁儿童和孕妇家中食用盐样 5 662 份,其中碘盐 3 729 份,合格碘盐 2 981 份,碘盐覆盖率为 65.9%,碘盐合格率为 79.9%,合格碘盐食用率为 52.6%,碘盐碘含量中位数为 24.5mg/kg,四分位数范围为 21.8~27.0mg/kg。

2 讨论

2.1 8~10 岁儿童碘营养水平适宜

8~10 岁儿童尿碘中位数为 235.0μg/L,处在世界卫生组织/联合国儿童基金会/全球碘营养联盟推荐的碘营养超过适宜量范围内,表明本市 8~10 岁学龄儿童碘营养适宜。2002 年、2005 年、2011 年、2016 年、2017 年、2018 年和 2019 年上海市 8~10 岁儿童尿碘中位数为 173.3μg/L、198.1μg/L、181.7μg/L、191.0μg/L、195.0μg/L、166.0μg/L 和 181.3μg/L,均显示该人群碘营养处于适宜范围。本次检测儿童尿碘中位数虽然略高于 WHO 规定的适宜水平,但既往上海本地的研究表明该数值仍然在上海地区人群碘营养适宜范围内。

2.2 孕妇碘营养状况不足

孕妇尿碘中位数为 140.9μg/L,处在世界卫生组织/联合国儿童基金会/全球碘营养联盟推荐的碘营养不足的范围内,表明本市孕妇可能存在碘营养不足的风险。2011 年、2016 年、2017 年、2018 年和 2019 年本市孕妇尿碘中位数分别为 139.8μg/L、142.0μg/L、151.0μg/L、129.0μg/L 和 148.2μg/L,其中 2011 年、2016 年、2018 年和 2019 年与本次调查结果一样均显示该人群碘营养存在不足的风险。因本市碘盐浓度调整选择的浓度是国家推荐的最高标准,故建议有必要加强对于该部分人群的健康教育,引导孕妇在孕期适当的多食用一些含碘量高的食物。

2.3 居民食用盐碘含量

碘盐覆盖率和合格碘盐食用率在 2002—2019 年持续下降。本次对 8~10 岁儿童和孕妇家中食用盐检测显示碘盐的碘含量中位数为 24.5mg/kg,碘盐覆盖率为 65.9%,合格碘盐食用率为 52.6%,较 2002 年(94.7% 和 91.8%)、2005 年(98.6% 和 98.4%)、2011 年(92.3% 和 88.2%)、2016 年(81.1%

和 69.1%)、2017 年(83.4% 和 64%)、2018 年(69.5% 和 55.3%)和 2019 年(70.0% 和 56.4%)均有所下降。

从 2002 年、2005 年、2011 年、2016—2020 年八次调查结果来看,通过食盐加碘消除碘缺乏病危害工作取得了良好的成效。检测结果显示一方面要继续加强人群碘营养监测,加强健康教育宣传,特别是对孕妇的宣传教育和指导,避免碘缺乏对胎儿脑发育和儿童智力的损伤,另一方面也需要加强与盐务主管部门的沟通,调整食盐中碘含量,严格按照国家推荐食盐加碘量进行添加,使食盐中碘含量达到最优水平。

(撰稿人:臧嘉捷　汪正园)

2020年江苏省碘缺乏病监测报告

对照《江苏省地方病血吸虫病防治攻坚行动实施方案（2019—2020年）》和《江苏省"十三五"地方病防治规划》，依据碘缺乏病消除国家标准及最新修订的《江苏省重点地方病控制和消除评价实施办法（2019版）》，江苏省以县为单位对碘缺乏病及水源性高碘地区进行了全面监测，现就江苏省2020年碘缺乏病及水源性高碘地方病防治攻坚行动及十三五地方病规划目标完成情况进行阶段性总结。

1 目标要求

1.1 地方病攻坚行动目标

总体目标为到2020年底，持续消除碘缺乏危害；具体目标为到2020年底，除丰县、沛县外的所有县（市、区）持续消除碘缺乏危害。

1.2 "十三五"地方病规划目标

持续消除碘缺乏病危害。继续实施食盐加碘消除碘缺乏危害策略，各省份95%以上的县保持消除碘缺乏危害状态，人群碘营养总体保持适宜水平。

2 评价依据

采用《江苏省重点地方病控制和消除评价实施办法》（2019版）中碘缺乏病消除评价判定标准及水源性高碘甲状腺肿控制评价判定标准（试行）予以评判。

3 目标完成进展

3.1 碘缺乏病防控

对照《江苏省重点地方病控制和消除评价实施办法（2019版）》碘缺乏病控制评价技术指标，截至2020年底，全省94个缺碘县区加4个缺碘新区（南京江北新区、苏州工业园区、泰州医药高新区和镇江新区），共计97个调查单元（镇江新区合并京口区调查）均保持了碘缺乏病消除的状态，人群碘营养总体保持适宜水平，消除比例为100%。其中：

基本指标：全省2019—2020年共计完成94加4个县市19 535名学龄儿童的B超甲状腺容积检测，全省儿童甲肿率为1.58%，低于2016—2018年总计的2.44%。2020年全部触诊8~10岁儿童甲肿率<0.01%。全年所有县区未报道地方性克汀病新发患者。该指标全省所有碘缺乏县（市、区）均达到≤5%的标准。

8~10岁儿童尿碘：2020年共计检测19 505名学龄儿童尿碘，全省儿童尿碘中位数（MUI）为229.00μg/L，未见有MUI<100μg/L的县区，该项指标全省达标率为100%。

孕妇尿碘：2020年完成9 729名孕妇尿碘和盐碘检测，全省孕妇尿碘中位数168.4μg/L，未见有中位数<100μg/L的县，在100~150μg/L的有22个；94+4个受调县区中，孕妇补碘率低于90%有2个，分别为南京市栖霞区和苏州市虎丘区；综合评述，MUI为100~150μg/L且孕妇补碘率≤90%的县，即不达标县数目为0，该项全省所有县通过率为100%。

合格碘盐覆盖率：2020年，全省完成调查居民户盐样29 234份，盐碘均值为23.39mg/kg±4.85mg/kg，全省合格碘盐食用率为94.96%，13个设区市合格碘盐食用率均在90%以上，94加4个县（区、市）中，有8个合格碘盐食用率等于或低于90%；共有72个县区对食堂/配餐点进行了碘盐采样，共计采集盐样837份。其中南京市栖霞区、江北新区，苏州市太仓市和南通市港闸区食堂合格食用盐比例≤90%。结合儿童合格碘盐食用率计算合格碘盐覆盖率，共有5个县区合格碘盐覆盖率≤90%，为徐州市云龙区、泉山区，苏州市太仓市，南通市港闸区和连云港市连云区。该项全省通过率为94.85%（92/97）。

按照基本指标全达标和辅助指标3选2标准，所有县（市、区）均达到了新修订的碘缺乏病消除评价技术标准，加之所有县管理指标达85分以上，

2020 年全省保持了 100% 碘缺乏病消除状态。

4　食盐碘含量监测

4.1　生产层次

江苏省执行的食盐加碘含量标准是从 2012 年 3 月 15 日开始变更的。从 2011 年(食盐碘含量最近一次标准变动前)至今江苏省每月对省级定点生产盐厂食盐碘含量进行监测。

2020 年 1~3 季度本省生产层次供应江苏省的碘盐均未见不合格盐样,但江苏井神盐化一季度,徐州丰县瑞丰盐厂三季度的个别月份盐碘均数在 20mg/kg 左右,与我们省要求的均数 25mg/kg 有一些偏差,相比偏低。

4.2　零售层次

2017 年盐业体制改革后,江苏省开始对零售层次食盐碘含量每季度监测一次碘含量。由于 2020 年一季度受新冠肺炎疫情影响,部分县市没有进行采样监测。2020 年 1~9 月共计参与零售抽查的 151 个县区内,共计采集盐样 6 300 份,其中本省盐样 5 062 份,不合格碘盐检出 79 份,占本省样品 1.56%,未加碘食盐检出 160 份,占本省盐样 3.16%。外省采集盐样 1 238 份,其中不合格碘盐为 79 份,占外省盐样 6.4%,未加碘食盐 1 份,占比为 0.08%。

4.3　居民户层次(缺碘地区)

2020 年全省共监测 29 234 户居民家中食用盐,盐碘均数为 23.39mg/kg,中位数为 23.7mg/kg,标准差为 4.85mg/kg,变异系数为 20.7%,最大值为 68.4mg/kg,最小值为 0。其中 27 762 居民食用合格碘盐,碘盐覆盖率为 98.04%,碘盐合格率为 96.85%,合格碘盐食用率为 94.96%,未加碘食盐率为 1.95%。13 个设区市合格碘盐食用率均在 90% 以上。共有 8 个县(市、区)合格碘盐食用率≤90%,分别为徐州(鼓楼区、泉山区)、常州(天宁区)、苏州(姑苏区、太仓区、工业园区)、南通(港闸区)、连云港(连云区)。

4.4　居民户层次(高碘地区)

1 365 份盐样,未加碘盐 1 341 份,未加碘食用率为 98.24%,6 个高碘地区未加碘食盐率均在 90% 以上。

5　存在问题

5.1　2016~2018 年的,居民的合格碘盐食用率呈现整体下滑趋势,同时合格碘盐食用率不达标的县数也是逐年上升,2019 年、2020 年稍有回升。

5.2　孕妇的碘营养状态不容乐观,有 22 个县区孕妇碘营养无法达到 150μg/L 的理想状态,处于 100~150μg/L 的欠适宜情况。

5.3　生产层次的碘盐虽然未检出不合格盐样,但是整体加碘量低于江苏规定水平 25mg/kg,均数浮动在 23mg/kg 左右。

5.4　零售层次个别缺碘市区未加碘食盐供应点增多,市场存在不合格碘盐盐样,本省品牌和外地进入品牌均有,且本省所占份数较多。

5.5　2020 年学校食堂和集中供餐点合格碘盐食用率显示有部分县市食堂等场所未能食用合格未加碘食盐。

5.6　设区市级别疾控反映与市级的工信等盐务管理部门缺乏沟通手段,甚至无法知晓对应联系人信息和职责分布,在攻坚行动时无法获得有效配合,独木难支。

6　下一步建议

6.1　继续执行国家缺碘地区人群碘营养监测和高碘地区人群的病情监测工作。

6.2　继续保持生产层次和零售层次食用盐含碘量监测,其监测频次和采样量维持不变。

6.3　在适碘、高碘地区,尤其是徐州等改水推进地区加强水碘监测,掌握高碘行政村的水碘变动情况。

6.4　对于食堂和供餐点等公共饮食场所,应当加强合格食用碘盐的宣传和监管,保证合格碘盐覆盖率。

6.5　加强与各级工信部门、水利部门、教育部门、广电宣传部门和盐业市场监管部门的联系和合作,切实推进盐业市场建设和改水工作的进行,保证人群碘营养检测工作的有序开展,维护和促进江苏人民的身体健康。

(撰稿人:王培桦　叶云杰)

2020年浙江省碘缺乏病监测报告

1 背景

浙江省地处中国东部沿海,辖11市89个县级行政区。20世纪80年代,浙江省地方病普查结果显示,全省绝大多数地区为碘缺乏地区,并且多数地区不同程度流行碘缺乏病,受威胁人口约1214万人,8~10周岁儿童的甲肿率>15%,地方性甲状腺肿患者83万余人,地方性克汀病患者134例。为及时了解和掌握浙江省人群的碘营养状况,评价以食盐加碘为主导的干预措施落实情况和防治效果,观察碘缺乏病的消长趋势,为碘缺乏病的精准防治工作提供科学的决策依据。按照《全国碘缺乏病监测方案》(2016版)有关要求,2020年在全省89个县开展了学龄儿童和孕妇人群碘营养水平监测工作,现将结果报告如下:

2 监测结果

2.1 碘盐监测结果

2020年浙江省11个市共89个县(市、区)开展了碘盐监测,全省没有监测盲点,碘盐监测工作覆盖率和有效监测率均100%。全省共检测居民食用盐盐样28 649份,其中碘盐23 952份,合格碘盐22 583份,未加碘食盐4 697份,碘盐覆盖率为83.61%,合格碘盐覆盖率为78.83%。在市级水平上,全省有7个市的居民碘盐覆盖率<95%;有6个市居民合格碘盐食用率低于90%,分别为杭州(82.19%)、宁波(72.95%)、温州(57.18%)、衢州(89.77%)、舟山(45.95%)、台州(59.23%)。

2.2 8~10周岁儿童尿碘水平

2020年浙江省共检测全省89个县(市、区)19 124名8~10周岁学生的尿碘,全省尿碘中位数为199.40μg/L,尿碘中位数水平适中;尿碘水平在100μg/L以下的比例<50%和50μg/L以下的比例<20%。

2.3 孕妇尿碘水平

2020年浙江省共检测全省89个县(市、区)9 525名孕妇的尿碘,全省孕妇尿碘中位数135.50μg/L,尿碘中位数水平低于WHO/ICCIDD/UNICEF标准(150μg/L);尿碘水平在150μg/L以下的县(市、区)58个,占65.20%。

2.4 碘缺乏病病情

2020年浙江省在30个县(市、区)开展碘缺乏病病情监测,共检查8~10周岁在校学生6 422名(B超法),检出弥漫性甲状腺肿者142名,甲肿率为2.21%,总体达到国家<5%的碘缺乏病消除标准;其中甲肿率最高的县(市、区)为4.73%,最低的县为0,均达到碘缺乏病消除标准要求。

3 存在的主要问题

3.1 碘盐覆盖率持续下降可能是维持碘缺乏病消除状态的最大挑战

2020年对碘缺乏病重点人群监测结果显示,全省在县级层面上,碘盐覆盖率和合格碘盐食用率较往年有所下降。选择食用了未加碘食盐居民从2018年的3%上升到2019年的14%,2020年又继续上升到16.4%。在自产盐县区,未加碘食盐使用甚至达到70%。这可能与以下因素有关:①近些年来,有关负面报道碘盐的消息仍在群众中心中萦绕。各级疾控人员每年5月15日均会"防治碘缺乏病"宣传日进行宣传,但是由于缺乏足够的人力、财力支持,举办宣传的力度不大,规模较小,覆盖人群也不多。在沿海地区居民正确认识自身碘营养不足而不是过量的意识观念方面还引领不足;②市场上食盐品种和产地增多,未加碘食盐、不合格碘盐随处可见、唾手可得。群众购买碘盐也不再需要出示医生处方,而是在超市、菜市场上获得未加碘食盐更加便利。③居民自产盐增多,饮食习惯仍偏好于对腌制食品(未加碘食盐)选择,最终都导致浙江省碘盐覆盖率和合格碘盐食用率的监测结果明显下降。

3.2　孕妇碘营养不足尽管学龄儿童碘营养基本适宜

2020 年碘缺乏病监测结果显示,从全省层面来看,学龄儿童尿碘中位数水平已经达到 WHO/ICCICC/UNICEF 标准以及国家要求的标准,但是孕妇的尿碘中位数低于 WHO/ICCICC/UNICEF 标准,提示本省以学龄儿童为代表的一般人群的碘营养处于适宜水平,但是孕妇碘营养处于不足。分析其主要原因,这可能是由于:孕期生理特殊性使孕妇所需碘营养略高于一般人群,即孕期除了提供母亲碘营养外还需要提供给胎儿;孕期尿量的增加会稀释尿碘含量。但是,如何提升孕期碘营养,需要多领域交叉学科的专家(内分泌学、儿科学、妇产科学、流行病学、心理学、盐企、政府等)参与进来,共同合作,提供科学依据。

3.3　可持续消除碘缺乏病的工作机制有待加强

以政府持续作出维持碘缺乏病消除的政治承诺、盐业部门保证主要供应碘缺乏病防治方案所要求的碘盐、卫生部门加强群体的碘缺乏病防治工作、人民群众自觉抵制食用未加碘食盐的格局在浙江省仍未形成。随着卫生体制和盐业体制改革的不断深入,卫生监督和疾病预防控制机构分离,食盐生产批发区域限制也发生了前所未有的改变。目前各地疾病预防控制中心已经无法开展对碘盐加工厂的监督执法工作,从整体上来讲,仅靠疾控中心一家维持可持续消除碘缺乏病的工作局面是远远不够的。

4　工作建议

4.1　健全碘盐生产销售网络,提高碘盐覆盖率

为保障居民合格碘盐的供应,应有计划地对浙江省食盐加碘定点厂进行技术改造,优先确保浙江省碘盐生产企业完全能够保证人们的基本需求。同时全面建设碘盐供销网络,形成从盐业公司到各地市、县盐业公司的食盐专营经营体系,增强本省碘盐供销网络在防治碘缺乏病工作中的重要作用,努力提高全省尤其是沿海地区的家庭碘盐覆盖率。

4.2　推广优先使用孕妇专用碘盐,改善孕期碘营养

由于孕期碘营养不足可对胎儿、婴幼儿的语言发育、体格发育、运动功能以及大脑的发育造成不良影响。长期的碘营养不足甚至可造成一个国家人口素质低下。因此,确保碘盐供应得同时,对碘盐中的碘含量和儿童和孕妇这些碘缺乏症高危人群碘营养进行监测。根据居民膳食种类和结构的变化,调整盐中碘含量,以保护这些碘缺乏症高危人群处于碘营养适宜状态。建议备孕期、孕期和哺乳期妇女优先使用孕妇专用加碘食盐。

4.3　大力开展培训和科研,不断提高防治人员的素质和能力

碘缺乏病防治工作是一项科学性、技术性很强的工作。十年来,各级卫生部门针对防治工作中出现的问题,及时开展了大量应用性研究,为进一步开展防治工作和决策提供了科学依据。并根据国内外科学技术的发展和防治工作的需要,组织开展了大量培训,逐步培养和造就出一大批掌握先进科学知识和技能的专业队伍,成为碘缺乏病防治的中坚力量。

4.4　积极开展国际合作与交流,引进国外先进技术和防治经验,促进碘缺乏病防治工作

浙江省碘缺乏病防治工作已得到国内外学术界的重点关注。我们应积极开展国际合作与交流,力争得到来自全球碘营养联盟、联合国儿童基金会、世界卫生组织等国际机构的经济、设备和技术上的支持和帮助。

(撰稿人:莫哲　毛光明)

2020 年安徽省碘缺乏病监测报告

为了解和掌握全省食盐加碘措施落实情况,巩固防控成果,及时发现可能存在的问题,根据安徽省卫生健康委《安徽省碘缺乏病监测实施方案(2019年版)》和《安徽省水源性高碘地区监测方案(2019年版)》的要求,安徽省 104 个非高碘县(市、区)和 26 个含有高碘乡镇的县(区)按时完成了 2020 年碘缺乏病监测工作,并在 2020 年 10 月 31 日前通过全国碘缺乏病监测信息管理系统上报审核了监测结果,现将结果汇总分析如下。

1 监测开展情况

全省各级地方病防治机构根据方案要求,认真组织监测工作,完成了所有现场调查工作和实验室检测工作;9 月 15 日前,各监测县(市、区)通过碘缺乏病信息平台完成了监测数据的在线录入和上报工作;9 月 30 日前,各市完成了监测数据的审核和监测报告撰写工作;10 月 31 日前,省级完成了监测数据审核、上报工作。

全省非高碘地区共监测 104 个县(市、区)509 所小学 20 518 名 8~10 岁学生家庭食用盐、尿样和 B 超甲状腺容积,监测 10 260 名孕妇家庭食用盐和尿样。共监测 26 个含有水源性高碘地区的县(市、区)97 个乡镇的 5 432 份居民食盐,监测 4 427 名 6~12 岁学生尿样和 B 超甲状腺容积。

2 碘缺乏病监测结果

2.1 碘盐监测

全省共检测 20 518 份学生家庭食用盐,其中合格碘盐 19 571 份,不合格碘盐 478 份,未加碘食盐 469 份;碘盐覆盖率为 99.71%,合格碘盐覆盖率(合格碘盐食用率)为 95.38%,碘盐合格率为 97.62%,平均含碘量(中位数)为 23.87mg/kg。共检测 10 260 份孕妇家庭食用盐,其中合格碘盐 9 778 份,不合格碘盐 209 份,未加碘食盐 273 份;碘盐覆盖率为 97.34%,合格碘盐覆盖率 95.30%,碘盐合格率为 97.91%,平均含碘量(中位数)为 23.80mg/kg。结果显示学生家庭盐碘和孕妇家庭盐碘数据无明显差异,因此对两类人群合并分析,作为全省居民户家庭食用盐碘含量的代表。合并后,全省共检测 30 778 份居民户食用盐,其中合格碘盐 29 349 份,不合格碘盐 687 份,未加碘食盐 742 份。全省碘盐覆盖率为 97.59%,合格碘盐覆盖率为 95.36%,碘盐合格率为 97.71%,未加碘食盐率为 2.41%,平均含碘量(中位数)为 23.82mg/kg。

2.1.1 碘盐覆盖率

全省碘盐覆盖率为 97.59%。14 个市的碘盐覆盖率>95%,亳州市和淮北市碘盐覆盖率<95%,分别为 75.08% 和 94.33%。在县级水平上,95 个县(市、区)的碘盐覆盖率>95.00%,其中 44 个为 100%,但谯城区、杜集区和利辛县碘盐覆盖率低于 90%,分别为 20.00%、81.00% 和 83.33%。

2.1.2 合格碘盐覆盖率

全省居民合格碘盐覆盖率为 95.36%。12 个市的合格碘盐覆盖率>95%,但亳州市合格碘盐覆盖率仅为 72.08%。在县级水平上,有 77 个县(市、区)合格碘盐覆盖率>95%,99 个>90%,合格碘盐覆盖率低于 90% 的 5 个县分别为:谯城区(16.67%)、利辛县(77.67%)、杜集区(78.00%)、庐阳区(81.33%)和鸠江区(88.67%)。

2.1.3 碘盐合格率

全省居民碘盐合格率为 97.71%。共发现不合格碘盐 687 份,其中 166 份(24.16%)碘含量>33mg/kg,521 份(75.84%)碘含量<18mg/kg。16 个市的碘盐合格率均>95%。除了谯城区(83.33%)、和庐阳区(89.71%)碘盐合格率低于 90%,其余 102 个县(市、区)碘盐合格率均>90%,其中 82 个县(市、区)碘盐合格率>95%。

2.1.4 未加碘食盐率

全省共发现 742 份未加碘食盐,未加碘食盐率为 2.41%。16 个市均发现未加碘食盐,在县(市、区)

级水平上,60 个县(市、区)发现了未加碘食盐,其中谯城区发现 240 份未加碘食盐。

2.1.5　平均含碘量(中位数)

全省居民户碘盐平均含碘量为 23.82mg/kg。其中安庆市和池州市最高(25.30mg/kg),合肥市、蚌埠市和淮南市最低(22.90mg/kg);在县级水平上,池州市石台县最高(27.00mg/kg)、亳州市谯城区最低(0mg/kg),但市级和县(市、区)级盐碘中位数均在 18~33mg/kg。

2.2　病情监测

2.2.1　儿童尿碘水平

共检测 8~10 岁儿童尿样 20 520 份,尿碘中位数为 261.93μg/L,尿碘中位数<100μg/L 的有 1 501 人,占比为 7.31%;14 个市 8~10 岁儿童尿碘中位数为 200~300μg/L,亳州市和阜阳市 8~10 岁儿童尿碘中位数分别为 367.65μg/L 和 344.03μg/L。所有县(市、区)的儿童尿碘浓度中位数均高于 100μg/L,其中有 25 个县(市、区)的儿童尿碘浓度中位数 >300μg/L。

2.2.2　8~10 岁儿童甲肿率

所有县(市、区)均采用 B 超法检测甲状腺容积,共检测 8~10 岁儿童 20 520 人,其中男生 10 186 人(占 49.64%),女生 10 334 人(占 50.36%),检出甲状腺肿患者 236 人,甲肿率为 1.15%。

2.2.3　孕妇尿碘水平

共检测孕妇尿样 10 246 份,尿碘中位数为 182.02μg/L。373 人尿碘中位数<50μg/L,占 3.64%;15 个市的孕妇尿碘浓度中位数均处于适宜水平(150~250μg/L),亳州市孕妇尿碘中位数为 269.74μg/L。在县级水平上,有 11 个县(市、区)的孕妇尿碘浓度中位数<150μg/L。

3　结果分析及建议

3.1　碘缺乏病防治方面

2018—2020 年,安徽省居民碘盐平均含碘量(中位数)分别为 23.90mg/kg、23.90mg/kg 和 23.82mg/kg,合格碘盐覆盖率分别为 97.67%、97.14% 和 95.36%,监测结果显示近 3 年全省碘盐浓度较为稳定,全民食盐加碘工作得到有效实施。2020 年碘盐覆盖率为 100% 的市为 0 个,较 2019 年(3 个市)和 2018 年(9 个市)有所下降;2020 年有 1 个市和 5 个县(市、区)的合格碘盐覆盖率<90%,合格碘盐覆盖率需>90% 为碘缺乏病消除评价指标的指标之一,该项指标的不符合对保持碘缺乏病状态具有很大的风险;2020 年 16 个市均发现未加碘食盐,共 742 份,未

加碘食盐的份数大幅增加(2019 年 99 份),这可能是由于国家食盐专卖政策的调整,越来越多种类和来源的食盐流入安徽省市场造成的,因此应加强碘缺乏地区食盐销售点和销售企业销售环节碘盐监测和管理。

2018—2020 年,安徽省儿童尿碘浓度中位数分别为 244.44μg/L、244.49μg/L 和 261.93μg/L,孕妇尿碘浓度中位数分别为 178.00μg/L、178.57μg/L 和 182.02μg/L,监测结果显示近 3 年安徽省居民碘营养水平充足且较稳定。但本年度监测中,亳州市和阜阳市儿童尿碘浓度中位数均>300μg/L,提示这 2 市人群处于碘过量的状态。2020 年 16 个市孕妇尿碘浓度中位数均>150μg/L,其中 15 个市孕妇尿碘浓度中位数处于适宜水平,但全省仍有 11 个县(市、区)的孕妇尿碘浓度中位数<150μg/L,分别为全椒县、琅琊区、金寨县、当涂县、弋江区、旌德县、义安区、大观区、桐城市、休宁县和黟县,提示这些地区的孕妇存在碘缺乏风险,其中当涂县、大观区、休宁县和黟县已经连续两年孕妇尿碘浓度中位数<150μg/L,需要在这些地区针对孕妇采取其他补碘措施作为碘盐的补充,如加强食用富碘食品的宣传、提高孕妇补碘意识等。

3.2　监测中发现的问题

碘缺乏病监测中仍发现个别县区未严格按监测方案开展监测工作,比如年龄段分布严重不均衡(贵池区)。碘缺乏病监测信息管理系统报送的数据中,仍存在部分县级信息录入不完整(尿碘、盐碘、身高和体重等未保留小数点后一位)、缺失项较多(家庭住址、调查日期和身份证号等)、录入错误,市级系统审核不严谨、未按时完成上报审核等问题。因此在今后的工作中,省市两级地方病防治机构要继续加强对监测方案和信息管理系统的培训,及现场督导工作,确保监测工作能严格按方案开展,同时将相关监测数据按时准确上报至碘缺乏病监测信息管理系统。

碘缺乏病病情监测中,2020 年虽然安徽省 16 个市 B 超法测量的甲肿率均<5%,但是监测数据中仍发现甲状腺 B 超检查结果不准确,如部分县区甲状腺长、宽值明显较正常值小等,这可能是 B 超操作人员技术掌握不足、测量标准不统一和受检儿童年龄筛选不准确等造成的。因此 2021 年监测工作中需要加强甲状腺 B 超检查技术的培训和检查,对于 B 超测量技术薄弱的县区,市级要加强现场技术指导,并在工作完成后进行抽样复核,从而提升安徽省甲状腺容积测量的准确性。

(撰稿人:许娴　田翠翠)

2020年福建省碘缺乏病监测报告

为持续动态观察新标准碘盐执行后福建省重点人群碘营养状况,积极推进因地制宜、分类指导和科学补碘的防控策略,根据国家卫生健康委等10部门制定的《地方病防治专项三年攻坚行动方案(2018—2020年)》相关要求,为确保碘缺乏病监测工作的质量,我中心按照《福建省疾病预防控制中心关于印发2020年地方病防治项目工作重点的通知》,组织开展了福建省2020年碘缺乏病监测工作,现将监测结果报告如下。

1 监测范围

全省83个县(市、区)及平潭综合实验区。

2 监测结果

2.1 8~10岁儿童病情监测情况

2.1.1 家中盐碘监测情况

全省83个县及平潭综合实验区共监测儿童家中食用盐17 440份,未加碘食盐764份,碘盐16 676份,合格碘盐16 243份,不合格碘盐433份,碘盐覆盖率为95.6%,合格碘盐食用率为93.1%,家庭户食用盐盐碘中位数为23.3mg/kg,加碘食用盐碘盐中位数24.4mg/kg,加碘盐变异系数为12.1%。在市级水平上,9个设区市合格碘盐食用率范围为90.9%~98.7%。在县级水平上,平潭综合实验区、东山县、福鼎市、丰泽区、惠安县、漳浦县、蕉城区7个县合格碘盐食用率分别为34.0%、58.0%、78.6%、81.7%、82.8%、83.0%、84.6%、89.2%;其余77个县合格碘盐食用率范围为90.0%~100.0%。

2.1.2 尿碘。
全省83个县及平潭综合实验区共检测17 440份尿样,尿碘中位数为205.0μg/L。在市级水平上,9个设区市尿碘中位数范围为132.2~190.0μg/L。在县级水平上,全省84个监测县尿碘中位数范围为105.2~293.8μg/L。

2.1.3 8~10岁儿童甲状腺肿患病情况:
采用B超法测量甲状腺容积,共检测8~10岁儿童17 440名,甲状腺肿患者313人,甲肿率为1.79%,<5.00%。全省83个县及平潭综合实验区儿童甲肿率范围为0~4.98%,均<5.00%。

2.2 孕妇病情监测情况

2.2.1 家中盐碘监测情况:
全省83个县及平潭综合实验区共监测孕妇家中食用盐8 510份,未加碘食盐413份,碘盐份数8 097份,合格碘盐7 956份,不合格碘盐141份,盐碘中位数为24.2mg/kg,碘盐中位数为24.3mg/kg,碘盐覆盖率为95.2%,合格碘盐食用率为93.5%,加碘盐变异系数为11.3%。在市级水平上,除宁德市和福州市合格碘盐食用率分别为87.3%和89.6%,<90%,其余7个设区市合格碘盐食用率范围为92.8%~98.7%。在县级水平上,平潭综合实验区、福鼎市、仓山区、蕉城区、连江县、东山县、福安市、霞浦县、鼓楼区、惠安县、浦城县、台江区、石狮市13个县合格碘盐食用率分别为35.6%、74.0%、76.0%、77.3%、78.0%、81.0%、81.0%、81.0%、84.2%、85.0%、85.0%、86.0%、87.0%;其余71个县合格碘盐食用率范围为90.0%~100.0%。

2.2.2 尿碘。
全省83个县及平潭综合实验区共检测8 510份孕妇尿样,尿碘中位数为144.2μg/L。在市级水平上,厦门市、泉州市、龙岩市和三明市尿碘中位数分别为152.19、153.0、159.6和165.1μg/L;其余5个设区市尿碘中位数范围为119.2~148.4μg/L。在县级水平上,清流县、蕉城区、同安区、思明区、晋安区、洛江区、建阳区、翔安区、大田县、顺昌县、三元区、沙县、安溪县、晋江市、长汀县、永春县、永泰县、石狮市、邵武市、松溪县、延平区、梅列区、鲤城区、台江区、永定区、湖里区、漳平市、鼓楼区、光泽县、武夷山市、政和县、武平县、马尾区33个县尿碘中位数范围为151.1~213.1μg/L;其余50个县和平潭综合实验区尿碘中位数范围为100.8~149.6μg/L。

2.2.3 孕妇补碘率调查情况。
根据碘缺乏病消除评价内容及判定标准,对平潭综合实验区、东山县、福鼎市和惠安县进行孕妇补碘率调查,孕妇补碘率分别为 90.5%、93.5%、92.0% 和 94.5%,均>90%。

3 结论

按照《重点地方病控制和消除评价办法(2019版)》评价,以县为单位进行判定,全省 83 个县及平潭综合实验区技术指标均达到消除标准,福建省在省、市、县级水平上持续保持消除碘缺乏病状态。

4 存在的主要问题

平潭综合实验区、东山县、福鼎市、丰泽区、惠安县、漳浦县、蕉城区 7 个县儿童合格碘盐食用率低于 90%。其可能原因为:一是未加碘食盐冲击当地盐业市场;二是当地居民存在认识误区,认为膳食中有许多海产品,不存在缺碘危险,在思想上不重视碘缺乏病防治;另外食盐种类的多样,碘盐的加碘方式及形式的不同也会增加检测难度,影响检测准确性。

5 下一步工作建议

5.1 按照《健康中国行动(2019—2030 年)》及《地方病预防控制工作规范(试行)》要求,今后福建省应继续坚持"因地制宜、分类指导、科学补碘"的原则,实施以食盐加碘为主的综合防控策略,继续开展以县为单位的碘缺乏病监测,巩固地方病防治专项三年攻坚成果,确保福建省 100% 的县继续保持消除碘缺乏病危害状态以及人群碘营养总体保持适宜水平。

5.2 加强食盐行业管理和安全监管,确保全省合格碘盐覆盖率、食用率在 90% 以上。继续落实食盐加碘策略,保障合格碘盐市场供给;进一步规范食盐市场,加强食盐质量安全监管,加大对销售私盐、不合格碘盐等违法犯罪行为的查处打击力度,防止私盐、不合格碘盐等冲击碘盐市场,对碘缺乏病防治工作造成不良影响;将监测中发现的私盐、不合格碘盐及时追踪原因并向有关部门通报情况。

5.3 进一步提高碘缺乏病监测工作质量。各地要严格按照国家和省碘缺乏病监测方案开展碘缺乏病监测工作,认真落实各项技术规范,强化质量控制,切实提高采样点选择、样品采集、实验室检测、数据汇总、信息上报等各个环节工作质量。市级要加强对所辖县级监测的技术指导和工作督导,做好样品复核,及时发现问题并予纠正,确保监测数据及时、准确、可靠。县级卫生健康部门要将每年的监测报告通报相关部门,并上报县级人民政府。县级人民政府要根据监测报告中所反映出的问题及时采取有效的干预措施。

(撰稿人:陈志辉 叶莺)

2020 年江西省碘缺乏病监测报告

根据国家卫生健康委下发的《全国碘缺乏病监测测方案》(2016 版)的要求,2020 全省各县(市、区)按照方案开展了碘缺乏病监测工作,现将监测结果报告如下:

1 监测工作范围及内容

全省 11 个设区市 100 个县(市、区)开展重点人群碘营养监测工作,因地方病三年攻坚行动计划要求,全省 74 个县(市、区)开展 8~10 岁儿童甲状腺容积检测。

2 监测结果

2.1 8~10 岁儿童碘营养监测

2.1.1 8~10 岁儿童甲状腺容积检测:全省 74 个县(市、区)采用 B 超法检测 8~10 岁儿童 14 800 名,甲状腺肿患者 54 名,分布在 21 个县(市、区),其中抚州市南丰县和宜黄县甲肿率最高均为 4.50%,其次是鹰潭市月湖区 2.38%,抚州市资溪县、赣州市龙南县均为 2%;8 岁、9 岁、10 岁三个年龄组儿童甲肿率分别为 0.34%(23/6 718)、0.24%(22/9 088)和 0.21%(9/4 194),平均甲肿率为 0.36%(54/14 800)。

2.1.2 8~10 岁儿童尿碘含量检测:全省共检测 20 000 份 8~10 岁儿童尿样,尿碘中位数为 193.40μg/L,其中<100μg/L 的尿样 1849 份占检测样品总数的 9.25%,其中<50μg/L 的尿样 358 份占检测样品总数的 1.79%,≥300μg/L 的尿样 3 415 份占 17.06%,100 个县(市、区)中尿碘中位数<100μg/L 的县 1 个,100~200μg/L 之间的有 49 个,中位数为 200~300μg/L 的县(市、区)44,中位数≥300μg/L 的县(市、区)6 个。

2.2 孕妇尿碘含量检测

全省 100 个县(市、区)共采集孕妇尿样共计 10 000 份,尿碘中位数为 182.70μg/L,<150μg/L 的样品占 30.63%,≥500μg/L 的样品占 1.70%。尿碘中位数<150μg/L 的县有 13 个,分别是南昌市湾里区;抚州市东乡区、南丰县;吉安市青原区、新干县;

景德镇市浮梁县;宜春市宜丰县、樟树市;上饶市信州区、广丰区;九江市庐山市、浔阳区;萍乡市莲花县。各设区市尿碘中位数均>150μg/L,以鹰潭市 247.83μg/L 最高。

2.3 碘盐监测结果

全省共对 30 051 份食用碘盐进行检测,检测到碘盐份数 29 956 份,其中合格碘盐 29 166 份,碘盐覆盖率为 99.68%、合格碘盐食用率为 97.06%,盐碘中位数为 24.62mg/kg。

3 监测结果分析

3.1 2020 年,全省 8~10 岁儿童甲状腺容积检测结果显示儿童甲肿率为 0.36%,较 2019 年下降了 2.20 个百分点。

3.2 全省 100 个县(市、区)8~10 岁儿童尿碘含量检测结果显示,尿碘中位数为 193.40μg/L,100 个县(市、区)中尿碘水平不足的县 1 个,尿碘水平适宜的有 49 个县(市、区),高于适宜量的县(市、区)44 个,尿碘过量的县(市、区)6 个。

全省 100 个县(市、区)孕妇尿碘中位数为 182.70μg/L,<150μg/L 的样品占比为 30.63%,中位数<150μg/L 的县有 13 个,表明该人群中仍可能存在碘摄入不足现象。

全省碘盐覆盖率和合格碘盐食用率均>90.00%,但孕妇合格碘盐食用率<90.00% 的县有安远县、大余县、定南县、庐山市和樟树市。

综上所述,2020 年全省碘缺乏病监测结果表明,总体上看,全省各地碘缺乏病防治措施落实到位,人群碘营养处于适宜水平,儿童甲肿率继续维持在较低水平。大部分县儿童碘营养适宜,部分县碘营养处于充足。通过监测也暴露出江西省碘缺乏病防治中存在的问题,部分地区可能存在儿童碘营养过量和孕妇碘摄入不足,提示各地应该提高监测水平和质量,持续维持碘缺乏消除状态。

(撰稿人:上官俊 严月康)

2020年山东省碘缺乏病监测报告

为了及时掌握山东省碘缺乏地区碘盐普及情况,动态评价人群碘营养状况及病情的消长趋势,以及为适时采取针对性防治措施和科学调整干预策略提供依据,根据《碘缺乏病与高碘防治项目技术实施方案》要求,山东省在全省99个非高碘县和存在部分非高碘乡镇(街办)的18个县(市、区)及烟台市经济技术开发区及淄博市高新区共119个监测点,开展碘盐监测及病情调查。现将监测情况汇报如下:

1　调查结果

根据方案要求,在山东省119个监测点开展调查,分别完成儿童及孕妇尿碘检测23 968、11 750份,完成盐碘检测23 980、11 753份;在44个监测点完成8~10岁儿童甲状腺B超检测8 907人次。

1.1　8~10岁儿童尿碘监测结果

本次监测,8~10岁儿童尿碘中位数为191.30μg/L(2018年、2019年分别为188.10、192.50μg/L)。119个监测点中,尿碘中位数位于100~200μg/L的有73个,200~300μg/L的有44个,>300μg/L的有2个,分别为寿光市和鱼台县,未发现有尿碘中位数<100μg/L的监测点。

1.2　孕妇尿碘监测结果

本次监测,孕妇尿碘中位数为156.20μg/L(2018年、2019年分别为143.40μg/L、154.40μg/L)。119个监测点中,孕妇尿碘中位数<100μg/L的有4个,分别为庆云县、阳信县、邹平市和滨城区,尿碘中位数位于100~150μg/L的有53个,150~250μg/L的有55个,250~500μg/L有7个,分别为昌邑市、阳谷县、台儿庄区、广饶县、莱西市、鱼台县和金乡县。

1.3　8~10岁儿童甲肿率

完成8~10岁儿童甲状腺B超检测8 907例,检出甲状腺肿患者264例,甲肿率为2.96%(2018年、2019年分别为3.15%、1.76%),在进行甲状腺B超检测的44个监测点中,甲肿率≥5%的有两个,分别为鱼台县和即墨区。

1.4　儿童碘盐监测结果

共检测儿童盐样23 980份。其中碘盐20 005份(合格碘盐18 137份,不合格碘盐1 868份),未加碘食盐3 975份。碘盐覆盖率、碘盐合格率、合格碘盐食用率分别为83.42%、90.66%、75.63%。119个监测点中,碘盐覆盖率≥95%的有55个(46.22%),<95%的有64个(53.78%);合格碘盐食用率>90%的有49个(41.18%),≤90%的有70个(58.82%)。

1.5　孕妇碘盐监测结果

共检测孕妇盐样11 753份。其中碘盐10 080份(合格碘盐9 060份,不合格碘盐1 020份),未加碘食盐1 673份。碘盐覆盖率、碘盐合格率、合格碘盐食用率分别为85.77%、89.88%、77.09%。119个监测点中,碘盐覆盖率≥95%的有57个(47.90%),<95%的有62个(52.10%);合格碘盐食用率>90%的有42个(35.29%),≤90%的有77个(64.71%)。

2　讨论

综合来看,119个监测点中,儿童尿碘中位数均≥100μg/L;孕妇尿碘中位数<100μg/L的有4个,分别为庆云县、阳信县、邹平市和滨城区;儿童甲肿率≥5%的有两个,分别为鱼台县和即墨区;合格碘盐食用率≤90%有70个监测点。

2.1　碘盐监测

本次监测中盐碘中位数为23.40mg/kg,较2019年的23.30mg/kg略有增高。山东省碘盐覆盖率和合格碘盐食用率较2019年均有所下降。在碘缺乏地区,碘盐是人群获取碘的重要途径,山东省自1995年起,在碘缺乏地区实施全民食盐加碘防治碘缺乏病措施以来,合格碘盐食用率逐年升高,2012年达到96.47%,此后又呈逐渐下降趋势,2016年已低于90%,在今后的工作中我们需加强碘缺乏地区人群的健康教育。针对碘盐监测情况,加强同食盐监管部门的沟通、协调,确保人群食用到合格碘盐。

2.2　儿童甲肿率

8~10 岁儿童甲肿率是衡量人群碘营养状况的一个重要指标。本次监测显示，山东省总体儿童甲肿率为 2.96%。但存在部分县（市、区）甲肿率≥5% 的情况。在接下来的工作中，需加强对该类地区的监测，并结合碘营养水平开展进一步调查和分析，同时也要继续开展 B 超检查的技术培训，尽量减少人员操作造成的结果偏差。

2.3　儿童及孕妇尿碘

本次监测中，8~10 岁儿童的尿碘中位数为 191.30μg/L，处于 100~199μg/L 的碘适宜水平。孕妇尿碘中位数为 156.20μg/L，符合 150~249μg/L 的碘适宜水平。但部分县（市、区）孕妇尿碘水平过低，存在碘缺乏的风险。孕妇碘营养水平对婴幼儿智力发育起着至关重要的作用，若该人群碘营养不能得到满足，将直接影响下一代素质。在今后工作中，需对孕妇的碘营养水平进行特别关注，继续加强对孕妇的健康教育和碘营养监测。食用碘盐是孕妇碘摄入的重要途径，此外，增加富碘食物的摄入，也可增加碘的摄入量。

2.4　97 个碘缺乏县（市、区）监测结果

97 个碘缺乏县（市、区）中，儿童尿碘中位数为 192.00μg/L，孕妇尿碘中位数为 155.07μg/L。儿童甲肿率为 2.66%，合格碘盐食用率为 77.75%。未发现有儿童尿碘中位数<100μg/L 的监测点，邹平市孕妇尿碘中位数<100μg/L。在进行甲状腺 B 超检测的 38 个县（市、区）中，即墨区甲肿率为 5.53%，其余县（市、区）均<5%。

3　下一步工作重点

3.1　加强孕妇碘营养监测和干预

山东省部分县（市、区）孕妇碘营养水平较低，已低于碘适宜水平，且这些地区往往伴随合格碘盐食用率的降低。孕妇碘摄入不足不仅影响其自身的健康，而且将直接影响胎儿的身体和智力发育。在接下来的工作中，应重点关注该人群的碘营养水平，我国孕妇营养素补充剂不含碘，碘盐和膳食是孕妇补碘的重要途径，且碘盐补碘具有安全、稳定的特点，是孕妇补碘的首选方式。我们可通过孕妇健康手册，孕妇课堂等方式加强对该人群的健康教育，本着因地制宜、科学补碘的原则，促进孕妇碘营养水平保持在适宜状态。

3.2　加强碘盐监测

今年山东省合格碘盐食用率仍然存在下降趋势，加强对居民食用盐的监测，仍将是我们的工作重点。山东省市场上的食盐品牌、种类日趋丰富，食盐购买方式更加多样化，小商铺、大型超市、网上商店等均可购买食盐。尤其是城镇人口中这一现象更加明显。在接下来的工作中我们要做好碘盐的监测工作，实时掌握山东省不同地区的碘盐食用情况，并结合各人群碘营养状况，针对新出现的问题，不断调整、优化防治措施，保证各人群碘营养水平处于适宜状态。

3.3　加强健康教育

深入广泛的健康教育是消除碘缺乏病的重要途径，也是保证碘盐覆盖率以及孕妇碘营养适宜的重要措施。只有广大群众形成合理补碘的良好认知，才会逐步落实到行动中主动选择碘盐，或通过食用富碘食物，主动补碘。这需要我们长期的健康宣传和指导，除了传统的报刊、书籍、宣传册以外，电视、网络等新媒体都应该成为我们的健康教育方式，同时也需要政府部门、医务人员、媒体工作者等社会各界的广泛参与和支持。

（撰稿人：蒋雯　王晓明　梁娜）

2020年河南省碘缺乏病监测报告

1 概况

河南省曾是历史上碘缺乏病流行广泛省份之一,共有156个县(市、区)为非高碘地区,实施食盐加碘为主的综合防治措施。根据最新水碘结果,2020年共155个县(市、区)开展碘缺乏病监测工作。为进一步了解人群的碘营养状况,积极推进因地制宜、分类指导和科学补碘的防控策略,按照《国家卫生计生委办公厅关于印发全国碘缺乏病监测方案的通知》精神,我们制定了《2020年河南省碘缺乏病监测计划》,按照工作计划,155县(市、区)工作已经完成,县级监测覆盖率100%。现将监测工作总结如下。

2 工作情况

2.1 制订工作计划

按照上级工作任务要求及目标管理标准,根据河南省实际,3月初研究制订了工作计划,保证任务目标合理、结果准确科学和及时圆满完成。

2.2 举办培训班,部署工作

5月29日,全省地方病防治专项攻坚行动决胜动员及培训视频会议在郑州召开。培训内容紧扣目标任务,各省辖市、省直管县(市)疾控中心的主管领导、地方病科长、地方病业务技术骨干、检验科长、卫生健康委疾控科长及省疾控中心地方病所相关项目负责人及各项业务工作人员参加了本次培训,保证了工作程序得到有效的落实。

2.3 各省辖市、直管县积极部署、实施,及时完成监测任务

9月30日前,各单位完成监测工作,总体按时上报监测数据。

2.4 工作督导

6月下旬到7月上旬,省、市联合分9组对所有省辖市及直管县(市)开展了工作督导。督导主要内容为碘缺乏病工作进展情况及存在问题。对于督导中发现的问题,现场向主管领导进行了反馈,基本能够解决落实。

2.5 实验室质量控制

按照国家盐碘外质控考核安排,年初对所有省辖市实验室开展了外质控,经过国家考核,所有参加单位完成外质控考核。该项工作由地方病所实验室负责。

2.6 监测结果

共155个县(市、区)按计划完成了碘盐监测工作,儿童甲状腺肿监测69个县(市、区),超额完成全省三分之一县级监测任务。儿童及孕妇尿碘监测155个县(市、区),按国家计划监测覆盖率达到100%。

2.6.1 儿童碘缺乏病监测。共监测155县(市、区)儿童尿样31 642份,尿碘中位数为235.0μg/L,共采用B超测量儿童甲状腺14 188名,甲肿率为1.16%。共抽检儿童家盐样31 645份,碘盐覆盖率97.78%,合格碘盐覆盖率93.36%。

2.6.2 孕妇碘缺乏病监测。共监测155县(市、区)孕妇尿样15 119份,尿碘中位数为196.5μg/L。共抽检孕妇家盐样15 121份,碘盐覆盖率98.14%,合格碘盐食用率92.20%。

2.6.3 结果分析。根据国家最新实施的消除碘缺乏病评价办法,必备指标为县级无新发克汀患者、儿童甲肿率<5%;辅助指标为以县为单位合格碘盐覆盖率达到90%以上,儿童及孕妇尿碘中位数分别达到100μg/L和150μg/L以上,孕妇尿碘中位数在100~150μg/L之间的,需要补充调查孕妇补碘率,要求孕妇补碘率不低于90%,合格碘盐覆盖率、儿童及孕妇尿碘中位数三项指标三选二。

从省级层面来看,河南省儿童及孕妇总体碘营养水平处于合理水平,儿童甲肿率低于国家标准,碘盐指标达标。

从县级层面看,依据年度监测数据,河南省155个县级全部达到国家碘缺乏病消除评价办法要求。

2.7   部分县级合格碘盐覆盖率没有达到90% 以上

按照国家最新的碘缺乏病消除评价办法,河南省所有县级单位达到消除状态。本年度共有 12 个县(市、区)合格碘盐覆盖率≤90%。从人群碘营养水平和消除评价来看,需要加强监测,通过长期监测结果来判断和评价防治措施的调整和完善。

2020 年初,为完成地方病防治专项攻坚任务,保持人群合理碘营养水平,疾控机构、卫生健康部门加强和工信等部门的协调和沟通,针对 2018、2019年全省县级合格碘盐覆盖率缺口较大的县市,列出了合格碘盐供应不足的县级名单,其中 2018 年 75个,2019 年 57 个,由省工信厅牵头,会同卫生健康、市场监管、盐业执法监督等部门联合印发了《关于保障合格碘盐供给完善食盐市场监管的通知》,加强了薄弱地区合格碘盐供应,疾控机构采用二次监测的方法,有效遏制了合格碘盐覆盖率下滑的局面,保障了三年攻坚行动的顺利完成。

2.8   因河南省碘缺乏病监测结果不符合地方性克汀病搜索条件,故未启动该项工作

3   成绩和经验

3.1   加强培训,注重工作计划和程序的细节落实及操作技术的准确把握,从而保证了工作质量。

3.2   一些地区工作态度积极,超额完成任务,例如三门峡市及直管县(市),所有辖区均开展了儿童甲状腺 B 超调查工作。

3.3   通过外部质量控制及督导,实验室检测数据质量有了可靠的保证。

3.4   加强和盐业主管部门、工信部门的沟通协调,有效遏制了部分县级合格碘盐覆盖率下滑的势头,保证了河南省碘缺乏病全面持续消除的良好局面。

4   问题及教训

4.1   个别地区采用 B 超测量甲状腺肿技术水平有待提高,需要通过上级现场督导和指导来保证监测工作质量。

4.2   一些地方数据上报环节存在问题,上报时间滞后、数据存在瑕疵等。

4.3   河南省一些地区碘营养水平不平衡,儿童存在碘营养水平偏高现象,一些地区孕妇碘营养水平存在临界碘不足现象。

5   结语

针对碘盐市场受到冲击,合格碘盐食用率下降的状况,我们及时将监测结果上报,通过加强领导,密切部门协作,尤其是和盐业、市场监管部门的协作,完善市场监管体系,应能有效遏制合格碘盐覆盖率下滑的局面;对于一些地区的儿童碘营养水平偏高和孕妇临界碘不足现象,应加强研究,建议试行孕妇用盐和普通居民用盐两种碘浓度,通过动态监测结果,科学调整防治措施,以纠正河南省碘营养水平不平衡现象;在工作层面,应进一步加强培训和队伍建设,稳步提升监测工作质量。

(撰稿人:李小烽   杨金)

2020年湖北省碘缺乏病监测报告

根据省卫生健康委本年度工作要点要求,在全国地方病三年攻坚行动方案的基础上,做好新冠疫情防控,同时掌握人群碘营养状况,引导做好科学补碘,以县级区划为单位根据《全国碘缺乏病监测方案》(2016版)(以下简称《监测方案》)制定本年工作任务。

为保证全民食用合格碘盐的防控策略得到有效落实,继续做好实现持续消除碘缺乏病目标工作,按照《监测方案》的要求,湖北省疾控中心慢病所认真组织实施,进行全省培训及技术支持和督导,在湖北省103个县(市、区)开展了居民户碘缺乏病监测工作,现将监测结果报告如下:

1 监测范围

全省103个县(市、区)。

2 监测结果

2.1 碘盐监测

2020年,全省在103个县(市、区)开展了碘盐监测,共抽取515个乡(镇、街道办事处),2 060个行政村(居委会);抽取监测盐样30 922份,所有监测单位监测点抽取及监测份数均符合《监测方案》要求,并全部按时上报监测结果,监测覆盖率100%,有效监测率为100%。

在全省应监测的30 900份食盐,实际采集检测盐样30 922份,其中碘含量合格份数的29 722份,不合格1 063份,未加碘食盐137份,碘盐覆盖率99.56%,合格碘盐食用率96.12%;未加碘食盐率为0.44%,盐碘中位数25.2mg/kg。各监测单位将碘盐监测结果及时反馈给了当地盐务管理局。以县级为单位的监测结果表明,全省今年所有县级监测完成率和上报率均为100%。因盐业市场改革,外地盐、小厂家小品牌盐进入湖北省市场条件宽泛、散装盐批发改零售、未加碘食盐公开销售等情况,市民选择购买食用未加碘食盐,加大了未加碘食盐份数,同时

还有大量居民户因为网络媒体的导向,有意将盐采取不密封等保存方式造成碘含量不合格,结果已反馈给各相关部门。

2.2 甲状腺监测情况

全省开展碘盐监测,其中33个县开展碘缺乏病病情监测,共对7 025名8~10岁儿童甲状腺进行了检查,B超法检测出甲状腺肿69人,甲肿率0.98%。无Ⅱ度甲状腺肿。

2.3 尿碘监测

2.3.1 儿童尿碘检测结果

共测定8~10岁儿童尿样20 623份,尿碘中位数为221.01μg/L。其中,尿碘<20μg/L的119份,占0.58%;20~99μg/L的2 043份,占9.9%;100~299μg/L的12 775份,占61.95%;300~499μg/L的4 432份,占21.49%;≥500μg/L的1 254份,占6.08%。

2.3.2 孕妇尿碘检测结果

共采集检测孕妇尿样10 303份,尿碘中位数为177.83μg/L。其中,尿碘<20μg/L的88份,占0.85%;尿碘<150μg/L的5 219份,占50.66%。

3 监测管理

3.1 监测培训

为确保碘盐监测工作顺利开展且保证监测质量,省疾控中心年初在武汉举办全省地方病专业人员培训班,各市(州)、县(市、区)参与培训2~3人。监测培训地市覆盖率为100%。

3.2 督导检查

为使各监测县(市、区)按要求进行抽样,监测乡(镇)、村(居委会)全部由其所在的市、州疾控中心严格按照监测方案要求进行确定。县疾控中心按市、州疾控中心确定的抽样乡(镇)、村(居委会)抽取一定数量的居民户并采集盐样。市州疾控中心对辖县碘盐监测工作进行了督导检查和技术指导。省疾控中心组织督导和技术指导组,到全省14个市州35个县(市、区)进行了现场技术指导,现场工作和实验室检

测督导工作,确保全省碘盐监测工作顺利开展。

4   存在的主要问题及措施

4.1   虽然因地方病三年攻坚行动再度提高各级领导对地方病工作的重视,但仍有部分领导认为碘缺乏病达到消除标准,就可以不投入过多的人力物力进行防治工作,造成碘缺乏病防治工作效果的下滑,监测结果显示存在重大隐患,有关数据已经知会相关部门,需引起各方领导重视。

4.2   未加碘食盐在市场公开销售情况越来越多,外地盐、小厂家小品牌盐以低价抢占市场,安全隐患极大,这些都可能带来碘缺乏病防治成果的波动;地方病健康教育经费尚有缺口,导致地方病健康宣传官方声音过弱,针对此项工作经过多次沟通协商,将申请采取开展专项工作、加强网络监控、食盐销售网点悬挂警示语等工作措施,但方案落地还在协商中。

4.3   个别监测单位现场采样信息登记不完整,实验室检测工作难度加大,导致结果不准确。因居民习惯拆除包装等诸多原因食盐采集时信息记录不全,导致实验室检测结果出现较大偏差。如海藻盐因生产过程与普通碘盐掺杂;外省或外国食盐、特殊概念的食盐还在市场流通,居民拆袋用盐罐不知道食盐种类等情况均有发生。

4.4   受文化程度或网络不正确知识影响,较多居民对碘缺乏病危害了解不多,对碘盐防治碘缺乏病的认识不足,碘盐存放和使用方法等知识知晓率不高,或者有意食用未加碘食盐等负面行为增多。针对特需人群用盐已于有关部门多次沟通,多渠道向国家有关部门申请采取在食盐包装上标示明确的警示语和相关适用人群提示等措施,静待批示。

5   下一步工作要求

5.1   严格按全国统一的检测方案开展监测工作,做好相关检查及督导,进一步加强采样环节和检测环节的质量控制,确保监测结果真实可靠,为碘缺乏病防治工作提供科学依据。

5.2   继续加强地方病防治专业人员岗位培训及现场指导,进一步提高专业人员业务素质和工作能力。

5.3   加强督导检查和业务能力指导。市(州)疾控中心在辖区县开展碘盐监测期间要进行全面督导,省疾控中心针对个别地方存在的突出问题将进行重点检查和指导。

5.4   加强监测结果的利用。各监测单位要将监测结果及时上报给当地卫生行政主管部门并反馈给盐业主管部门,共同针对监测中发现的问题采取相应措施,特别是目前外地盐、小厂家小品牌盐等低价抢占市场的安全隐患,还需多部门协商,拿出解决方案,确保全民食用合格碘盐。

5.5   进一步加强健康教育。加强加大官方媒体宣传的力度,使为什么要食盐加碘、如何正确保存和使用碘盐家喻户晓,人人皆知。

(撰稿人:石青   张碧云)

2020 年湖南省碘缺乏病监测报告

按照《全国碘缺乏病监测方案》(2016 版)和《湖南省卫生计生育委关于印发湖南省碘缺乏病监测方案的通知》文件要求,为掌握湖南省居民户碘盐食用情况,评价人群碘营养状况,为持续消除碘缺乏病策略提供依据,在湖南省卫生健康委的领导和支持下,湖南省各级卫生健康行政部门和疾控部门认真组织实施,圆满地完成了今年的碘缺乏病监测工作任务,现将监测结果报告如下:

1 监测范围

根据方案与文件的要求,对全省 122 个的县(市、区)进行了碘缺乏病监测,全省监测覆盖率为 100%;随机抽选三分之一的县(市、区)进行儿童甲状腺 B 超检测工作,本年度共计 42 个县(市、区)完成了此项工作,完成率 100%。

2 监测结果

2.1 碘盐监测

全省共检测食用盐 36 673 份,覆盖了全省 14 个市(州)的 122 个县(市、区)。盐碘均值为 26.74mg/kg±7.24mg/kg,变异系数为 27.07%。共发现未加碘食盐 119 份。发现不合格碘盐 1 315 份,未加碘食盐 146 份,合格碘盐 35 212 份,未加碘食盐率为 0.40%,碘盐合格率为 96.40%,碘盐覆盖率为 99.60%,合格碘盐覆盖率为 96.02%。

2.1.1 碘盐覆盖率。全省 122 个县(市、区)中碘盐覆盖率最低的是保靖县(94.33%),其余县(市、区)碘盐覆盖率均>95%。

2.1.2 未加碘食盐率。本次监测中全省有 18 个县(市、区)未加碘食盐率>或等于 1%,其中未加碘食盐率最高的县(市、区)是保靖县(5.67%),其次分别为芙蓉区(4.33%)和双峰县(3.67%)。

2.1.3 碘盐合格率。本次监测中全省只有慈利县碘盐合格率低于 90%,为 89.33%。

2.1.4 合格碘盐覆盖率。全省有 4 个县(市、区)合格碘盐覆盖率≤90%,分别为保靖县(88.67%)、慈利县(89.33%)、双峰县(90.00%)和桂阳县(90.00%)。

2.1.5 变异系数。该指标能够反映各地盐碘含量的变异程度。本次监测的 122 个县(市、区)中有 12 个盐碘变异系数>30%,变异系数最高的三个县(市、区)雁峰区、洞口县和桂阳县,分别为 124.63%、79.33% 和 78.98%。

2.2 尿碘水平监测

2.2.1 儿童尿碘检测结果

全省 122 个县(市、区)共采集并检测了儿童尿样 24 452 份,儿童尿碘中位数为 249.30μg/L,其中儿童尿碘中位数最大值和最小值分别为安仁县(424.45μg/L)和望城区(151.30μg/L),没有儿童尿碘中位数低于 100μg/L 的县(市、区)。122 个县(市、区)中有 15 个县(市、区)儿童尿碘中位数处于碘适宜范围(100~200μg/L),占比为 12.3%;有 85 个县(市、区)儿童尿碘中位数处于超适宜范围(200~299μg/L),占比为 69.7%;有 22 个县(市、区)处于碘过量范围(≥300μg/L),占比 18.0%。本次监测中全省 8~10 岁儿童尿碘 100μg/L 以下比例为 7.2%,122 个县(市、区)8~10 岁儿童尿碘 100μg/L 以下比例最高的县(市、区)是望城区(29.0%)。全省 8~10 岁儿童尿碘 50μg/L 以下比例为 1.8%,122 个县(市、区)8~10 岁儿童尿碘 50μg/L 以下比例最高的县(市、区)是望城区(15.0%)。

2.2.2 孕妇尿碘检测结果

全省 122 个县(市、区)共采集并检测了孕妇尿样 12 221 份,全省孕妇尿碘中位数为 205.8μg/L,122 个县(市、区)中尿碘中位数最大值和最小值分别为新晃县(373.65μg/L)和天心区(117.75μg/L)。122 个县(市、区)中孕妇尿碘中位数<150μg/L 的有 8 个(占比为 6.6%),处于碘适宜范围(150~250μg/L)范围内的有 98 个(占比为 80.3%),处于超适宜范围(250~500μg/L)的有 16 个(占比为 13.1%),没

有<100μg/L 的县。

2.3 甲状腺容积 B 超检测结果

在 41 个县（市、区）开展了 B 超法检测 8~10 岁学生甲状腺容积工作，共检测 7 885 人，检出甲状腺肿 70 人，甲肿率为 0.90%。41 个县（市、区）中甲肿率最高的为荷塘区（4.0%），41 个县（市、区）甲肿率均<5%。

3 评价与分析

3.1 从省级指标层面来看，2020 年湖南省居民户碘盐质量和食用状况良好，盐碘含量较往年处于同一水平但变异系数继续增大，碘盐覆盖率和合格碘盐覆盖率保持在较高水平，在省级指标上达到了碘缺乏病消除标准。

3.2 2020 年度全省没有新发克汀病病例报告，本次监测的县（市、区）儿童甲肿率均在 5% 以下，各县儿童尿碘中位数均≥100μg/L，有 8 个县（市、区）的孕妇尿碘中位数<150μg/L，有 4 个县（市、区）合格碘盐覆盖率≤90%，但这 8 个县与 4 个县并不重叠，全省 122 个县（市、区）均达到了碘缺乏病消除的技术指标。

3.3 全省孕妇尿碘中位数均处于 WHO 推荐适宜范围之内，8~10 岁儿童尿碘中位数处于超适宜范围内，说明湖南省人群碘营养水平有利于持续消除碘缺乏病。在加碘盐浓度不变的情况下，学生尿碘中位数或孕妇尿碘中位数处于碘不足范围内的县（市、区）相较 2019 年大幅减少，其原因可能是科学补碘的健康宣教取得了一定成效，提高了群众对碘缺乏病防治和食盐补碘的正确认识。同时也要看到，以儿童为代表的大部分非特需人群的碘营养状况持续向 WHO 推荐的超过适宜量范围内增加的趋势，虽然有利于碘缺乏病的持续消除，但会不会带来其他的医学风险，还需要进步的调查与研究。

4 结论与建议

4.1 应继续加强对"食用合格碘盐是防治碘缺乏病的最有效途径"的宣传，推广"科学补碘、按需补碘"的健康生活理念，增强广大人民群众对加碘盐的认知度，同时积极推广新媒体新平台，做好碘盐及甲状腺疾病的科普宣传工作，与谣言伪科学抢夺话语权，争取舆论主动权，努力营造一个"防治碘缺乏病，全民共同参与"的良好氛围，进一步提高湖南省的碘缺乏病防治工作质量，巩固碘缺乏病防治成果。

4.2 针对监测中发现的各指标异常进行分析，针对发现的问题分门别类，并制订工作计划和整改方案，争取落实到下一年度工作中，切实提高碘缺乏病监测的效能和成果。建议通报本监测结果给未达到碘缺乏病消除标准的县级卫生行政部门，以提高重视，督促他们做好今后的碘缺乏病防治工作。

4.3 国家对盐业制度的改革，形成了碘缺乏病防治的新形势。应继续呼吁卫生主管部门加强对碘缺乏病防治的重视，积极配合盐业企业和行政部门工作，配套出台新的碘缺乏病防治策略或法规文件，才能确保碘缺乏病的持续消除，保证人民身体健康。

4.4 各级疾控中心要进一步加强碘缺乏病流调人员和实验室检验人员能力建设，严格质量控制措施，增强业务人员的工作责任心，对发现的问题要及时查因和整改，造成不良后果的要把责任要落实到人，全面提高碘盐监测工作的准确性和真实性，为全省持续消除碘缺乏病提供更准确、更科学的监测数据。

4.5 碘缺乏病监测中尿碘检测和甲状腺 B 超容积检测已成为常规监测项目，建议有关部门增加投入，给各级疾控中心配备尿碘检测设备和 B 超机，以提高基层开展项目工作的积极性，提高工作的效率和准确性，降低工作的难度和不确定性。

4.6 儿童尿碘中位数和孕妇尿碘中位数多年监测均呈现持续升高态势，孕妇尿碘中位数距离推荐适宜范围的下限已经高于 50μg/L，建议开展盐碘浓度是否应下调至 25mg/kg 水平的科研和论证工作。

（撰稿人：庄世锋　赵林娜）

2020 年广东省碘缺乏病监测报告

根据《广东省地方病防治专项攻坚行动实施方案（2019—2020 年）》有关要求，为全面掌握碘缺乏病消除进展情况，全省各级疾控中心按《全国碘缺乏病监测方案》（2016 版）和《重点地方病控制和消除评价办法（2019 版）》开展了 2020 年碘缺乏病监测及防治效果评价。现将结果总结如下：

1 监测内容、范围及完成情况

1.1 甲状腺容积监测：全省 124 个县（市、区，以下简称县；东莞、中山同时按市级和县级统计）应于 2018—2020 年间开展一次 8~10 岁儿童甲状腺容积的监测（全国监测方案要求，此项目每个县 3 年监测一次），今年共有 13 个县开展了儿童甲状腺容积监测；2018—2020 年间，广东省全部县实际已完成至少一次的监测并上报结果，监测覆盖率为 100%。

1.2 尿碘监测：全省应开展 8~10 岁儿童和孕妇的尿碘含量监测的县有 124 个。各县均完成了监测并上报结果，监测覆盖率为 100%。

1.3 盐碘监测：全省应开展 8~10 岁儿童和孕妇的家庭盐碘含量监测的县有 124 个。各县均完成了监测并上报结果，监测覆盖率为 100%。

1.4 消除评价：124 个县以最新监测结果为依据，按《碘缺乏病消除评价内容和判定标准》，从管理、技术指标两方面综合判定防治现状。全省消除评价覆盖率为 100%。

2 监测结果

2.1 儿童甲状腺容积结果

全省共监测了 2 600 名 8~10 岁儿童甲状腺容积，甲状腺容积肿大儿童 16 名，甲肿率为 0.6%（省和市级的甲肿率、尿碘中位数和碘盐的率均为人口标化结果）。13 个监测县的甲肿率范围在 0~3.0% 之间，在消除标准（<5.0%）要求内。

2.2 尿碘结果

2.2.1 8~10 岁儿童尿碘情况

全省共检测 24 921 名儿童尿碘含量，尿碘中位数为 216.0μg/L。尿碘结果频数分布，尿碘含量 <50μg/L 的样品比例为 2.9%，50~99μg/L 为 9.4%，100~199μg/L 为 32.3%，200~299μg/L 为 28.4%，≥300μg/L 为 27.0%。21 个市的儿童尿碘中位数范围在 130.2~274.1μg/L 之间；其中 6 个市在 100~199μg/L 之间，15 个市在 200~299μg/L 之间；未见 <100μg/L 或 ≥300μg/L 的市。124 个县的儿童尿碘中位数范围在 101.6~342.2μg/L 之间；其中，未见儿童尿碘中位数 <100μg/L 的县，在 100~199μg/L 之间的县占 29.8%（37/124），在 200~299μg/L 之间的县占 69.4%（86/124），≥300μg/L 有 1 个县（惠阳区）。

2.2.2 孕妇尿碘情况

全省共检测 12 401 名孕妇的尿碘含量，尿碘中位数为 165.6μg/L。21 个市的孕妇尿碘中位数范围在 149.0~201.3μg/L 之间；孕妇尿碘中位数 <150μg/L 的市有肇庆市和揭阳市。124 个县的孕妇尿碘中位数范围在 88.0~276.2μg/L 之间。其中，尿碘中位数 <100μg/L 的县占 0.8%（1/124，和平县），100~149μg/L 之间的县占 18.5%（23/124），150~249μg/L 之间的县占 79.0%（98/124），250~499μg/L 之间的县占 1.6%（2/124），未见 ≥500μg/L 的县。

2.3 盐碘结果

2.3.1 儿童家庭盐碘情况

全省共监测儿童家庭盐样 24 921 份，其中碘盐 24 540 份（盐碘含量 ≥5mg/kg），合格碘盐 24 182 份（盐碘含量为 18~39mg/kg），不合格碘盐 358 份，未加碘食盐 381 份；全省儿童家庭碘盐覆盖率为 98.5%，合格碘盐食用率为 97.0%，加碘盐盐碘均值为 24.9mg/kg。21 个市的学生家庭合格碘盐食用率范围在 94.0%~99.3% 之间，加碘盐盐碘均值在 24.1~27.6mg/kg 范围。124 个县的学生家庭合格碘盐食用率范围在 90.5%~100% 之间。

2.3.2　孕妇家庭盐碘情况

全省共监测孕妇家庭盐样 12 401 份,其中碘盐 12 282 份,合格碘盐 12 155 份,不合格碘盐 127 份,未加碘食盐 119 份;全省孕妇家庭碘盐覆盖率为 99.0%,合格碘盐食用率为 98.0%,加碘盐盐碘均值为 24.9mg/kg。21 个市的孕妇家庭碘盐覆盖率范围在 96.4%~100% 之间,合格碘盐食用率范围在 95.4%~100% 之间,加碘盐盐碘均值在 23.8~26.7mg/kg 范围。124 个县的孕妇家庭碘盐覆盖率范围在 92.0%~100% 之间,合格碘盐食用率范围在 84.0%~100% 之间;其中,合格碘盐食用率 ≤90% 的县是海珠区(84.0%)、花都区(89.0%)、宝安区(90.0%)和龙川县(90.0%)。

3　消除评价结果

3.1　管理指标

124 个县从"组织领导、监测和防治措施、碘盐管理、健康教育"4 个方面进行评分(满分 100 分),各县总得分范围在 85~100 分之间,均达到消除评价标准的"85 分及以上"的要求,全省平均分为 93.7 分。

3.2　技术指标

3.2.1　基本指标。地方性克汀病。各县近年均无新发地方性克汀病患者报告。

3.2.2　儿童甲肿率。以 2018—2020 年间,各县最新的儿童甲肿率进行评价。各县儿童甲肿率范围在 0~4.5% 之间,均在消除评价标准中"<5%"要求内。

3.2.3　儿童尿碘中位数。以今年儿童监测结果为依据,124 个县的儿童尿碘中位数范围在 101.6~342.2μg/L 之间,达到消除评价标准的要求。

3.2.4　孕妇尿碘中位数及孕妇补碘率。以今年监测结果为依据,孕妇尿碘中位数 ≥150μg/L 的县占 80.6%(100/124),孕妇尿碘中位数在 100~149μg/L 的县占 18.5%(23/124),只有和平县 <100μg/L。124 个县均开展孕妇补碘率问卷调查,各县孕妇补碘率范围在 94.0%~100% 之间。结合孕妇尿碘中位数和孕妇补碘率结果,符合消除评价标准中"孕妇尿碘中位数 ≥150μg/L,或孕妇尿碘中位数 ≥100μg/L 且孕妇补碘率 >90%"要求的县占 99.2%(123/124),和平县此项指标未达标。

3.2.5　合格碘盐覆盖率。以今年儿童家庭合格碘盐食用率、抽中的学校食堂/配餐点盐碘检测结果按权重计算所得(如无学校食堂/配餐点则等于

儿童家庭合格碘盐食用率)。有 56 个县开展学校食堂/配餐点盐碘监测,共监测 232 份盐样,盐碘含量在 19.3~34.4mg/kg 之间,各监测县的学校食堂/配餐点合格碘盐食用率均为 100%。最后按权重算得 124 个县的合格碘盐覆盖率范围在 90.5%~100% 之间,均达到消除评价标准中的要求。

3.3　综合评价判定结果

《碘缺乏病消除评价内容和判定标准》规定:基本技术指标必须同时满足;辅助技术指标需满足三项指标中的两项,即可判定为技术指标达标。以县为单位,管理指标、技术指标均达到消除标准,可判定为实现消除目标。因此,根据各县上述指标结果判定,全部县均达到消除标准,全省消除率 100%。

4　结果分析

4.1　全省整体水平

2016—2020 年间,全省的各项碘缺乏病防治指标基本保持稳定,且部分指标在 2020 年有明显提高,进一步提升防治效果。全省儿童甲肿率每年均 <5%,除 2018 年外,其余有四年均是在 2.0% 以内,控制在较低的水平;全省儿童尿碘中位数前四年稳定在 100~199μg/L 之间较窄的幅度内波动,2020 年升至 200~299μg/L 范围水平;全省儿童合格碘盐食用率每年均保持在 90% 以上,虽然 2017~2019 年间有小幅波动,但 2020 年稳定并升至近年最高;孕妇碘盐覆盖率 5 年间基本维持较高的水平;孕妇尿碘中位数 2016—2018 年 <150μg/L(为碘营养不足),2019 年提升至 150μg/L 以上,首次达到碘营养适宜水平(150~249μg/L),2020 年再升高,继续稳定在适宜水平。

4.2　县级防治效果

2016—2018 年,每年均有个别县的儿童甲肿率 ≥5%,2019 年和 2020 年已未见,儿童甲肿率 ≥5% 的县占监测县比例呈现逐年下降。从 2018 年起,全省开展以县为单位全覆盖监测儿童和孕妇尿碘,曾在 2019 年发现 2 个县的儿童尿碘中位数 <100μg/L,但 2020 年已未见。孕妇尿碘中位数 <100μg/L 的县占监测县比例呈逐年减少的趋势,且 2020 年碘营养适宜的县占 79.0%(98/124),为历年至高;县级儿童和孕妇尿碘水平的变化情况,表明广东省此类重点人群的碘营养状况已取得实质的改善。2016—2019 年间,儿童合格碘盐食用率 ≤90% 和孕妇碘盐覆盖率 ≤90% 的县占监测县比例呈现波动变化,但 2020 年均降至 0。表明全省各地实施攻坚行动以来,原

来的薄弱地区已加强力度落实食盐加碘的主要预防措施,并取得了显著的成效。

5　存在问题

5.1　个别县的重点人群碘营养不均衡。监测发现,全省县级水平上有惠阳区的儿童尿碘中位数≥300μg/L,提示存在碘营养过量的潜在风险;24个县孕妇尿碘中位数<150μg/L,尤其是和平县的尿碘中位数<100μg/L,提示孕妇存在碘营养不足的较大风险。

5.2　少部分县的孕妇合格碘盐食用率偏低。自盐业体制改革后,市场上食盐品种增多,群众轻易从市场上购买到未加碘盐,加之部分群众对碘缺乏危害认知不足,部分地区的孕妇合格碘盐食用率偏低;今年监测发现海珠区、花都区、宝安区和龙川县合格碘盐食用率≤90%。孕妇合格碘盐食用率偏低,部分不食用碘盐的孕妇就会存在碘摄入不足的风险。

6　下一步工作建议

6.1　落实长效防控机制,持续消除碘缺乏病。碘缺乏病是生物地球化学性疾病,必须依靠食盐加碘防治措施的长期落实,才能发挥既定作用。广东省在2019—2020年实施地方病防治专项攻坚行动,通过各级政府及部门的共同努力,最终实现县级碘缺乏病消除率100%的攻坚目标。但是,广东省碘缺乏病防治面广,职责涉及多部门,群众食用碘盐的自主行为容易认知不足影响,且东西部沿海地区一直困扰广东省的未加碘海盐冲销市场问题仍然存

在,如果防治措施不持续落实,碘缺乏危害将会卷土重来。各级政府和部门要充分认识碘缺乏病防治的长期艰巨性,继续加强防治工作的领导,坚持完善"政府领导、部门负责、社会参与"的长效防控工作机制,确保防治经费投入,有关职能部门依法加强碘盐生产、流通和销售环节的管理工作,切实落实食盐加碘的主要防治措施,持续消除碘缺乏病危害。

6.2　加强监测评估,保证人群碘营养水平。各级卫生健康行政部门每年要组织人群碘营养状况监测,及时反映人群碘盐食用和碘营养水平变化。及时分析利用监测信息,对监测发现的问题,要开展复核和查找原因,积极采取相应对策,确保人群碘营养处于适宜水平。在全省范围按 WS/T669—2020《碘缺乏地区和适碘地区的划定》标准开展以行政村(居委会)为单位的居民饮水水碘含量调查,进一步查清本省碘缺乏地区、适碘地区和水源性高碘地区范围,为今后按照因地制宜、分类指导的原则,实施精准科学补碘提供依据。同时,加强防治队伍和能力建设,完善的碘缺乏病监测体系,进一步提高防治专业能力。

6.3　强化健康教育,引导群众树立科学补碘的健康观。各地要通过防治碘缺乏病日等宣传活动加大科学补碘的宣传,采用新媒体扩大宣传面,以群众喜闻乐见形式扩大宣传效果,且侧重于在小学、妇幼保健机构等场所中普及重点人群预防碘缺乏病的知识,引导广大群众树立科学补碘的健康观,形成科学自主食用碘盐的健康生活行为。

(撰稿人:杨通)

2020年广西壮族自治区碘缺乏病监测报告

根据《国家卫生计生委办公厅关于印发全国碘缺乏病监测方案的通知》《自治区卫生健康委关于印发广西碘缺乏病监测方案的通知》和《自治区卫生健康委关于印发2020年中央和自治区财政基本公共卫生服务补助资金疾病预防控制项目实施方案的通知》的要求,我中心组织全区各市、县(市、区)认真开展碘缺乏病监测工作。在各级有关部门的密切配合下,按质按量完成了2020年碘缺乏病监测任务,现将2020年广西碘缺乏病监测结果总结如下:

1 监测实施情况

根据《广西碘缺乏病监测方案》,2020年广西全区的111个县(市、区)均按照要求开展监测。监测内容包括8~10岁儿童及孕妇尿碘、盐碘含量检测;其中,第二批监测县(37个)需要开展儿童甲状腺B超检查,按照实际工作调整,完成38个县儿童甲状腺B超检查。

本年度,全区14个市共有111个县(市、区)级碘缺乏病监测单位,全部按照要求完成监测任务。全部县(市、区)均按时报送监测结果,数据上报率达到100%。

2 2020年碘缺乏病监测结果

2.1 盐碘情况。111个县(市、区)共监测食盐33 836份(儿童食盐22 581份,孕妇食盐11 255份);其中,碘盐33 479份,未加碘食盐357份,未经人口加权全区碘盐覆盖率为98.9%,未加碘食盐率1.1%。在33 479份碘盐中,有32 490份是合格碘盐,989份不合格碘盐,未经人口加权全区碘盐合格率为97.0%,居民合格碘盐食用率为96.0%;碘盐中位数为24.5mg/kg。以市为单位,除北海市的合格碘盐食用率为73.8%外,其余各市合格碘盐食用率均>90%;以县为单位,111个监测县(市、区)中,有96.4%(107/111)的县(市、区)居民合格碘盐食用率>90%,有3.6%(4/111)的县(市、区)居民合格碘盐食用率≤90%。

2.2 儿童尿碘情况。111个县(市、区)共采集8~10岁儿童尿样22 581份,尿碘中位数190μg/L,总体处于碘营养适宜范围内。本次监测中,有64.3%(9/14)的市儿童尿碘中位数在100~199μg/L之间;有35.7%(5/14)的市儿童尿碘中位数在200~299μg/L之间;未发现儿童尿碘中位数<100μg/L或儿童尿碘值<50μg/L的比例超过20%的市,也未发现儿童尿碘中位数超过300μg/L的市。以县为单位,111个监测县(市、区)中,52.3%(58/111)的县儿童尿碘中位数在100~199μg/L之间;45.9%(51/111)的县儿童尿碘中位数在200~299μg/L之间;1.8%(2/111)的县儿童尿碘中位数≥300μg/L。

2.3 孕妇尿碘情况。111个县(市、区)共采集孕妇尿样11 255份,尿碘中位数163μg/L,总体处于碘营养适宜范围内。本次监测中,有14.3%(2/14)的市孕妇尿碘中位数在100~149μg/L之间;有85.7%(12/14)的市孕妇尿碘中位数在150~249μg/L之间。以县为单位,111个监测县(市、区)中,1.8%(2/111)的县孕妇尿碘中位数<100μg/L;19.8%(22/111)的县孕妇尿碘中位数在100~149μg/L之间;72.1%(80/111)的县孕妇尿碘中位数在150~249μg/L之间;6.3%(7/111)的县孕妇尿碘中位数在250~499μg/L之间。

2.4 8~10岁儿童甲肿率情况。共对全区14个市38个县(市、区)的7 791名8~10岁儿童进行B超法甲状腺容积检测,其中男生3 915人,女生3 876人,甲状腺肿患者有24人(男12人,女12人),甲肿率为0.3%。以市为单位,各市的儿童甲肿率均<5%;以县为单位,各县(市、区)的儿童甲肿率均<5%。

3 存在的问题及建议

3.1 未加碘食盐及不合格碘盐冲击市场。部分地区存在未加碘食盐及不合格碘盐冲击市场现象,沿海地区尤为严重。积极开展部门协作,尤其是与市场监管等部门做好沟通协调,是提高碘缺乏病防治效果的重要支撑。

3.2　部分地区孕妇存在碘营养水平不足风险。监测发现有 1.8%(2/111)的县孕妇尿碘中位数<100μg/L,未能达到孕妇适宜碘营养标准。需继续组织力量,加大经费投入,探索提高特殊人群碘营养水平的办法。

3.3　基层疾控专业人员不足。近年来,基层疾控中心专业防治技术人员编制不足,人员短缺且流动性大,相关防治技术掌握欠佳,影响正常业务工作的开展。

4　下一步工作安排及建议

4.1　保障经费投入,提高经费使用效益。切实保障地方病防治工作经费投入,加强经费使用管理,提高使用效益,巩固防治成果。

4.2　加强市场监管,提高居民食用碘盐质量。加强碘盐供应市场的监管工作,严格准入制度,严厉打击假盐和不合格碘盐,确保居民食用安全、合格的碘盐。

4.3　加强监测和健康教育,保证人群碘营养水平。进一步加强人群碘营养监测,实时掌握人群碘营养的动态变化;进一步加大对科学补碘的宣传力度,通过防治碘缺乏病日等宣传活动,不断加强科普宣传和健康教育,普及碘缺乏病防治知识,确保人群碘营养处于适宜水平。

4.4　加强队伍建设,稳定地方病防治人才。加强地方病防治队伍建设,对基层防治人员给予政策倾斜,稳定地方病防治队伍,解决人才青黄不接的问题;加强专业技术培训,确保防治工作可持续。鼓励各地采用购买服务的方式开展防治工作。

(撰稿人:廖敏　罗兰英)

2020年海南省碘缺乏病监测报告

为了解海南省居民碘营养水平状况,掌握碘缺乏病病情消长趋势和碘缺乏病防治三年攻坚行动防控措施取得的成效情况,按照《全国碘缺乏病监测方案》(2016版)在全省范围内开展了碘缺乏病监测,现将监测结果报告如下。

1 结果与分析

全省共检测家庭食用盐6 446份,碘盐覆盖率为98.6%,合格碘盐食用率95.9%,各市、县(区)儿童合格碘盐食用率均超过96%。全省儿童尿碘中位数为186.3μg/L,孕妇尿碘中位数为135.4μg/L。

1.1 8~10岁儿童甲肿率情况

2020年全省8~10岁儿童甲肿率为0.12%,其中白沙县为1%,保亭县为0.5%,五指山为0.5%,其余各市县均未发现肿大。

1.2 碘盐情况

2020年全省共检测儿童家中盐样4 290份,其中碘盐4 231份、合格碘盐4 118份,盐碘中位数为23.8mg/kg。变异系数>15%的有9个市、县(区)。2020年全省共检测孕妇家中盐样2 156份,其中碘盐2 124份、合格碘盐2 064份,盐碘中位数为23.8mg/kg。全省各市、县(区)孕妇合格碘盐食用率均达90%。变异系数>15%的有11个市、县(区)。

1.3 儿童尿碘情况

全省共采集儿童尿样4 289份,各市、县(区)的儿童尿碘中位数均≥100μg/L,全省尿碘在0~19μg/L、20~49μg/L、50~99μg/L、100~199μg/L、200~299μg/L、300μg/L以上的比例分别为0.6%、3.7%、11.0%、39.9%、28.8%和16.2%。尿碘在100~200μg/L的比例文昌最高(100.0%)、屯昌最低(24.0%);尿碘≥300μg/L比例陵水最高(34%)。不同市、县(区)尿碘频数分布差别较大。

1.4 孕妇尿碘情况

全省共检测孕妇尿样2 156份,全省孕妇中位数为135.4μg/L,秀英、保亭、澄迈、陵水、文昌等5个市、县(区)的孕妇尿碘中位数≥150μg/L,其余市、县(区)孕妇尿碘中位数均在100~150μg/L之间。全省孕妇尿碘在0~149μg/L、150~249μg/L、250~299μg/L、500μg/L以上的比例分别为56.1%、32.3%、11.0%、0.6%。澄迈、保亭、陵水、文昌孕妇尿碘150~250μg/L的比例在50%以上,其余均在50%以下。

2 讨论

2.1 2020年全省各市县8~10岁儿童甲肿率均<5%,儿童、孕妇尿碘中位数均>100μg/L,合格碘盐食用率均>90%,已达到《国家卫生健康委关于印发重点地方病控制和消除评价办法(2019版)的通知》中《碘缺乏病消除评价内容及判定标准》碘缺乏病消除标准的基本指标。

2.2 儿童尿碘频数分布差别较大,碘营养不均衡。全省碘适宜儿童所占比例为68.7%,碘缺乏儿童所占比例为15.1%,碘过量的比例为16.2%,碘营养不足和碘摄入过量并存。虽然全省孕妇合格碘盐食用率均在90%以上,但全省孕妇碘缺乏比例将近60%,碘适宜的比例不足30%,碘缺乏的比例较高,提示仍需提高孕妇补碘率,通过其他途径提高碘摄入量,以满足孕妇碘营养需求。

2.3 本次监测全省8~10岁儿童尿碘中位数为186.3μg/L,较2011年全省8~10岁儿童尿碘中位数204.3μg/L,下降了18μg/L;孕妇尿碘中位数为135.4μg/L,较2011年153.2μg/L,下降了17.8μg/L,孕妇尿碘中位数已低于适宜范围中位数下限。这与吴红英在海南省盐碘标准下调后重点人群碘营养水平观察结果一致。2017年以来,监测发现合格碘盐的碘含量逐年下降,海南省碘盐标准为25mg/kg±30%,<25mg/kg的合格碘盐所占比例远远≥25mg/kg合格碘盐的比例,故各市县监测的合格碘盐食用率均达90%以上,但部分尿碘水平处于较低水平,这是影响重点人群碘营养不足的主要原因。

也与部分市民认为每天食用海产品就不会造成人体碘元素缺乏,食用加碘盐反会造成高碘的错误认识有关。2017 年海南省全省水碘监测结果显示,全省水碘中位数为 6.0μg/L,21 个市(县、区)水碘中位数均< 10μg/L,全省都属于碘缺乏地区。沿海地区居民膳食中的碘大部分来自加碘食盐。如果沿海地区居民食用未加碘食盐,其大部分居民碘摄入量就会低于国际组织和我国推荐摄入量,发生碘缺乏的风险很大。因此,仍要坚持食用合格碘盐以满足人体碘营养需求。

2.4 全省 8~10 岁儿童合格碘盐食用率均达到 90% 以上,仍有部分不合格碘盐,需要加强对市场流通盐的监管,杜绝不合格碘盐在市场上流通;还要加强居民健康教育,掌握对碘盐的储存和烹饪过程中的正确使用,防止碘在碘盐食用过程的丢失。

3　问题与建议

虽然 8~10 岁儿童甲肿率、尿碘中位数和合格碘盐覆盖率均达到了消除标准的要求,但是仍有 15.3% 儿童处于碘缺乏状态、16.2% 儿童处于碘过量。16 个市(县、区)孕妇尿碘中位数达到 WHO/UNICEF/ICCIDD 推荐标准,56.1% 孕妇处于碘缺乏状态,只有不到 30% 的孕妇处于碘适宜状态。

通过监测,准确掌握了全省 8~10 岁儿童、孕妇碘营养水平。因此,各市、县(区)应针对 8~10 岁儿童、孕妇进行碘缺乏病防治知识健康教育和健康促进,提高食用合格碘盐的意识,同时通过食物进行补碘,做到精准补碘、科学补碘,并对重点人群碘营养状况进行持续监测,以查看补碘效果。

及时通报碘缺乏病监测结果。盐业监管部门应加强碘盐生产技术及质量,尽可能提高合格碘盐浓度靠近本省碘盐浓度标准。加大查处非法小盐场力度,逐步清理整治,提高合格碘盐市场占有率。进一步加强碘缺乏病知识宣传力度,开展形式多样的健康教育活动,通过行之有效的健康教育,使广大民众真正掌握碘缺乏病相关知识,提高健康意识,自觉肩负消除碘缺乏病的责任。

4　结论

海南省达到碘缺乏病消除标准,儿童碘营养适宜,部分市、县(区)孕妇仍有碘营养不足的风险。

(撰稿人:吴红英)

2020年重庆市碘缺乏病监测报告

按照《地方病防治"十三五"规划》要求,为进一步了解重庆市人群的碘营养状况,积极推进因地制宜、分类指导和科学补碘的防控策略,根据原国家卫生计生委办公厅《关于印发全国碘缺乏病监测方案的通知》重庆市卫生健康委员会办公室《关于印发重庆市2019年度疾病预防控制项目实施方案的通知》和重庆市疾病预防控制中心《关于印发2020年重庆市碘缺乏病监测技术方案的通知》要求,结合重庆市实际情况,2020年3~10月重庆市组织38个区县和万盛经开区开展了碘缺乏病监测工作,现将监测结果总结如下。

1 结果

1.1 儿童监测

1.1.1 甲肿率

2020年重庆市碘缺乏病监测技术方案要求开展8~10岁儿童甲状腺B超检测26个区县,实际开展检测27个区县(荣昌区增加B超检测)。27个区县在135所小学中,8~10岁儿童甲状腺容积(B超法)共调查5 499人,甲状腺肿患者111人,甲肿率在0~4.98%之间,平均为2.02%。其中,甲肿率为0有永川区、南川区、大足区和城口县4个区县,占14.81%;在0.50%~2.99%之间有北碚区、铜梁区等17个区县,占62.96%;≥3%有武隆区、忠县等6个区县,占22.22%。甲肿率与2019年监测结果(55/2 719)无显著变化。

年龄分布:8岁、9岁、10岁组甲肿率分别为2.50%、2.19%、1.42%,各年龄组甲肿率差异均无统计学意义;8岁、9岁、10岁组甲状腺容积中位数分别为2.81ml、3.06ml、3.36ml,甲状腺容积随年龄增长而增大,差异有统计学意义,与2019年监测结果比较,各年龄组中位数,差异有统计学意义。

性别分布:男、女甲肿率分别为1.79%、2.24%,男与女之间差异无统计学意义。

1.1.2 盐碘

38个区县和万盛经开区共调查8~10岁儿童家庭食用盐8 008份,其中,碘盐7 950份,合格碘盐7 557份,未加碘食盐58份。碘盐覆盖率、碘盐合格率、合格碘盐食用率、未加碘食盐率分别为99.28%、95.06%、94.37%、0.72%。碘盐中位数在23.4~32.4mg/kg之间,平均为25.7mg/kg,最低是巫山县为23.4mg/kg,最高是巫溪县为32.4mg/kg。

1.1.2.1 碘盐覆盖率:在8 008份食盐中,碘盐7 950份,碘盐覆盖率在93.50%~100%之间,平均为99.28%。其中,<95%有丰都县1个区县,占2.56%,95%~99%之间有渝中区、酉阳县等17个区县,占43.59%;达到100%有沙坪坝区、城口县等21个区县,占53.85%。

1.1.2.2 碘盐合格率:在7 950份碘盐中,碘含量在5.0~20.9mg/kg之间有366份,占4.60%,在21.0~39.0mg/kg之间有7 557份,占95.06%,>39.0mg/kg有27份,占0.34%。其中,合格碘盐7 557份,碘盐合格率在86.93%~99.53%之间,平均为95.06%。<90%的有酉阳县1个区县,占2.56%;90%~94%之间有巴南区、潼南区等21个区县,占53.85%;>95%有大渡口区、渝中区区等17个区县,占43.59%。

1.1.2.3 合格碘盐食用率:在8 008份食盐中,碘盐7 950份,合格碘盐7 557份,合格碘盐食用率在86.50%~99.50%之间,平均为94.37%。其中,<90%的有丰都县和酉阳县2个区县,占5.13%,90%~94%之间有江津区、南川区等21个区县,占53.85%;>95%有大渡口区、开州区等16个区县,占41.03%。

1.1.2.4 未加碘食盐率:在8 008份食盐中,未加碘食盐58份,未加碘食盐率在0~6.50%之间,平均为0.72%。未发现未加碘食盐有沙坪坝区、万盛经开区等21个区县,占53.85%;存在未加碘食盐的有丰都县、长寿区等18个区县,占46.15%,其中,未加碘食盐率<1%的有大足区、长寿区等8个区县,

占 20.51%;1%~2.9% 之间有涪陵区、彭水县等 6 个区县,占 15.38%,≥3% 有丰都县(6.50%)、渝中区(3.15%)、南岸区(3.00%)、江津区(3.00%)4 个区县,占 10.26%。

与 2019 年监测结果比较:碘盐中位数(25.1mg/kg)增加 0.6mg/kg;碘盐覆盖率(99.23%)上升了 0.05 个百分点;碘盐合格率(94.00%)上升了 1.06 个百分点;合格碘盐食用率(93.28%)上升了 1.09 个百分点;未加碘食盐率(0.77%)下降了 0.05 个百分点,存在未加碘食盐区县(22 个,56.41%),减少 4 个,减少 10.26 个百分点。

1.1.3　尿碘

38 个区县和万盛经开区 8~10 岁儿童尿碘含量共调查 8 009 人,尿碘中位数在 120.9~322.4μg/L 之间,平均为 230.9μg/L,最高是奉节县为 322.4μg/L,最低是永川区为 120.9μg/L。

1.1.3.1　年龄分布:8 岁、9 岁、10 岁组分别检查 2 450 人、2 782 人、2 777 人,尿碘中位数分别为 229.2μg/L、233.4μg/L、230.2μg/L,各组差异无统计学意义。

1.1.3.2　区县中位数情况:全市尿碘中位数在 120.9~322.4μg/L 之间,中位数在 100~199μg/L 有永川区、合川区等 7 个区县,占比为 17.95%,200~299μg/L 有万州区、武隆区等 28 个区县,占比为 71.79%,≥300μg/L 有黔江区、忠县、北碚区和奉节县 4 个区县,占比为 10.26%。

1.1.3.3　频数分布:全市 8~10 岁儿童共调查 8 009 人,尿碘值<50μg/L 的 237 人,占比为 2.96%;50~99μg/L 的 753 人,占比为 9.40%;100~199μg/L 的 2 223 人,占比为 27.76%;200~299μg/L 的 2 258 人,占比为 28.19%;300~499μg/L 的 1 859 人,占 23.21%;≥500μg/L 的 679 人,占比为 8.48%。与 2019 年监测结果比较:尿碘中位数(225.6μg/L)显著增高,差异有统计学意义(P<0.05);尿碘值<100μg/L(9.96%)上升了 2.40%,100~299μg/L(62.01%)下降了 6.06%,≥300μg/L(28.03%)上升了 3.66%。

1.2　孕妇监测

1.2.1　盐碘

38 个区县和万盛经开区 195 个乡镇(街道)共调查孕妇家庭食用盐 3 970 份,其中,碘盐 3 956 份,合格碘盐 3 795 份,未加碘食盐 14 份,碘盐覆盖率、碘盐合格率、合格碘盐食用率、未加碘食盐率分别为 99.65%、95.93%、95.59%、0.35%。碘盐中位数在 23.0~32.4mg/kg 之间,平均为 26.0mg/kg,最高是巫溪县为 32.4mg/kg,最低是南岸区为 23.0mg/kg。

1.2.1.1　碘盐覆盖率:在 3 970 份食盐中,碘盐 3 956 份,碘盐覆盖率在 94%~100% 之间,平均为 99.65%。其中,94%~99% 之间有涪陵区、九龙坡区等 6 个区县,占比为 15.38%;达到 100% 有渝中区、城口县等 33 个区县,占比为 84.62%。

1.2.1.2　碘盐合格率:在 3 956 份碘盐中,碘含量在 5.0~20.9mg/kg 之间有 150 份,占比为 3.79%,在 21.0~39.0mg/kg 之间有 3 795 份,占比为 95.93%,>39.0mg/kg 有 11 份,占比为 0.28%。其中,合格碘盐 3 795 份,碘盐合格率在 87.00%~100% 之间,平均为 95.93%。<90% 的有酉阳县 1 个区县,占比为 2.56%;90%~99% 之间有梁平区、九龙坡区等 30 个区县,占比为 76.92%;达到 100% 有渝中区、万盛经开区等 8 个区县,占比为 20.51%。

1.2.1.3　合格碘盐食用率:在 3 970 份食盐中,碘盐 3 956 份,合格碘盐 3 795 份,合格碘盐食用率在 87.00%~100% 之间,平均为 95.59%。其中,<90% 的有酉阳县 1 个区县,占比为 2.56%,90%~99% 之间有荣昌区、巴南区等 30 个区县,占比为 76.92%;达到 100% 有渝中区、万盛经开区等 8 个区县,占比为 20.51%。

1.2.1.4　未加碘食盐率:在 3 970 份食盐中,未加碘食盐 14 份,未加碘食盐率在 0~6.00% 之间,平均为 0.35%。未发现未加碘食盐有江北区、云阳县等 33 个区县,占比为 84.62%;存在未加碘食盐的有涪陵区、九龙坡区等 6 个区县,占比为 15.38%,其中,未加碘食盐率<1% 的有九龙坡区 1 个区县,占比为 2.56%;1%~2.9% 之间有长寿区、荣昌区和彭水县 3 个区县,占比为 7.69%,≥3% 有沙坪坝区(4.00%)、涪陵区(6.00%)2 个区县,占比为 5.13%。

1.2.2　尿碘

38 个区县和万盛经开区 195 个乡镇(街道)孕妇尿碘共监测 3 970 人,尿碘中位数为 179.4μg/L,尿碘值<50μg/L 占 4.41%,50~99μg/L 占 14.74%,100~149μg/L 占 17.88%,150~249μg/L 占 34.81%,250~499μg/L 占 22.64%,≥500μg/L 占 5.52%。

尿碘中位数在 126.1~249.7μg/L 之间,平均为 179.4μg/L。最高是酉阳县为 249.7μg/L,最低的是巫溪县为 126.1μg/L。中位数在 100~149μg/L 之间有巫溪县、潼南区和垫江县 3 个区县,占比为 7.69%;150~249μg/L 有万州区、酉阳县等 36 个区县,占比为 92.31%。

与 2019 年监测结果比较：尿碘中位数（175.9μg/L）无显著变化，差异无统计学意义（$P>0.05$），尿碘中位数 <150μg/L（5 个，12.82%）下降了 5.13 个百分点，100~249μg/L（33 个，84.62%）上升了 7.69 个百分点，≥250μg/L（1 个，2.56%）下降了 2.56 个百分点。

2 结果分析

本次监测 8~10 岁儿童甲肿率为 2.02%，合格碘盐食用率 94.37%，尿碘中位数为 230.9μg/L，且 <50μg/L 的比例为 2.96%；孕妇合格碘盐食用率为 95.59%，尿碘中位数为 179.4μg/L，且 <50μg/L 的比例为 4.41%，各项指标均达到国家消除碘缺乏病标准，重庆市持续保持消除碘缺乏病状态。

27 个区县 8~10 岁儿童甲状腺容积（B 超法）调查 5 499 人，甲肿率在 0~4.98% 之间，平均为 2.02%。甲肿率为 0 有 4 个区县，占比 14.81%，在 0.50%~2.99% 之间有 17 个区县，占比为 62.96%，≥3% 有 6 个区县，占 22.22%。与 2019 年监测结果无显著变化，持续巩固在国家消除标准（5.00%）范围之内。

全市 8~10 岁儿童家庭食用盐调查 8 008 份，碘盐覆盖率、碘盐合格率、合格碘盐食用率、未加碘食盐率分别为 99.28%、95.06%、94.37%、0.72%，碘盐中位数在 23.4~32.4mg/kg 之间，平均为 25.7mg/kg。碘盐覆盖率在 93.50%~100% 之间，平均为 99.28%，<100% 的有 18 区县，占 46.15%，影响因素为未加碘食盐；碘盐合格率在 86.93%~99.53% 之间，平均为 95.06%，<90% 的有酉阳县 1 个区县，占 2.56%；90%~94% 之间有 21 个区县，占 53.85%，>95% 有 17 个区县，占 43.59%，说明重庆市 38 个区县和万盛经开区均存在不合格碘盐。

在不合格碘盐中，碘含量偏低（5.0~20.9mg/kg）占 4.60%，偏高（>39.0mg/kg）占 0.34%。影响碘盐合格率的因素主要是碘含量偏低，如酉阳县（13.07%）、巴南区（9.50%）、云阳县（8.41%）等；其次是碘含量偏高如忠县（1.81%）、綦江区（1.50%）、铜梁区（1.49%）；合格碘盐食用率在 86.50%~99.50% 之间，平均为 94.37%，<90% 的有丰都县和酉阳县 2 个区县，占比为 5.13%，90%~94% 之间有 21 个区县，占比为 53.85%，>95% 有 16 个区县，占比为 41.03%。影响合格碘盐食用率有两个方面的因素：一方面是盐中碘含量偏低，如酉阳县、巴南区、云阳县、北碚区、綦江区等；另一方面是非碘盐，如丰都县、渝中区、南岸区、江津区、涪陵区、九龙坡区等；未加碘食盐率在 0~6.50% 之间，平均为 0.72%。存

在未加碘食盐的有丰都县、长寿区等 18 个区县，占比 46.15%。主要分布在丰都县（6.50%）、渝中区（3.15%）、南岸区（3.00%）、江津区（3.00%）、涪陵区（2.00%）、九龙坡区（1.51%）、云阳县（1.38%）等区县。丰都县、涪陵区未加碘食盐主要来源于榨菜加工用未加碘食盐；江津区、云阳县等区县主要来源于私盐；渝中区、南岸区、九龙坡区等主城区主要来源于私盐或居民主动购买未加碘食盐；碘盐中位数在 23.4~32.4mg/kg 之间，平均为 25.7mg/kg，符合重庆市食盐加碘浓度标准。

监测结果总体显示重庆市碘盐市场供应充足，碘盐质量比较稳定，碘盐覆盖到全市所有区县、乡镇，合格碘盐食用率达到国家标准，但是，碘含量偏低的不合格碘盐和未加碘食盐是影响重庆市合格碘盐食用率的主要因素，未加碘食盐在重庆市广泛存在，主要来源于榨菜加工用未加碘食盐，应高度重视。

全市 8~10 岁儿童尿碘中位数在 120.9~322.4μg/L 之间，平均为 230.9μg/L，各年龄组差异无统计学意义。中位数在 100~299μg/L 占 89.74%，≥300μg/L 占 10.26%。因此，重庆市 8~10 岁儿童碘营养处于适宜水平；中位数≥300μg/L 的区县，通过追踪调查，尿碘含量偏高可能与学校食堂近期集体食用富含碘的海带汤有关，或者与尿碘样品采集过程中受到污染有关，有待进一步调查。全市孕妇碘盐覆盖率、碘盐合格率、合格碘盐食用率、未加碘食盐率分别为 99.65%、95.93%、95.59%、0.35%。碘盐中位数在 23.0~32.4mg/kg 之间，平均为 26.0mg/kg，与儿童家庭食用盐结果基本一致。

全市孕妇尿碘中位数在 126.1~249.7μg/L 之间，平均为 179.4μg/L，重庆市孕妇碘营养处于适宜水平。但是，尿碘中位数 <150μg/L 有巫溪县、潼南区和垫江县 3 个区县，占 7.69%；尿碘值 <50μg/L 的占比为 4.41%，50~99μg/L 的占比为 14.74%，部分孕妇存在碘营养不足的现象，有缺碘的风险。

3 问题与建议

3.1 不合格碘盐和非碘盐广泛存在

本次监测 8~10 岁儿童家庭食用盐，碘盐合格率在 86.93%~99.53% 之间，平均为 95.06%。<90% 的占比为 2.56%，90%~94% 的占比为 53.85%，>95% 的占比为 43.59%。在监测的碘盐中，碘含量偏低的占比为 4.60%，合格的占比为 95.06%，偏高的占比为 0.34%，不合格碘盐主要是碘含量偏低，其次是碘

含量偏高;未加碘食盐率在 0~6.50% 之间,平均为 0.72%。存在未加碘食盐的有丰都县、长寿区等 18 个区县,占比为 46.15%,丰都县、涪陵区未加碘食盐主要来源于榨菜加工用未加碘食盐;江津区、云阳县等区县主要来源于私盐;渝中区、南岸区、九龙坡区等主城区主要来源于私盐或居民主动购买未加碘食盐。说明重庆市不合格碘盐和未加碘食盐广泛存在,影响了合格碘盐食用率。

自 2016 年开始盐业体制改革后,食盐市场开放,食盐供应渠道发生变化,有碘含量偏低的碘盐和未加碘食盐流入市场,尤其是丰都县、涪陵区榨菜生产加工用未加碘食盐流入食盐市场,影响合格碘盐食用率,对重庆市持续巩固碘缺乏病防治成果有较大的影响,政府应高度重视。卫生部门要继续加强监测,掌握变化趋势,及时通报反馈监测信息;市场监管部门加强盐业市场监督和管理,尤其是要加强丰都县、涪陵区等榨菜加工未加碘食盐的供应和管理,严禁榨菜加工未加碘食盐流入食盐市场;新闻媒体要进一步加大碘缺乏病防治宣传力度,增强广大群众健康意识;中小学校要加强学生碘缺乏病防治健康教育宣传,通过"小手牵大手"的宣传方式,提高学生家长的健康意识,主动购买碘盐,拒绝未加碘食盐。

3.2　部分区县孕妇碘营养不足,存在缺碘风险

全市孕妇尿碘中位数在 126.1~249.7μg/L 之间,平均为 179.4μg/L,孕妇碘营养总体处于适宜水平,但是,尿碘中位数<150μg/L 有巫溪县、潼南区和垫江县 3 个区县,占比为 7.69%;尿碘值<50μg/L 的占比为 4.41%,50~99μg/L 的占比为 14.74%,部分孕妇存在碘营养不足的现象,有缺碘的风险。因此,对孕妇应加强碘缺乏病健康教育,提高碘缺乏危害的认识,增强防治碘缺乏病的健康意识,自觉购买和食用碘盐。同时,应适当采取其他补碘措施,保障胎儿的正常发育。

3.3　区县疾控中心甲状腺容积 B 超检测技术力量薄弱

2020 年重庆市碘缺乏病监测技术方案要求,8~10 岁儿童甲状腺容积 B 超检测任务由区县疾控中心负责完成。由于区县疾控中心缺少专业 B 超检测技术人员,部分区县聘请临床 B 超医师开展现场检测工作,因为检测方法未完全统一,导致部分区县结果出现偏差;部分区县疾控中心地方病防治人员对甲状腺容积 B 超检测技术不够熟练,结果也出现一定的偏差,只能通过现场督导、微信视频督导等得到有效纠正。在今后的监测工作中,应进一步加强区县疾控中心甲状腺容积 B 超检测技术培训,提高专业人员甲状腺容积 B 超检测技术水平,打造一支专业技术过硬的队伍,确保重庆市碘缺乏病监测工作的有序开展。

3.4　尿碘、盐碘样品采集与运输不规范

个别区县现场采集盐碘、尿碘样品时在同一地点同一个台面进行,距离很近;没有专人现场指导学生使用流水洗手;尿碘、盐碘样品混装在一个容器内进行运输和保存等,造成盐碘样品对尿碘样品的污染。各区县地方病防治人员应加强学习,增强责任心,严格按照方案要求开展样品的现场采集、运输和保存,杜绝样品受到人为污染。

(撰稿人:周爽　谢君)

2020年四川省碘缺乏病监测报告

为进一步掌握全省碘缺乏病病情、人群碘营养状况以及食盐加碘为主的综合防治措施落实情况和成效,积极推进"因地制宜、分类指导、科学补碘"的防控策略,适时采取针对性干预措施,按照《四川省地方病防治专项攻坚行动实施方案(2019—2020年)》《四川省碘缺乏病监测方案(2016版)》(以下简称《方案》)、《关于开展2020年全省地方病防治工作的通知》和《关于印发2020年全省碘缺乏病监测工作有关要求的通知》(以下简称《通知》)的内容和要求,2020年四川省在全省所有21个市(州)的183个县(市、区)(以下简称"县")和成都市高新区、天府新区完成了碘缺乏病县级监测全覆盖工作,现总结如下。

1 监测结果

1.1 基本情况

全省开展监测的县185个,均不沿海;地理类型属于平原、山区和丘陵的分别为19个(10.3%)、87个(47.0%)和79个(42.7%)。185个县人口总数为9 080.185万人,其中农业人口5 679.337 8万人(62.55%);2019年各县GDP范围为16 800万元~22 856 000万元、县均2 323 872.681万元,县人均可支配收入范围为0.58万元~9.985 5万元。监测乡928个,人口总数2 513.715 9万人;地理类型属于平原、山区和丘陵的分别为110个(11.85%)、438个(47.2%)和380个(40.95%);2019年监测乡GDP范围为110万元~3 612 000万元、乡均111 514.600 9万元,乡人均可支配收入范围为0.371万元~5.643 2万元。

1.2 甲状腺肿患病情况

按照《方案》要求,2020年在全省21个市(州)的61个县采用B超法共检测8~10岁儿童甲状腺容积12 350人(身高133.52cm±8.15cm,体重29.83kg±7.25kg),其中男女儿童分别为6 209人(50.28%)和6 141人(49.72%);8~10岁各年龄段

人数分别为4 302人(34.83%)、4 994人(40.44%)和3 054人(24.73%)。全省共检测出甲状腺肿患者183人,甲肿率1.48%,其中男、女儿童甲状腺肿患者分别为83人(45.36%)和100人(54.64%),8~10岁儿童各年龄段肿大人数分别为76人(41.53%)、75人(40.98%)和32人(17.49%)。市级水平,8~10岁儿童甲肿率均<5%(0~4.19%)。县级水平,8~10岁儿童甲肿率均<5%(0~4.88%)。

1.3 尿碘

1.3.1 8~10岁儿童尿碘

在185个县共检测8~10岁儿童尿样37 247份(其中男女分别为18 639份和18 608份,8~10岁各年龄段分别为12 645份、14 777份、9 825份),尿碘中位数200.40μg/L(其中男女儿童尿碘中位数分别为206.00μg/L和195.09μg/L,8~10岁各年龄段儿童尿碘中位数分别为195.59μg/L、202.00μg/L、204.96μg/L),尿碘<50μg/L的尿样965份(占2.59%)。市级水平,21个市(州)儿童尿碘中位数范围175.70~249.70μg/L,其中100~200μg/L(不含)的市(州)11个,200~300μg/L的市(州)10个;各市(州)尿碘<50μg/L的比例均<20%(0.87%~8.00%)。县级水平,185个县儿童尿碘中位数范围99.10~378.95μg/L,其中<100μg/L的县1个(蓬溪县99.10μg/L),100~200μg/L(不含)的县80个,200~300μg/L(不含)的县97个,≥300μg/L的县7个(什邡市304.26μg/L、金口河区304.48μg/L、通川区315.56μg/L、双流区315.67μg/L、中江县328.25μg/L、泸定县334.40μg/L、理塘县378.95μg/L);各县尿碘<50μg/L的比例均<20%(0~12.50%)。

1.3.2 孕妇

1.3.2.1 基本情况。在185个县共监测孕妇17 809人,平均年龄27.52岁±5.09岁,早、中、晚孕期分别为2 837人(15.93%)、8 452人(47.46%)和6 520人(36.61%)。其中无甲状腺疾病史的17 532人,有甲状腺疾病史的277人;277人中以甲状腺功

能减退症为主共有 216 例（其中妊娠期甲状腺功能减退症 16 例）、亚临床甲状腺功能减退症 9 例，甲状腺功能亢进症 30 例、甲状腺结节 10 例、甲状腺肿 1 例、甲状腺瘤 2 例、甲状腺癌 1 例、甲状腺炎 8 例（其中桥本甲状腺炎 4 例、亚急性甲状腺炎 1 例）；有 342 人一年内服用过碘制剂，主要有含碘复合维生素，碘油丸 1 粒/d，左甲状腺素钠片。

1.3.2.2　补碘情况。在 185 个县共调查孕妇补碘情况 17 809 人，其中通过食用碘盐、补碘制剂或富碘食物补碘的 17 763 人，总体补碘率为 99.74%。各监测县孕妇补碘率除了盐边县（90.00%）均>90%。

1.3.2.3　尿碘。在 185 个县共检测孕妇尿样 17 809 份，尿碘中位数 178.60μg/L，尿碘<50μg/L 的尿样 716 份（占 4.02%）。市级水平，21 个市（州）孕妇尿碘中位数范围 142.14~244.80μg/L，其中 100~150μg/L（不含）的市（州）1 个（泸州市 142.14μg/L），150~250μg/L 的市（州）20 个；各市（州）尿碘<50μg/L 的比例均<20%（1.20%~8.29%）。县级水平，185 个县孕妇尿碘中位数范围 89.00~299.60μg/L，其中<100μg/L 的县 1 个（雨城区 89.00μg/L），100~150μg/L（不含）的县 27 个，150~250μg/L（不含）的县 151 个，250~300μg/L 的县 6 个；各县尿碘<50μg/L 的比例范围 0~29.00%，其中<20% 的县 181 个，≥20% 的县 4 个（若尔盖县 20.00%、富顺县 21.00%、通川区 25.00%、雨城区 29.00%）。

1.4　盐碘

1.4.1　8~10 岁儿童家庭盐碘。在 185 个县共检测 8~10 岁儿童家庭盐样 37 247 份，碘盐覆盖率 99.35%，合格碘盐食用率 95.70%，碘盐合格率 96.33%，食用盐碘中位数 27.00mg/kg，加碘盐盐碘中位数 27.00mg/kg，加碘盐盐碘均数±标准差为 27.15±4.10mg/kg，加碘盐变异系数 15.10%。

1.4.2　孕妇家庭盐碘。在 185 个县共检测孕妇家庭盐样 17 809 份，碘盐覆盖率 99.47%，合格碘盐食用率为 96.45%，碘盐合格率 96.96%，食用盐碘中位数为 27.07mg/kg，加碘盐盐碘中位数为 27.07mg/kg，加碘盐盐碘均数±标准差为 27.25mg/kg±3.96mg/kg，加碘盐变异系数为 14.53%。

1.4.3　居民户盐碘汇总。在 185 个县共检测居民户盐样 55 056 份，其中碘盐 54 719 份，未加碘食盐 337 份，合格碘盐 52 823 份；碘盐覆盖率为 99.39%，未加碘食盐率为 0.61%，合格碘盐食用率 95.94%，碘盐合格率 96.54%；食用盐碘中位数为 27.00mg/kg，

加碘盐盐碘中位数为 27.01mg/kg，加碘盐盐碘均数±标准差为 27.18mg/kg±4.05mg/kg，加碘盐变异系数为 14.90%。市级水平，21 个市（州）碘盐覆盖率均≥95%（97.21%~100.00%），合格碘盐食用率均>90%（93.14%~99.00%），碘盐合格率均>90%（94.28%~99.17%），食用盐碘中位数范围为 25.14~28.80mg/kg，加碘盐盐碘均数范围为 26.03~28.54mg/kg，加碘盐变异系数范围为 10.02%~18.62%。县级水平，185 个县碘盐覆盖率范围 89.33%~100.00%，其中≥95% 的县 179 个，<95% 的县 6 个（锦江区 89.33%、高新区 89.67%、盐边县 92.43%、金牛区 92.67%、天府新区 93.69%、双流区 93.73%）；合格碘盐食用率范围为 75.67%~100.00%，其中>90% 的县 175 个，≤90% 的县 10 个（涪城区 75.67%、长宁县 84.00%、高新区 86.33%、绵竹市 86.67%、会理县 86.75%、双流区 87.13%、锦江区 88.67%、屏山县 89.00%、达川区 90.00%、普格县 90.00%）；碘盐合格率范围为 77.21%~100.00%，食用盐碘中位数范围为 22.30~34.60mg/kg，加碘盐盐碘均数范围为 23.15~34.19mg/kg（其中<30mg/kg 的县 175 个，占 94.59%），加碘盐变异系数范围为 3.95%~22.13%。

1.4.4　学校食堂和学生配餐点盐碘。在 8~10 岁儿童监测学校有学校食堂和学生配餐点的 177 个县（95.7%）共检测学校食堂和学生配餐点盐样 1 246 份，其中合格碘盐 1 219 份，合格率 97.83%。按照《碘缺乏病消除评价内容及判定标准》中关于合格碘盐覆盖率的计算方法，全省合格碘盐覆盖率 96.41%，185 个县合格碘盐覆盖率范围为 47.33%~100.00%，其中>90% 的县 177 个，≤90% 的县 8 个。

1.5　甲状腺相关筛查

共收集 2019 年度新生儿甲减筛查 TSH 结果 475 480 人，异常 5 435 人，异常率为 1.14%；甲减筛查复检的新生儿甲功和抗体检测结果 4 101 人，异常 731 人，复检异常率为 17.82%；孕妇甲功和抗体检测结果 84 981 人，异常 3 768 人，异常率为 4.43%。

1.6　地方性克汀病搜索

2020 年度没有监测县达到需要开展碘缺乏病高危地区地方性克汀病搜索的启动条件。

2　监测结论

2.1　全省 8~10 岁儿童甲肿率为 1.48%、尿碘中位数为 200.40μg/L、尿碘<50μg/L 的比例为 2.59%；孕妇尿碘中位数为 178.60μg/L、补碘率为 99.74%；

合格碘盐覆盖率为 96.41%；居民户碘盐覆盖率为 99.39%、合格碘盐食用率为 95.94%。监测结果显示海南省甲状腺肿、尿碘、盐碘等技术指标继续达到碘缺乏病消除标准，全省继续保持消除碘缺乏病状态。

2.2　全省 183 个县及成都市高新区、天府新区中 100% 的县 8~10 岁儿童甲肿率<5%，99.5% 的县 8~10 岁儿童尿碘中位数≥100μg/L；84.9% 的县孕妇尿碘中位数≥150μg/L；95.7% 的县合格碘盐覆盖率>90%，96.8% 的县碘盐覆盖率≥95%，94.6% 的县合格碘盐食用率>90%。

2.3　本次监测发现 1 个县 8~10 岁儿童尿碘中位数<100μg/L，28 个县孕妇尿碘中位数<150μg/L（其中 1 个县孕妇尿碘中位数<100μg/L），7 个县 8~10 岁儿童尿碘中位数≥300μg/L；8 个县合格碘盐覆盖率≤90%，6 个县碘盐覆盖率<95%，10 个县合格碘盐食用率≤90%。

2.4　按照《重点地方病控制和消除评价办法（2019 版）》中碘缺乏病消除标准的技术指标，全省 183 个县及成都市高新区、天府新区均保持消除碘缺乏病状态。

3　成效和亮点

3.1　针对性培训，提高监测规范性和质量。针对监测新要求和监测数据管理的培训是开展监测项目工作的重要内容，对提高监测的规范性和质量尤为重要。一是根据《通知》和防治工作的新需求，为使全省各监测地区更好地理解和掌握监测工作的新内容和相关指标的计算等新要求，使相关数据的收集、填报和指标计算等更规范准确，专门针对通知的内容和要求进行了详细培训并开展相关举例、交流讨论和问题释疑；二是根据监测进度和数据管理的需要以及在总结历年数据审核经验的基础上，继续组织举办了以数据审核为主的全省专题培训班，针对性地对监测数据存在的问题和审核方法以及监测信息管理系统操作的新要求进行培训和讲解，同时对监测信息管理系统的操作开展现场实践和指导以及对各地监测数据进行现场双审核，促进市、县级数据管理专业人员熟练应用系统有关功能并进一步提升监测数据审核的意识、质量和效率，提高项目数据管理质量，为碘缺乏病等地方病防治专项攻坚行动和消除达标后巩固评价等工作提供科学依据。

3.2　监测能力不断提升，促进项目整体水平。本年度成都市、攀枝花市、泸州市、德阳市、内江市、宜宾市、达州市、雅安市和资阳市等地区在监测进

度、质量控制、数据报送审核等方面做得较好，监测工作优秀。

3.3　结合实际以监测为契机，提高监测覆盖面和质量。根据《通知》中"若监测的小学有学校食堂或该县有学生配餐点的，采集该学校食堂和该县所有学生配餐点盐样各 1 份"的要求，广安市前锋区、岳池县、武胜县、邻水县和华蓥市以监测项目为契机结合实际对辖区内所有乡（镇、街道）的小学、初中和职校有食堂的均采集盐样开展监测以扩大监测覆盖面，增强监测效益；成都市武侯区、双流区等地对监测学校食堂采集一式两份盐样进行实验室检测以提高监测数据质量。

4　问题与建议

4.1　及时反馈，促进问题整改。学校食堂和学生配餐点合格碘盐的保障，对于用餐人数众多的学生群体尤其是寄宿制学生群体的碘营养摄入具有重要意义。本年度全省在 177 个县共检测学校食堂和学生配餐点盐样 1 246 份，其中不合格碘盐 27 份，不合格率 2.17%，分布在成都市、德阳市和甘孜州等 6 个市（州）的成都市高新区、什邡市和新龙县等 12 个县，同时个别学校食堂存在碘盐和未加碘食盐交替使用的情况。这些地区要将监测结果及时反馈给当地教育和盐业主管部门，督促学校食堂和学生配餐点进行问题自查分析和整改，并指导进一步完善和落实合格碘盐的供应使用存储等保障措施，确保学校食堂和学生配餐点等重点场所使用合格碘盐。

4.2　强化监管，保障供应合格碘盐。全省有 8 个县合格碘盐覆盖率≤90%，分别是绵阳市涪城区（47.33%）、新龙县（72.70%）、成都市高新区（84.33%）、长宁县（86.67%）、成都市双流区（87.85%）、会理县（88.45%）、什邡市（90.00%）、眉山市东坡区（90.00%）；有 10 个县合格碘盐食用率≤90%，分别是涪城区（75.67%）、长宁县（84.00%）、成都市高新区（86.33%）、绵竹市（86.67%）、会理县（86.75%）、成都市双流区（87.13%）、成都市锦江区（88.67%）、屏山县（89.00%）、达州市达川区（90.00%）、普格县（90.00%）。全省加碘盐盐碘均数为 27.18mg/kg，低于海南省现行食用盐碘含量浓度平均水平 30mg/kg 的标准且略低于上一年度加碘盐盐碘均数监测结果 27.29mg/kg；县级水平，94.59% 的县（175 个，比 2019 年监测结果多 4 个）加碘盐盐碘均数<30mg/kg，最低的只有 23.15mg/kg（安居区）。另外，近年未加碘食盐购买更加便利，也可能影响海

南省人群碘营养水平。各地要严格执行食盐加碘相关规定,严控碘盐出厂质量,规范未加碘食盐管理,加大食盐执法检查力度,加强科学补碘宣传,保障海南省的合格碘盐供应。

4.3　持续关注重点人群碘营养。全省有 28 个县(15.1%)孕妇尿碘中位数<150μg/L,分布在除攀枝花、德阳、绵阳、广元、南充、达州、巴中和资阳以外的 13 个市(州),分布 3 个及以上县的有成都 5 个、泸州 4 个、乐山 3 个、雅安 3 个。样本量方面,由于甘孜、阿坝民族边远地区人口少,加上地广人稀、交通不便、风俗习惯、孕妇建档立卡在外地、新冠肺炎疫情影响等诸多因素导致孕妇尿样采集困难,各地采取尽早启动实施监测、延长采样周期和实验室分批检测等措施尽力采集孕妇尿样,但甘孜州还是有 16 个县、阿坝州有 3 个县孕妇尿样不足 100 例,对这些地区该人群尿碘水平的代表性有一定影响。对此,这些地区要继续高度关注,在做好监测的同时强化对孕妇等重点人群的健康教育和健康促进,普及预防碘缺乏病知识并切实提高针对性和实效性,同时宣传监测的目的和意义以增强孕妇群体的理解和支持,力争保够样本量以提高监测的代表性,为评价重点人群碘营养状况提供科学依据。

4.4　继续加强监测环节质量控制。受新型冠状病毒感染疫情影响,2020 年监测工作起步较晚,时间紧、任务重,各地尽力完成了监测。针对 2021 年工作,一是各地在抓好新冠疫情防控的同时,尽早启动该项监测以确保按时保质保量完成;二是对当年监测 8~10 岁儿童甲肿率≥5% 的县,须及时报告省级开展复核;三是全民健康保障信息化工程地方病信息系统已经启动运行,各地需加强培训和技术指导,尽快掌握各项功能,确保监测数据等信息顺利上报。

(撰稿人:李津蜀　张莉莉　简鸿帮)

2020年贵州省碘缺乏病监测报告

为客观评价贵州省碘缺乏病防控效果,受贵州省卫生健康委员会委托,贵州省疾控中心于2020年3~10月组织完成全省碘缺乏病监测工作。现将监测结果报告如下。

1 基本情况

贵州省地处我国云贵高原斜坡地带,由于受外环境缺碘及社会经济发展相对滞后等因素的影响,曾经是我国碘缺乏病流行最严重的省份之一。通过长期坚持以食盐加碘为主的综合防控措施,2010年全省88个县(市、区)均实现了消除碘缺乏病目标,"十二五""十三五"考核评估均达到消除碘缺乏病目标。

2 监测范围

88个县(市、区)及贵安新区。

3 结果

3.1 儿童甲肿率情况。该项工作每3年开展一次。2020年全省监测6 876名儿童,甲肿率为1.21%。县级层面在0~4.5%,均<5%。

3.2 儿童尿碘情况。2020年88个县(市、区)及贵安新区共检测17 871名8~10岁儿童尿碘含量,尿碘中位数为208.9μg/L,中位数范围为126.3~343.0μg/L,33个县(市、区)尿碘中位数在100~199μg/L处于适宜水平,52个县(市、区)尿碘中位数在200~299μg/L处于碘充足水平,仅4个县>300.0μg/L为碘过量。

3.3 孕妇尿碘情况。2020年88个县(市、区)及贵安新区共检测8 916名孕妇尿碘含量,尿碘中位数为172.9μg/L,中位数范围129.0~272.2μg/L;市(州)级无孕妇尿碘中位数低于150μg/L;县(市、区)有白云区、开阳县、修文县、汇川区、赤水市、仁怀市、大方县、西秀区、普定县、福泉市、瓮安县、龙里县、贵安新区共计14个县(市、区)孕妇尿碘中位数

<150μg/L处于碘不足,尿碘中位数在150~249μg/L有71个县(市、区)处于适宜水平,仅4个县尿碘中位数高于250.0μg/L为碘大于适宜。

3.4 碘盐情况。2020年88个县(市、区)及贵安新区共检测26 787份盐样,合格碘盐覆盖率省级96.5%(经人口加权),盐碘中位数26.4mg/kg;市(州)级、县(市、区)级合格碘盐覆盖率均高于90%,盐碘中位数除松桃县为31.0mg/kg外,其余各县均<30mg/kg,在22.6~29.6mg/kg之间。

4 存在的问题

4.1 孕妇碘营养水平存在风险。近几年的监测结果显示,孕妇尿碘中位数呈下滑趋势,2020年有13个县(市、区)孕妇尿碘中位数<150μg/L,提示孕妇碘营养水平存在风险。

4.2 部分县级实验室检测水平有待进一步提高。2020年市级复核,仅铜仁市、安顺市、黔南州所辖县(市、区)盐碘、尿碘复核均达到合格;大方县未通过国家参照实验室盐碘外质控考核,册亨县、晴隆县、黎平县、麻江县、台江县、仁怀市6个县(市、区)未通过国家参照实验室尿碘外质控考核。基层实验室检测能力不足,将会制约碘缺乏病监测工作的顺利开展。

4.3 盐碘中位数偏低。2020年监测结果显示,全省88个县(市、区)及贵安新区合格碘盐食用率均>90%,但是只有松桃县盐碘中位数达到31.0mg/kg,其余各县盐碘中位数均低于贵州省食盐碘含量均值标准为30mg/kg,不合格碘盐以<21mg/kg居多,生产企业多按照碘的均值的下限添加碘,盐碘浓度虽然处于贵州省食盐碘含量范围内,但在一定程度上也会影响补碘效果,尤其是贵州省经济落后的地区,碘的摄入主要来源于食盐加碘。

5 建议

5.1 加强碘缺乏病防治工作的管理,持续消除

碘缺乏病的危害。贵州省外环境缺碘的状况无法改变,碘缺乏病防治工作要持之以恒,需要政府部门的支持,发改、工信、市场监管、盐业、卫生等相关部门的协作配合,要加强加碘盐宣传管理,防止未加碘食盐冲击市场,加强食盐市场管理,确保销售符合贵州省浓度的碘盐,精准施策,积极落实各项防治措施。

5.2　加强监测和健康教育,保证人群碘营养水平。监测结果显示,除松桃县外 87 个县(市、区)及贵安新区盐碘中位数均低于海南省食盐碘含量均值标准为 30mg/kg,有 14 个县(市、区)孕妇中位数<150μg/L,处于边缘性缺碘和缺碘状态的比例增加,对于监测中出现的问题,要认真查找原因,积极采取有效应对措施,结合人群碘营养状况进行分类指导,采取相应措施科学补碘,各部门要加大对科学补碘的宣传力度,坚持正确舆论导向,通过防治碘缺乏病日等宣传活动,营造全社会防治碘缺乏病的氛围,在人群中尤其是重点人群普及碘缺乏病的防治知识,确保人群碘营养处于适宜水平。

5.3　加强能力建设,不断提高防治水平。要加强碘缺乏病防治专业人员和机构能力建设,重点加强基层能力建设,稳定专业队伍,加强专业技术培训,确保防治工作可持续。加强监测工作中各个环节的质量控制,规范采样、严格实验室操作。对于实验室外质控考核不合格的实验室要认真查找原因进行整改,确保检测结果真实可靠。同时要加强多学科、基础和临床的研究,关注社会热点问题,研究碘与甲状腺疾病关系。

5.4　卫生健康、发展改革、工业和信息化、市场监管、盐业等相关部门要结合职责,认真研究监测中出现的问题,依法采取应对措施,并对所采取的措施进行综合评估,及时通报有关情况。

(撰稿人:李杨　周德梅)

2020 年云南省碘缺乏病监测报告

为进一步了解云南省人群碘营养状况,及时掌握县级人群碘营养水平及碘缺乏病病情变化趋势,积极推进因地制宜、分类指导和科学补碘的防控策略,2020 年云南省地方病防治所在云南省卫生健康委的部署下,在中国疾病预防控制中心地方病控制中心的指导下,组织全省 129 个县市区开展了碘缺乏病监测。

1 结果

1.1 碘缺乏病监测

1.1.1 8~10 岁儿童监测结果

1.1.1.1 甲状腺 B 超检查。采用 B 超法进行小学生甲状腺容积测定及检查,共检测和检查 26 242 名 8~10 岁儿童,甲状腺容积中位数为 2.64ml,甲肿率为 1.07%(0~4.85%)。无甲肿率>5% 的县市区。

1.1.1.2 儿童尿碘监测。在 129 个县市区共检测 26 241 名 8~10 岁儿童的尿碘,尿碘中位数为 232.4μg/L。以县为单位统计,尿碘中位数<100μg/L 的县为 0 个;21 个县市区尿碘中位数在之间 100~199μg/L,占 16.2%,处于 WHO 推荐的适宜水平;106 个县市区尿碘中位数在 200~299μg/L,占 82.2%,处于高于适宜量水平;2 个县(屏边县、河口县)≥300μg/L,占 1.6%,处于碘过量。以监测的尿样为单位统计,<100μg/L 的有 2 331 人份,占 8.9%;在 100~199μg/L 的有 7 818 人份,占 29.8%;在 200~299μg/L 的有 8 564 人份,占 32.6%,≥300μg/L 的有 7 528 人份,占 28.7%,近三年来的监测结果变化不大。

1.1.2 孕妇监测结果。

1.1.2.1 孕妇尿碘监测。在 129 个县市区共监测 13 030 名孕妇尿碘,孕妇尿碘中位数为 174.1μg/L。以县为单位统计,21 个县市区尿碘中位数<150μg/L,占 16.2%,处于碘营养不足水平,无<100μg/L 的县(市、区);106 个县市区尿碘中位数在 150~249μg/L 之间,占 82.1%,处于碘营养适宜水平;2 个县市区尿碘中位数的 250~296.57μg/L,占 1.5%,处于高于适宜量水平;无≥500μg/L 的县市区。以监测尿样为单位统计,<150μg/L 的有 5 096 人份,占 39.1%;在 150~249μg/L 的有 4 631 人份,占 35.5%;在 250~500μg/L 的有 2 942 人份,占 22.6%;≥500μg/L 的有 361 人份,占 2.8%,近三年的监测结果变化不大。

1.1.2.2 碘制剂服用情况。共有 75 名孕妇服用碘制剂,占 0.6%,分别是:盘龙区 2 人、西山区 10 人、东川区 1 人、呈贡区 2 人、晋宁区 5 人、马龙区 2 人、澄江县 6 人、通海县 23 人、隆阳区 1 人、昌宁县 3 人、鲁甸县 2 人、凤庆县 2 人、双江县 1 人、耿马县 1 人、南华县 1 人、宾川县 2 人、弥渡县 3 人、巍山县 1 人、云龙县 2 人、洱源县 3 人、德钦县 2 人。

1.2 碘盐监测

在 129 个县市区,每个县市区采集 200 份儿童家中食盐和 100 份孕妇家中食盐,进行碘含量测定。共检测 39 276 份居民食用盐,盐碘中位数为 24.0mg/kg,未加碘食盐率为 0.3%,129 个县市区未加碘食盐率均<5%;碘盐覆盖率为 99.7%,全部项目县(市、区)的碘盐覆盖率均在 90% 以上;碘盐合格率为 96.6%;合格碘盐覆盖率为 96.2%,129 个县(市、区)合格碘盐食用率均>90%;在州(市)级水平,16 个州(市)碘盐覆盖率均≥95%。

自 2012 年以来,在省级水平上,碘盐覆盖率、碘盐合格率和合格碘盐食用率波动不大,碘盐覆盖率维持在 95% 以上,碘盐合格率为和合格碘盐食用率均维持在 90% 以上。

2 讨论

食盐加碘标准不是一成不变的,而是根据人群的碘营养状况和人群的需求进行适时调整。本项目工作为政府制定因地制宜的碘缺乏病防治措施提供了基础依据,为食盐加碘标准是否满足人群需要提供理论和实际依据,为食盐加工企业和盐业管理部门提供了基础信息。按照现行的碘营养评价标准,云南省儿童尿碘中位数为 232.4μg/L,总体上处于碘超适宜量水平,82.2% 的县市区儿童总体上处于碘超适宜状态,有 1.6% 的县市区处于碘过量;按样本量统计,碘超适宜量和碘过量的样本占比较大,为 61.3%。孕妇尿碘中位数为 174.1μg/L,总体上处于碘适宜状态,106 个县市区孕妇尿碘处于适宜状态,占 82.1%,2 个县尿碘中位数的 250~296.57μg/L,占 1.5%,处于高于适宜量水平,没有碘过量的县;以样本量统计,<150μg/L 的有 5 096 人份,占 39.1%;在 150~249μg/L 的 有 4 631 人 份,占 35.5%;在 250~500μg/L 的有 2 942 人份,占 22.6%;≥500μg/L 的 有 361 人份,占 2.8%,碘营养不足的样本量为 39.1%,可能会影响胎儿的发育,进而影响人口素质。

按目前的食盐标准,61.3% 的一般人群存在碘超适宜或碘过量的风险,但也存在 39.1% 的孕妇可能存在碘摄入不足的风险,从监测结果分析来看,有必要对食盐加碘按人群需求进行分类制定,尤其是孕妇食盐加碘需进一步调查研究进行制定。

近年的监测结果表明,按照现行的碘缺乏病消除评价标准,云南省达到持续消除状态,但也存在碘缺乏和碘超适宜的矛盾,必须加强科学研究,做到分类指导和科学、精准补碘,确保全省 4 800 万人的碘营养需求和身体健康,进一步提高全民素质。

3　存在问题和建议

3.1　人群碘营养状态情况。儿童总体上处于碘超适宜量水平,尿碘中位数为 232.4μg/L,82.2% 的县(市、区)儿童总体上处于碘超适宜状态,有 1.6% 的县(市、区)处于碘过量;孕妇总体上处于碘适宜状态,尿碘中位数为 174.1μg/L,106 个县(市、区)孕妇尿碘主语适宜状态,占 82.1%,2 个县尿碘中位数的 250~296.57μg/L,占 1.5%,处于高于适宜量水平,没有碘过量的县。目前食盐加碘量能满足大部分的孕妇碘需求,但也有少数地区的孕妇仍存在碘缺乏的风险;对于一般人群来说,按照目前的食盐加碘量,存在摄入碘超量的风险。

孕建议加强加碘工艺改进,提高食盐加碘的精度,减小变异范围;供应专门的孕妇专用加碘盐,适当降低目前食盐加碘含量,供应普通人群。

3.2　部分地区对碘缺乏病监测不够重视,部分州(市)级在培训、指导、督导和数据的审核方面不认真,存在敷衍了事情况,对本辖区项目县(市、区)的项目开展情况不了解,所审核上报的数据逻辑错误较多,影响全省的数据质量,进而影响碘缺乏病防治策略的研究和制定;州(市)级、县级人员身兼数职,事务繁杂,人员岗位变动大,在业务素质上还有待提高。

建议加强政府的重视力度,增加碘缺乏病的防控投入力度,稳定防治专业队伍,加强和巩固取得的防治成果。

(撰稿人:黄开莲　李加国)

2020 年陕西省碘缺乏病监测报告

为了及时、准确、连续掌握全省居民食用碘盐普及情况及碘盐质量状况，评价食盐加碘防治碘缺乏病效果，为进一步开展防治工作提供科学依据，按照《陕西省大骨节病等地方病防治专项行动方案（2018—2020 年)》和《陕西省卫生计生委办公室关于印发全省碘缺乏病监测方案的通知》要求，陕西地病所组织各级专业防治人员圆满完成全省碘缺乏病监测任务，现将监测结果报告如下。

1 上年度监测结果反馈利用情况

2019 年陕西省监测结果显示，全省碘盐质量从总体上看维持在较高水平。碘盐覆盖率为 99.94%、碘盐合格率为 97.62%，合格碘盐食用率为 97.56%，未加碘食盐率 0.06%，盐碘均数为 24.06mg/kg±3.68mg/kg。与去年相比三率有所上升，连续 14 年保持在 95% 以上。甲状腺触诊检查，加权甲肿率为 1.01%。甲状腺 B 超检查，加权甲肿率为 1.76%，十三五以来，全省甲肿率均低于 2%，持续达到消除碘缺乏病标准。

2 组织与实施情况

2.1 年初我所组织实施了省市县三级碘缺乏病实验室参加全国外质控考核工作，盐碘 1 个省级实验室、10 个市级实验室、37 个县级实验室；尿碘 1 个省级实验室、10 个市级实验室、107 个县级实验室；水碘 1 个省级实验室、碘 10 个市级实验室、57 个县级实验室，考核全部合格。

2.2 召开全省地方病治业务视频培训会对碘盐、尿碘、儿童甲状腺肿等监测工作进行全面详细安排，提出具体的时间、目标、进程及要求。系统全面讲解了碘缺乏病消除评价标准及评估方法。

2.3 全省抽查 11 县区 1 100 份盐样和 11 个县区 1 100 份尿样做省县间实验室盐碘、尿碘质量比对工作，确保检测结果的准确性和工作质量。

3 监测结果

3.1 有效监测率及上报率：全省 107 个县市区及西咸新区、西安国际港务区、西安高新区全部按要求开展了监测工作，有效监测率为 100%，上报率为 100%。

3.2 碘盐监测：全省涉及 107 个县市区及西咸新区、西安国际港务区、西安高新区的 550 乡(镇、街道办事处)，34 776 户家庭。全省应监测 34 650 份，实际监测 34 776 份，其中合格碘盐 33 865 份，不合格碘盐 879 份，未加碘食盐 32 份，碘盐覆盖率为 99.91%、碘盐合格率为 97.47%，合格碘盐食用率为 97.38%，未加碘食盐率为 0.09%，盐碘均数为 24.58mg/kg±3.71mg/kg。其中 8~10 岁非寄宿学生应监测 23 100 份，实际监测 23 226 份，其中合格碘盐 22 572 份，不合格碘盐 630 份，未加碘食盐 24 份，碘盐覆盖率 99.90%、碘盐合格率为 97.28%，合格碘盐食用率为 97.18%，未加碘食盐率为 0.10%，盐碘均数为 24.60mg/kg±3.80mg/kg；孕妇家中食用盐应监测 11 550 份，实际监测 11 550 份，其中合格碘盐 11 293 份，不合格碘盐 249 份，未加碘食盐 8 份。碘盐覆盖率 99.93%、碘盐合格率为 97.62%，合格碘盐食用率为 97.77%，未加碘食盐率为 0.07%，盐碘中位数为 24.62mg/kg±3.61mg/kg。

3.3 8~10 岁学生甲状腺肿监测：与碘盐监测同步进行，以县为单位划分东、南、西、北、中 5 个片区，在每个片区内随机抽取 1 所中心学校，每所学校随机抽取 8~10 岁学生 42 名，进行甲状腺触诊检查。样本涉及 107 个县市区及西咸新区、西安国际港务区、西安高新区，共抽查 8~10 学生 23 226 名，甲状腺肿患者 167 例，加权甲肿率为 0.74%。全省抽取部分县区进行甲状腺 B 超检查，样本涉及 36 个县市区，抽查 8~10 学生 7 904 名，甲状腺肿患者 94 例，加权甲肿率为 1.19%。

3.4 全省共检测 8~10 岁学龄儿童尿样 23 226

份,中位数 230.10μg/L。从频数分布看,尿碘值在 100.0~200.0μg/L 的占比为 30.75%,200.0~300.0μg/L 的占比为 30.08%,≥300.0μg/L 的占比为 29.15%,<100.0μg/L 的占比为 10.03%(其中 <50.0μg/L 的占比为 2.27%),县级层面尿碘中位数范围在 108.24~390.07μg/L。监测结果显示,人群碘营养总体水平仍处于超适量摄入状态。

全省共检测孕妇尿样 11 555 份,中位数 184.17μg/L。尿碘值在 150.0~250.0μg/L 的占比为 37.45%,250.0~500.0μg/L 的占比为 25.32%,≥500.0μg/L 的占比为 2.56%,<150.0μg/L 的占比 34.68%(其中 <50.0μg/L 的占比为 4.16%),县级层面尿碘中位数范围在 101.54~261.51μg/L 之间。监测结果显示,陕西省孕妇尿碘中位数略高于去年,处于适量摄入范围,特需人群碘营养总体水平持续处于适宜状态。

4 监测结论

4.1 全省碘盐质量从总体上看维持在较高水平。碘盐覆盖率为 99.91%、碘盐合格率为 97.47%,合格碘盐食用率为 97.38%,未加碘食盐率为 0.09%,盐碘均数为 24.58mg/kg±3.71mg/kg。与去年相比三率有所上升,连续 15 年保持在 95% 以上。从省、市和县级层面上看,持续达到国家消除碘缺乏病标准。

4.2 人群碘营养水平更趋适宜状态。连续监测显示,儿童尿碘中位数与去年基本持平,人群碘营养总体水平处于适量摄入状态;孕妇尿碘中位数略高于去年,处于适量摄入范围,特需人群碘营养总体水平持续处于适宜状态。

4.3 病情进一步回落,巩固了防治成果。8~10 岁学生触诊甲肿率为 0.74%,B 超甲肿率为 1.19%,比去年(触诊为 1.01%、B 超为 1.76%)略有下降,从省、市、县级层面上看全部达到国家消除碘缺乏病标准。

5 问题及建议

5.1 个别县区特需人群碘营养水平出现波动。

全省 110 个监测单位中有 8 个县区孕妇尿碘浓度在 100~150μg/L,略低于适宜水平,应引起相关部门高度重视,加强特需人群的补碘宣传,防止碘缺乏风险的发生。

5.2 碘盐市场的不稳定对碘缺乏病防治工作带来严峻考验。①一是个别经营商户不管有无经营食盐资质,纷纷将外省不同地区、不同标准的碘盐引入市场,造成符合陕西省标准的碘盐产品相对减少;二是盐业执法部门调查结果显示,部分厂家、不法商贩,为谋取暴利,将不含碘、含少量碘或不符合标准的盐品,以各种名目充斥市场,对正品碘盐供应造成影响;三是市场监管措施不健全,执法主体责任落实不到位,造成碘盐市场波动。②建议进一步加强工信、市场监管、卫生等部门的配合,从以下方面加大对盐业市场管理力度,一是严把碘盐市场准入制,严格市场监管,建立公平竞争、监管到位的市场环境,确保市场供应合格碘盐。二是加大碘盐市场和未加碘食盐市场督察力度,确保防治措施长期落到实处。三是对宾馆饭店、学校、厂矿企业、民工食堂进行定期或不定期食用盐检查,确保大型酒店和集中用餐食堂食用安全、卫生的碘盐。

5.3 继续加强健康教育工作,不断提高群众的自我保健意识。一方面在碘缺乏病区大力普及碘缺乏病防治科学知识,增强群众自觉食用碘盐的意识,辨别合格碘盐和未加碘食盐的能力;另一方面在高碘危害地区积极普及高碘危害防治知识,增强群众自觉食用未加碘食盐的意识和辨别碘盐的能力,确保在不同的地区相应防治措施落到实处。

5.4 进一步加强专业人员的培训工作。由于基层人员变动频繁,尤其是乡镇专业人员防治知识欠缺、防治技能不高,实验室操作不规范等,均对整个防治工作的质量有一定影响。建议加强县、乡级专业人员的业务培训,提高防治队伍的整体水平。

5.5 有关资料及全国碘缺乏病监测网络平台数据填报的完整性和规范性。

(撰稿人:段刚 牛刚)

2020年甘肃省碘缺乏病监测报告

为落实《甘肃省地方病防治专项三年攻坚行动实施方案（2018—2020年）》中疾病监测全覆盖行动,按照《关于印发甘肃省碘缺乏病监测方案的通知》文件要求,2020年全省87个监测单位开展了碘缺乏病监测工作。现将工作总结如下:

1 监测结果

1.1 碘营养监测结果

1.1.1 8~10岁儿童尿碘监测结果

全省共监测8~10岁儿童尿碘17 713份,总体尿碘中位数为197.90μg/L,处于100~200μg/L的碘营养适宜水平。儿童尿碘中位数在130.39~311.39μg/L之间,其中100~200μg/L(碘营养适宜),200~300μg/L(碘营养超适宜)和>300μg/L(碘营养过量)的县(市、区)分别有36个(41.4%)、49个(56.3%)和2个(2.3%)。

1.1.2 孕妇尿碘监测结果

全省共监测孕妇尿碘8 532份,总体尿碘中位数为180.29μg/L,处于150~250μg/L的碘营养适宜水平。孕妇尿碘中位数在110.90~261.59μg/L之间,其中<150μg/L(碘营养不足),150~250μg/L(碘营养适宜)和250~300μg/L(碘营养超适宜)的县市区分别有11个(12.6%)、66个(86.2%)和1个(1.1%)。

1.2 食用盐监测结果

全省共监测儿童和孕妇家庭食用盐26 245份,其中儿童家中食用盐17 713份,孕妇家中食用盐8 532份;未加碘食盐89份、碘盐26 156份,合格碘盐25 085份、不合格碘盐1 071份,碘盐覆盖率为99.66%,合格碘盐食用率为95.58%,盐碘均数为25.85mg/kg,碘盐中位数为24.45mg/kg。

87个监测单位,碘盐覆盖率在96.3%~100.0%之间,均达到了≥95%的消除标准,合格碘盐食用率在71.7%~100.0%之间,5个县市区≤90%,未达到>90%的消除标准,分别是玉门市、陇西县、临洮县、徽县和礼县。

1.3 8~10岁儿童甲状腺B超检查结果

全省51个县(市、区)开展了10 329名8~10岁儿童甲状腺B超检查,甲状腺肿患者104名,总体甲肿率为1.01%。51个监测县市区儿童甲肿率在0~4.0%之间,均达到了<5%的消除标准。

2 结论

全省总体碘盐覆盖良好,儿童和孕妇碘营养适宜,依据《重点地方病控制和消除评价办法(2019版)》中的碘缺乏病消除评价判定标准,2020年全省86个县区及嘉峪关市碘缺乏病技术指标均达标。

3 存在问题及建议

3.1 进一步加强食用碘盐监管。监测发现未加碘食盐89份,不合格碘盐1 071份,5个县区的合格碘盐食用率未达到消除标准。要进一步加强相关部门的沟通协作,净化盐业市场,把好碘盐质量关,保障合格碘盐的供应和食用。

3.2 地区间防治工作进展不平衡。合格碘盐食用率低和孕妇碘营养不足地区主要集中在定西市、陇南市和酒泉市等地区,要深入查找原因,因地制宜采取针对性措施,保证人群充足的碘营养。

3.3 进一步加强健康宣传工作。充分发挥健康教育在防控碘缺乏病中的作用,提高群众自觉购买和食用碘盐的意识,使食用加碘盐为主的碘缺乏病综合防治措施得到长期落实。

3.4 进一步提高监测质量,保证监测数据的可靠性、及时性和有效性。严格按照监测方案开展监测,注意尿样和盐样等的污染问题;认真开展实验室内外质控,保证实验室检测质量;此外,各级要按照职责分工做好数据的审核上报工作,提高监测数据审核上报工作质量,不要因反复的数据审核、驳回和修改,延误了数据上报及时性。

(撰稿人:王燕玲　曹永琴)

2020年青海省碘缺乏病监测报告

为落实《地方病防治专项三年攻坚行动方案（2018—2020年)》和《青海省地方病防治专项三年攻坚行动实施计划（2018—2020年)》疾病监测全覆盖行动，积极推进"因地制宜、分类指导、科学补碘"的防控策略，确保2020年全省实现消除碘缺乏病目标，在全省43个县开展了碘缺乏病监测工作，现将结果报告如下。

1 结果与分析

1.1 盐碘

共在43个县采集、检测学生家中(学校)食盐和孕妇家中食盐12 950份，碘盐覆盖率为99.12%，合格碘盐食用率为94.06%，盐碘均数为26.66mg/kg。

1.2 尿碘

1.2.1 8~10岁儿童尿碘：采集、检测8~10岁儿童尿碘8 627份，尿碘中位数为197.1μg/L，碘营养整体适宜。

1.2.2 孕妇尿碘：采集、检测孕妇尿碘4 327份，尿碘中位数为189.3μg/L，有4个县孕妇尿碘中位数<150μg/L。整体碘营养水平处于适宜水平。

1.2.3 8~10岁儿童甲肿率：全省有14个县开展了8~10岁儿童甲状腺容积检查。共检查2 735名儿童，甲肿率为0.77%，无甲肿率>5%的县。

2 讨论

青海省2020年监测结果显示，碘盐覆盖率为99.12%，合格碘盐食用率为94.06%，较往年有所提高，但仍低于控制与消除标准的要求，有7个县合格碘盐食用率低于90%。

8~10岁儿童和孕妇尿碘中位数分别为196.1μg/L和189.3μg/L，人群碘营养整体适宜。无尿碘<100μg/L的县。无甲肿率>5%的县。

针对青海省碘缺乏病防治现状，提出以下建议：加强碘盐市场监管，要求供应青海省市场的生产企业按照青海省标准充足加碘，避免因不合格碘盐导致的人群碘营养缺乏；青海省经济发展存在严重的不平衡性，东部大部分县区合格碘盐食用率低但人群尿碘水平适宜，玉树、海西2个原盐产区、青南高原少数民族地区和东部部分经济欠发达地区存在碘缺乏风险。建议在这些地区加大防治力度，筹集资金扩大免费碘盐发放范围。因基层防治机构人员流动较大，实验室人员频繁更换，导致实验结果准确度、精密度不稳定，建议持续续加大培训、督导和技术指导力度，确保碘缺乏病监测工作的顺利开展。

(撰稿人：孟献亚 甘培春)

2020年宁夏回族自治区碘缺乏病监测报告

为全面了解人群碘营养状况,及时掌握病情的消长变化,适时采取针对性防治措施,为科学调整干预策略提供依据。2020年,宁夏在全区22个县(市、区)按要求开展了碘缺乏病监测工作。现总结如下:

1 监测范围

1.1 碘盐监测

在全区22个县(市、区)开展。

1.2 碘营养监测

1.2.1 学生甲状腺容积检查。在贺兰县、永宁县、惠农区、红寺堡区、隆德县、原州区等6个县(区),开展8~10岁学生甲状腺容积检查。

1.2.2 学生、孕妇尿碘检测。在全区22个县(市、区)开展学生和孕妇尿碘检测。

2 监测结果

2.1 碘盐监测

22个县(市、区)应采集盐样6 600份,实际采集盐样6 630份,采集完成率100.45%。检测盐样6 630份,其中碘盐6 577份,碘盐覆盖率为99.20%;合格碘盐6 229份,碘盐合格率为94.71%,合格碘盐食用率为93.95%,较2019年(91.82%)略有上升,碘盐中位数为25.20mg/kg。

2.2 8~10岁儿童甲肿率

2.2.1 地区分布。6个监测县(区)共完成8~10岁学生甲状腺容积检查1 200名,检出甲状腺肿患者9名,甲肿率为0.75%。

2.2.2 年龄分布。在检查的1 200名8~10岁学生中,8岁组检出甲状腺肿患者3名、9岁组4名、10岁组2名,甲肿率分别为1.12%、0.72%和0.54%。

2.3 尿碘检测结果

2.3.1 8~10岁儿童尿碘

2.3.1.1 地区分布。共检测学生一次性随机尿样4 429份,尿碘中位数为205.80μg/L。其中尿碘<50μg/L的122份(2.75%);尿碘≥50μg/L且<100μg/L的381份(8.60%);尿碘≥100μg/L且<200μg/L的1 592份(35.94%);尿碘≥200μg/L且<300μg/L的1 444份(32.60%);尿碘≥300μg/L的890份(20.09%)。

2.3.1.2 年龄分布。8~10岁儿童尿碘中位数分别为204.2μg/L,202.3μg/L和212.0μg/L。

2.3.2 孕妇尿碘

共检测孕妇一次性随机尿样2 201份,尿碘中位数179.00μg/L。其中尿碘<150μg/L的742份(33.71%);尿碘≥150μg/L且<250μg/L的924份(41.98%);尿碘≥250μg/L且<500μg/L的471份(21.40%);尿碘≥500μg/L的64份(2.91%)。

3 监测结果分析

3.1 宁夏2020年合格碘盐食用率为93.95%,较2019年略有上升,达到国家合格碘盐食用率>90%的标准要求,碘盐中位数25.20mg/kg,处于国家规定合理水平。

3.2 宁夏贺兰县、永宁县、惠农区、红寺堡区、原州区、隆德县等6个县(区)8~10岁学生甲肿率在0~2.5之间,达到国家以县为单位儿童甲肿率<5%的标准要求。

3.3 宁夏8~10岁学生尿碘中位数205.80μg/L,各年龄段学生尿碘中位数在202.3~212.0μg/L之间,按照国家100~199μg/L为适宜水平标准判定,宁夏以县为单位学生碘营养水平充足。

3.4 宁夏孕妇尿碘中位数179.00μg/L,以县为单位中位数范围在113.19~295.30μg/L之间,按照国家150~249μg/L为适宜水平标准判定,宁夏除青铜峡外,其他县(市、区)孕妇碘营养均为适宜水平。

4 问题及建议

各县(市、区)依然存在未加碘食盐和不合格碘盐冲击碘盐市场现象,影响合格碘盐食用率达标进程;宁夏有部分学生及孕妇尿碘值偏低,提示这部分人群存在因碘缺乏而造成健康危害的风险,尤其孕妇碘缺乏会导致流产,增加胎儿早产、死产的风险。

应进一步加强和完善地方病联防联控工作机制,规范未加碘食盐的供应与管理,加大对不合格碘盐的惩处力度,保障盐业市场供应满足不同人群需求,继续加强健康教育,不断提高人群自觉购买和食用碘盐的意识,多措并举,提高合格碘盐食用率;各县(市、区)要建立监测结果及时反馈机制,针对部分碘缺乏学生、孕妇采取适当的干预措施,有效降低缺碘对特殊人群的健康危害。

(撰稿人:王晓莉　田涛)

2020年新疆维吾尔自治区碘缺乏病监测报告

新疆历史上是碘缺乏病的重病区之一,根据《全国碘缺乏病监测方案》,于2020年开展了自治区碘缺乏病监测,现将监测结果报告如下:

1 碘缺乏病病情监测结果

1.1 8~10岁儿童家中盐碘含量

96个县监测8~10岁学生家盐样共计19 185份,做定量分析,合格碘盐数18 573份,未加碘食盐20份,未加碘食盐率为0.10%,碘盐覆盖率为99.90%,合格碘盐食用率为96.81%,盐碘中位数为27.13mg/kg,儿童合格碘盐食用率低于90%的县有4个,分别为于田县、疏附县、新源县、博乐市。

1.2 孕妇家中盐碘含量

96个县采集孕妇家庭盐样共计9 249份盐样,做定量分析,合格碘盐数8 967份,未加碘食盐9份,未加碘食盐率为0.10%,碘盐覆盖率99.90%,合格碘盐食用率为96.95%,盐碘中位数27.23mg/kg,孕妇合格碘盐食用率低于90%的县有5个,分别为乌尔禾区、民丰县、疏附县、博乐市、博湖县。

1.3 碘盐合计结果

2020年监测采集8~10岁学生家及孕妇家中盐样,每个县300份,96个县共计28 434份盐样,做定量分析,合格碘盐数27 540份,未加碘食盐29份,未加碘食盐率为1.00%,碘盐覆盖率为99.90%,合格碘盐食用率为96.86%,盐碘中位数为26.85mg/kg。儿童孕妇合计总体合格碘盐食用率<90%的县有3个,分别为于田县、疏附县、博乐市。

1.4 8~10岁儿童甲状腺B超监测结果

全区抽查480所小学,B超检测8~10岁儿童甲状腺容积人,甲状腺肿患者138人,甲肿率为0.72%,96个县8~10岁儿童甲肿率范围在0~4.5%,没有地区甲肿率>5%。

1.5 尿碘监测结果

96个监测县共检测8~10岁儿童尿样19 182份,尿碘范围为0~780.77μg/L,儿童尿碘中位数为237.88μg/L,没有地区学生尿碘中位数<100μg/L,全疆96个县中有20个县(市、区)的学生尿碘中位数在100~199μg/L,占20.83%,有66个县(市、区)的学生尿碘中位数在200~299μg/L,占68.75%,有10个县(市、区)的学生尿碘中位数≥300μg/L,占10.42%。

96个监测县共检测孕妇尿样9 248份,尿碘范围0~850.00μg/L,孕妇尿碘中位数为201.79μg/L,其中孕妇尿碘中位数<150μg/L的县(市、区)有5个占5.21%(碘缺乏),孕妇尿碘中位数在150~249μg/L的县(市、区)有76个占79.17%(碘适宜),孕妇尿碘中位数在250~499μg/L的县(市、区)有15个占15.63%(>碘适宜),>500μg/L的县(市、区)有0个占0(碘过量)。无尿碘中位<100μg/L的县(市、区)。

2 历年监测结果比较

自治区参加全国碘缺乏病病情监测,共计11次,分析连续十一次的监测结果,见表1。

表1　自治区十一次监测结果分析

年份	监测县数/个	儿童甲肿率/%	儿童尿碘中位数/(μg·L^{-1})	孕妇尿碘中位数/(μg·L^{-1})	碘盐覆盖率/%	合格碘盐食用率/%	盐碘中位数/(mg·kg^{-1})	食用盐加碘标准/(mg·kg^{-1})
1995	30	43.29	116.06	—	63.01	41.87	24.72	≤40
1997	30	13.50	188.20	—	87.70	77.68	36.90	40~60
1999	30	23.20	202.80	—	78.80	69.17	37.60	35±15
2002	30	15.50	194.70	—	77.90	76.00	31.00	35±15

续表

年份	监测县数/个	儿童甲肿率/%	儿童尿碘中位数/($\mu g \cdot L^{-1}$)	孕妇尿碘中位数/($\mu g \cdot L^{-1}$)	碘盐覆盖率/%	合格碘盐食用率/%	盐碘中位数/($mg \cdot kg^{-1}$)	食用盐加碘标准/($mg \cdot kg^{-1}$)
2005	30	13.00	150.80	—	77.10	68.80	32.90	35±15
2011	30	2.39	185.55	193.90	99.67	97.60	30.20	35±15
2014	30	1.05	178.49	161.30	99.87	93.58	25.78	30±9
2016	32	0.98	197.00	166.00	98.28	93.10	27.23	30±9
2017	62	1.25	217.70	177.90	99.21	94.28	27.55	30±9
2018	94	1.23	227.00	182.00	99.39	94.01	26.63	30±9
2019	96	0.72	230.67	187.30	99.68	95.85	27.39	30±9
2020	96	0.72	237.88	201.79	99.90	96.86	26.85	30±9

*1995—2007 年，儿童甲状腺肿诊断触诊法，2008 年后儿童甲状腺肿诊断使用 B 超法。

3　问题与讨论

碘缺乏病是新疆是历史上一个有地域特征的严重的公共卫生问题，也是严重制约新疆智力脱贫和经济发展、民族兴旺、人口素质和社会发展的重要原因。历年的监测结果表明，经过多年的不懈努力，新疆的碘缺乏病防治已取得较为稳定的防治效果。

2020 年监测的结果显示，自治区的盐碘、尿碘、甲肿率三项指标以省为单位均已达到国家规定的消除指标，表明新疆大部分县已实现消除碘缺乏危害。但监测仍然反映出一些问题和不足，其具体表现有以下几方面：

3.1　盐业体制改革对碘缺乏病防治工作继续产生影响，有部分地区合格碘盐食用率仍然偏低。

新疆地处欧亚大陆腹地，外环境低水碘，大部分碘摄入依靠碘盐。2020 年为地方病"十三五"规划的第二年，同时也是新疆盐业体制改革正式实施的第二年，盐业体制改革完善了居民食用盐的生产制度，并且从生产到销售环节均实行严格管控。

监测发现合格碘盐覆盖率不合格的地区仍然集中在和田、喀什部分北疆地区，说明这些地区在盐业体制改革的同时忽视了把控碘盐的质量问题。

8~10 岁的儿童碘营养充足，孕妇有部分人群仍然处在碘缺乏的状态，但较 2019 年有改善。碘营养状态仍需要关注，普及碘盐和口服碘油丸工作成效正在逐步显现。

96 个监测县共检测孕妇尿样 9 248 份，尿碘范围为 0~850.00μg/L，孕妇尿碘中位数为 201.79μg/L，其中孕妇尿碘中位数<150μg/L 的县（市、区）有 5 个占 5.21%（碘缺乏），为昌吉州的奇台县、巴州轮台县、和田地区洛浦县、阿勒泰地区的阿勒泰市、吉木乃县，主要集中在北疆地区，可见北疆地区孕妇的碘营养状况仍然值得关注，南疆地区的口服碘油丸及普及碘盐工作成效显著。

4　建议

为维持自治区碘缺乏病防治成果，推动碘缺乏病防治可持续发展，今后自治区应加强以下几方面工作：

4.1　政府重视巩固碘缺乏病防治成果

消除碘缺乏病是一项政府主导的智力脱贫行为，因此各级政府给予高度重视和支持至关重要。要采用多种方式保障重点地区重点人群避免受到缺碘造成的危害，各级相关部门要充分认识新时期智力脱贫在脱贫奔小康中的发挥的重要作用，重视"小投入大产出"。各级政府应根据本县情况制定相应措施或相应办法，保证必需的经费投入以及防治措施得到有效落实。

4.2　加强盐业市场管理力度

针对新疆丰富的盐资源，食盐监管部门要加强市场管理，加大对未加碘食盐的监督、执法力度。客观上增加土盐贩卖的成本，消减其价格优势。提高对未加碘食盐的打击力度，从而使居民更多的选择碘盐，并且管控不合格碘盐的售卖。由 2018 年 1 月 1 日起，自治区盐业体制改革正式实施，专营制度改为备案制度，跨区域经营将成为盐改的主要特征，另外，由于盐作为一种食品，监管将由盐务局移交食药监局，而自治区盐务局将降为自治区工信委的处级单位盐政处，由此而引起的监管问题还会突出，监管力度还需要加大。

4.3 继续实施科学补碘、分类指导的防治措施

目前，新疆正处在脱贫攻坚的关键阶段，购买食用加碘盐对于贫困家庭，特别是南疆 22 个深度贫困县的贫困人口还存在困难，建议继续对贫困家庭实施免费发放碘盐，以确保这类人群不受碘缺乏危害，避免因为智力残疾造成的疾病负担；联合临床内分泌、妇幼保健、计划生育、教育等多部门，深入持久开展健康教育，挖掘适应新疆实际情况又适合少数民族生活习惯的宣传形式，使居民了解使用碘盐的好处，提高居民自觉养成购买碘盐行为意识；在南疆碘缺乏病防治重点地区继续加强口服碘油丸的工作，以纠正碘盐覆盖盲点地区的育龄期妇女碘营养状况；针对基层工作基础薄弱的现象，需加强对各部门专业人员的培训，提高业务水平和执行项目的能力。

各级政府和有关部门要进一步提高对碘缺乏病防治工作长期性、经常性和艰巨性的认识，继续加强对消除碘缺乏病、智力脱贫工作的组织领导、碘盐管理、健康教育和碘盐的监督检测工作，使碘缺乏病防治工作长期、有效地坚持下去。感谢各地区、县、市级疾控中心对本次监测工作的大力支持！

（撰稿人：王琛琛　林勤）

2020年新疆生产建设兵团碘缺乏病监测报告

为进一步了解目前全国碘缺乏病防治工作进展情况,评估《碘缺乏病消除评价标准》的执行效果,在中央补助地方公共卫生地方病防治专项资金的支持下,根据《2019年兵团卫生健康项目工作实施方案》和《兵团地方病防治专项三年攻坚行动方案（2018—2020年）》等文件精神,2020年在全兵团开展了碘缺乏病病情监测工作。现将有关情况汇报如下:

1 结果

2020年兵团碘盐覆盖率为99.9%,合格碘盐食用率为98.1%,盐碘中位数为27.8mg/kg;8~10岁儿童尿碘中位数为186.5μg/L,孕妇的尿碘中位数为192.6μg/L;8~10岁儿童B超法甲肿率为1.2%。

1.1 碘盐情况

2020年兵团共检测4 149份,碘盐4 144份,合格碘盐4 069份,未加碘食盐3份,碘盐覆盖率为99.7%。各师碘盐覆盖率均>95%。碘盐合格率为98.2%,合格碘盐食用率为98.1%。其中第三师和第十四师合格碘盐食用率分别为90.1%、90.4%,其余各师合格碘盐食用率均达到95%以上。未加碘食盐率为0.07%。

1.2 儿童尿碘监测

2020年兵团2 603名8~10岁儿童尿碘中位数为186.5μg/L。本次监测,未见儿童尿碘中位数<100μg/L的师。

1.3 8~10岁儿童甲肿率监测

本次13个师的65个团场共完成了2 603名8~10儿童甲状腺B超有检测,甲肿率为1.2%,13个师的8~10岁儿童甲肿率均<5%。

1.4 妇尿碘监测

13个师65个团检测孕妇尿碘1 247人,尿碘中位数为192.6μg/L。

2 结论

根据碘缺乏病评价判定消除标准:基本条件①无新发地方性克汀病患者;②8~10岁儿童甲肿率<5%。辅助指标①儿童尿碘中位数≥100μg/L;②孕妇尿碘中位数≥150μg/L,或者孕妇尿碘中位数≥100μg/L且孕妇补碘率>90%;③居民户合格碘盐食用率>90%。基本指标两项必须同时满足;辅助指标需满足上述三项指标中的两项,即为技术指标达标。兵团"十三五"期间无新发地方性克汀病患者;2020年儿童B超法甲肿率为1.2%。兵团儿童尿碘中位数为186.5μg/L;孕妇的尿碘中位数为192.6μg/L;合格碘盐食用率为98.1%,2020年监测结果显示兵团及各师(县级)层面达到消除碘缺乏病。

3 建议

3.1 加强碘盐监测的力度,提高监测的灵敏度和覆盖率及有效监测率,加强监测管理与质量控制,强化监测与防治干预措施的有机结合,不断完善监测评估体系,为兵团可持续消除碘缺乏病提供科学依据。尤其是重点师(团)重点人群碘营养的监测,防止碘缺乏现象出现,杜绝克汀病的发生。

3.2 积极开展健康教育,大力普及碘缺乏病防治知识。结合每年的全国防治碘缺乏病日开展团场贫困人口和重点人群免费发放碘盐活动,通过广播、电视、报刊、宣传画、宣传标语、宣传板报、知识竞赛等多种形式,广泛深入地宣传碘缺乏病防治知识,增强兵团职工群众自我保护意识,广泛动员全兵团广大职工群众积极参与防治碘缺乏病工作,逐步把食用合格碘盐变为兵团广大职工群众的自觉行动。

(撰稿人:马晓玲 葛永梅)